新世纪全国高等中医药优秀教材

普通高等教育“十一五”国家级规划教材

新世纪全国高等中医药院校七年制规划教材

中医养生康复学

主　编　王旭东（南京中医药大学）

副主编　刘昭纯（山东中医药大学）

　　　　胡永善（复旦大学）

主　审　项　平（南京中医药大学）

中国中医药出版社·北京

图书在版编目（CIP）数据

中医养生康复学 / 王旭东主编. –北京：中国中医药出版社，2004. 10（2025.8 重印）
普通高等教育“十一五”国家级规划教材
ISBN 978-7-80156-574-7

Ⅰ. 中… Ⅱ. 王… Ⅲ. 中医养生学：康复医学–中医学院–教材 Ⅳ. R247.9

中国版本图书馆 CIP 数据核字（2004）第 065808 号

中国中医药出版社出版
北京经济技术开发区科创十三街 31 号院二区 8 号楼
邮政编码 100176
传真 010-64405721
北京盛通印刷股份有限公司印刷
各地新华书店经销

开本 850 × 1168 1/16 印张 32 字数 768 千字
2004 年 10 月第 1 版 2025 年 8 月第 17 次印刷
书号 ISBN 978-7-80156-574-7

定价 88.00 元
网址 www.cptcm.com

服务热线 010-64405510
购书热线 010-89535836
维权打假 010-64405753

微信服务号 zgzyycbs
微商城网址 https://kdt.im/LIdUGr
官方微博 http://e.weibo.com/cptcm
天猫旗舰店网址 https://zgzyycbs.tmall.com

如有印装质量问题请与本社出版部联系（010-64405510）

全国高等中医药专业教材建设

专家指导委员会

前　　言

“新世纪全国高等中医药院校七年制规划教材”，是高等中医药院校成立七年制以来第一版规划教材，是依据教育部《关于“十五”期间普通高等教育教材建设与改革的意见》精神，在教育部、国家中医药管理局宏观指导下，由全国中医药高等教育学会主办，全国设有七年制的高等中医药院校为主联合编写。第一批规划教材计18种，均为七年制各专业（各培养方向）必修的主干课程。包括：《中医古汉语基础》《中医哲学基础》《中医基础理论》《中医诊断学》《中医医家学说及学术思想史》《临床中药学》《方剂学》《中医内科学》《中医外科学》《中医妇科学》《中医儿科学》《中医骨伤科学》《针灸学》《内经学》《伤寒论》《温病学》《金匮要略》《中医养生康复学》。

本套规划教材系统总结了中医药七年制教育和教材建设的经验，根据七年制教学和学生素质特点，在吸取历版五年制教材成功经验的基础上，立足改革，更新观念，勇于探索，在继承传统理论基础上，择优吸收现代研究成果，拓宽思路，开阔视野；在注重“三基”教育的同时，注意启迪学生的思维；在“宽基础”的基本原则下，注意实践能力的培养。

本规划教材采用了“政府指导，学会主办，院校联办，出版社协办”的运作机制。教育部和国家中医药管理局有关部门、有关领导始终关注、关心本规划教材，及时予以指导；全国高等中医药专业教材建设专家指导委员会予以全程指导和质量监控，从教材规划、主编遴选、教学大纲和编写大纲审定、教材质量的最后审查，都进行了严肃认真的工作，严格把关，确保教材高质量，为培养新世纪中医药高级人才、为培养新一代名医奠定坚实的基础。

需要特别提出的是全国各高等中医药院校，尤其是设立七年制的中医药院校，在本规划教材编写中积极支持、积极参与，起到了主体作用；中国中医药出版社积极协办，从编校、设计、印装质量方面严格要求、注重质量，使本教材出版质量得以保证。各高等中医药院校和中国中医药出版社还在经费方面予以支持，为教材编写提供了保障。在此一并致谢！

由于编写中医药七年制教材尚属首次，本规划教材又在继承的基础上进行了一定力度的改革与创新，所以在探索的过程中难免有不足之处，甚或错漏之处，敬请各教学单位、各位教学人员在使用中发现问题及时提出，以便我们及时修改，不断提高质量。谨此致以衷心感谢！

全国中医药高等教育学会
全国高等中医药教材建设研究会
2004年6月

普通高等教育“十一五”国家级规划教材

新世纪全国高等中医药院校七年制规划教材

《中医养生康复学》编委会

主　编　王旭东（南京中医药大学）

副主编　刘昭纯（山东中医药大学）
胡永善（复旦大学）

主　审　项　平（南京中医药大学）

编　委　陈德兴（上海中医药大学）
傅杰英（广州中医药大学）
钟　兰（成都中医药大学）
张炳填（湖南中医学院）
程志清（浙江中医学院）
张书文（河南中医学院）
郭海英（南京中医药大学）
文小平（上海中医药大学）
王新智（安徽中医学院）

编写说明

中医养生康复学，是中医药学体系中最具特色的内容之一，由于历史的原因，一直没有作为高等中医药院校的正式课程。随着时代的进步，人们对健康的需求越来越高，国内不少院校从上世纪90年代初陆续开设了供学生选修的《中医养生康复学》课程，部分院校还开设了养生康复专业，并出版过供该专业使用的系列教材。本教材就是在此背景下，为提高中医药人才培养质量，适应社会需要，顺应当代医学模式转换的需要，在国家中医药管理局规划指导下，由全国中医药高等教育学会组织专家编写的。

教材分上、中、下三篇，上篇系统讲授中医养生康复学的基础理论和基本方法，中篇是中医养生学知识的实际运用，下篇则是中医康复学的临床技术和实施。书末附有古人有关养生康复的论述和养生康复知识的相关资料，以便查阅参考。

《中医养生康复学》成为全国高等中医药院校规划教材，这在中医药教育史上还是第一次，可供借鉴的样本不多，积累的教学经验也少。成规的约束一少，创新的成分就多；历史的经验不足，成熟的程度就低。因此，教材编写者提请各院校在使用过程中注意以下问题：

一、教材吸收了大量与中医养生康复学相关的新思想、新观念、新定义、新技术，如“健康”的定义、年龄段的划分、长寿的标准、现代康复学的评定方法和治疗技术、恶性肿瘤的发病理论、亚健康状态的养生康复措施等，其中不少是近一两年的最新成果，希望教师在授课时熟悉相关知识背景，详述其应用价值，使学生尽量掌握前沿科学知识。

二、《中医养生康复学》知识来源于诸多学科，与相关学科的重叠交叉不可避免，如健康和养生知识与《中医基础理论》、《内经》，养生康复的医学技术与《针灸学》、《推拿学》、《心理学》，妇女养生与《妇科学》，慢性病、老年病与《中医内科学》、《中医老年病学》，病残、伤残与《中医外科学》等等。希望教师在讲授时注意学科角度，突出养生康复学特点，尽量避免与相应学科重复。

三、本教材适用于中医、中西医结合等专业的七年制本科教学，建议教学时数为108学时。在教学实践中，教师可根据不同专业，选授教材中的相关内容，其余部分则作为自学内容，或作为参考资料。

四、初编的《中医养生康复学》，亟需通过教学实践加以完善和充实，希望及时得到各校的反馈意见，以便修订。

编写人员承担编写的章节为：

王旭东：第一章第一、二、三、四节，第二章第三、四节，第三章第一、五节，第五章第四、六、七、八节，第九章第九节，附录三、四、五。

刘昭纯：第一章第五节，第十章，附录一、二。

胡永善：第三章第五节，第八章，附录七。

陈德兴、文小平：第二章第二节，第三章第四节。

傅杰英：第五章第一、五节，第十一章第一、二节。

钟 兰：第三章第二、三节，第七章第一、二、三、四节，第九章第十节，第十一章第三节，附录六。

张炳填：第二章第五节，第四章。

程志清：第九章第一、二、三、四、五、六、七、八节。

张书文：第二章第一节，第三章第六节。

郭海英：第六章。

王新智：第五章第二、三节，第七章第五、六、七、八节。

南京中医药大学张洪斌老师承担了本教材编写的部分组织工作，谨此致谢。

全书由王旭东、刘昭纯负责统稿，项平审阅。

《中医养生康复学》编委会

2004年7月

目 录

上篇 基础理论与基本方法

下篇 中医康复

附　录

上 篇

基础理论与基本方法

第一章 中医养生康复学理论基础

第一节 基本概念：养康一体

养生，是指合理选用养精神、调饮食、练形体、慎房事、适寒温等保健方法，通过长期的锻炼和修习，达到保养身体、减少疾病、增进健康、延年益寿目的的技术和方法。简而言之，所有促进健康、延长寿命的活动都是养生活动。

中医养生学，是在中医理论的指导下，探索人类生命规律，总结中国历代心理、生理保健经验，研究养生理论和养生技术，以实现人类增强体质、预防疾病、延长寿命目的的实用科学。

中医养生不能简单地等同于预防疾病，其学术领域除了预防疾病之外，还包含了延缓衰老、增强智力、调适心理、美容养颜、提高性生活质量、促进人类与自然及社会的协调能力等功能，比之现代的预防医学，其内容更加广泛，技术更加多样，动机更为积极。它适用于所有的健康人以及处于亚健康状态的人群。

康复，是指采用精神调节、合理饮食、体育锻炼、针灸推拿、服用药物以及沐浴、娱乐等各种措施，对先天或后天各种因素造成的机体功能衰退或障碍进行恢复，达到提高或改善病残者生命质量的目的。

在现代医学体系中，康复医学是一个特定的学科，是利用医学手段，以功能恢复为目的的医学分支。中医康复学，则是在中医学理论指导下，研究康复医学基本理论、医疗方法及其应用的一门学科。

中医康复学的适用对象主要有以下四种人群：

（一）急性伤病后及手术后的患者

无论是早期，还是恢复期和后遗症期，只要存在功能障碍，就是康复医学的对象。早期康复主要在专科或综合性医院住院期间进行。早期康复干预既能预防功能障碍的发生和改善已发生的功能障碍，同时也能有效地防止各种并发症，增加患者的抵抗力和战胜疾病的信心。因此，在许多急性伤病后及手术后，患者生命体征一旦稳定，就应开展早期康复治疗。例如，中医针灸康复法在脑卒中发生4小时内介入，能大大降低病死率。恢复期和后遗症期康复则主要是出院后在康复中心内进行，或以社区康复方式进行，亦可进行家庭化康复。

（二）各类残疾者

包括肢体、器官和脏器等损害所引起的各类残疾，有肢体残疾、听力语言残疾、视力残疾、精神残疾、智力残疾、脏器残疾等。全世界约有残疾者6亿多人，占全球人口的10%左右。近年来，残疾人的比例还有增加趋势。

（三）各种慢性病患者

此类患者病程缓慢进展或反复发作，致使出现功能障碍，而功能障碍又加重了原发病的病情，形成恶性循环。因此，对这类患者的康复治疗，不仅能帮助患者的功能恢复，同时也有助于防止原发病的进一步发展。

（四）年老体弱者

人类在衰老的过程中，机体脏器与器官的功能逐渐衰退，这会严重影响他们的健康，因此需要康复医学的帮助。中医的养生康复措施有延缓衰老的功效，能提高年老体弱者的生活质量。随着社会人口老龄化的出现，年老体弱者的康复正受到更多的关注。

中医养生学包含了现代医学指称的第一医学（预防医学）的内容，中医康复学则属于第三医学（康复医学）范畴。尽管两者研究的对象、适应的范围及其学科的名称有所不同，但在中医学的历史上，两者的学术渊源、理论基础、方法技能却是共通互用的。例如：中医的益智技术，既可以促进健康儿童的智力发育，也能用于智力衰退的老人；中医延缓衰老的理论和技术，不仅有助于正常人延长寿命，也能帮助年老体弱者机体功能衰退造成的生活障碍。因此，将养生与康复统一在一门学科内，这是中医学的一大特色，体现了防治结合、治养结合的整体观念。

第二节　学科目标：健康长寿

中医养生康复学是从几千年实践经验中总结出来的科学，其内容包括预防医学、临床医学、心理医学、行为科学、保健医学、天文气象学、地理医学、社会医学等学科知识，中医养生康复学是以健康长寿为目的的综合学术体系，它奠基于中国五千年文明史之上，具有独特的东方色彩和民族风格。

什么是健康？英语中的健康"health"一词，源于公元1000年英国盎格鲁撒克逊族的词汇，词源的含义为安全的、完美的、结实的。在汉语中，"健"是身体强壮有力（《晋书·郭璞传》），"康"为平安、安乐（《尚书·洪范》）。从词义上看，汉语对健康的定义更为全面，包含了体格强健、心理安乐、适应社会三个方面的内容。

《尚书·洪范》记载了周武王与箕子讨论"五福"的论述："一曰寿，二曰富，三曰康宁，四曰悠好德，五曰考终命。"意思是说：身体健康，没有疾病，品德永远高尚，经济富裕不受贫困之扰，长寿善终天年，才是所谓的"福"。"五福"涉及到身体条件、经济状况、社会地位、精神面貌、延年益寿等多个方面，是中国传统文化对广义健康的论述。

世界卫生组织（WHO）对健康的定义为："健康不仅仅是没有疾病和衰弱的状态，健康乃是一种在身体上、精神上和社会上的完好状态"（1947年）。这个定义对人类的健康状态做出了准确的判断，所以一直沿用至今。在此基础上，世界卫生组织又对健康的概念不断加以补充，提出"健康就是身体、精神良好，具有社会幸福感"（1968年）；"健康是基本人权，达到尽可能的健康水平，是世界范围内一项重要的社会性目标"（1978年）。并且提出了"2000年人人享有健康"的全球性战略目标（1978年）。

什么是长寿？随着时代的发展，长寿的含义在不断发生着变化。中国古谚，"人生七十古来稀"，70岁就是长寿之人了。现在，根据世界卫生组织的定义，90岁以上才是长寿老人。

联合国还对长寿地区制订了标准，即：百岁以上老人占人口比例为0.75人/万人、60岁以上老人占人口比例的10%，即为长寿地区。而中国人口监测中心2000年初曾发布过长寿之乡的中国标准——每10万人中百岁老人达到3位的，就是长寿之乡。

目前公认世界上有五大长寿地区——前苏联高加索、巴基斯坦罕萨、厄瓜多尔卡班、中国新疆的南疆和广西的巴马。按中国的标准，确定有六个长寿地区：广西巴马县、新疆克拉玛依地区、四川乐山市、辽宁兴隆村、湖北钟祥市、江苏如皋市。其中如皋全市145万人口中，有172位百岁老人（2002年），远远超过联合国确定的每百万人口75位百岁老人的长寿地区标准。

世界卫生组织提出：人均预期寿命超过70岁的国家，即是长寿国家。瑞典、挪威、荷兰、日本、冰岛、丹麦、法国、美国、波多黎各、加拿大、瑞士等国家都是世界卫生组织宣布的长寿国家。

目前（2002年）中国百岁老人共有一万七千多位，80岁以上的老人近一千万人。

自古至今，追求健康长寿是世界上每一个民族的共同愿望，而中医在它的养生康复理论中，更是体现着浓郁的哲学意境。

一、生命与自然融为一体的生命观

中医学认为，人生活在宇宙之间，生命活动必然会受到自然界物质运动规律的影响，因此，人体的所有活动必然与自然息息相关。人体生命活动与自然、社会的关系，必须是和谐有序的，反之，会对健康不利。这就是"天人相应"、"形神合一"的思想。因此，中医养生学和中医康复学特别强调人与自然环境和社会环境的协调。

二、健康与长寿寓于和谐的方法论

中医理论强调和谐、平衡，认为体内的物质代谢必须有升有降，心理与生理应该互相协调，心理疾病可以通过脏腑活动来调整，躯体疾病也可以运用心理疗法来治愈。

中医养生、康复遵循自然变化的规律，使生命过程的节奏，随着时间、空间的移易和四时气候的改变而进行调整。例如，情绪保健要求不卑不亢，中和适度；睡眠不能偏多偏少；性生活不可无也不可多，形体需要劳动但不能疲倦等，都是立足于健康长寿的独特理论和方法。

三、生理和心理综合养护的辩证法

中医养生和康复的方法很多，但强调综合调理，不可以偏执偏信于一方一法。同时还要持之以恒，从自然环境到衣食住行，从生活爱好到精神卫生，从药饵强身到运动保健等，进行较为全面的、综合的防病保健和功能康复。

中医基础理论中有因人、因时、因地制宜的原则，这也同样适用于养生活动和康复医疗。人有男女老幼之不同，时有春夏秋冬之四季，地有南北高低之悬殊，都不可一概而论，要根据以下各章的论述，区别异同，合理运用不同的养生、康复措施，以达到最佳的健康效果。

第三节　学科基点：生命和寿限

一、生命

（一）生命是气的产物

中医经典著作《黄帝内经》认为，生命是由“气”所构成（“气”属古典哲学中的物质范畴，指构成世间万物的基本元素），人体的形成，是“气聚而有形”，人体之所以和自然界其他物体形态不同，则是“因变以正名”的结果——虽然都是“气聚”而形成的物体，但结构不同，形状就不同。因此，人体无论内环境，还是外环境，都在“气”的基础上得到统一。而人体内环境的平衡协调、内环境与外界环境的整体统一，是人体得以生存的基础。在正常情况下，通过人的自我调节可使内环境与外界自然环境的变化相适应，以保持正常的生理功能。如果人的活动违反自然变化的规律，或外界自然环境发生反常的剧变，而人的自我调节功能又不能与之适应时，可因人体内、外环境的相对平衡遭到破坏而导致疾病。因此，顺应自然是养生的首要条件。

（二）精、气、血、神是生命活动所需的基本要素

精，是构成人体及促进人体生长发育的基本物质，有先天之精与后天之精之分。先天之

精来自父母；人出生之后，从饮食中获得的营养精华称为后天之精，先天、后天之精互相转化，互相补充，成为生命活动的动力基础。精的不足或亏虚，可导致生命活动减退或早衰、多病。

气，是推动脏腑功能活动的动力，也是推动各种生命物质在人体川流不息的动力，是生命活力的根本保证。人体生命力的强弱、生命的寿夭，在于气的盛衰。生命现象，就是气机的升降出入。

血，是滋养人体脏腑、组织、器官，保证人体新陈代谢的物质需求，化生精、气、神、乳汁、经血、精液、体液等生命物质的物质源泉。血总是与气相伴而行，相辅相成，互养互化，共生共荣。

神，是机体生命活动的总称，也是人体生命活动的外在表现，包括精神意识、思维活动、运动、知觉等。神以精血为物质基础，精、气充盈，神就健旺，所以，生命的健康与否，可以通过神的状况来判断。

中医通常将血涵盖在精的范畴之内，于是有“精、气、神为人身三宝”的说法。精、气、神三者相互依存，相互为用，一盛俱盛，一衰俱衰。如《养性延命录·教诫篇》说：“夫神者生之本，形者生之具也。神大用则竭，形大劳则毙。”《勿药元诠》则解释说：“精能生气，气能生神，营卫一身，莫大乎此。故善养生者，必宝其精，精盈则气盛，气盛则神全，神气坚强，老而益壮，皆本乎精也。”

由此可见，生命活动，是由精、气、血、神以及脏腑功能状态决定的。精、气、血、神充足，脏腑功能保持动态平衡，人体才会健康无病，不易衰老，寿命才能得以延长。

二、寿命与健康

（一）理论寿命与实际寿命

中国古代将人的寿命称为“天年”，意指先天赋予的“寿数”。古代医家认为正常人的寿命在一百岁到一百二十岁之间。按照生物学的原理，哺乳动物的寿命是其生长期的5倍至7倍，人的生长期是以最后一颗牙齿长出来的时间（20至25岁）来计算，因此人的寿命应该是120岁。而性成熟期理论则认为，生物的最高寿命约为性成熟期的8~10倍，人类的性成熟期为14~15岁，按此推算，则人类的最高自然寿命应是112~150岁；还有一种理论，是根据细胞传代次数来推算的，人体细胞体外分裂传代50次左右，按平均每次分裂周期2.4年推算，人类的平均寿命应是120年。根据上述几种推算，人类理论上的自然寿命在100岁以上是确切无疑的。但由于天灾人祸，贫病横夭，大多会折损年寿，达不到预期寿命。在现代，中国人的平均寿命为70岁左右，比理论寿命少了50年。

在原始社会，人们的平均寿命只有22岁。我国从公元前21世纪的夏朝到公元1911年辛亥革命前，4000多年间的446位皇帝，他们的平均寿命只有42岁。建国前，我国人口平均寿命只有35岁。建国后，随着人民物质生活水平的提高和医疗卫生保健条件的改善，人口平均寿命延长将近1倍，1985年已提高到68.92岁，现在已接近70岁。全国60岁以上老年人口，1999年年底已达到10.1%，2000年达11%，2025年将达20%，预计2050年将达到增长高峰，总数将突破4亿。届时，每4个人中就有一个是老年人。

由于人类寿命的延长，对年龄段的划分也有所改变。过去以4～14岁为儿童期，15～34岁为青年期，35～44岁为中年期，45～59岁为老年前期，60～89岁为老年期，90岁以上为长寿老人。现在按世界卫生组织的划分：44岁以下为青年人，45～59岁为中年人，60～74岁为老年前期，75～89岁为老年人，90岁以上为长寿老人。

（二）健康状态

寿命的长短由人体的健康状况所决定，而影响健康的主要因素是衰老和疾病，维护健康、恢复健康是长寿的必要条件。

中医判定人体健康与否，可通过对“神”的观察来判断。“有神”的标志为：

形体壮实，比例恰当；

须发润泽，柔亮有光；

面色红润，表情舒展；

眼睛有神，灵气荡漾；

呼吸从容，不急不慢；

食欲旺盛，美食三餐；

牙齿坚固，不蛀不伤；

听觉灵敏，耳内不响；

声音洪亮，气息悠长；

腰腿灵便，不痛不酸；

二便通利，排放正常；

舌红苔薄，脉象匀缓。

世界卫生组织（WHO）提出的健康具体标准是：

1. 精力充沛，能从容不迫地应付日常生活和工作；
2. 处世乐观，态度积极，乐于承担任务而不挑剔；
3. 善于休息，睡眠良好；
4. 应变能力强，能适应各种环境的变化；
5. 对一般感冒和传染病具有一定的抵抗能力；
6. 体重适当，形体匀称，头、臂、臀比例协调；
7. 眼睛明亮，反应敏锐，眼睑不发炎；
8. 牙齿清洁，无缺损，无疼痛，齿龈颜色正常，无出血；
9. 头发光泽，无头屑；
10. 肌肉、皮肤富有弹性，走路轻松。

以上包括生理和心理两部分的健康状态。实际上，中医自古以来就认为心理健康与生理健康同样重要。病因学说中的“七情”理论，要求情志调和，精神愉快，这也是脏腑功能良好的外在表现。以上状态，同时也是快乐感和幸福感的表现，体现出个体和社会有着较高的融合度，表现出良好的形体和精神风貌，所以也是心理健康和社会健康的标志。

（三）健康指数举例

人类健康状态有相对稳定的数值范围，供我们衡量健康状态时作参考，这就是健康指数。健康指数的数据非常多，其中与健康状态最为密切的，有血压指数、血脂指数和体重指数。

血压指数：世界卫生组织公布的健康人血压标准为收缩压16.0kPa（120mmHg），舒张压10.7kPa（80mmHg）。我国“十五”科研计划的一项成果，认为中国人健康人群最适宜的血压水平为收缩压14.7kPa（110mmHg），舒张压10.0kPa（75mmHg）。即中国人的血压值处于14.7/10.0kPa（110/75mmHg）的范围内，患冠心病、脑卒中的几率最低，寿命最长。

如果超出这个范围，即使达不到高血压（大于18.1/12.0kPa或140/90mmHg）的水平，就已经属于亚健康状态，需要进行健康干预。

血脂指数：通常所说的血脂指数指血清总胆固醇含量，其数值是小于200mg/dl，没有下限。根据2002年公布的中国正常人参考值，血清总胆固醇适宜范围应在140～199mg/dl之间，最适宜的值为180mg/dl。血清总胆固醇超标的危害已经众所周知，而血清总胆固醇含量不足，却多为人们忽视，从而导致无止境的降脂、减肥等不正确的行为；另外，一些经济落后地区人们的营养不良状态也得不到重视。在生理学、生化学上，足够的血脂含量对健康是十分必要的。因此，正常人应该每两年检查一次血脂，45岁以上的人应每1年检查一次血脂，而有家族史、肥胖、长期吸烟、习惯静坐、生活无规律、服用减肥药或降脂药、生活贫困、情绪易激动、精神常处于紧张状态以及患有心血管疾病的人，应该在医生指导下定期检查血脂。

体重指数：世界卫生组织确定的体重指数（kg/m^2，体重除以身高的平方）为18.5～25。这是在欧美等西方国家进行调查后得出的数据。由于种族形成的体格差异，中国人不宜直接套用。2002年，中国流行病学的研究将本土标准确定为18.5至23.9（kg/m^2）之间。如体重指数超过了24，高血压、高血脂、冠心病、脑卒中的危险就降临了。但低于18.5也不行，会有营养不良的危险。

三、影响寿命的因素

长寿是人们追求的目标，而衰老则是人类正常生命活动的自然规律。合理的养生和康复措施，可以延缓生理性衰老，阻断病理性衰老（早衰）的进程，从而延长人的寿命。影响寿命、导致早衰的主要原因介绍如下：

（一）中医的认识

1. 精气不足　精藏于肾，“肾为先天之本”，肾精匮乏，生命就会早衰。造成精气不足的原因主要有：先天不足（在母体内发育不良）、性生活过度（纵欲）、疾病消耗、过度疲劳等。

2. 营养不良　饮食是人体获取养料的来源，营养不良，包括摄入不足和吸收不良两方面。现代人摄入不足已很少见，而吸收不足则较多见，若人体所需要的营养得不到及时补充，便会影响机体健康，加速衰老，甚至导致死亡。

3．五脏受损 心藏神，主血脉，是生命活动的主宰，心脏患病，会影响血脉的运行及神志功能，从而加速衰老。肝藏血，主疏泄，调节情志，帮助消化，又有贮存和调节血量的作用。肝脏患病会影响到血液、情志、消化等众多方面的生理功能，故能导致人体衰老。肺主一身之气，肺气虚损或肺气阻塞，全身功能都会受到影响，出现不耐劳作，呼吸及血液循环功能逐渐减退等衰老表现。

4．情志过激 长期持久的精神刺激或突然受到剧烈的精神创伤，超过人体生理活动所能调节的范围，就会引起体内阴阳气血失调，脏腑经络功能紊乱，从而加速衰老。

5．劳逸失度 指生活起居、生活方式失去常规。早衰与生活方式、生活环境、工作条件等有密切的关系。过劳或者过逸都对健康不利。所谓过劳，不仅指脑力劳动、体力劳动过于繁重，也包括不正常的生活方式，如过于频繁的性生活、过度的饮食娱乐等。反之，过于舒适的生活，也不利于健康长寿。

很多人会用大量的钱财和时间去购买“补药”，去健身、美容，而不注意改变不正确的生活方式，那只能像漏桶一样，一面盛水，一面漏水，达不到预期的效果。

6．遗传禀赋 衰老和遗传有密切关系。先天禀赋强则身体壮盛，精力充沛，不易衰老。反之，先天禀赋弱则身体憔悴，精神委靡，衰老就会提前或加速。

7．社会环境 社会地位的急剧变化，会给人带来精神和形体的损伤，从而导致早衰。先福后贫、先尊后卑者，会导致早衰甚至早夭。不合理的社会制度、不良的社会习俗、落后的意识形态、紧张激烈的生存竞争与复杂的人际关系，都可使人体代谢功能紊乱，导致早衰。

8．自然环境 气候寒冷的高山地区，居民寿命相对较长；平原或低洼以及南方常年高温的地区，寿命相对短些。此外，城市的环境污染比乡村严重，会危害健康，促进早衰。

这些原因影响到人体，就会导致如下病理：

1．使精气虚损，生命失去原动力 诸如营养不良，情志过激，逆时养生，饮食无忌，房室频仍，耗伤五脏元真，则脏腑功能基础削弱，脏腑特性无力表现，生命活动随之减弱，表现为“骨弱肌肤盛”、“疾行则喘喝”，即使患外感轻证亦“欲嚏不能”……病情深入，多“入脏即死”。

2．使调节无力，病邪外入或内生 上述种种病因，会严重影响机体的平衡调节功能，导致病邪的易入或内生。由于脏腑易感性与病邪特性有内在联系，病邪特别易于亲和相应脏腑，“五脏各随其所不喜者为病”和“五邪中人，各有法度”，“大邪中表，小邪中里”，“极寒伤经，极热伤络”等，都是邪气伤人不同部位的论述。“肝藏血”、“心行血”，心肝两脏病变多见瘀血产生；咳，“皆聚于胃，关于肺”，脾在中焦，主运化水湿，喜燥恶湿，故痰饮多责之肺与脾胃；五脏之根在肾，故肾病与诸病理产物均有关，但与“水”关系最切。不同病邪进入不同易伤部位，必然导致脏腑的功能障碍，使生命活动受到影响。

3．使气机受阻，影响机体抗病力 气机正常运行的方式是升降出入，承启开合。当疾病侵入人体时则表现出不同的抗病反应，这种抗病反应是人体自求恢复功能的表现，如肺之气机是宣、降，抗病反应表现为“嚏”、“咳”、“汗”，通过这种抗病趋势来排除致病因素和病理产物。但上述病因阻滞气机，使人抗病无力，生命活动受到影响，长期以往，就会形成早衰。

（二）现代研究的结论

1. 自然环境污染 从流行病学调查的结果看，优美的自然环境条件是健康、长寿必备的体外环境。而受到废水、废气和废渣等污染的环境，是导致多种疾病发生的根由，也是导致早衰的重要原因。

2. 体内污染 体内污染直接干扰人体内环境的正常状态。污染物可以来自外界，如不洁水源、空气和食物；也可以是体内代谢障碍而自生，如激素系统失调。体内污染物通过损伤、负荷、疾病等方式影响内环境的正常运行，导致早衰的发生。如细胞内氧自由基的过量产生、滥用抗生素导致体内微生物生态失衡、长期应激状态导致神经突触损伤等，都会影响人体正常的生理生化代谢过程，促使蛋白质、核酸（如 DNA）广泛交联，形成脂褐质（老年斑），胶元与弹力蛋白等发生交换，结缔组织与心肌僵破，含水量下降，皮肤皱缩，肌腱与血管失去弹性；或使染色体端粒加速变短；或使生长激素分泌变少，等等，均可促使人体早衰。

3. 心理（或精神）刺激 人的心理、情绪与健康长寿有着密切的关系。经常处于心理紧张状态下的人，会使心跳加速、血压升高、呼吸急促、胃肠等脏器供血不足等，容易发生脑血管破裂、心肌梗死，有的可出现消化道痉挛、疼痛等等。过于忧愁，也会罹患疾病，导致短命。

家庭状态是影响心理和精神的重要因素，不和睦的家庭关系，剧烈而持续的家庭变故，对健康和寿命的影响不容低估。

4. 不良生活方式 在发达国家的病死人群中，70%～80%的人死于心脏病、脑卒中、高血压和肿瘤，而这些疾病被形象地称为“生活方式病”。科学界认为，不健康的生活方式导致的疾病是当代世界上人类最大的死亡原因。不健康的生活方式，主要表现为饮食不节（不洁），如过油、过咸、过甜，酗酒，嗜烟，少运动，夜生活过度，纵欲，甚至赌博、吸毒等。

5. 饮食、营养失节 饮食、营养与寿命密切相关。食品营养、食品安全与质量、平衡饮食不仅是维持生命的需要，也是增寿延年的重要因素。随着经济的发展，我国居民饮食结构发生了很大的变化，20 世纪 90 年代初与 20 世纪 80 年代相比，肉类消费量增加了 80%以上，肉、蛋、脂肪消费量较高的地区，癌症、心脑血管病和糖尿病等死亡率明显偏高，说明饮食结构的变化给寿命带来了不良影响。中医有“腹八分”以长寿的理论，有人据此研究，得出结论：节食可减少氧负荷，即减少氧自由基的生成，降低葡萄糖水平，减少非酶糖基化的产生；提高细胞凋亡，清除癌前细胞，降低癌发生率等，对延缓衰老大有益处。

6. 疾病和意外伤害 疾病是影响寿命最重要的因素。20 世纪初，危害生命的主要疾病是传染病、肺炎、结核病等；随着时代的进步、科学技术的发展，现在危害人类生命最严重的是心脑血管疾病、肿瘤、艾滋病等。现代化的生活方式，也使意外伤害急剧增加，如车祸、空难、辐射、药物等等。据 2001 年某省的数据，意外伤害导致的死亡已经上升到十大死因的第四位。这些疾病和伤害，对人类的健康和生命构成了很大的威胁。而在我国大陆地区，自杀导致的死亡，也已经进入死因排行榜的前十名。

7. 遗传 一般而言，遗传对寿命的影响，在长寿者身上体现得比较突出。对短寿者而言，往往是遗传倾向导致危害生命的现象发生。例如，肿瘤并非遗传性疾病，但很多肿瘤患者却有家族现象，这是因为遗传导致了体内缺乏某些元素，因而易患肿瘤；或遗传了对肿瘤易感的某些因素。可见，遗传不仅能使子女长寿，也是影响后代健康的重要因素。

另外，在自然界，每一种群的寿命几乎是固定的，也就是说，寿命是由遗传物质即所谓基因所固定的。每个种群间遗传基因不同，决定了每个种群寿命不同。这就说明了为什么有的人寿命长，有的人寿命短。而在种群内部，这一个体与那一个体之间的寿命差异，则是个体的遗传变异和环境因素影响的结果。

8. 性别 女性寿命比男性长，已是公认的事实。现在全世界妇女的平均寿命为67.2岁，男人为63岁。在欧洲，妇女寿命高于男人8岁，而东南亚妇女寿命仅高于男人1岁。这主要由不同性别的生物学特性所决定的，也可能是女性的代谢率低于男性，或者与男女之间的内分泌差异有关。

9. 职业 寿命与从事的职业也有关。据调查，乐队指挥、书画家、中医师等寿命较长；而从事危险性职业的人死亡率高，寿命就短，如飞机驾驶员死亡率高；从事化工行业、放射线研究的人员、警察等平均寿命较短。

（三）决定的因素在于合理养生

中国古代养生家认为："养生以不损为延年之术，不损以有补为养生之经，居安虑危，防未萌也。"人类只要不去无故戕害自己的身体，防止外来的各种伤害，补充维护生命的精微物质，强化脏腑组织的运动功能，是完全可以做到强身健体，延年益寿的。世界卫生组织1992年宣布：每个人的健康与寿命，60%与自己的日常养生有关，15%取决于遗传因素，10%与社会因素有关，8%与医疗条件有关，7%与地理、气候、环境有关。可见，长寿的愿望，完全可以通过自己的努力而实现。

第四节 养生康复观念：顺应自然

在中医的理论体系中，顺应自然是整体观念的重要内容，无论是养生保健，还是疾病的康复，所有的方法和机能，都体现着与自然相适应的特点。

一、天人相应

中医认为，人生于天地之间，一切生命活动都与大自然息息相关，必须随时随地与其保持和谐一致，这就是"天人相应"的思想。在养生、康复实践中，必须遵循这一基本法则，才能取得良好的养生、康复效果。而"改造自然"、"挑战自然"、"战天斗地"之类的思想和行为，在养生、康复领域是不提倡的。

天人相应思想的本质在于高度强调人与自然的统一，这方面的论述在《内经》中比比皆是，代表性的说法有“圣人之为道者，上合于天，下合于地，中合于人事”（《灵枢·逆顺肥瘦》。而《素问·阴阳应象大论》一篇专门阐述人与自然间的共同规律，如“清阳为天，浊阴为地，地气上为云，天气下为雨，雨出地气，云出天气，故清阳出上窍，浊阴出下窍；清阳发腠理，浊阴走五脏；清阳实四肢，浊阴归六腑。”这是将人体物质代谢规律与自然界水液云雨的转换过程作形象的类比，所以，“人之常数”亦“天之常数”（《素问·血气形志》）。在养生康复领域，同样要求与自然界保持高度统一。例如，五脏与奇恒之腑的功能特点是供精微助化生，与土地生发长养的特点相似；六腑则是传导水谷，行代谢，与天体运动不止的特点相似，因此提出五脏“藏而不泻”、六腑“泻而不藏”的学说，在养生实践中，就是“五脏以填为补”、“六腑以通为补”的理论和法则。

（一）适应季节

四季的气候变化对人体的影响最大。春夏阳气发泄，气血易趋向于表，故皮肤松弛，疏泄多汗；秋冬阳气收藏，气血易趋向于里，表现为皮肤致密，少汗多溺。因此，中医养生康复非常强调四时之不同，即一年四季分别有不同的应对方法，如“春夏养阳，秋冬养阴”的理论，养生家不会在夏季服食贵重补药，原因就是夏季人的腠理开泄，气血流行，不利于营养物质的吸收和贮存。四季的特征是“春生、夏长、秋收、冬藏”，所以冬天才是服食滋补类、动物性药食的最佳季节。至于其他季节的养生，同样需要顺应季节特点，才能达到最佳效果。在康复医疗中，也要顾及季节变化来选择方法、增减药物，以获得较好的康复效果。季节对五脏六腑、经络腧穴有直接的影响，不同的脏腑经络，在不同的季节会出现气血偏旺的情况，如“肝旺于春”，“心旺于夏”，“脾旺于长夏”，“肺旺于秋”，“肾旺于冬”。合理运用这一规律来养生或康复，可收到事半功倍的效果。针灸、推拿康复治疗时的辨证选穴，也体现了这一原理。

（二）把握时间

中医发现机体应激能力（阳气）与昼夜时间节律有着极为相似的规律，联系到“生物钟”现象，创造出了时间医学。《内经》中“夫百病者，多以旦慧、昼安、夕加、夜甚”是其典型论述。现代实验证明了人体应激能力的物质基础——肾上腺皮质激素的分泌，确实是早晨、上午相对兴盛，下午、晚上相对减弱，午夜达最低点，进一步确立了时辰药理学。中医补肾药物的服用，经时辰药理学证实：最宜清晨服用。这些都表明了人与自然统一的养生原则的确有科学基础。

（三）顺从地理

中国的地理环境具有东方多湿，南方多热，西方多燥，北方多寒的特点。地域不同，人的体质和易患疾病也不一样。因此，要根据日常养生、疾病康复的具体情况，做出不同的处理。随着科学技术和社会经济的发展，人们的社会交往越来越多，空间移动距离变得越来越大，每到一个陌生的地区或国家，都要根据当地的气候特点和环境状况调适自己的生活方式，因地制宜地做好个人的养生保健。

（四）适应社会

中国历代养生家都认为，人要想得到健康和长寿，就要对自然、对社会怀着一颗感激之心。要求养生者能用乐观的、积极的态度看世界，而不能以悲观的、消极的态度看待社会。无论何时何地，社会上都会存在利益的冲突，存在不稳定或不平衡的事件。如果以悲观的态度看社会，天天都会生气，对健康造成不好的影响。若是以乐观的态度看社会，就会形成一种良好的精神环境，有利于养生和康复。俗语有“知足者常乐”，古籍《养生要语》中则说：“笑一笑，少一少；恼一恼，老一老。斗一斗，瘦一瘦；让一让，壮一壮。”说的都是这个道理。

社会是随着时代的发展而不断变化的。中医养生康复学是一门古老的学科，它也必须在理论上、技术上不断进步，在传统学术基础上有所提高和超越。

在中国传统养生康复医学发展史上，形成了以《黄帝内经》为代表的一整套理论和方法，而随着现代社会的发展，许多概念内涵过于狭窄，理论描述过于局限，甚至不再适合现代生活的实际情况。因此，必须进行观念的变革。

例如，古代中医的养生目的是“扶弱、长寿”，仅此而已；而现代中医的养生康复实践，已经扩展到“延年益寿、强身健体、补脑益智、养颜美容、安老强幼”等众多方面；养生康复的技术，也从传统的药物口服、食养食疗、气功、针灸、按摩、外治等，拓展到运用现代科学思想和实验技术。在养生康复的对象方面，古代的营养不良少了，现代的消化不良多了。有些病症的属性也发生了变化，需要我们重新面对。例如：自《金匮要略》论产妇三病，皆从亡血亡津液立论，经后世补充演绎，形成了“产后百脉空虚，最多空窦”之定论。但产后纯虚证在现代却为数不多，甚至极少见到。因为医学条件的发展，输血、输液及时纠正了“亡血亡津液”；现代助产手术消除了产程过长造成的体力消耗；计划生育又使多胎率下降，女性分娩多在年轻力壮之期，恢复快；现代人经济条件好，产后营养条件的改善，及时补充了亏损。正是这些原因，使产后养生保健观念发生了变化，从补充体能、热量等，变成了养阴清热，消食减肥。

诸如此类的例证还有许多，在古代，大黄一向是当作泻药之典型，可是现代研究却发现其具有改善组织缺氧与代谢障碍所引起的疲劳的效能，又含有较多的铜元素，可以作为补充微量元素和消除疲劳的“补药”；海藻、昆布是传统的化痰药，但因其是补碘最好的药物而具有“补”的性质；而牡蛎、龙骨，在历代中药学著作中都是作为平肝熄风药和收敛固涩药使用，但因其含有大量的矿物元素，现在被广泛用于补钙、壮骨，等等。

因此，我们一方面要坚持中医养生康复学术的传统理论，也要突破传统方法给我们造成的思想藩篱。

二、形神合一

形，指形体，即肌肉、血脉、筋骨、脏腑等组织器官，是人的物质基础；神，指情志、意识、思维等精神活动，又指生命活动的全部外在表现，是人体功能的反映。

(一) 形为基础

“形”是“神”的物质基础，中医的“五神”（神、魂、魄、志、意）、“五志”（怒、喜、思、忧、恐），分别由五脏（心、肝、脾、肺、肾）所生成。“神”需要大量的气血精微濡养，如果神志方面出现疾患，要从五脏论治，这就是中医形神统一、形为基础观的具体体现。

(二) 神为统帅

人体起统帅和协调作用的是心神。生命活动表现出的整体特性、整体功能、整体行为、整体规律，都由神志管理、协调、统一。因此，养生时要以“养性”、“调神”为先，而情志康复法也可以用于形体功能障碍以及生理疾病的治疗。

(三) 形神共养

形神共养，即不仅要注意形体的保养和复健，而且还要注意精神的摄养和康复，两者相辅相成，相得益彰，身体和精神都得到均衡统一的发展。

三、动静互涵

(一) 阳动阴静

脏腑器官属阴，以静为特征，功能活动属阳，以动为特征。人体有关饮食的吸收运化、水液的环流代谢、气血的循环贯注、化物的传导排泄，其物质和功能的相互转化等，都是在机体内脏功能动静协调之下完成的。因此，保持适当的动静协调状态，才能使各器官充满活力，从而推迟各器官的衰老改变。

(二) 动静相济

中国历代养生家有的偏重于运动，有的偏重于静养，但大多数养生家提倡动静结合，根据不同对象和情况各有侧重，以达到形神共养的效果。动静兼修，动静适宜，运动和静养并重，是中国传统养生和康复的重要原则。

(三) 用进废退

人类是生物进化的结果，无论是中国古代的医学，还是现代生物学，都体现了“用进废退”的原则。而在中医养生康复学理论中，对这个公认的进化论原理有着更深刻的认识。在养生康复实践中，中医发明了很多极为简单，又非常有效的方法，如饮食方面有“腹八分”（每次进食至八分饱）的要求；运动方面强调适量，认为“生病起于过用”；性生活方面提倡“性不可无”、“欲不可纵”，反对禁欲和纵欲等等。这些，不仅符合用进废退原理，而且更为具体，更为合理，更为高明。这些措施所反映的内涵，是一种“小于促进”的原理，用生物进化理论的语言来说，就是：生命体的一切活动（包括自身的功能活动和对外界刺激的各种反应)，其变动范围、速度等因素，如果波动在生物体本身适应程度之内，则该活动对生命具有促进作用。这实际上是对“用进废退”原理的限定性说明，即对“用”的范围加以限定。即：“不用”或“过用”都是错误的。僧侣茹素禁欲，是为“不用”，其健康长寿者不比其他人群多；运动员超量训练，是为“过用”，其伤病夭折者也不比常人少；而动静得宜，不纵不禁，合理适度的人，才是真正能够健康长寿的人。所以说，中医的养生康复理论和技术，是对用进废退理论的补充和提高。

四、协调平衡

协调人体自身的生理功能状态及其与外在环境之间的相互关系，平衡机体各系统和组织器官间的正常功能，以及机体与外界的物质交换，也是中医养生、康复学术的重要内容。

（一）中和是养生康复的最高准则

中医所有理论的核心，是《内经》提出的“谨察阴阳之所在而调之，以平为期”，即强调“中和”、协调平衡的观念也是这一思想的体现。这种协调、“中和”，实质是一个十分复杂的矛盾运动过程，中国古代很早就有人提出“和实生物，同则不继”（《国语·郑语》）的观点。这里的“同”，指简单的同一，看不出差异与矛盾。在养生康复上，也不能片面地依赖单一的治法来达到平衡，否则就会造成“不继”。正确的认识应该是：结合季节、年龄、性别、脏腑特性等多种因素，全面协调，多方照顾，才能实现物质与功能的平衡，才能真正达到养生康复效果，所以说“和实”才能“生物”。

人体是由以五脏为中心的五大系统所组成，这五个系统中各具阴阳二气，五脏又分阴阳，不同脏腑的不同特性，它们之间的矛盾运动，才能表现为整体的中和状态。《素问·六微旨大论》有一段精辟的论证：“升降出入，无器不有。故器者，生化之宇，气散则分之，生化息矣。故无不出入，无不升降。”“升降”、“出入”都是性质不同的运动形式，阴阳之气按一定的法则进行运动，才能组成和谐的统一体。《素问·阴阳应象大论》对阴阳矛盾运动的法则作出规定：“清阳出上窍，浊阴出下窍；清阳发腠理，浊阴走五脏，清阳实四肢，浊阴归六腑”；“阳在外，阴之使也；阴在内，阳之守也。”因此，养生康复要杜绝那种堵塞“升降出入”道路，破坏脏腑运动规律的做法。

就脏腑之间来说，心为火，当下降；肾为水，当上升，水火既济，则心肾相交，心阳下降，接助于肾阳；肾阴上升，济助于心阴。如此则肾精不至过泄，心火不至过升，体现出阴阳运动的中和，可见心肾两脏在功能上互为相反，但协调的运动就可以相互为用，互相吸引，反映出功能的协调。临床上，以肉桂之类补益药升补肾阳，以黄连之类降火药物来降泄心火。黄连对于心肾不交者来说，就是补心的最好药物，因为它能达到中医要求的脏腑“中和”状态。

（二）祛邪是平衡协调的重要环节

若人体脏腑功能不足，就会产生痰饮、瘀血、宿食及癥瘕积聚等病理产物，这就是《内经》所谓的“虚与实邻”。这些病理产物黏滞重浊，居处隐蔽，中医称其为“独处藏奸”之物。很多养生康复对象的体内都会兼见此类病理产物，因此，应该根据“虚”与“实”的权重酌情处理。

中医治疗学上非常重视“祛邪”，而养生康复学则更重视鼓舞体内正气来祛除病邪，这实际上也是调节平衡思想的反映。历代临床学术著作中记载的“得衄解”、“得汗愈”、“得下止”等疾病自愈现象，实际上也是对机体自身平衡协调功能的肯定。近代生物学最近提出了一种颇为人们所接受的“废产物学说”，认为人体在新陈代谢过程中产生的副产物必须排出体外，否则，在体内积蓄到一定程度时，就会机械性地妨碍机体的正常功能，导致衰老。据此，脂肪代谢中产生的“褐色脂肪”、生化代谢中产生的过氧化细胞、人类生殖器官产生的性激素、精液、月经等等，均属“副产品”之列，必须各有去路。如若不然，机体就必须动用大量的代谢器官来重新分解、吸收，重新进行物质转换。这样势必会妨碍机体的正常功能。因此，减肥必须纠正代谢障碍，去脂必须通利大小便，养生必须性生活协调等，都是调节平衡思想在养生康复学科的体现。总之，产生是为了消耗，否则就将会成为体内的多余物质而影响生命活动。当然，这种消耗，必须与产生形成平衡，“供过于求”或“供不应求”都是失去平衡的表现。若形成过度消耗，则又走向事物运动的反面。

中医理论认为，人体与外界的联系，是通过各种腑、窍进行的，腑、窍分属五脏，但又互相沟通，紧密相关，它们是脏腑与外界交通的道路，又是脏腑间相互连接的外候。凡驱邪外出，必假腑窍，病理产物的排出也不例外，故六腑的通畅与否，是进补时必须注意的着眼点之一。“六腑以通为用”，祛邪外出的主要着眼点应放在通腑、通窍上。这或许是古代补养名方中多见有“泻药”的奥秘所在。

补方中加入“泻药”，也不是无原则地随便添加，其原则，一是少量，二是“因势利导”。“少量”比较容易理解，而“因势利导”，是使病理产物被引往相合的有关腑窍排出。如瘀血，周学海《读医随笔》说：“……已坏之血不能复还原质，必须化之……”已化之瘀，即为糟粕，必须引出。《金匮》活血方中多加入利水（水血相关）、通便药，就是为排除已化之瘀而设。再如痰饮，魏荔彤《金匮本义》认为是“因虚而成，而痰亦实物，必少有开导……”亦是开通疏导之意。仲景治痰饮，据其势，或从吐，或从汗，或从便，或从尿……各有不同。总之，需“据势引之”。

根据现代研究成果证实，“泻药”实际上也具有一定程度的“补益”作用，仅以微量元素为例，大黄是通大便药，但能补铜；黄连、牛黄都是清热药，但含有多量的锌；细辛是解表发汗药，却含有丰富的铁；泽泻是利小便药，但含有较丰富的锰。上述药物虽然是开通腑窍的“泻药”，但其中所含的微量元素，也具有健身、防病、延寿之功效。因此，它们在补益方剂中的作用可以说是一举两得。

（三）中医常用的协调平衡方式

1. 元素平衡 阴阳、五行、脏腑、气血等中医认识论、方法论中各种元素的“生克制化”，维持着自然界的生态平衡和人体生理的协调平衡。人体还必须与自然界化学元素平衡协调。例如，缺碘导致甲状腺肿，缺锌可致不育等。依照中医元素平衡的观念，必须纠正体内元素的失调，维持体内各种元素的协调平衡。

2. 调节平衡 人体的功能失调、对称失衡、状态失稳，是导致人体生理功能低下和早衰、疾病的重要原因。中医养生学和康复技术手段中有调节平衡的理论和方法，如针灸、推拿中的“上病下取”、“下病上取”、“左病右取”、“右病左取”等方法，养生学中的“体脑交替”、“动静交替”等。

五、正气为本

现代的养生观念，已经不再仅仅强调补充机体营养物质。真正的健康状态，应该是人体脏腑各项功能的正常运转。正气为本，从中医的观念分析，就是充分发挥和加强脏腑功能，使精微生生不息，废物排泄有序，这才是抓住了养生康复的根本。

“先天之本在肾，后天之本在脾”，脾、肾两脏产生的营养精微，是全身脏腑功能的动力，因此，正气为本的观念，在中医养生康复领域，尤其注重脾、肾两脏。

培补精气是补肾的关键，增强运化是健脾的关键，两者还有相互促进、相互补充的作用。在所有的养生、康复活动中，脾肾功能的维护和促进，是切不可忽视的重要内容。

养生针对的是脏腑虚损，康复针对的是脏腑损伤，无论虚损还是损伤，都会导致脏腑生命活动的减弱、低下或迟缓。在临床上，应该根据阴阳气血津液等状态分别辨证论治，这是总的原则。但脏腑的功能特点有别，与其他脏腑、外界环境的联系方式不同，要想充分发挥其功能特点，就必须顺应各脏腑特性。

（一）心要“恒动”

《灵枢》曰：“心者，五脏六腑之大主也，精神之所舍也。”概括性地指出了心在全身的地位和主要功能。《素问·痿论》说：“心主身之血脉。”说明了滋养全身之血液，皆由心气的推动方可在脉中周流不息，倘心气亏耗，心动可失常，临床出现心悸怔忡，瘀血停积，脉搏结代等病态，若心气衰竭，则心机停搏，体内万种生机无血以养，必致化灭。因此，心之“恒动”乃生死攸关之特性。

心之动，体现为“温”的作用，这里的“温”有两个含义：一是在“动”的作用上对全身的温煦功能；一是心气需要一种温煦的环境，在病理情况下易受寒邪侵犯，形成心气耗损，心血凝聚的病理变化，故“喜温”亦为心之特性。

因此，“养心”或对心系病症的康复，要发扬心的特性。如在用药时，除辨证论治外，还要加上甘温通营药，如桂枝、芍药、龙骨、牡蛎、小麦、茯苓（神）、甘草等。方如桂枝加龙牡汤、甘麦大枣汤、清心莲子饮等。心血管系统疾病患者长期使用降心率药和降血压药物，实际上是对心脏特性的压制，违背了心的特性。

（二）肺宜“宣肃”

肺属金，通于秋气，主肃杀收敛。从《内经》“肺外合皮毛”、“上焦如雾”、“如雾露之溉”等描述，可见“宣”的大概状况：肺将外界吸入之清气，与由脾上输而来的水谷精微合而散敷于肌表腠理，以完成水液代谢的一部分和敷布卫气以御外邪（卫气开发于上焦）。若外邪或病理产物闭塞肺的宣发特性，则肺气内郁，甚或上逆，造成毛窍郁闭、肺气壅塞之恶寒发热，咳嗽上气等。

所谓“降”，指肺位清高，除将清气、水谷精微宣发散布外，尚需将其降下至胸腹诸脏器及空腔膜膈，使全身得到津液和水谷精气的润养。“通调水道，下输膀胱”的水液降下和“与大肠相表里”的推动饮食糟粕下行，以促进传导与排泄，这两大方面是肺“降”的可见表象。

至于“清肃”，则是肺生理需求上的特性。因肺是“清虚之腑”、“乃至清之分，秋毫难犯”之处。只有具备洁净通畅的内环境，肺气才能顺利宣发、降下，反之，肺之宣发、降下又能及时清运气、津等物，避免了气滞水停，为肺内环境的清肃提供了条件，无论疾病影响到“宣发”或“降下”其中哪一方面，均可影响肺的“清肃”特性，造成肺气壅塞、宣降不行病变。所以，“宣降”与“清肃”互为前提，是肺一切功能的生理基础。“肺主治节”、“肺朝百脉”则是这一特性总结。

因此，“养肺”或肺系病症的康复，必须注重“宣降”的特性。如用药时，须在辨证施补基础上选用适应其性的辛味发散药和下行通降药，如防风、桂枝、麻黄、薄荷、石膏、半夏、五味子等。方如薯蓣丸、黄芪建中加半夏汤、玉屏风散等。如长期而大量使用镇咳、抑制痰液分泌的方法，显然会抑制肺的特性。

（三）肝须“舒发”

肝之功能有：①调节血流、贮藏血液；②疏达情志；③促进运化代谢；④调节控制五脏生理功能——肺、心、脾、肾，均各有所司，司有所重，唯肝之疏，广涉气、血、水、精、神；⑤主导妇人生理。详以上诸功能，均是肝脏在气、血、水、精、神诸方面具有舒畅、开展、调达、宣散、流通等综合功能，这些功能趋向是多方面的，上下纵横，前后左右，无所不达，恰合“木曰曲直”和“肝欲散”之性。

因此，“养肝”或肝系病症的康复，应该注重“舒发”的特性。如用药时在辨证施补基础上选用辛味透发药和行血散瘀药，如当归、川芎、艾叶、姜、柴胡、薄荷、茵陈等。方如旋覆花汤、当归生姜羊肉汤、逍遥散等。

（四）脾当“枢转”

脾位处中焦，职司运化。“脾胃者，仓廪之官，五味出焉”；《金匮要略》“四季脾旺不受邪”，说明了机体的物质供应和卫外功能依赖于脾。脾不仅“行气于三阴”，亦“行气于三阳”。它除了“上归于肺”，“化其精微，上输于肺脉，乃化而为血”等升的一面外，同时还有以后天养先天，补充肾精的“下纳”作用，协助肾之接纳肾气、斡旋心火下交于肾等作用。

张仲景治脾，强调的不是脾气主升，而是“大气一转”，道出了“升降出入，无器不有”的真谛。仲景治疗全身性虚损采用的“建中法”，则体现了“建中土以灌四旁”的机理。

章虚谷在《医门棒喝》中说：“升降之机又在脾之健运”，正是看到脾兼有“升降”两途，强调脾的枢纽作用，于临床补益实有用处。

因此，“养脾”或脾系病症的康复，应当发扬其“运转”的特性。如在用药时，在辨证施补基础上选用芳香行气药和温燥化湿药，如桂枝、川椒、干姜、白术、枳实、厚朴等。方如理中丸、小建中汤、补中益气汤等。

（五）肾以“蒸渗”

《素问·六节脏象论》云：“肾者主蛰，封藏之本。”肾聚藏先后天之精，故肾之“体”，为精之“库”，“封藏”是其特性。

除藏精之外，肾中尚寄有“相火”，《素问·天元纪大论》曰“相火以位”，相火犹地之阳、泉之温，守位而不妄扰，蒸腾肾水，化生元气，以煦机体，以充阳气，以触发各脏生机，故“蒸”精化气是肾的主要生理功能，同时，肾尚须对本身代谢产物进行排泄，使“藏精之所”不聚糟粕，这亦符合“升降出入，无器不有”之旨。肾为水脏，位于下焦，故其代谢表现为对水液的排泄，“下焦如渎”说明了这一过程。具体表现在肾“为胃之关”、“司开合”、“合膀胱”等方面。作用机制则是“渗”利水湿。但历代多强调“封藏”而忽视了肾也有“输出”的一面，自钱乙《小儿药证直诀》开始，提出了“肾无实证”的说法，是不符合《内经》原旨的。《素问》提及的“肾满”、“肾壅”就是因水湿、火热、血瘀等邪气壅满于肾的实证，临床上肾与膀胱俱实、肾气淤滞、肾囊痈及西医之肾结石等，均属肾有余之候，病机在于肾渗利外邪不及而产生的病理产物潴留，故肾之渗利，除代谢水液外，尚包含有病理情况下排出外邪之力。所以，肾的特性除了“封藏”之外，“主蒸主渗”亦是其功能本质。

可见，“养肾”或肾系病症的康复，要时时不忘“蒸渗”特性。如用药时，在辨证施补基础上选用辛热温阳药或甘淡渗湿药，如附子、肉桂、细辛、茯苓、泽泻、车前、薏苡等。方如肾气丸、瓜蒌瞿麦丸、补真玉露丸（茯苓、龙骨、韭子、菟丝子）等。

在养生康复实践中，补养是一个重要的概念，在强调正气为本的时候，不可忘记“顺性补虚”，其意义如下：①在补充精微物质的同时，加强虚损或病损脏腑功能的发挥，可在治疗期间使病变脏腑与未病变脏腑功能趋于一致，并可防止外邪、病理产物的传入；②补充精微物质吸收的动力，使两者相辅相成；③脏腑间的相互关系要求每一脏腑的物质和功能必须与其他脏腑进行交换，“顺性补虚”能加强原有“升降出入”形式，符合中医的整体运动观；④在补充精微物质的基础上，加强脏腑功能的发挥，不会产生功能过用而反耗精微的弊病，反而能加速“阳化气，阴成形”的物质生化过程。因此，“顺性补虚”是一种正确体现脏腑动态平衡特性的养生康复理念，是一种积极的、能动的体现正气为本思想的养生康复原则。

所谓“顺性补虚”，顺的是脏腑特性，而脏腑的特性也就是脏腑能动性的表现。《黄帝内经》的补益理论，处处不忘发挥脏腑自身的调节功能和抗病功能，我们在现代的养生康复实践中，更不能遗忘古人在这方面的教诲。

“形不足者，温之以气；精不足者，补之以味。”是《内经》关于体质养生的原则性提示，一般解释为形气不足者以甘温气厚之品温养阳气；精血亏虚，以味厚之品（多引“血肉有情之品”为例）滋养元精。历代医家不仅以这两句话作为补益的准则，更遵循“阴中求阳”、“阳中求阴”的教导，如仲景补精之方多阴阳互用，即“血肉有情之品”如鸡子黄、羊肉等，多与“温气”之品相伍。《内经》有“劳者温之”、“损者温之”治则，“劳”、“损”必有精亏，仍言“温之”，就是提示人们不要忘记激发脏腑能动性。“衰而彰之”，衰者不曰补而曰彰，重在强调补中有发、补中有扬、补中有促。虚者补益，是针对病理，是医门常识，而补中之“彰”，却是着眼于脏腑能动性。如《金匮要略》补虚防病之薯蓣丸中用桂枝、豆卷、防风、柴胡，后世玉屏风散用防风等发散药物，皆是这一思想的体现。

宋代大文学家苏东坡在《盖公堂记》中以亲身经历，描述了脏腑能动性在疾病过程中的作用：“始吾居乡，有病寒而咳者，问诸医，医以为蛊，不治且杀人，取其百金而治之。饮以蛊药，攻伐其胃肠，烧灼其体肤，禁切其饮食之美者。期月而百疾作，内热恶寒而咳不已，纍然真蛊者也。又求于医，医以为热，授之以寒药，旦朝吐之，暮夜下之，于是始不能食。惧而反之，则钟乳、乌喙杂然并进，而瘭、疽、痈、疥、眩、瞀之状无所不至。三易医而疾愈甚。里老父教之曰：‘是医之罪，药之过也，子何疾之有？人之生也，以气为主，食为辅，今子终日药不释口，臭味乱于外，而百毒战于内，劳其主，隔其辅，是以病也。子退而休之，谢医却药而进所嗜，气完而食美矣，则夫药之良者，可以一饮而效’。从之，期月而病良已。”东坡所记，对现代临床，仍有现实意义。《汉书·艺文志》载谚：“有病不治，常得中医。”隐寓着机体在病理条件下的能动性、自发性。《内经》“正气存内，邪不可干”，其“正气”即为人体的功能活动。《灵枢·邪气脏腑病形篇》有“邪入阴经，其脏气实，邪气入而不能容，故还至于腑，中阳则溜经，中阴则溜腑”，则较具体地指出了脏腑的抗病机制和过程。此外还有“四季脾旺不受邪”等，张仲景等古今名家在临床实践中也大量运用了脏腑自身能动性的方法，如服桂枝汤后“啜粥、衣被盖覆”等等。

可见，正气为本的观念，在养生康复领域，包含着补益正气、发扬正气、顺应正气、激发正气等多方面的含义。

第五节　养生康复原则：整体辨证

养生康复原则是养生与临床康复治疗所必须遵循的准则，是对养生与康复实践具有根本性指导意义的、临床所必须遵循的准绳。中医养生康复学作为中医学的重要内容之一，其基本原则也是在朴素的唯物论和辩证法思想的指导下，经过长期的生活与医疗实践确立的。因此可以说，养生康复原则也是中医基本学术思想在养生康复学上的体现。

一、整体原则

养生、康复的所有技术和方法，都必须从整体观念出发，在充分考虑人体自身的统一性、完整性以及与自然界、社会环境密切相关的基础上，再制定相应的养生、康复治疗计划。整体原则要求人们顺应自然，适应社会，形神共养，全面调治，整体康复。整体原则是中医养生康复学的重要特点，也是中医整体观念在中医养生康复学中的具体体现。

（一）充分利用自然环境

人与自然息息相关。自然界存在着人类赖以生存的基本条件，人体的一切生理病理变化均直接或间接地受到自然界变化的影响。因此，能动地适应自然法则和利用自然界提供的某些条件来促进养生康复，是整体养生康复原则的重要内容之一。

1．顺应和利用自然气候的变化 气候变化对人体养生康复有重要影响，养生康复必须注意顺应和利用气候的变化。一年之中，随着春温、夏热、秋凉、冬寒的气候变化，自然界同时伴随着生、长、化、收、藏的物候变化，人体的脏腑功能、气血运行、精神活动等亦随之作出适应性调节。如《灵枢·五癃津液别》说："天暑衣厚则腠理开，故汗出……天寒则腠理闭，气湿不行，则下留于膀胱，则为溺与气。"《素问·阴阳应象大论》也说："天有四时五行，以生寒暑燥湿风，人有五脏化五气，以生喜怒悲忧恐。"因此，养生康复也要顺从四时气候变化的规律来调整脏腑气血，摄养精神，保持体内外阴阳的相对平衡协调，以适应自然界的变迁，达到养生康复的目的。《素问·四气调神大论》说："春夏养阳，秋冬养阴"；"春三月……夜卧早起，广步于庭"，"夏三月……夜卧早起，无厌于日"，"秋三月……早卧早起，与鸡同兴"，"冬三月……早卧晚起，必待日光"，就明确指出养生必须重视顺应四时阴阳的变化。

在临床康复治疗中，充分利用四时气候的变化能提高康复疗效。某些冬季易发的慢性疾病，如慢性支气管炎等，可借夏季阳旺之势，运用温热药以助其阳、祛其寒；夏季易发的慢性疾病，如阴虚阳亢之眩晕病证，可在冬季时令闭藏之际，给予滋阴柔肝药物以培植人体真阴。预培阴阳，事半功倍，体现了顺应自然、利用自然的康复治疗原则。

2．利用自然环境和地域条件 合理利用环境和地域条件，可促进人体的养生与康复。

自然界为人类生存提供了必要的条件，如阳光、空气、泉水、高山、河流、森林、花草等，每时每刻都与人体进行着物质、能量和信息的交换，影响着人体的生命活动。充分地、合理地利用大自然赋予的资源，可促进人体身心健康。温泉疗法、日光疗法、泥土疗法、森林疗法等传统养生康复疗法，能弥补人类技术领域在医学方面的不足。例如，顽固不愈的风湿性关节炎，炎夏时节去吐鲁番进行沙疗，往往能拔除病根，其效果超过任何现代医疗康复手段。类似的自然疗法，在现代慢性病残、生活习惯病日益增多，人们普遍追求回归自然的今天，越来越显示出其重要的实用价值。

（二）适应和改造社会环境

社会环境，除了社会制度、经济发展、文化氛围等以外，还包括个人在社会中的地位、职业、经济状况、文化程度、语言行为、与亲友或同事间的人际关系等。社会环境不同，会对人体生理病理产生不同的影响，直接影响着养生与康复的效果。因此，进行养生康复活动时，要能动地适应社会环境的变化，在力所能及的情况下主动地适应社会、改造社会，以促进养生康复。

个人在社会环境中的状况发生改变，直接影响其精神活动，产生喜怒哀乐等情志变化，导致机体发生生理变化。如《素问·疏五过论》说："暴乐暴苦，始乐后苦，皆伤精气，精气竭绝，形体毁沮。"养生康复学要求人们注意精神因素对机体的影响，提倡淡泊名利，知足常乐，始终保持一个良好的精神状态。同时要求医生在诊治疾病时，注意了解病人社会地位高下的变化、经济状况贫富的变迁、个人欲望的满足度，以及人际关系变化等社会因素的影响。正如《素问·疏五过论》所说："圣人之治病也……从容人事，以明经道，贵贱贫富，各异其理。"

其次，社会能为养生康复提供的条件和帮助。在经济发达地区，除了设有专门的养生康复机构和设施外，还具有较完善的社区康复服务，人们可随时接受针灸、推拿、气功、理疗以及现代保健、康复医疗服务。而在经济欠发达地区，康复医疗机构较少，缺乏必要的设备及技术人才，人们很难得到正确的养生指导和较好的康复治疗。因此，要积极能动地改造社会环境，让社会为养生康复提供良好条件和优质服务。

此外，人们的社会行为和社会观念也会随着时代的发展而不断地产生变化，不少社会活动给健康带来了负面影响。例如，为了发展经济，不惜以牺牲环境为代价；为了追求享乐，不惜以改变良好的生活方式为代价，甚至违反社会道德和法律制度。因此，传播和推广环境保护理念，倡导正确的人生观、道德观、消费观等，是主动改造社会环境，促进养生康复事业发展的必须行为，是养生康复整体原则的重要内容。

（三）形神兼顾，全面康复

人体是一个"形"、"神"相互为用、相互制约的统一体。健全的形体是精力充沛的物质保证，乐观舒畅的精神状态又是形体强健的必要条件。在病理情况下，形伤可以引起神志失常，神志失常亦可损伤形体。因此，养生康复必须充分考虑各脏腑组织之间的相互联系，注意调整形体与精神之间的关系，全面调治，整体康复。

1．养生要坚持形神共养　"养形"，是摄养脏腑、精津气血、四肢百骸、五官九窍等有形结构。形乃神之宅，只有形体完备，才能产生正常的精神活动。"形体不敝"，则"精神不散"。明代医家张景岳著《治形论》，反复强调养形的重要性，明确指出，"善养身者，可不先养此形以为神明之宅？善治病者，可不先治此形以为兴复之基乎？"五脏是形体功能活动的中心，所以形体摄养要首先注意保养脏腑之精气，协调脏腑之功能。其中，心为"五脏六腑之大主，精神之所舍"，调养脏腑又必须以养心为首务。精气是构成人之形体的基本物质，是立命之本，是化生神的物质基础，要"形与神俱"，就必须注意精气的摄养。

"养神"，主要是安定情志、调摄精神。中医学认为，人的精神情志变化是人体生理活动的重要组成部分，正常情况下，是机体对外界各种刺激因素的"应答性反应"。它不仅体现了生命过程中正常的心理和精神活动，而且是增强体质、抵抗疾病、益寿延年等目标的重要"入口"。如果情志波动过于剧烈或持续过久，超过了生理的调节范围，每易伤及五脏，或影响人体的气机，导致多种疾病的发生。所以养生学要求人的精神状态保持安定清宁，心境坦然，名利不追求，喜怒不妄发；减少不良精神刺激和过度的情志波动，保持心情舒畅，精神愉快。这样则气机和调，血脉通畅，正气充沛，形体康健。总之，形乃神之宅，神乃形之用。故养神可以保形，保形亦可以摄神，二者相互支持，密不可分。

2．康复须注重整体功能　要坚持以五脏为中心的整体康复原则，其中要特别注意形体与精神康复相互统一。中医学认为，一切病残不外两个方面，或重在损伤形体，或重在损伤精神；就发病先后而言，或由精神伤及形体，或由形体伤及精神。因此，无论何种病残，除了形体上的损伤外，常伴有不同程度、不同形式的心理变化。一般而言，患者早期大多表现为紧张、忧愁、焦虑、恐惧或愤怒，急于治愈疾病；当病残一旦形成，确认自己将成为社会及家庭负担时，又往往产生悲观、绝望、厌世等心理反应。这些不良情绪，必然会加重病情，影响功能的恢复。因此，中医康复学特别重视精神与形体康复的统一。

例如，风湿性疾病是一种慢性、反复发作性疾病。由于长期、反复地被病痛折磨，而病情又进行性发展，功能障碍一次比一次加重。同时，在多次门诊、住院和康复治疗中，常能从其他重症患者的身上推测出自己可能出现的结局，因此，会逐渐对各种治疗丧失信心，出现焦虑、烦躁情绪，对自己残存的功能自我评价过低。病情逐渐加重，又会导致社会地位下降，经济收入减少，更加摧残了患者的自信，使之陷于悲观失望，出现孤独感、隔离感、遗弃感、自卑感，甚至悲观厌世而产生自杀的想法。这些不良心态，给康复治疗带来极为不利的影响。因此，对风湿病残者的康复治疗，不仅需要一般医疗上的救治，更需要心理方面的帮助。

二、辨证原则

养生康复的辨证原则就是根据中医辨证论治的基本特点，在充分考虑时间、地域以及个体体质差异的基础上，确立的养生与康复治疗的总原则。它要求养生康复必须与临床辨证结合起来，辨证是确定养生康复总体方案、选择具体方法的根本前提和依据，只有辨证结果正确，才能确定正确的法则和方法，才能提高养生康复的效果。辨证原则是中医养生康复学的重要特点，也是中医学辨证论治思想在中医养生康复学中的具体体现。

（一）体质异同，辨质养生

不同的个体，在形质、功能和心理等方面都存在着各自的特殊性，即所谓体质差异。体质不同，应采取不同的养生方法。

“体质”的定义，学术界尚未完全统一，比较公认的是：人类体质是人群及人群中的个体在遗传的基础上，在环境的影响下，在其生长、发育和衰老的过程中形成的机能、结构与代谢上相对稳定的特殊状态。这种特殊状态往往决定着这种体质对某些致病因子的易感性以及产生病变类型的倾向性。因此，选择性地利用中医养生学方法，纠正、改善或弥补体质上的某些偏颇或缺陷，对于增进健康、延缓衰老都具有十分重要的意义。

中医学对于体质问题的研究已有数千年的历史，《黄帝内经》中就有阴阳二十五人和五态之人的体质分类。无论哪种养生方法，都应兼顾体质特征。例如饮食养生，应针对人群不同的体质类型，“辨质论食”，阴伤者润之，阳虚者温之，气虚者提之，血虚者补之，湿重者利之，血瘀者化之，偏颇者调之，虚甚者强之。

在精神调摄方面也要根据不同个体的体质特点：气郁体质者，大多精神抑郁不振，多愁善感，孤僻内向，应注意情感上的疏导；阳虚体质者，大多精神萎靡，神情冷漠，喜静少动，胆小易惊，自卑，缺乏勇气，应鼓励、增强其信心。正如明·汪绮石所说：“荡佚者，惕之以生死；偏僻者，正之以道义；执著者，引之以洒脱。”（《理虚元鉴》）

（二）病证结合，辨证康复

“病”，即疾病，是指有特定的发病原因、发病形式、病机、发展规律和转归的一种完整的生命过程，如中风、消渴、感冒等。"证"，即证候，是指在疾病发展过程中某一阶段的病理概括，它包括病因、病位、病性以及邪正盛衰变化等病理要素的状态。中医康复学既重视辨病，更重视辨证，主张辨病与辨证相结合。因为：辨病可以从总体上把握疾病的发展过程以及预后、转归，以确定总体上的康复治疗方案和最终目标；辨证则是在辨病明确的基础上，对疾病现阶段病变本质的把握，并以此确定现阶段的康复治疗方法。

就康复治疗的实质而言，中医康复不是注重于病的异同，而是证的异同。中医"同病异治"、"异病同治"的治则，对康复而言，更能体现出治疗上的优势（参阅《中医基础理论》、《中医诊断学》的有关内容）。同为中风偏瘫，反应成"证"，就有肝肾亏虚和脾虚痰湿的不同，在康复治疗时，前者应补益肝肾，疏通经络，后者则当健脾化痰，疏通经络。而中风偏瘫与痹证关节疼痛，则是两种不同的疾病，但在康复阶段都可以出现肝肾亏虚证，因此可以用同样的康复方法。

应该说明，康复辨证原则中的"病证结合"不能局限于辨中医的病，还要辨清西医的病。一般而言，疾病进入中医康复阶段，西医辨病大多已经明确，故临床应在辨病明确的基础上进行辨证，以制定更完善的治疗方案，选择正确的康复治疗方法。具体地说，在充分了解其特定发生原因、发病机理、治疗经过以及发展转归的基础上进行辨证，制定康复计划，确定治疗方案，将会更好地取得病人以及家属的合作，避免人力、物力上的浪费，并能最大限度地减少失误，取得更为满意的康复治疗效果。

（三）杂合以治，疗养兼顾

"杂合以治"，要求养生、康复的措施要以辨证论治为基础，针对不同的体质和病情，采取综合性的养生、康复手段。

当前，人的平均寿命不断延长，年老体衰，易患慢性病、老年病，老年人的功能障碍会逐年加重，整个社会的发病状况也日渐趋于慢性化、老年化，病情趋于多样化、复杂化，常常表现为多因素致病、多病理改变、多层次受累、多功能改变，因而大多需要疗养兼顾，这就越来越显示出中医学"杂合以治"的优势。

1."杂合以治"有利于整体养生康复　人是一个有机的整体，养生、康复的对象也不应该是局部器官和肢体，而应是整个人体。生理功能减退、慢性病残、老年病残患者多属疑难杂证，且往往同时患有多种疾病。因此，单一的养生或康复方法多难以奏效。而"杂合以治"从整体观念出发，充分注意养生者、病残者的整体状态，运用综合性康复治疗手段，可形神兼顾，标本同治。

2."杂合以治"更切合个体实际状态　中医辨证论治原则非常注重个体差异，要求因人、因病制宜。养生、康复的对象往往个体差异较大，如体质的强弱、肥瘦，生活经历的变迁，精神状态等，均有不同。因此，固定而单一的方法多难以奏效。"杂合以治"可充分注意因地理环境、气候条件、风俗、饮食习惯等所形成的个体差异，集"五方之法"，分别选用药物、针砭、艾灸、导引、按摩等疗法，"杂"中选优，针对性强，最能切合病残者的实际。

3."杂合以治"最便于疗与养的结合　养生康复的对象大多以精气神不足、脏气衰弱、阴阳俱虚为其特征。养护的周期长，获效慢。因此，必须注意疗与养的结合。“杂合以治”可集疗与养于一体，许多方法都具有“有病治病，无病健身”的综合功效，如健身药物、药膳、太极拳、保健气功等，都能发挥人体的自我调节能力和自我修复能力，将自疗与医疗有机地结合起来，是家庭化、社区化养生康复的理想手段。

总之，养生康复医学必须以辨证论治为基础，从整体观念出发，疗养兼顾，“杂合以治”，使“各得其所”。

三、功能原则

功能原则，就是以加强或恢复脏腑组织功能，加强或恢复生活和职业能力为目标的养生康复原则。

中医养生康复学的学科优势，就是发掘、发扬、加强、提高正常人的应有功能和功能障碍者的潜在能力和残存功能。养生医学的目标是维护人体各部分的应有功能，尽可能地发挥人体的潜在功能；而康复医学的目的则在于减轻或消除因病残带来的身心障碍，最大限度地恢复受损的各种功能，恢复生活和职业能力。可见，功能原则是中医养生康复学的重要原则之一。

（一）维护或恢复脏腑组织功能

人体是一个以五脏为中心的完整统一的整体，任何外在组织器官的生理功能，都是整体功能的组成部分；任何外在组织器官的功能失常，也都是内在脏腑功能失调的外在表现。因此，维护或调整脏腑功能，使其保持或恢复正常的生理活动，是中医养生康复医学的首要任务。例如，中风后遗症之偏瘫，表现为肢体瘫痪，但病机却在脏腑，多由肝肾阴亏、肝阳上亢，或气虚血瘀，或脾虚痰阻所致；小儿五迟五软，表现出来的都是外在器官的功能不足，根源却是脏腑亏虚，多为肾精不足或脾虚血亏。可见，任何局部组织器官的功能失常，都不能单从局部治疗，而应着眼于整体，着眼于内在脏腑组织的功能失调。

（二）增强或恢复生活及职业能力

养生医学的功能犹如锦上添花，是为了使人们的生活质量在原有的基础上，得到进一步的提高。养生医学所达到的功效，如延长生命、美容驻颜、强壮体力、增强智力等等，都能使生活质量得到较大的提升。在身体、精神素质提高的基础上，其职业能力自然也得到增强。

而康复医学的最终目标，在于减轻或消除病残者功能上的缺陷，帮助患者在其身体条件许可的范围内，最大限度地利用和强化残存的功能（包括经过训练而恢复的部分功能），以提高日常生活和劳动能力，重返社会。因此，功能恢复并不是单指器官组织生理水平上的恢复，而是个体生活能力、家庭生活能力、社会生活能力和职业工作能力等综合能力的恢复。综合能力的恢复需要综合性的康复措施，除辨证康复治疗外，还要进行生理、心理、智能、体力、运动技巧等方面的功能训练，如衣、食、住、行及个人卫生等基本动作和技巧训练；职业工作所必需的体力、技能、智能以及心理等方面的训练等。

在进行功能训练时，要坚持因人制宜的原则。对青少年要重视学习能力、职业工作能力和参与社会生活能力的训练；老年人则应进行日常生活能力的训练。对体力劳动者，重在肌力、肌肉耐力和关节活动能力的训练；脑力劳动者，则重在判断力、理解力、记忆力等智能方面的训练；对下肢瘫痪者，要加强上肢功能的训练；偏瘫者，要加强健侧肢体功能的训练。这些代偿性和适应性措施，可以使患者灵活利用和强化残存的能力，充分参与社会生活。

（三）功能补偿

功能补偿的原则只适用于康复领域。当患者身体组织结构或功能出现重度缺损，严重影响日常生活能力和职业工作能力，这些缺损既不可能通过训练恢复，又不可能由其他残存能力代偿时，则需要功能补偿。常用的补偿方法有：装配和使用假肢、矫形器、轮椅、手杖和生活辅助器等。

中医传统的康复医学，对于可逆的功能障碍的治疗具有较大的优势，但对不可逆的、完全的功能障碍进行功能补偿，则缺乏必要的技术和手段；而对于民间普遍运用的生活辅助器，如手杖、支撑凳之类，又没有给以足够的重视，更没有深入研究，当然也谈不上将其纳入自己的医学领域之中。这是中医康复技术方面的严重缺陷，有必要通过中西医结合或其他方式，来填补这一空白。

四、社区化、家庭化原则

养生康复服务社区化、家庭化是中医养生康复学的优势之一，同时也是人类养生保健、疾病康复所追求的发展趋势。

中医养生的目的是“无病强身”，不需要在医院内接受正规的治疗，只要接受正确的养生指导，采用的食疗药膳、娱乐体育、起居调摄等方法，在社区、家庭中即可实施；中医康复的对象则以慢性病残、老年病为主，康复期较长，疗效缓慢，很难在医院或专门的康复机构完成全部的康复治疗和训练计划，因此特别需要社区及家庭的康复服务加以善后。而且，中医养生康复手段亦多为取源自然的疗法，如天然药物、饮食、针灸、推拿、气功疗法以及一些特定的运动锻炼方法等，不需要复杂的设备，不受场地和器材条件限制，便于长期坚持，最适合在社区或家庭内施行。中医养生康复的社区化、家庭化具有以下优点：

（一）能充分利用社区及家庭人力资源

家庭是养生者和慢性病残者康复的最佳场所，也是最终场所。充分利用家庭资源，取得家庭的支持，能使养生的效果事半功倍，也能为伤残者功能恢复提供最佳环境。中医养生康复技术可以最大限度地利用社区、家庭的人力和物力资源，在专业医师的指导下，继续实施在专门康复医疗机构没有完成的康复治疗或训练计划。

（二）能大量节省社会和家庭医疗费用

养生康复活动以家庭或家庭附近的服务设施为主要场所，参与人员是养生康复对象本身，或经过培训的家庭成员、社区工作人员，减少了人工费、交通费、住院费以及其他的间接费用。对康复医学而言，让家庭人员来帮助病伤残者进行康复治疗，更直接减少了医疗费用。

（三）有利于增强养生和康复的效果

在社区或家庭进行养生活动，面对的都是熟人熟事熟环境，心理、生理都可以保持在最放松、最调适的状态，所以养生的效果更佳；而病残者在医疗机构经过康复治疗后，如果得不到继续康复医疗，其原有的疗效则大多难以巩固，社区化、家庭化康复可以帮助他们继续接受康复治疗，因此可以巩固和提高康复效果。

（四）能缓解保健和康复机构不足的矛盾

养生方面，世界卫生组织提出“2000年人人享有健康”；在康复方面，我国需要提供康复服务的功能障碍者已超过2亿。目前我国养生保健和康复医疗服务的现状远远不能适应这样的目标。特别是专门机构的匮乏以及医疗卫生资源的不合理配置，致使大部分人群得不到最基本的养生康复医学服务。中医养生康复医学的社区化、家庭化，可以大面积地缓解供需矛盾。

（五）有利于功能障碍者早期适应社会

康复医疗的最终目的是让伤残者回归家庭，重返社会。伤残者在接受社区或家庭康复服务的过程中，能较多地接触亲友、其他伤残者和正常人群，能尽早熟悉并参与家庭生活和社会活动，这对于早期适应社会，进而回归社会具有重要意义。

五、康复预防原则

中医康复预防原则，是指采取积极有效的综合措施，以预防病残的发生，或将病残减低到最低程度的系统理论。康复预防不同于一般意义上的疾病预防，其着眼点在于预防可导致残疾病变的发生以及将残疾降低到最低限度。与导致残疾无关的疾病预防不应称之为康复预防。

人体各部分的功能障碍，可以是潜在的，也可以是现存的；可以是可逆的、部分的，也可以是不可逆的、完全的。在与疾病的关系上，可独立存在，可同时存在，也可以病后存在。因此，康复治疗开始的时间，也不应局限于功能障碍出现之后，而应在此之前，亦即在发病之前或发病过程中，就应采取一定的措施，以防止病残的发生，或把病残降低到最低程度。

康复预防是中医康复的重要原则之一。坚持这一原则，不仅可以有效地预防某些病残的发生，而且可以通过早期康复诊断和康复治疗，以防止病残的恶化和再次致残。

（一）预防先天胎病致残

先天残疾古称“胎病”。中医胎教学说认为，孕妇的精神、情志活动对胎儿具有重要的影响，若有大惊卒恐等剧烈的情志刺激，可导致胎儿精神上的残疾。因此，要求孕妇谨守礼仪，尽量减少各种不良的精神刺激。同时，古人还认为，在恶劣环境、情绪不良或酒后受孕，常常导致胎儿精神或形体上的残疾。其中特别强调“男女同姓，其生不蕃”，这对于优生优育、防止先天残疾均有十分重要的意义。

（二）防止后天因病致残

对于易致残疾病的预防是防止后天残疾发生的关键。对此，中医学提出许多防病残于未然的理论和措施。例如，脑血管意外的致残率甚高，后遗偏瘫是现代康复医学的主要对象之一。为了预防中风所致的残疾，古人总结出中风的先兆症状，提出在先兆出现时要及时采取预防性措施。如《针灸大成》说：“中风一二月前或三四月前，不时足胫发酸重麻，良久方解，此将中风之候也。便宜急灸三里、绝骨处各三壮。”医学实践证实，早期治疗高血压、动脉硬化、高脂血症、糖尿病等，对于防止脑血管意外引起的残疾有重要意义。

当致残疾病、损伤发生后，要及时采取预防性康复措施，以防止残疾的发生，或将残疾限制在最低程度。例如，脑卒中发病早期，在不影响临床抢救的前提下，应尽早介入预防性康复措施。如保持正确体位，经常进行体位变换，可以有效地防止肌肉弛缓或痉挛带来的特异性病理模式，防止因长时间安静卧床引起的继发性功能障碍，最大限度地保持各关节的活动范围，并为将来积极主动地训练做好准备。

（三）防止残势发展及再次致残

当残疾发生后，要积极采取康复措施，限制残疾的发展和残势的恶化，尽量避免发生永久性的或严重的残疾。同时，还要防止疾病的再次复发，以免再次致残。对此，中医积累了较多的经验，提出了许多指导性原则和具体措施，如“热病”患者要防止“食复”、“劳复”；中风偏瘫病人要防止“复中”；骨痹病人要防止“复感于邪，内舍于肾”的残势蔓延和恶化，以避免“尻以代踵，脊以代头”等重度残疾的发生，等等。

总之，防重于治。当病残尚未发生之前，要采取一定的措施，防止病残的发生；病残发生之后，要早期诊断，并尽早介入康复措施，以防止病残的恶化、蔓延和再次发生。

第二章 养生、康复的自然方法

中医养生康复的方法丰富多彩，所谓自然方法，是指医学技术以外的方法，主要指人类生活中常见的一些事物，如环境、起居、饮食、房事、娱乐、沐浴等。因为这些都是人们生活中习以为常的内容，所以称为自然方法。这些方法易学易会，便利快捷，成本低廉，并且各有特色，各擅其长，是中医学体系中最有价值的内容之一，也是中医“天人相应”、“形神一体”理论的具体运用。例如：环境、起居、服饰，是养生的重要手段，也是营造康复环境的重要方法；饮食不仅能充饥饱腹，也是养生、康复的必须方法，称之为食养食疗；房事即性生活，禁欲、纵欲都不利于养生，调适得当，则能促进病体康复；娱乐之法，更是养生家竭力倡导，康复学大力提倡的享受型方法。沐浴，养生、康复均宜，对部分疾病甚至是主要的康复疗法。

第一节 环境、起居、服饰法

一、环境

人与自然是有机的统一整体。人本身是自然界的产物，与自然界共生共存，在人类周围存在的所有事物，构成了人类生活的环境。具体而言，环境就是指空气、水源、阳光、土壤、植被、住宅、社会人文等因素综合起来所形成的人类生活、工作、学习的外部条件。探讨环境对人类健康的影响，阐明与环境有关疾病的发生、发展规律，提出改善环境质量的一些基本方法，指导人们选择和创造适宜的生活环境，使其与人体生命活动规律协调一致，利用良好环境所提供的有利于健康的条件来进行养生康复活动，是中医养生康复学的重要研究课题。

环境科学认为，在正常的生态系统中，能量流动和物质循环总是不断进行着的。凡能量与物质的输入与输出、生物种群的组成和数量的比例都处于一种相对稳定的状态，信息的传递通畅，这种平衡状态叫生态平衡。在养生康复学看来，保持生态平衡状态的环境，就是适宜人类生存的环境。

生态系统之所以能保持平衡，是其内部具有自动调节的能力，或者说环境对污染物有一种自净能力。但环境的自净能力有一定限度，当环境内污染物过多，超过其自净能力，调节不再起作用，生态系统遭到破坏，环境就会受到污染。严重的环境污染，能造成生态系统的危机，给人类带来大量的伤害和疾病。流行病学研究证明，人类的疾病 70% ~ 90% 与环境有关。孟子说过：“居移气，养移体，大哉居乎。”说的是居住环境能够增进健康，改变体质，甚至能改变人的气质。因此，人类要想健康长寿，就必须建立和保持同生存环境的和谐关系。

（一）环境的分类

环境的分类方法很多，以下介绍两种。

1．环境形成划分　按形成条件划分，可分为自然环境和人工环境。

自然环境，是地球上的空气、水、土壤、岩石和生物等等自然因素的总和。人工环境，指人类活动所形成的环境要素，包括由人工形成的物质、能量和精神产品，人类活动中所形成的人与人之间的关系（或称为上层建筑）；还包括为从事社会集居生活而建立的城乡生活居住环境、人文环境。这些环境不仅为人类所必须，且其组成和质量与人类的健康关系至为密切。

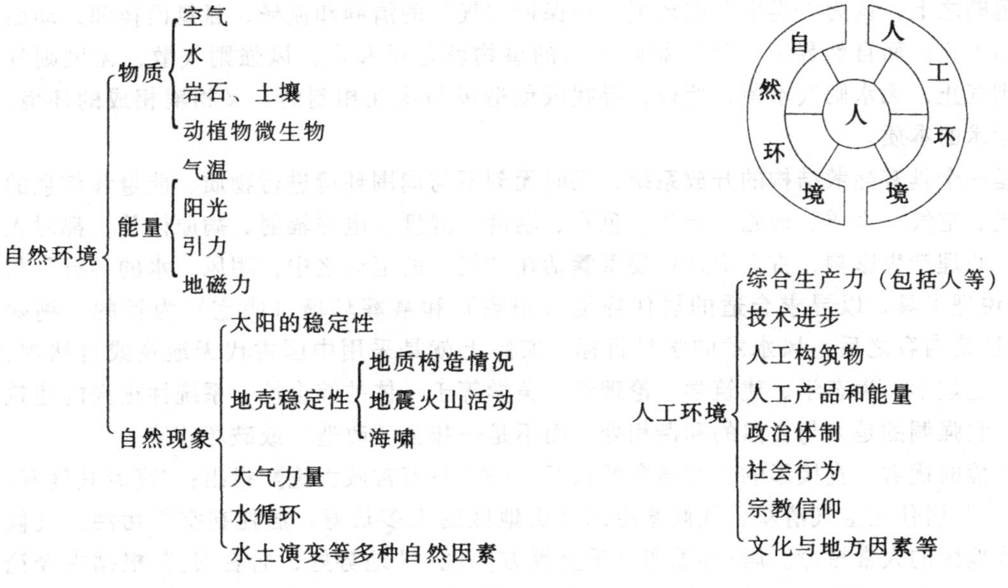

图 2－1　环境的分类

2．环境性质划分　可分为物理、化学、生物和社会环境四类。

（1）物理环境：主要包括气候（如空气中的温度、湿度、风速）、噪声、震动、电磁辐射和电离辐射等。

（2）化学环境：化学环境因素种类很多，大气、水、土壤含有各种有机和无机化学成分，其中许多成分在含量适宜时为人类生存所必需。

环境中分布广泛，且对人体健康危害严重的化学性污染物主要有硫化物、氮氧化物、一氧化碳、烟雾、重金属（如铅、汞）、农药、化学致癌物等。

（3）生物环境：主要指环境中的细菌、病毒、微生物等。

生物污染，主要来自生活污水、医院污水、粪便污水、垃圾等；空气（尤其室内）的微生物污染，主要由于人们大声说话、咳嗽、喷嚏时的飞沫和飞扬的尘埃等引起。

（4）社会环境：社会环境包括人为形成的环境。如人口密度、职业、社会经济状况、居住条件、饮食、风俗、个人生活习惯等。

（二）自然环境与健康

1．人类适宜的自然环境 中医历来强调和谐的“天人关系”，就是适于生存，宜于健康，便于长寿的理想环境。

中国古老的风水术，剔除其中的封建迷信糟粕，就是探讨如何寻找并创造这种和谐关系的理想环境的理论和艺术。风水，又称堪舆，“风”与“堪”指“天道”——是人周围的天文条件；“水”与“舆”指“地道”——是人周围的地理环境。风水一词，最早见于《葬书》(托名晋代郭璞)：“气乘风则散，界水则止，古人聚之使不散，行之使有止，故谓之风水。”可见，风水就是寻找或创造“藏风得水”环境的理论和技术体系。它植根于“气”这一中国古代哲学范畴之上，认为人类生存的环境必须保持“气”的清静和流畅，氤氲而祥和，动而不疾，缓而不止。而自然界对“气”影响最大的事物就是风和水，风强则气散，无风则气滞；水强则气止，无水则气不留，所以，寻找或创造风与水互相制约，又相辅相成的环境，就是风水学术的本质。

人体是一个具有耗散结构的开放系统，无时无刻不与周围环境进行物质、能量和信息的交换。阳光、空气、水质、地磁、声音、色彩、温度、湿度、电磁辐射、病原体等，都对人体的生理、心理产生影响，古人把这些要素囊括在“气”的范畴之中，用风、水的“行”与“止”作为说理工具，以寻求合适的居住环境（阳宅）和墓葬环境（阴宅）为目的。剔除“阴宅”等迷信内容之后，风水术的学科目标，实际上就是采用中国古代天地观或自然观，集地质学、地理学、生态学、建筑学、伦理学、美学等于一体的综合性、系统性很强的建筑规划理论，它强调的是人与自然的和谐相处，而不是一味去“改造”或破坏环境。

自然环境的优劣，直接影响人的寿命的长短。《素问·五常政大论》指出：“高者其气寿，下者其气夭。”居住在空气清新、气候寒冷的高山地区的人多长寿；居住在空气污浊、气候炎热的低洼地区的人常短命。唐·孙思邈《千金翼方》说：“地势好，居者安。”根据古今论述，人类适宜的自然环境，大致应具备以下几个条件：洁净而充足的水源，新鲜的空气，充沛的阳光，良好的植被，幽静秀丽的景观。这个适宜的自然环境，不仅应满足人类基本的物质生活需求，还要适应人类特殊的心理需求，而且要与不同的民族风俗相协调。

2．不良的自然环境因素

（1）不良的地理条件：地理环境中某些微量元素的缺乏或过剩可以引起地方病，所以地方病又称生物地球化学性疾病。中医学对山区多瘿瘤，岭南多瘴气等地方病的发生早有认识。一般说来，山区易发生活泼元素的缺乏症，如缺碘引起的地方性甲状腺肿，缺氟引起龋齿，低碘与克山病的发生有关；平原低洼地区易导致活泼元素的过多症。有些地区蕴藏的矿物对人体也是有害的，如铀矿、磷矿等，若有强烈的放射级，可导致贫血、白血病、癌症发病率增高。

科学的进步使人类进入工业社会，但过度城市化也使生态环境遭到破坏，耕地面积锐减，森林覆盖渐小，草原退化严重，水土流失，气候恶化，使包括地理条件在内的整个环境质量下降。

(2) 大气污染：大气污染是由于向大气排放非固有的气体及微粒，超过了大气成分的正常组成，当大气自净能力不能消除这些污染物时，大气质量下降，即可说这个地区的大气受到污染。大气污染的主要来源是能源的利用，如煤和石油的燃烧大量排放出五大污染物：硫氧化物、氮氧化物、碳氢化合物、一氧化碳及颗粒物。大气污染包括生产性污染、交通运输性污染和生活性污染。大气污染对人体健康的危害十分严重。包括急性中毒和慢性损害两类。急性中毒主要见于意外事故，如液氯钢瓶爆炸造成的氯气外溢，可引起居民的急性中毒和死亡。世界上多次发生的大气污染灾害中，大半是由于空气质量的突然变坏对居民产生的急性作用，造成某些疾病的患病率和死亡率突然升高。这些灾害的共同特点是：恶劣的气象条件（气温逆增、大雾），不利的地形（低洼地区、峡谷），使污染物在空气中聚集，短时间内造成大量人群发病和死亡，尤其老年病人受害最大。而慢性损害，主要由于低浓度的大气污染长期作用于人体，引起慢性非特异性疾病，如心血管疾病、慢性呼吸系统疾病、肺癌等。

(3) 水源污染：又称水体污染。天然水体能接纳一定量的污染物进行自净，使水质成分保持平衡的能力，称为水环境容量。由于人类活动将污染物排入江河、湖海、水库或地下水，使水质、底泥的理化性状和生物种群发生变化，降低了水体的使用价值，这种现象称为水体污染。

我国人民历来重视水质的优劣，最早把水质划分为上中下三等的是唐代的陆羽，他在《茶经》中将山水（山泉水）、江（河）水、井水依次列为上、中、下的等级。这是因为，山泉水含钠、镁离子较少，且很少污染，故最宜饮用；江河水则较复杂；井水矿化度较高，所以江水、井水皆非理想的饮用水。尤其是城市附近的江河水往往受人为因素影响而致水质污染，故“江河水取人远者为上”。井水也有优劣之分，《食物本草》指出：“有远从地脉来者为上，有从近处江湖渗来者次之，其城近沟渠污水杂入者成碱”，可见井水也有被污染的。

据最近统计，我国 54 条主要河流中有 27 条被污染；44 个城市中有 41 个地下水源受到污染；一些海湾也受到不同程度的污染，已造成巨大的经济损失。全国排放工业废水和生活污水每日约 7800 万吨，全年 295 亿吨，其中 90% 未经任何处理。

水源污染对人类健康的影响是多方面的。含病原菌的人畜粪便污染水源，可引起肠道传染病流行。水体遭受有毒化学物质污染后，通过饮水、食物链的形式可使人群发生急慢性中毒，甚至死亡。另外，有些污染物可使水质感官性状恶化，妨碍水源正常利用；或使水中微生物的生长、繁殖受到抑制，影响水中有机物的氧化分解，损害水源的天然自净能力，破坏水源卫生状况。

3．预防保健措施

(1) 生活环境的选择：生活区尽量避开不利于人体健康的水源、矿藏，避开高压线、强磁场和有超声波、放射线的地方。

(2) 地方病的防治：减少某种有害微量元素的摄入量，如防治地方性氟中毒和砷中毒的根本措施是改用低氟和低砷的饮用水源。因缺乏某种微量元素而致的地方病，可采用适当方式补充，如用碘化盐预防地方性甲状腺肿。此外，防治地方病宜从多方面入手，采取综合治理措施。

(3) 社会防护，综合治理：对于生态环境失调并日趋恶化的现实，各国政府要加强保护生态环境的科学研究工作，寻求经济建设和环境保护协调发展的途径，避免重蹈发达国家先污染后治理的覆辙。其次，控制人口规模，是减轻环境污染、改善环境质量的重要措施。

新世纪开始后，各地的新闻媒体陆续在天气预报类节目中，向人们播报各种生活指数，对起居养生提供了有益的参考数值。如：

空气洁净度指数　分为5级，由1至5逐渐表明空气污染程度增大。

以晨练为例：空气洁净度指数为1级时，非常适宜晨练；2级，适宜晨练；3级，较适宜晨练；4级，不太适宜晨练；5级不适宜晨练。除此以外，在其他时间外出，也要选择洁净度指数比较低的时段外出。

紫外线强度指数　一般在夏日发布。当紫外线强度为0至2级时，对人体无太大影响，外出时戴上太阳帽即可；紫外线达3至4级时，外出时除戴上太阳帽外还需备太阳镜，并涂防晒霜，以避免皮肤受到太阳辐射的危害；当紫外线强度达到5至6级时，外出时须在阴凉处行走；紫外线达7至9级时，最好不要到沙滩等场地晒太阳；当紫外线指数大于或等于10时，紫外线辐射极具伤害性，应尽量避免外出。

空气舒适度指数　分为极冷、寒冷、偏冷、舒适、偏热、闷热、极热7个等级，分别表示人体对外界自然环境可能产生的各种生理感受。“极冷”或“极热”时，提醒人们在未来24小时内，必须在具有保暖或防暑措施的环境中工作或生活。“寒冷”或“闷热”，提醒人们要适当采取保暖或降温措施。“偏冷”或“偏热”时，则是提醒年老体弱的朋友适当增减衣物，防止感冒或受热。当预报为“舒适”时，则说明在未来24小时内所有人们都会感到冷暖适度，身心愉快，是休闲度假或外出旅游的最佳时段，当然也是养生保健最适宜的时候。

(三) 居住环境与健康

人生有一半以上时间是在住宅中度过的。如何选择住宅和营造房屋，创造一个科学合理、舒适清净的居住环境，对保障身心健康、延年益寿是非常重要的。

1. 住宅环境　自古以来，我国人民就十分重视选择住宅环境，因为适宜的住宅不仅能为生存提供基本条件，还能有效地利用自然界中对人体有益的各种因素来健体强身，愉悦精神，康复伤病。历代学者在这方面做过不少专题研究，如《太平御览》专列“居处”一章，《遵生八笺》也有“居室安处”条目。综合古今有关环境科学的论述，理想的住宅环境要从以下几个方面考虑：

(1) 住宅选址：住宅最好要依山傍水，有山有水。有山，冬季可遮挡风沙，减缓寒流；夏季可减少阳光强烈辐射，降低酷热。且绿树成荫，鸟语花香，更添生活情趣。有水，则用水方便，空气湿润，且污染减少。在住宅设计上，要求“南向而坐，东首而寝，阴阳适中，明暗相半”（《养生要言》）。即住宅最好是是坐北朝南，门窗向阳，这样可采光充足，冬暖夏凉。住宅周围多植树木花草，既可美化环境，又能调节气温，降低噪音，减少污染，保持空气新鲜。清代养生家曹庭栋“辟园林于城中，池馆相望，有白皮古松数十株，风涛倾耳，如置身岩”；“阶前大缸贮水，养金鱼数尾”等，以此颐养晚年。甚至有人认为居住环境的适宜要比饮食更为重要，提出“宁可食无肉，不可居无竹”。

在中国风水理论中，为理想的住宅环境设计了这样的模式：前有平川，后有高山，左有道路，右有流水。

城市居住以楼房为主，住宅无自然山水可依托，但可通过植物绿化，建造街心花园、喷泉，保证楼群之间适当空旷地带，或以假山、影背形成人工景观。北京紫禁城就在都市里人为地形成了依山傍水的环境，整个紫禁城外由一护城河环绕，流水潺潺，三大殿及其他建筑都背靠一座假山。这种背景方式，特别有助于防风御寒，堪称古代城市建筑之楷模。

城市绿化带可采取多种种植形式，植树造林，种草种花，为居民提供闲暇娱乐之处；栽植适合当地气候土壤条件的果木，种植蔬菜，既能改善生态环境，又能改善居民生活。在平顶楼房的楼顶种花种草，节约了城市寸土寸金的昂贵地皮，也能美化净化城市。楼房周围栽种“爬山虎”之类的藤蔓植物，沿楼房墙壁攀附生长，在外墙壁形成绿色植被，也能使闹市增添生命的气息。

（2）住宅朝向：住宅座向的选择是根据地理位置所确定的。就北半球的多数地区而言，最佳座向是坐北朝南，这样有两个优点：一是有利于室温调节，二是有利于室内采光。因为在北半球，太阳位置多半偏南，只有夏天才到达头顶，这时温度偏高，太阳光线与南墙的夹角小，墙面和窗户接受太阳的辐射热量反而减少，尤其中午前后，太阳的位置最高，阳光几乎直射地面，强烈的阳光照不到室内，避免了室温过高。反之，冬季太阳位置最南，阳光从外面斜射进来，如房门、窗户朝南，阳光直接照入室内，且光照时间长。从保健角度来讲，室内每天应保证2.5~4小时的光照。且自然采光优于人工采光，对人体健康更有益处。因此，条件允许时，最好选择南向房屋。

过去，房屋的朝向是以大门方向来定位的，现代的楼房住宅，则应以面积最大、最主要的通风、采光部分来确定，这多半是朝南的阳台或落地窗。风水学说中，住宅朝向最重要的选择依据是“宜气口，不宜风口”，即住宅应该朝向“气口”，而不应该面向“风口”。所谓“气口”，是指气流畅通而又不疾不缓的方向，“前有平川”符合这一要求，如果在远方又有两山夹一凹遥遥相对，那就是再理想不过的“气口”了。而“风口”，则是气流猛烈，持续时间长，而且极不稳定的方位，如北向、西北向的山口，夹道等等。城市里比较忌讳的“路冲”（住宅面向垂直的大路），就是对人健康影响较大的“风口”。

（3）因地制宜：在居室建筑上，除选择良好的宅址和理想的座向处，还要考虑到各地区的地理气候、生活习惯和物质条件，因地制宜，采用不同风格的房屋结构。如我国北方雨水较少，故屋顶设计坡度小，而南方雨水多，屋顶设计坡度就较大；再如墙壁厚度，东北一带流行夹层暖墙，建筑用砖也较普通规格厚，这就是为了适应当地漫长的冬季取暖需要。还有陕北的窑洞，草原上的毡房，西南边陲的竹楼，这些传统建筑无不闪烁着科学与智慧的光辉，需要我们去探索其中的精蕴。

2．不良居住环境

（1）异臭：异臭是指能刺激嗅觉器官，引起不愉快的臭气。产生这种臭气的物质为异臭物。有些企业（如食品、香料业）排出的气体对短期接触者来说，可能是令人愉快的香味，但对工厂周围环境的居民来说，长期接触这种非正常的气味，也会感到不愉快，甚至厌恶。因此异臭是较为常见的环境污染问题。

异臭的来源分天然和人工两种。天然来源主要指动植物的蛋白质被细菌腐败分解产生各种异臭物，特别是停滞不动的污水和沼泽地，更易分解发臭。人工来源最常见的有石油、化工厂、造纸厂、动物饲养或加工场、废水、垃圾、粪便处理场等处。

异臭对人体的影响是渐进的。人突然闻到异臭时，会产生反射性抑制吸气，使呼吸次数减少，深度变浅，甚至暂时停止呼吸。经常接触异臭会使人厌食、恶心、呕吐、消化功能减退。脑神经不断受恶臭刺激，可导致大脑皮层兴奋和抑制的调节功能丧失。异臭物污染严重时，使人烦躁不安，无精打采，思想不集中，工作效率下降，记忆力减退。

异臭还迫使人们关闭门窗，影响居室的卫生；污染源附近的房屋、树木等会吸附异臭物，而且不易清除，形成二次污染物。异臭还会损害人的自尊心，影响心理状况和人际关系。

（2）噪音：噪音是指人们不需要的声音，凡干扰人们休息、睡觉、工作、学习、思考和交谈等不协调的声音均属噪声。但优美协调的音乐如果影响了睡眠、工作、学习，也被认为是不需要的声音，也称为噪声。可见噪声的定义不是绝对的，它不是根据客观声音的物理性质定义，而是根据人们的主观感受、生活环境和心理状态等因素确定的。凡噪声超过人们生活、生产活动所能接受的程度，就形成了污染。

噪声对人体健康的影响是多方面的。长期在85dB（分贝，声压级单位）的声音环境下工作、生活，可引起听觉障碍甚至耳聋。噪声对神经、心血管、内分泌等系统等都有影响，能引起神经衰弱、心跳加快、心律不齐、血压升高，还可能导致血中胆固醇含量增高、动脉硬化。噪声尤其影响女性生理功能，可引起月经紊乱、妊娠合并症，使自然流产率、畸胎率和低体重胎儿发生率增高。

3．预防保健措施

（1）绿化环境：植物营造出的绿色环境不仅有益于人体新陈代谢，对心理起调节、镇静作用，还可减轻污染，改善气候，保护人类健康。绿化的作用大致有以下几方面：

①净化空气：植物通过光合作用成为氧气的天然加工厂。在城市被污染的异臭气味中，二氧化硫的含量多、分布广、危害大，而绿色植物在生长过程中可吸收二氧化硫，使空气不断净化；青草还能吸收氟化氢、氯气、氨气、汞蒸气等对人、畜、农作物有害的其他气体。

②减弱噪声：绿化地带能很好地吸收和屏障噪声。公园中成片的树木可降低噪声5～40dB；街道两旁植树可降低噪声8～10dB。若乔木、灌木、草地相结合，消除噪声效果更好。

③除尘灭菌：绿叶虽小，但它的叶表面积却是其占地面积的二三十倍，叶片粗糙茂密，有的还长了许多绒毛，因而具有很强的吸附和阻留灰尘能力。据估计，全世界每年要向大气中排放一亿吨粉尘，造成空气污染。草坪上空的粉尘（飘尘）浓度为无草裸露土地的1/5，而一般细菌都依附在飘尘中，随空气中尘埃的减少，各种细菌自然减少。有些绿色植物的根叶还能分泌出一种杀灭细菌的物质，除灭空气中的细菌，连土壤中的致病菌也会被消灭。

④调节气候：绿色植物有吸收和反射阳光作用，并能通过叶面蒸发，消耗一部分热量，高大叶阔的树木能遮挡烈日，因此可调节气温和空气湿度。

(2) *搞好环境卫生*：保持清洁的环境卫生，养成良好的公共卫生习惯，建立文明祥和的生活秩序，是形成良好居住环境的基本条件，也是我国目前最需要解决的问题。

(3) *治理污染*：一个地区的环境污染受该地区的工业结构与布局、能源结构、交通管理、人口密度、地形、气象、植被面积等自然因素和社会因素所影响。因此，环境污染的治理具有区域性、整体性和综合性的特点。大气污染的治理，包括合理安排工业布局和城镇功能分区的配置，控制燃料污染（改革燃料构成，集中供热，改造锅炉，原煤脱硫，适当增加烟囱高度等），以及防止污染环境的各种工艺和净化措施。控制环境噪声污染的根本措施是合理的功能分区，将工业区、交通运输区、居住区的相互位置安排好；利用空地绿化减弱噪声；加强交通管理控制噪声等。个人防护，利用耳塞、耳罩、耳棉等隔绝噪声，也不失为经济有效的方法。

（四）室内环境与健康

良好的室内环境可提高机体各系统的生理功能，增强抵抗力，降低患病率和死亡率；反之，低劣的室内环境对人形成一种恶性刺激，使健康水平下降，或使病情恶化。

1. 理想的室内环境

(1) *居室结构*：住宅组成和平面配置要适当。一般来说，每户住宅应有自己独立的成套房间，包括主室和辅室。主室为一个起居室和适当数目的卧室；辅室是主室以外的其他房间，包括厨房、厕所、浴室、储藏室以及过道、阳台等室外设施。主室应与其他房间充分隔开，以免受其不良影响，并且应有直接采光。卧室应配置在最好的朝向。

居室面积要求宽敞适中。《吕氏春秋·重己》说："室大则多阴，台高则多阳。多阴则蹶，多阳则痿，此阴阳不适之患也。"即是说，居室不宜太高大，也不宜太低小，否则阴阳各有偏颇，会导致疾病的发生。从现代卫生学的要求，以正常居室面积为15平方米左右，城市住房每人平均6～9平方米，农村8～12平方米为宜。居室净高为2.6～2.8米，炎热地区可稍偏高，寒冷省份可略低一些。

居室进深是指开设窗户的外墙表面至对面墙壁内表面的距离，它与采光和换气有关。通常一侧有窗的房间，进深不宜超过从地面到窗上缘的2～2.5倍；两侧开窗者，进深可增加到这个高度的4～5倍。另外，居室进深与居室宽度之比不宜大于2比1，最好是3比2，以便于室内家具的布置。

(2) *室内微小气候*：室内微小气候是指室内由于围护结构（墙、屋顶、地板、门窗等）的作用，形成的与室外不同的室内气候。它主要由气温、气湿、气流和热辐射（周围物体表面温度）四种气象因素组成。这四种气象因素综合作用于人体，直接作用是影响人体的体温调节。

居室内的微小气候要能保证机体的温热平衡，不使体温调节功能长期处于紧张状态。保证居民有良好的温热感觉，正常工作和休息。

(3) *居室采光*：居室采光要明暗适中，随时调节。《遵生八笺》提出，以"帘"来调节光线："太明即下帘以和其内映，太暗即卷帘以通其外耀。内以安心，外以安目。心目皆安，则身安矣。"

室内光照包括自然光线和人工光线的照明。室内日照指通过门窗进入室内的直接阳光照射。一般认为，北方较冷的地区，冬季南向居室，每天至少应有3小时日照。夏季则应尽量减少日照，防止室温过高。夜间或白天自然光线不足时，要利用人工光线照明。人工照明要保证照度足够、稳定、分布均匀，避免刺眼，光源组成尽量接近日光，以及防止过热和空气污染等。

(4) 居室通风：除主要居室外，厨房和厕所应有良好通风。夏季炎热地区应使主室内形成穿堂风。外廊式住宅（一侧为房间，另一侧为开放式走廊）的外廊，除能起到阳台和遮阳作用外，较容易形成穿堂风，适合于炎热地区。

2. 不良的室内环境

(1) 潮湿阴暗：长期居住寒冷潮湿房间里，易患感冒、冻疮、风湿病和心血管系统疾病。足够的室温对老年人更为重要，老人体内产热少，体温调节功能差，对外界温度变化不敏感，有时室温相当低而老人感觉不到，当体温降至35℃以下时，就会产生"老年低体温症"，表现出血压下降，心跳过缓或心律不齐，甚至意识障碍，颈项强直。而在高温多湿环境里，人会感到闷热难耐，疲倦无力，工作效率下降，容易中暑乃至死亡。另外，如居室光线阴暗，视力调节紧张，可引起近视；紫外线照射不足，会影响儿童发育，使佝偻病增加。

(2) 空气污浊：据监测，室内空气污染比室外更严重。就一天时间分析，早晚尤甚；从超标幅度来看，平房污染最重，楼房次之，办公室最轻。

污染的来源主要有：①人呼出的二氧化碳和水分。当二氧化碳的含量达0.07%时，敏感者就会感到不舒服；达0.1%时，空气中的其他性状开始恶化，出现显著的不良气味，人会普遍感到不愉悦。②人体皮肤、衣履、被褥及物品产生的不良气体与碎屑等。③谈话、咳嗽、喷嚏以及生活活动播散的微生物和灰尘。④做饭、取暖时燃料燃烧产生的有害气体，如二氧化硫、一氧化碳、二氧化碳和悬浮颗粒物等。⑤吸烟产生多种有害物，主要有一氧化碳、尼古丁、致癌性多环芳烃。⑥室外污染空气进入室内。

室内空气污染时，可致呼吸道疾病传播机会增加，甚至引起肺癌。

3. 预防保健措施

(1) 改良房屋结构：如北方冬季长，为使居室温暖舒适，常设斗门，加厚墙壁，用双层窗户，室内用门帘、屏风、壁毯、布幔等保暖。有的屋顶还设有一可开关的天窗，根据需要调节室内采光，保证室内通风、干燥、清爽。另外，采用内含气的双层墙和浮筑楼板，也可减少噪音的传播。

(2) 加强自然通风：室内的自然通风主要取决于门窗的合理开设和人们的生活习惯。自然通风比空调机、电风扇效果好，风速柔和，风向较弥漫，人体易于适应，不会形成二次污染（如空调机的噪声等）。冬季紧闭门窗，室内污染物负荷增高，应每天定期开窗换气。

(3) 防治室内污染：厨房是主要污染源，除保证自然通风外，还可采取一些简便易行的措施。如安装吸风罩；不要在厨房内看书或就餐；有条件的地方，尽量使用污染少的灶具，如电磁灶。

保持安静，减少噪声污染；室内禁止吸烟；保持清洁，定期消毒等措施，对防治污染也至关重要。

（4）美化居室环境：美化居室也要根据因地、因人、因时的原则进行。

色彩是室内空间的精神，室内的视觉、气质、格调主要由色彩语言来表现。室内色彩应令人感到亲切、舒适、明快。浅黄、乳白色可增加亮度，使房间显得宽敞，给人以庄重、典雅感；嫩绿、浅蓝色显得温柔、恬静，使人产生安谧、幽美感。向阳房间光线充足，家具色彩可选择奶白、米黄等偏温和者。餐厅漆成澄黄色，可刺激食欲；书房采用浅绿格调，有利缓解视力疲劳；厨房、卫生间可用白色或灰色，使环境的光线更加谐和。

室内布置要与居室功能协调。客厅和餐厅的陈设以“动态”为主，书房和卧室以“静态”为主。客厅是待客处，要尽量保持宽敞、空间感强。摆设的花木以艺术观赏为主，选一些枝叶繁茂的绿色植物，如万年青、君子兰、龟背竹等，可使整个客厅显得雅致大方。书房是读书学习的地方，陈设布置应从有利于学习着眼。《遵生八笺》说：“书斋宜明静，不可太敞。明静可爽心神，宏敞则伤目力。”窗棂四壁可种些碧萝、剑兰，摆点松、竹盆景，使书斋“青葱郁然”；“近窗处，蓄金鲫五、七头，以观天机活泼”，这又体现了静中有动的布局特色。卧室的陈设应令人宁静舒适。床铺的安置不宜正对卧室门，因房门一开就见到床，私密性不佳；且风从门外直接吹到身上，容易着凉、生病。若窗口开得太低，床头也不宜正对窗口，理由同前。卧室墙上可设置一些软低垂的观叶植物，如吊兰，增加静谧感。

（五）风水学术中的居处环境宜忌

我们从古老的风水学术中，撷取了一些有益的资料，对现代人选择居处环境有借鉴作用，附录如下，以供参考。

1. 住宅朝向——喜气口，忌风口或无风 气口为入气之口，宜采吉祥之气，清新之气。就中国地理而言，东、东南、南方三个朝向经常能有和煦的微风轻拂，因此住宅应选取这三个朝向，其中以南向最好。

住宅面对的方向为气口，指的就是这个方向经常有祥和而轻柔的微风。如无风，住宅里就会积聚“死气”和“煞气”。即通风不良，废气积聚。所谓风口，指的是风速过大，气的流动过于剧烈，变化太大，人与自然难以平衡，于是形成“散气”或“泄气”。

所谓朝向，原指大门正对的方向，现代住宅多为多层高楼，因此，应以大面积的窗户为朝向的标准。

2. 周围环境——宜水口得当，忌水口不当 水口，指水流出口，要求居处附近水流平缓，出口最低，流远为佳。现代可理解为住处附近要有水域，必须是平缓通畅的活水，来有源，去有处。忌死水、臭水和水流湍急。

3. 居所位置——喜抱水和右岸，忌背水和左岸 如果在河边选择住所，应尽量在抱水（凸岸）和右岸（面向南方），因为抱水一侧不受水流冲击，比较安全；而选择右岸，是因为北半球以右旋为主，气被向右的力量挤压，气流充足，对人体健康有益。

4. 住宅地势——喜山坡，忌山谷 白天，山坡气温高，谷风向上吹，夜间反之，如同潮汐。如果居所选在位置低下的山谷，静风期就会形成污染物积聚，类似古代所说的山岚瘴气，对人体健康不利。

5. 周围环境——离开铁路、公路 紧邻铁路、公路，会受到灰尘、噪声、尾气污染，加上车辆川流不息，气流形成漩涡、阵风，是一种极不稳定的环境。

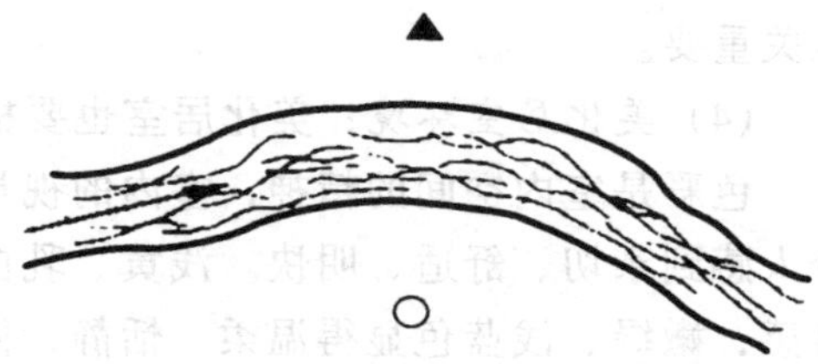

图 2-2 背水与抱水

▲背水 ○抱水

6. 住宅位置——宜路中段，忌路口、路尾 一是路口、路尾滞留脏空气，污染较重；二是环境不稳定，人在不稳定的环境下，为了适应环境，必须大量消耗体内能量。如果不得已居住在这种环境中，可以采用缓解的方法，如：加强通风，使脏空气不滞留在室内；加屏风或挡板，减少环境影响。

7. 住宅地势——宜平坦，忌低洼 低洼处容易积聚污浊空气，容易潮湿，男性易患泌尿系统疾病，女人易患妇科病和消化系统病。

8. 居处位置——宜上风区，忌下风区 可避免或减轻空气污染。

9. 环境绿化——前后有别 大门前和住宅的南、东南、西南方向不宜有大树：因为大门和朝南的方向都是气口和向阳的方位，不能挡住，否则影响气流和阳光进入住宅，使房屋又阴又湿。

住宅前面适宜种植不甚高大的落叶乔木或果树，如石榴、李子、樱花、梨、桃、梅、槐、枣等。这些树木冬不蔽日，夏可遮阳。古谚“向阳石榴红似火，背阴李子酸透心”，就是说石榴、李子都应种在宅前，而不能种植在宅后。

住宅的背面宜种植腊梅、桂花、迎春等耐寒花木，或樟树、枇杷、松柏等高大的常绿树木，冬可挡风，夏可乘凉。

古代风水术认为：“东种桃柳，西种栀榆，南种梅枣，北种柰李”，“宅东有杏凶”，“宅后有榆，百鬼不近”。杏怕水（东面雨水较多），榆吸毒吸尘，净化空气，故有此谓。此外，还认为住宅附近最忌枯树、空心树、歪脖子树、露根树。

10. 住宅区划——舒适得体 宅内布置，以舒适、大方、美观、突出主人个性、符合家庭成员审美观点为原则，主要的禁忌有：

住宅中心区忌设浴室、厕所、厨房。

卧室宜方忌圆。

床忌对门。

床忌对镜子。

二、起居

起居养生，指对日常生活中各个方面进行科学安排及采取相应的健身措施，以达到祛病强身，益寿延年的目的。

日常生活的内容琐碎而众多，每一个细节都是养生学注意的地方。清代养生家石天基在《养生镜》中提出了每日调摄、每夜调摄、四时调摄、行旅调摄、酒后调摄等方面的保养要求。曹慈山的《老老恒言》，对作息之安寝、盥洗、散步、昼卧、夜坐、燕居、见客、出门，衣着之衣、帽、带、袜、鞋，卧室之房、床、帐、枕、席、被、褥、便器，一一分析宜忌、利弊，指导取舍。太仓沈子复曾病至羸瘠，经三年摄养，集己心得，著成《养病庸言》，介绍了不少病后起居调摄的经验。

起居养生的指导思想是中医的天人相应理论，要以自然界气候、季节、气象、时序的变化来决定人们的起居行止。

一年四季，气候有春温、夏热、秋凉、冬寒的变迁，人体则表现为春夏阳气渐长，秋冬阴气渐旺，即阳气春生、夏长、秋收、冬藏的变化。四季起居作息应当与之相应。

一日四时，昼黑交替，人体气血随之变异：早晨至中午，阳气旺盛，阴气内守，精力充沛，工作效率较高；中午至黄昏，阳气渐消，阴气渐长，仍有较强的活动能力，但逐渐感到疲倦。入夜后阳气潜藏，阴气布于全身，需要合眼休眠。鸡鸣至早晨，又出现阴消阳长的变化，开始新的一天的循环。

人的起卧、作息必须顺应这些变化，有节律、有节奏地生活和工作，这是健康长寿的重要保证。

现代时间生物学运用生物钟学说揭示了生物体的节律性生理变化。以人的促肾上腺皮质激素和皮质激素水平为例：早晨迅速上升，达到峰值，上午4小时的分泌量占全天总量的40%，下午分泌减少，水平下降，深夜分泌活动完全停止，后半夜又逐步增加。下面是人体一天24小时的活动能力：

1点：大部分人已经进入梦乡，是由浅睡期向中深度睡眠期过渡的阶段，人很容易醒来。此时，人特别容易感到疾病的存在。

2点：大部分器官基本停止工作。肝脏的工作却异常紧张，忙于解毒和排除毒素，为人体进行清洗工作。

3点：体力几乎完全丧失，血压、脉搏和呼吸都处于最弱状态。

4点：呼吸仍然很弱，大脑的供血量最少，机体血液循环也处于最微弱的状态。但此时听力很敏锐，极易被微小的动静所惊醒。早醒的人通常会在此时醒来。

5点：肾上腺皮质激素开始分泌，如果此时起床就能很快进入精神饱满状态。

6点：血压上升，心跳加快。即使仍在睡眠中，但机体已经苏醒。

7点：人体免疫力特别强。

8点：身体完全结束休息状态。

9点：大脑兴奋性升高，病痛感减弱，心脏效率处于高峰期。

10点：注意力和记忆力最好，工作效率最高，人的积极性上升，人体处于最佳状态。

11点：神经系统和循环系统状态协调，生理、心理很容易协调。

12点：人的全部精力均旺盛。

13点：肝脏处于休息期。全身第一阶段的兴奋期已过，会感觉疲劳，要适当休息。

14点：精力减退。是一天中的第二个低潮阶段，反应迟缓。

15点：重新改善。感觉器官此时尤其灵敏，特别是嗅觉和味觉。性格外向的青年人创造力旺盛，性格内向者则仍处于低潮时刻。

16点：血糖含量升高。有人把这一过程称为“饭后糖尿病”。这种现象虽然不是病态，但却标志着衰退即将开始。

17点：各器官的效率仍然比较高。

18点：对肉体疼痛的感觉减弱，想多运动的愿望上升，心理兴奋感渐渐下降。

19点：血压上升，心理稳定性降到最低点，很容易激动，常会为一些小事而争吵。

20点：体重是全天最重的时候，反应非常敏捷，司机处于最佳状态，几乎不会出事故。

21点：精神状态一般，但记忆力很好，可在此时记忆白天记不住的课文和大段台词。

22点：白细胞含量最高，数量增加一倍，体温开始下降。

23点：各种组织、器官效率降低，但细胞修复工作开始。

0点：人体效率处于低点，非常容易入睡。

这个生物节律时间表对我们的起居养生提供了参考的依据，能帮助我们按照时辰变化来调节起居。

起居养生的方法是：

（一）起居有常

起居有常主要是指起卧作息和日常生活的各个方面有一定的规律，并合乎自然界和人体的生理常度。这是强身健体、延年益寿的重要原则。

有规律的起居对人身的养生作用可归结为以下两点：

1. 调养神气 清代名医张隐庵说："起居有常，养其神也，不妄作劳，养其精也。"说明起居有常是调养神气的重要法则。人若能起居有常，合理作息，能使精力充沛，生命力旺盛。反之，若起居无常，不能合乎自然规律和人体常度来安排作息，日久则神气衰败，导致精神萎靡，生命力衰退。

人的生命活动都遵循着一定周期或节律而展开。如：人的体力、情绪和智力的周期分别为23、28和33天，每个周期又分为旺盛和衰退两个阶段；人的体温总是凌晨2~6时最低，下午2~8时最高；脉搏和呼吸是清晨最慢，白天较快；血压也是白天高，夜间低。而有规律的起居，就是在应该的时候做应该做的事，这是符合自然变化规律的行为方式，是天人相应规律在生活中的遵行，养生者一定要顺应而不可违逆。

2. 提高人体适应力 古代养生家认为，起居作息有规律以及保持良好的生活习惯，能提高人体对自然环境的适应能力，从而避免发生疾病，达到延缓衰老、健康长寿的目的。

现代科学研究证实：每种生物的寿命，在遗传基因中，已经形成了出生、生长、发育、成熟、衰老、死亡等一系列过程的演化规律，即所谓的"生物钟"。人体按"生物钟"的规律演变，展现一系列的生命过程，决定着生物寿命的长短。虽然人体后天的周期性节律变化受生物钟的控制，但大脑皮层的控制调节作用也在时刻影响着机体的生命活动。大脑皮层的基本活动方式是条件反射，而条件反射是个体在生活中获得的，因此与生活作息规律有密切关系。有规律的作息制度可以在大脑神经中枢建立各种条件反射，并使其不断巩固，形成稳定的良好的生活习惯。一系列条件反射，又促进人体生理活动有规律地健康发展。可见，养成良好的生活作息规律，每日定时睡眠、定时起床、定时用餐、定时工作学习、定时锻炼身体、定时排便、定期洗澡等，是提高人体适应力，保证健康长寿的要诀之一。

《内经》告诫人们，若起居作息毫无规律，恣意妄行，逆于生乐，以酒为浆，以妄为常，就会引起早衰以致损伤寿命。生活规律被破坏，起居失调，则精神紊乱，脏腑功能损坏，身体各组织器官都可产生疾病。特别是年老体弱者，生活作息失常对身体的损害更为明显。据现代研究资料表明：在同等年龄组内，退休工人比在职工人发病率高达3倍之多，这是由于退休后不再遵守有规律的作息制度之故。

（二）劳逸适度

劳和逸之间具有一种相互对立、相互协调的辩证统一关系，二者都是人体的生理需要。人体必须有劳有逸，既不能过劳，也不能过逸。孙思邈《备急千金要方·道林养性》说："养生之道，常欲小劳，但莫疲及强所不能堪耳。"即劳和逸的标准是"中和"，有常有节，不偏不过。只有动静结合，劳逸适度，才能活动筋骨，通畅气血，强健体魄，增强毅力，保持生命活力的旺盛。

劳、逸，均包括形体与精神两方面。调节劳逸的最终要求，是达到积精、养气、全神的目的。平时注意劳逸结合，可以促进精、气、神的相互资生，取得积精生气、养气化神、全神固精的效果，从而使精足、气盛、神旺，达到"形与神俱，而尽终其天年"（《素问·上古天真论》）的目的。因此，劳逸适度不仅能增强人的体质，使精力充沛，而且能坚强人的意志，使精神振奋，对事业充满热烈进取的心情，积极工作，创造成绩。

劳逸适度总的原则是需要把握一个"度"的概念。这里所说的"度"，主要是指劳动强度的强弱和劳动时间的长短。劳动强度过强，时间过长，其相对的一面——逸就会不及。反之，劳动强度太弱，时间太短，逸就会太过。过与不及，都是不适度的表现。

劳逸适度，要根据年龄和体质的不同而灵活掌握。一般来说，青壮年气血旺盛，筋骨健壮，正是发育成长阶段，能耐受较强和较长时间的劳动，休息后疲劳亦易消除；老年人气血渐衰，筋骨渐弱，过强和长时间的劳动，便难以胜任，劳动后也需要较长时间的休息才能恢复。

贪逸无度，气机郁滞，过度安逸同样可以致病。《吕氏春秋》云："出则以车，入则以辇，务以自佚，命曰招蹷之机……富贵之所以致也。"佚者，逸也，过于安逸是富贵人得病之由。清代医家陆九芝说："世只知有劳病，不知有逸病，然而逸之为病，正不少也。逸乃逸豫、安逸之所生病，与劳相反。"《内经》中所提到的"久卧伤气"，"久坐伤肉"，即指过度安逸而言。张介宾说："久卧则阳气不伸，故伤气；久坐则血脉滞于四体，故伤肉。"缺乏劳动和体育锻炼的人，气机的升降出入就会呆滞不畅，使五脏六腑、表里内外、四肢九窍壅塞不通，继而产生种种病理变化。可见，贪逸不劳也会损害人体健康，甚至危及生命。

劳和逸，不仅包括体力的消耗，还包括用脑适度。应提倡善于用脑，劳而不倦，保持大脑常用不衰。经常性合理用脑，可以预防衰老，增加智力，尤其是能够预防老年性痴呆。

劳逸适度的标准因人而异，一般可借鉴以下做法：①体力劳动要轻重相宜。②脑力劳动要与体力活动相结合。③休息保养多样化，不仅采用睡眠形式的休息，也可选用听音乐、聊天、下棋、散步、观景、钓鱼、赋诗作画、打拳等休息方式。

（三）合理睡眠

马王堆出土的医书《十问》中说："一日不卧，百日不复。"在人的一生中，睡眠占有极为重要的地位，人一生中，约有三分之一以上的时间是在睡眠中度过的。要想健康长寿，就要采用合理的睡眠方法和措施，保证睡眠质量，消除机体疲劳，养蓄精神，从而达到防病治病、强身益寿的目的。

1. 睡眠的时段划分 按睡眠的深度来划分，可分为四期：Ⅰ：入睡期；Ⅱ：浅睡期；Ⅲ：中等深度睡眠期；Ⅳ：深度睡眠期。

Ⅰ、Ⅱ期易被唤醒，Ⅲ、Ⅳ期处于熟睡状态，较难唤醒。

按入睡后大脑的电位活动状况来分，则可分为两种：慢波睡眠和快波睡眠，或称之为睡眠可表现为慢波时相和快波时相。成年人开始入睡是慢波睡眠，大约持续 90 分钟左右，然后转入快波睡眠，持续 15～30 分钟。睡眠过程是这两种状态交替进行的，二者交替一次，即称一个睡眠周期。一夜大约有四、五个周期。慢快波睡眠期的正常比例是保证睡眠顺利进行的条件。

慢波睡眠时，脑垂体分泌生长素增多，促进身体生长和代谢，使体力得到恢复，故称之为"身体的睡眠"。快波睡眠时，脑血流量增多，脑耗氧量增大，使脑力得到恢复，故称之为"脑的睡眠"。

2. 睡眠在生命过程中的作用 中国历代养生家都非常重视睡眠。如清·李渔说："养生之诀，当以睡眠居先，睡能还精，睡能养气，睡能健脾益胃，睡能坚骨强筋。"并提出睡乃"治百病，救万民，无试不验之神药"。综合古今中外的认识，睡眠对健康长寿的作用表现在以下五个方面：

（1）消除疲劳，恢复体力：睡眠是消除身体疲劳的主要形式。睡眠时，人体精气神皆内守于五脏，五体安舒，气血和调，体温、心率、血压下降，呼吸变慢，从而使代谢率降低，体力得以恢复。

（2）保护大脑，维护智力：大脑在睡眠状态中耗氧量大大减少，利于脑细胞能量贮存记忆。快波睡眠还是淘汰过滤无用信息的过程。可知睡眠能提高大脑效率。睡眠不足者，表现为烦躁、激动或精神萎靡、注意力分散、记忆力减退等精神神经症状，长期缺眠则会导致幻觉。

（3）增强免疫，增加抵抗力：睡眠时能产生大量的抗体，能增强机体抵抗力；睡眠还使各组织器官自我修复加快，因此也是疾病康复的重要手段。现代医学常常把睡眠作为一种治疗手段，用来医治顽固性疼痛及精神病等。

（4）促进儿童发育，增长身高：婴儿的睡眠有一半是快波睡眠，说明他们的大脑尚未成熟。儿童生长速度在睡眠状态下增快，因为在慢波睡眠期血浆中生长激素可持续数小时维持在较高水平，故要使儿童身高增长，就应当保证睡眠足够时间和质量。

（5）健美皮肤，排除废物：睡眠对美容的作用原理，基于人体生物钟对性激素的作用。时间生理学研究发现，雌性激素的分泌，依赖副交感神经的兴奋。而副交感神经活动的时间是在睡眠之中，尤其是晚上 10 点到凌晨 2 点之间。在这段时间里，人的皮肤也开始处于一天中最为敏感、最需要补充能量的时候。如果此时得不到充足的睡眠，副交感神经不能活动，我们的皮肤就得不到充足的营养和必需的雌性激素，如果夜间仍然持续着白天的工作，天长日久必然会枯萎憔悴。失眠或熬夜过度，人就会感到头昏乏力，面色灰暗，面部皱纹增多。睡眠不足神经系统功能就会紊乱，皮肤的血液循环不良，引起皮肤起皱，失去光泽。相反，如果睡眠充足，大脑和机体得到充分休息，神经系统调节功能正常，皮肤就会滋润光滑，显示出自然健康的美。

如果睡眠异常，在上述五个方面就会出现不良改变，影响到人体健康和长寿。

此外，优质的睡眠还是防癌的重要措施。细胞分裂多半是在人睡眠中进行的。一旦睡眠规律发生紊乱，机体则很难控制住突变，以致在外部环境因素的作用下出现癌性突变。积极治疗失眠，可以从源头上防止癌症发生。

3．失眠的种类

(1) *起始失眠*：又称入睡困难型失眠。特点为夜晚精力充沛，思维奔逸，上床后辗转难眠，毫无困意，直至后半夜才因极度疲劳而勉强入睡。这种类型人占失眠者大多数，通常是"猫头鹰型人"，以青壮年多见。

(2) *间断失眠*：又称熟睡困难型失眠。特点为睡眠程度不深，夜间常被惊醒，醒后久久无法再眠。这种类型人通常更为焦虑痛苦。常见于体弱有慢性病及个性特殊的人。

(3) *终点失眠*：又称早醒型失眠。特点是早早醒来，后半夜一醒即再难入睡。白天精神状态差，常常打盹，至下午精神才好转，常见于动脉硬化病人及年迈的老人。

由于各人睡眠规律与类型的不同，因此诊断失眠还应参照睡眠质量标准。有的老年人素来醒得很早，醒后十分精神，白天不觉疲劳，尽管少眠，仍不属失眠范围。

4．失眠的原因　中医认为失眠的基本病机是"脏腑不和，阴阳失交"。具体分析起来原因很多，约有以下四类：

(1) *起居失常*：生活不规律，劳逸失度，工作任务紧时就长期开夜车，造成晨昏颠倒，破坏了睡眠－觉醒节律，使植物神经系统紊乱，是造成失眠最常见的原因。

(2) *心理因素*：即中医所说的情志过激，白天过度紧张，或整日忧心忡忡，恼怒、恐惧、抑郁，都能造成大脑皮层兴奋抑制失常，以致夜晚失眠。临睡前大怒大喜，或激动悲伤，亦可造成大脑局部兴奋灶强烈而持久的兴奋，引起失眠。

心理疾病中，抑郁症是最多见有失眠症状的病症。如果人的情绪持续低落两周以上，并至少有下列4种症状者，即可诊断为"抑郁症"：①对日常生活丧失兴趣；②精力减退或持续疲乏；③动作迟滞或活动减少；④自我评价过低或自责、内疚；⑤联想困难或注意力不集中；⑥反复出现轻生的念头和行为；⑦失眠或早醒；⑧食欲下降或体重减轻；⑨性欲明显减退。抑郁症是一组疾病的总称，它包括抑郁症性神经症、精神病性抑郁症、更年期抑郁症、继发性抑郁症、隐匿性抑郁症等。患者应到心理门诊进一步咨询和治疗，切不可掉以轻心。

(3) *身体因素*：来自身体内部的生理、病理刺激，会影响正常的睡眠，如过饥、过饱、大渴大饮、腑实便秘、疼痛、瘙痒、呼吸障碍等。此外，亚健康状态的典型症状之一就是失眠。

人体进入更年期后，往往会出现睡眠障碍现象。失眠是更年期综合征的典型症状之一。

(4) 环境因素：不良的卧室环境，也能引起失眠，如噪音、空气污染、蚊蝇骚扰、强光刺激、大寒大暑以及地域时差的变化等。

性比例失调是一种特殊的环境，长期处于缺少异性的环境中，会出现整夜失眠，白天昏昏沉沉，情绪低落，一切药物均无济于事。有的人会出现严重的健忘。这是性比例严重失调，导致异性气味匮乏的结果。

(5) 食物和药物：某些富含蛋白质酰胺的食物如牛肉、啤酒等摄入过多也会导致人精神抑郁、疲乏、烦躁不安、健忘、失眠等。滥用中药补益药，如长期服用人参后，常出现失眠、易激动等现象，需要停药一段时间才能好转。

5. 睡眠的时间 睡眠要保证足够的时间。成人的实际睡眠时间要保证7~8小时，老年人6小时即可。在睡眠时间上，要训练良好的睡眠规律。古人将睡眠的时间规律总结为："春夏宜早起，秋冬任晏眠，晏忌日出后，早忌鸡鸣前"。

中国养生家创造了不少有益的睡眠养生方法，简便易行，而且卓有成效。例如，"子午觉"就是睡眠养生法之一。其方法为：每天于子时（夜24时~1时）、午时（午12时~13时）两次入睡。原因为：子午之时，阴阳交接，极盛及衰，体内气血阴阳极不平衡，此时静卧，可避免气血受损。实践证明，子、午两时睡眠的质量和效率都好，老年人还可以降低心、脑血管病的发病率，符合养生道理。

对于严重失眠的患者，应避免午睡。而失眠症状不是很严重的人，白天小睡或短暂午睡是需要的。

6. 睡眠姿势 在睡眠姿势方面，要求"卧如弓"。这是一种对人体有益的卧姿。古今医家都认为右侧卧是最佳卧姿。蔡季通的《睡诀》云："睡侧而屈，觉正而伸，早晚以时，先睡心，后睡眼。"唐代《千金要方》也说："屈膝侧卧，益人气力胜正卧。按孔子不尸卧，故曰睡不厌踧，觉不厌舒。"根据人体生理结构，右侧卧时心输出量较多，食物的消化和营养物质的代谢能得到加强。人自身感觉也比较舒适。

应该指出的是，右侧卧的姿势虽然有利于养生保健，但并不要求睡着后姿势永远不变，因为这是不现实、也无法做到的，所以有"睡侧而屈，觉正而伸"的说法。

不宜长时间的仰卧和俯卧，对于妇女尤其禁忌。因为俯卧会增加颜面皱纹，仰卧对盆腔血液循环不利，易致各种月经病。与正常人宜右侧卧不同，孕妇宜取左侧卧，因为右侧卧会压迫腹部下腔静脉，影响血液回流，不利于胎儿发育和分娩。而左侧卧最利于胎儿生长，可以减少妊娠并发症的发生。

对婴幼儿来说，应该在大人的帮助下经常地变换体位。因为长时间一侧卧或仰卧、俯卧，易使头颅发育不对称，或面部五官畸形。一般每隔1~2小时翻一次身。

对于心衰病人及咳喘发作病人宜取半侧位或半坐位，同时将枕与后背垫高。对于肺病造成的胸腹积液患者，宜取患侧卧位。有瘀血症状的心脏病人，如肺心病人等一般不宜取左侧卧或俯卧，以防心脏负荷过大。头低脚高位置睡觉，易得肾脏疾患。

7. 卧具选择

(1) 枕头：枕高以稍低于肩到同侧颈部距离为宜，过高影响肝脉疏泄，还会诱发脑缺氧、打鼾和落枕；过低则影响肺气宣降，还会使头部充血，易造成眼睑和颜面浮肿。枕头不宜过宽，以0.15~0.2m为好，但稍长不妨。枕芯应选质地松软之物，软硬适度，稍有弹性。最好能散发头部热量，符合头冷脚热的快眠原则。

中医有使用药枕养生康复的习惯。药枕是采用不同的药物加工制成枕芯作成的枕头。这种枕头既有治疗作用，又具保健作用。

常用的单味药枕有：

菊花枕：用于头痛目赤、头晕或患风火赤眼、虚烦失眠及高血压病患者。

薄荷枕：用于头痛、牙痛、鼻炎、咽喉炎、高血压等疾病，并有防暑降温作用。

桑叶枕：用于头痛、眩晕、高血压等疾病。

茶叶枕：用饮后晒干的茶叶装枕。用于防治高血压、神经衰弱、暑热头晕等。

荞麦枕：用于失眠、头痛眩晕、小儿夜啼等病症。

绿豆枕：用于防治头痛头风，可令人明目开窍，解暑除烦。

灯心枕：用于失眠、心烦、健忘、小儿夜啼等证，并有益智作用。

决明子枕：用于患有便秘、目疾、高血压和小儿夜啼等。

侧柏叶枕：用于口鼻经常出血、慢性咽炎、咽部充血、慢性咳嗽及轻度脱发者。

蚕砂枕：用于头风、落枕、颈椎关节痛及下颌关节痛。

以上为单味药制成的药枕，如果根据病症情况选用复方药枕，则疗效更佳：

失眠：用黑豆、磁石粉装枕芯。

鼻渊（鼻炎、鼻窦炎）：白芷、辛夷各等份装药枕。

青光眼、眼胀痛：夏枯草、荷叶、白芷、草决明各等份，装枕。

高血压病：①用草决明子、菊花装入枕芯。②菊花100g，川芎100g，丹皮100g，白芷200g，装枕。

解暑枕：绿豆衣200g，扁豆衣200g，荷叶150g，薄荷200g，荞麦壳100g，装枕。

明目枕：荞麦皮200g，黑豆皮200g，草决明子80g，菊花150g，装枕。

安眠枕：夜交藤200g，合欢花60g，酸枣仁、柏子仁、五味子各30g，装枕。

此外，古代道家有一著名延年益寿药枕方，还可以治疗男女不育、不孕，名为“丁公仙枕”：川椒、桔梗、荆实子、柏子仁、姜黄、吴茱萸、白术、薄荷、肉桂、川芎、益智仁、枳实、当归、川乌、千年健、五加皮、白蒺藜、羌活、防风、辛夷、白芷、附子、白芍、藁本、苁蓉、北细辛、猪牙皂、芜荑、甘草、荆芥、菊花、杜仲、乌药、半夏各30g

以上药物粉碎成粗末，装入布袋或绢袋，作为枕芯，每夜枕之。一剂药料可用半年左右。

药枕对头面、五官、肩颈等部位的疾病疗效较好，而胸、腹及肢体疾患则不宜用。如患者对药物过敏，应停止使用。

（2）被、褥：被里宜柔软，可选细棉布、棉纱、细麻布等，不宜用腈纶、尼龙、的确良等带静电荷的化纤品。被胎宜选棉花、丝棉、羽绒。被宜轻不宜重，宜宽大。褥宜软而厚，一般以0.1m厚为佳，随天气冷暖变化加减。

（3）睡衣、睡帽等：睡衣宜宽大无领无扣，秋冬宜棉绒、毛巾布，春夏宜丝绸、薄纱。老人冬日睡卧宜带棉布睡帽，以能遮盖住整个头顶为宜；不论冬夏，睡卧时宜带肚兜，70

岁以上老人更应如此。

8．睡眠宜忌 我国古人有“睡眠十忌”。一忌仰卧；二忌忧虑；三忌睡前恼怒；四忌睡前进食；五忌睡卧言语；六忌睡卧对灯光；七忌睡时张口；八忌夜卧覆首；九忌卧处当风；十忌睡卧对炉火。

睡前不抽烟，因为香烟中的尼古丁是兴奋性药物。睡前不饮酒，酒精开始虽有催眠作用，但是到后半夜反而抑制睡眠。睡前不饮用含咖啡因的饮料，咖啡因的作用可达10小时，有入睡困难者，中午以后不要喝咖啡、浓茶。

傍晚，尤其在夜晚，忌进行剧烈运动，运动最好在睡前6小时完成。晚上只做按摩或柔软体操，用来帮助肌肉放松，而非健身。运动量较大的健身活动宜在早晨或白天进行。

睡前忌热水浴和冷水浴，即沐浴时避免水温过高或过低，宜冲温水澡。若欲进行热水浴，应提前到睡前2～3小时。

睡前宜适当服食一些有益睡眠的食物，如蜂蜜、桂圆、牛奶、香蕉、大枣、木耳等，还可配合药膳保健。夜餐不宜太荤和太晚，过荤则脂肪和碳水化合物过高，维生素和矿物质含量不足，而夜间人体吸收能力增强，容易发胖；夜餐时间过晚，持续时间过长则会破坏正常的生物钟，容易导致失眠。经常很晚才吃饭的人，平时应多食用蔬菜、水果、豆制品、海带及紫菜等食物。

帮助睡眠宜采用香味疗法，如，打开香水瓶的瓶盖，放在枕边，或将小支香水插在鼻孔边，有催人入睡的功效。

9．助眠疗法 音乐、冥想、自我催眠等，都是非常有效的助眠疗法，不仅能帮助入睡，更能够提高睡眠质量，使睡眠达到深沉、酣甜的境界。清代曹慈山在《老老恒言》中提出的“操”、“纵”二法，其实就是冥想和自我催眠诱导入寐的方法：“寐有操、纵二法：操者，如贯想头顶，默鼻息，返观丹田之类，使心有所着，乃不纷驰，庶可获寐；纵者，任其心游思于杳渺无朕之区，亦可渐入朦胧之境。最忌者，心欲求寐而愈难。盖醒与寐交界关头，断非意想所及，唯记忘乎寐，则心之或操或纵，皆通睡乡之路。”以通俗的语言归纳，“操”就是定点冥想，将意念集中在一个固定的部位；“纵”就是放纵思绪，让意念无限漂游。但是，无论是操还是纵，意念都不能涉及生活、工作中的具体事物，而是将心中所想之事，用漫渺身外的意念所替代。

音乐、自我催眠的具体方法可参阅本书相关章节。

三、服饰

服装是人类生活最基本的要素之一，它不仅是御寒防暑，保护身体的物品，也反映了时代精神风貌和物质财富水平，在一定程度上体现着各民族的文化特色和文明程度。

人体和衣服之间存在着一定的空隙，这部分空间内的环境被称为“衣服内气候”。衣服内气候的正常范围应保持在：温度32℃±1℃，风速0.25±/S。如此可使人的体温调节中枢处于正常状态，维护温热感，有利于提高工作效率和恢复体力。若衣服内气候失常，则体温调节中枢处于紧张状态，会影响到机体其他系统的功能，甚至产生疾病。因此，服饰保健的基本原则就是冷暖适宜，清洁适体。

(一)冷暖适宜

衣着寒暖要根据气候的变化不断调节，即所谓“衣服厚薄，欲得随时合度”。一般地说，夏季衣着宜少而薄，冬季宜多而厚，以应气候寒暑之变。但“暑月不可全薄，寒时不可极厚，盛热亦必著单卧服，或腹、胫以上覆被极宜。冬月棉衣莫令甚厚，寒则频添数层。如此，则不骤寒骤热也”。

在中医养生理论中，有“春捂秋冻”之说。即春天应穿得暖些，秋季稍有凉意为宜。如元·丘处机撰《摄生消息论》说：“春季天气寒暄不一”，故“不可顿去棉衣”，特别是“老人气弱体怯，风冷易伤腠理，时备夹衣，遇暖易之，一重渐减一重，不可暴去”。秋季天气渐凉，要注意身体锻炼，增强机体的耐寒能力。明代高濂在《遵生八笺》中说：“冬月宜冻足、冻脑”，即为是意。另外，青壮年衣着宜偏少，要“身带三分寒”，特别是小儿，“太温则不能便，柔肤弱体，是以难可回护，……若常令少小之缊袍不至于甚厚，则必咸保金石，寿比南山矣”。老年阳气偏虚，骨肉疏薄，衣着要偏暖些，要“慎于脱着，避风寒湿之侵，小心调摄”。

顺应四季变化，维护机体的冷暖，衣料是重要因素，选择合适的衣料，应依据以下原理：

1．保温性 纺织衣料的导热性越低，其绝缘性和保暖性越好。在15℃时，麻纱衣料放热量为60%，而毛织品不到20%，故麻纱类作为夏季衣料为宜，毛织品可制成冬装，氯纶、醋酯纤维和腈纶等导热性也较低，也是保温性良好的纺织材料。此外，织物越厚，单位时间内散发的热量越少，保暖性能越好。

2．透气性 冬季外衣织物的透气性应较小，以保证衣服具有良好的防风、保温性能。夏季衣料应具有较好的透气性，有利于体内散热。

3．吸湿性和散湿性 夏天的衣服和冬天内衣，除了透气外，还要注意选择吸湿、散湿性能良好的纤维。这样有利于吸收汗液和蒸发湿气。

4．色泽 衣料颜色不同，对热的吸收和反射的强度也不相同。一般说来，衣服颜色越深，吸热性越强，反射性越差。夏天宜穿浅颜色衣服，以反射辐射热；冬天宜穿深色衣服，以利吸收辐射热。另外，衣着的颜色对人的心情调节也有直接关系。

5．质地 内衣和夏装要选择轻而柔软的衣料，穿在身上有清爽的感觉，若贴身穿粗糙硬挺的衣服，不但不舒服，而且皮肤易摩擦受伤。

在我国，春季多风，秋季偏燥，制装时宜选择透气性和吸湿性适中的化学纤维纺织品。化纤制品还有耐磨、挺括、色泽鲜艳的优点。部分化纤品对人体还有一定的医疗作用，如用氯纶纤维为原料的衣服，由于导电性能差，穿在身上与皮肤摩擦，会产生并蓄积静电，此静电对关节可起到轻度的、类似电疗的作用。但有些化学纤维掺入了一些其他物质，会对皮肤产生一些不良刺激，若勤换衣服，可避免之。

夏季气候炎热，服饰的基本原则是降温、通风透气，以利于体热和汗水的散发。《老老恒言·衣》说：“夏虽极热时，必着葛布短半臂，以护其胸背。”天气再热，也要穿着背心、短裤之类，体弱和老年人更应如此。

冬季气候寒冷，服饰要防寒保温，宜选择厚重、透气性小和保温性良好的深色织品。现代人们逐步用丝棉、驼毛、人造毛、羽绒等来代替棉花，既松软轻便，保温效果也好。此外，帽子、鞋袜、围巾等，也要求根据四时特点合理选用。

（二）清洁适体

养生家非常重视衣着清洁卫生，因为衣着清洁能增进健康，防病延年。要求人们勤洗澡，勤换内衣，勤洗被褥、卧具等。如陈处贯《保生要录》说："新沐者，必弹冠；新浴者，必振衣。""五日则潭汤清浴，三日具沐。"特别是汗出之后，要及时更换衣着，即所谓"衣为汗湿，即时易之"。并认为："湿衣及汗衣皆不可久着，令人发疮及风瘙。"因此提出"大汗能易衣佳，不易者，急洗之"。

至于衣着适体，中医认为，衣着以适体为宜，不应一味追求美观、新颖，更不可以别致、华贵为目的。明代曹慈山在《老老恒言》中说："衣食二端，乃养生切要事，然必购珍异之物，方谓于体有益，岂非转多烦扰……衣但安其体所习，鲜衣华服与体不相习，举动便觉乖宜。所以，食取称意，衣取适体，即是养生之妙药。"实为得中之论。一般而言，衣服最好不要束身过紧。青少年时期，生长发育比较旺盛，不可片面追求线条美和造型，衣着和服饰不应过紧过瘦。年轻女性长期束胸以及乳罩过紧，则会影响胸廓发育，降低肺活量；束腰过紧，可致肋缘凹陷、胸廓变形、腹腔脏器移位，有损于健康。特别是老年人，衣服式样更要宽大些，以便于气血流畅，即所谓"衣宜薄绵轻柔，不宜华丽粗重"。

但是，衣着过于肥大，襟袖过长，则不利于保暖，也不便于活动。对于老人、小孩以及某些专业人员还是不安全因素，容易造成外伤和事故。

内衣的衣料以柔软、吸水性强者为佳，如棉织品之类。外衣的材料、颜色，要根据四季气候的变化进行选择。如夏季气候炎热，最好用麻纱织品、丝织品，颜色宜淡；冬季气候寒冷，最好用毛织品，颜色宜深等。睡衣更要柔软，切不可穿紧身衣裤入睡。

（三）服饰增减宜忌

中医养生学对四季服饰的增减方面有较多的经验，要求脱着衣服时必须不失四时之节。如：春季阴寒未尽，阳气渐生，早春宜减衣不减裤，以助阳气的升发，即《老老恒言·燕居》所言："春冰未泮，下体宁过于暖，上体无妨略减，所以养阳之生气"。夏季尽管阳热炽盛，仍需适当穿着衣服，才能固护正气。秋季气候转凉，亦要注意加衣，但要避免一次加衣过多。俗有"春捂秋冻"之说，即春季宁稍暖，秋季可稍凉。冬季衣物要随寒冷而渐增，不能"一步到位"，穿着过厚，即《摄生消息论》所说的："宜寒甚方加棉衣，以渐加厚，不得一顿便多，唯无寒而已。"

穿衣不宜过暖过寒，否则机体缺乏耐受风寒的能力，而使抗邪防病之力减弱。至于老人和身体虚弱的人对寒热的耐受性较差，应尽量慎于脱着，以免风寒暑湿入侵。

大汗之时忌当风脱衣，否则易受风寒之邪侵袭而致病。汗湿之衣不得久穿，因为汗后腠理虚，湿衣不易干，汗湿滞留肌肤，伤害人体阳气，易产生风寒湿之类的病变。

现代媒体日常发布的"着装指数"，可供人们每天衣着参考，结合当时的气象状况和着装指数来穿衣，会使穿着更为科学，更为舒适。

着装指数分为8级，指数越小，穿衣的厚度越薄。具体为：

1至2级：为夏季着装；

3至5级：为春秋过渡季节着装，从单衣、夹衣、风衣到毛衣类；

6至8级：为冬季着装，主要指棉衣、羽绒服类。

四、排便

大小便是人体新陈代谢，排除代谢废物的主要通道。二便正常与否，直接影响到人体的健康。养成良好的二便卫生习惯，对健康长寿具有重要意义。

（一）大便须通畅

古代养生家对保持大便通畅极为重视。如果老人每天有规律地正常排便两次，被认为是长寿的征象。汉代王充在《论衡》中指出："欲得长生，肠中常清，欲得不死，肠中无滓。"金元时代的朱丹溪也说："五味入口，即入于胃，留毒不散，积聚既久，致伤冲和，诸病生焉。"就是说，肠中的残渣、浊物（废产物）要及时地排出体外，才能保证机体的生理功能正常运转。如果大便经常秘结不畅，可导致浊气上扰，气血逆乱，脏腑功能失调，因此而产生或诱发多种疾病，如头痛、牙痛、肛门痛、冠心病、高血压、脑血管意外、肠癌等。现代的衰老理论中，有一种自身中毒学说，认为衰老是由于生物体在自身代谢过程中，不断产生毒素，逐渐使机体发生慢性中毒，进而导致衰老。大便中包含着大量毒素，久积体内，最易使机体产生慢性自身中毒。这与中医保持大便通畅可以延年益寿的观点是一致的。

保持大便通畅的方法很多，简要介绍如下：

1. 定时排便　例如，晚上睡觉之前或早晨起床之后，可按时上厕所，久而久之，则可养成按时大便的习惯。

2. 顺其自然　要做到有便不强忍，大便不强挣。"强忍"和"强挣"都易损伤人体正气。忍便不解，会使粪便中的毒素被肠组织黏膜吸收，危害机体。强挣努责，会过度增高腹内压，导致血压上升，对高血压、动脉硬化者不利，容易诱发中风病。另外，由于腹内压增高，痔静脉充血，还容易引起痔疮、肛瘘等病。

3. 肛门卫生和便后调理　大便之后所用手纸应以薄而柔软、褶小而均匀为宜，不可用含油墨的旧报纸、废书纸、圆珠笔写过的纸，更不可用土块、石块、木块等代替手纸，以免污染肛门或损伤肛门，引起感染。每天晚上睡觉前，最好用温水清洗一下肛门，或经常热水坐浴，保持肛门清洁和良好的血液循环。内裤宜用薄而柔软的棉布制品制作，不宜用粗糙或化学纤维制品。如果肛门已有炎症，最好用水冲洗，不要用纸擦拭，并要积极治疗，防止再引起其他疾病。尤其是老年人，更应注意肛门卫生。

每次排便后，稍加调理，对身体会有很多益处。若在饱食后大便，便后宜少喝一些汤或饮料，以助胃气利消化。若在饥饿时大便，为了防止便后气泄，排便时宜取坐位，便后稍进食物，还可做提肛动作3~5次，以补固正气。

4. 运动和按摩　运动按摩可以起到疏畅气血，增强肠胃功能和消化排泄功能，加强大小肠蠕动，促进新陈代谢，通畅大便的作用。平常可选用一些传统保健功法锻炼，如太极拳、气功导引养生功、腹部按摩保健法等。

提肛运动是一种积极有效、简便易行的方法，不仅能促进排便，维护和加强肛门的功能，而且是中医养生学重要的健身方法。在马王堆医书中，提肛运动称为“翕州”，是气功的基本动作。现代西方国家将其作为治疗阴道肛门括约肌群松弛的唯一疗法。

5．综合养护 应配合其他方面的综合保健。如调摄精神，保持情绪安定；饮食调理，饮食多样化，多素少荤，粗细结合。在食物中，燕麦粥通大便功效较好，尤其适宜老年人。因为燕麦不仅有通便作用，还能降低胆固醇、甘油三酯，也有减肥效果；对有便秘者，辅以药物对症治疗。如果能做到上述各项，就能有效地保持大便通畅。

（二）小便宜清利

小便虽然只是水液代谢后排出的糟粕，但它却是肾功能的重要标志。由于肾是人生命的根基，所以小便的状况也就是生命力是否旺盛的一个重要指标。小便通利，则肾气健旺，人体健康；反之，则说明人有疾患。所以古代养生家十分重视小便卫生。苏东坡在《养生杂记》中说：“要长生，小便清；要长活，小便洁。”保持小便清洁、通利，是保证身体健康的重要方面。其具体方法约有如下数端：

1．合理饮食 少食、素食、食后不要立即饮水、感到口渴才饮水等，是古人从实践中得出的保证小便清利的经验。如清代曹慈山在《老老恒言》中提出的四个要点：“食少化速，则清浊易分，一也；薄滋味，无黏腻，则渗泄不滞，二也；食久然后饮，胃空虚则水不归脾，气达膀胱，三也；且饮必待渴，乘微燥以清化源，则水以济火，下输倍捷，四也。所谓通调水道，如是而已。如但犹不通调，则为病。然病能如是通调，亦以渐而愈。”

2．导引按摩 经常进行导引和按摩保健，对于小便通利很有好处，其主要方法有三：

（1）导引壮肾：晚上临睡时，或早晨起床后，调匀呼吸，舌抵上腭，眼睛视头上方，随呼吸缓慢做收缩肛门动作，呼气时放松，连续做 8～24 次，待口中津液较多时，可嗽津咽下。这种方法可护养肾气，增强膀胱制约能力，可以防治尿频、尿失禁等症。

（2）端坐摩腰：取端坐位，两手置于背后，上下推搓 30～50 次，上至背部，下至骶尾，以腰背部发热为佳，可在晚上就寝时和早晨起床时进行练习。此法有强腰健肾之功，有助于通调水道。

（3）仰卧摩腹：取仰卧位，调匀呼吸，将掌搓热，置于下腹部，先推摩下腹部两侧，再推下腹部中央，各作 30 次。动作要由轻渐重，力量要和缓均匀。作功时间亦可在早晚。此法有益气、增强膀胱功能的作用。对尿闭、排尿困难有一定防治作用。

3．排尿宜忌 排尿是肾与膀胱气化功能的表现，是一种生理反应，因此有尿时要及时排出，不要用意志控制不解，否则会损伤肾与膀胱之气，引起病变。《千金要方·道林养性》说：“忍尿不便，膝冷成痹。”《老老恒言·便器》指出：“欲溺便溺，不可忍，亦不可努力，愈努力则愈数而少，肾气窒塞，或致癃闭。”排尿要顺其自然，强忍不尿，努力强排，都会对身体健康造成损害。

男子排尿时的姿势也有宜忌。《千金要方·道林养性》说：“凡人饥欲坐小便，若饱则立小便，慎之无病”。《老老恒言》解释其道理说：“饱欲其通利，饥欲其收摄也。”现代医学中有一种“排尿性晕厥症”，即在排尿时由于腹压突然降低，血管急速舒张，大脑一时供血不足而致的突然晕倒。

此外，情绪、房事、运动对小便的清利也有一定的影响，因此还要保持情绪乐观，节制房事，运动锻炼。

第二节　食养食疗法

食养，即饮食养生，又称饮食调养。是按照养生理论合理地摄取食物，以达到增进健康、益寿延年目的的养生方法。

食疗，又称食治，是在中医理论指导下，有目的地选择相关饮食，或将食物与药物配合制成药膳，来治疗或辅助治疗疾病，以助患者康复的一种治疗方法。

饮食是供给机体营养物质的源泉，是维持人体生长、发育，完成各种生理功能，保证生命活动不可缺少的条件。《汉书·郦食其传》有“民以食为天”之说，指出了饮食对人体的重要性。可见，食养食疗是中医养生康复学科不可忽视的重要内容。

我国食养食疗法的运用源远流长，最早可追溯到春秋战国时期，《周礼·天官》有“食医”的记载，其职责是“掌和王之六食、六饮、六膳、百酱、八珍之齐”。可见当时已很重视饮食与健康的密切关系。《黄帝内经》中已明确了“谷肉果菜”等食物对人体的调理作用，如《素问·脏气法时论》指出：“五谷为养、五果为助、五畜为益、五菜为充，气味和而服之，以补精益气。”率先提出了饮食平衡理论，为后世食养食疗学术奠定了理论基础。

随着人们物质生活的不断提高，快节奏、高强度、高频率的现代生活，使人们对自身的健康日益重视；化学合成药物的不良反应，使人们越来越追求返璞归真的生活状态。加上现代文明引起的食物营养过剩或失调所导致的疾病谱的变化，人们更加希望通过利用食物资源以满足强身健体、养生康复的迫切愿望。食养食疗这一独特的自然疗法奇葩，在现代社会中越来越显示出其深厚的底蕴和重要的现实意义。

一、饮食养生的作用

饮食养生的基本原理是“药食同源”，即，指导药物和食物运用的理论完全一致，饮食养生与中药防治疾病所遵循的基本原理完全一致。

食物的性味又称为“食性”、“食气”、“食味”等，和药物性能学说一样，也包括性味、归经、升降浮沉、补泻等内容。

食物“性”与药物“四性”说一致，按寒、凉、温、热分类。寒、凉性食物多有清热、泻火、凉血、解毒、滋阴等作用；温热性食物有温经、散寒、助阳、活血、通络等作用。以常见食物统计，平性食物居多，温热性次之，寒凉性更次之。

食物的“味”也与药物“五味”说一致，是指食物的口感味觉，也是效用的抽象归纳。概括为酸（涩）、苦、甘（淡）、辛、咸，即“五味”或“七味”，酸收、苦降、甘补、辛散、咸软等。以常见食物统计，甘味食物最多，咸味与酸味次之，辛味更次之，苦味较少。食物的归经、升降浮沉、补泻等，均与中药学中的相关理论相同，参阅《中药学》相应章节即可。

饮食的养生作用，就是以上食物性能的综合效用。

（一）滋养作用

饮食的最基本作用是对人体的滋养。《难经》曰：“人赖饮食以生。五谷之味，薰肤、充身、泽毛。”饮食的滋养作用是人身赖以生存的根本。饮食进入人体，通过胃的吸收，脾的运化输布全身，即成为水谷精微而滋养脏腑、经脉，乃至筋骨、肌肤、皮毛等，并与人体的真气结合，维持正常的生命活动和抗御邪气。维系机体生命活动的精、气、神，都离不开饮食的滋养。营养充盈，则精充、气足、神全。《寿亲养老新书》云：“主身者神，养气者精，益精者气，资气者食。食者生民之天，活人之本也。”明确指出了饮食是“精、气、神”的物质基础。

有滋养作用的食物大多味甘、性平，为营养丰富的上乘之品，能有效地补充人体的气血、阴阳、津液。从现代营养学研究而言，具有滋养作用的粮食、水果、蔬菜、禽蛋、肉、乳等食物含有丰富的蛋白质、糖、脂肪、维生素、激素等物质，可直接补充体内物质不足，有效地防止多种营养不良性疾病。近年来还发现，食品中含有大量的微量元素，对机体代谢起着重要作用，可以有效地防治某些微量元素不足而引起的疾病。

（二）调整作用

饮食调养，可以协调人体机能，调和阴阳气血的作用。《素问·至真要大论》云：“谨察阴阳所在而调之，以平为期。”人体生命活动的过程，是新陈代谢的过程。体内各种物质的新陈代谢，诸如吸收与排泄、同化与异化、酶的生成与灭活等等，贯穿着生命过程的始终，人体每时每刻都要使体温、血糖、血脂等维持在相对稳定的生理范围内，才能保持人体的平衡。中医养生学也认为脏腑、经络、气血津液等物质或功能必须保持相对稳定和协调，才能维持“阴平阳秘”的正常生理状态，因此，保持人体阴阳的协调平衡就是养生最重要的法则。对机体因阴阳失调所导致的偏颇状态或病理现象，可利用饮食的性味进行调整。如对阳衰阴盛者，可扶阳抑阴；阴虚阳衰者，宜育阴潜阳；阴阳俱虚者，宜阴阳平补等等。阳虚者可温补，选用羊肉、牛肉、狗肉、胡桃仁、海虾、韭菜、干姜等甘温、辛热类食品补助阳气；阴虚者当清补，选用甲鱼、海参、银耳、百合、黑木耳、藕、荸荠等甘凉、咸寒类食品养阴生津；偏热体质或热性疾病，可选用性质属寒的食物，如梨汁、藕汁、西瓜、绿豆、茶等清热、生津、利尿；偏寒体质或寒性疾病，可选用性质属热的食物，如胡椒、茴香、辣椒、生姜、芫荽等温里散寒。

饮食养生的调整作用，还包含对人与自然的平衡关系的调整。人体时时刻刻要和自然界进行物质交换，摄取自然界的阳光、水、空气、食物等供应机体需要，又把机体的代谢废物排出体外，维持人与自然界的协调平衡。饮食养生，就是运用阴阳平衡规律调整机体功能，使体内的阴阳以及人与自然界的关系都能达到协调平衡。

（三）预防作用

人体正气旺盛，就能避免邪气的侵袭，使机体处于健康状态，反之则易发生疾病。此即《素问·遗篇刺法论》所言“正气存内，邪不可干”和《素问·评热病论》所言的“邪之所凑，其气必虚”。饮食提供给人体的能量，能使脏腑功能旺盛，气血充实，这样才能有效地抵御外邪而使机体免于患病。

加强饮食调养能增加人体的抗病能力。现代研究证明，缺乏某些食物成分，会机使体的免疫功能低下而导致疾病。如缺少蛋白质和碳水化合物就会导致肝功能障碍；缺乏某种维生素会引起夜盲症、脚气病、口舌炎、坏血病、软骨症等；缺乏某些微量元素，如缺钙会引起佝偻病，缺磷会引起神经衰弱，缺碘会引起甲状腺肿，缺铁会引起贫血，缺锌和钼则会引起身体发育不良等。通过对食物调配，有针对性地增加必需的食物成分，就能预防和治疗这些疾病。中医学早在1000多年以前，就有用动物肝脏预防夜盲症，用海带预防甲状腺肿大，用谷皮、麦麸预防脚气病，用水果和蔬菜预防坏血病等记载。

中医提倡在日常生活中注意发挥某些食物的特异作用，直接用于某些疾病的预防。如葱白、生姜、豆豉、芫荽等可预防感冒，甜菜汁或樱桃汁可预防麻疹，鲜白萝卜、鲜橄榄煎服可预防白喉，大蒜可预防下痢，绿豆汤预防中暑，荔枝可预防口腔炎、胃炎引起的口臭症状，红萝卜粥可预防头晕等。

大蒜能杀菌和抑制病毒，故可防治呼吸道感染和肠道传染病等；生山楂、红茶、燕麦片能够降低血脂，故可预防动脉硬化。近年来，人们还用玉米粉粥预防心血管病，用薏苡粥、苦瓜、马齿苋等预防癌症，苦瓜预防消渴病等。

食物保健作用和对疾病的预防作用，已经成了世界性的研究课题。

（四）延缓衰老作用

饮食调摄是长寿之道的重要环节，《养老奉亲书》中说：“高年之人，真气耗竭，五脏衰弱，全仰饮食以资气血。”注重饮食调养，达到抗衰防老、益寿延年的目的，是历代医家十分重视的研究项目。

肺、脾、肾三脏功能衰减，常导致人体早衰，提前罹患老年性疾患。如肺虚或肺肾两虚所致的咳喘，脾肺两虚的痰饮喘咳，脾虚或脾肺两虚的气短倦怠、消化不良、营养障碍，肾虚的腰酸膝软，小便失常，以及心悸健忘、牙齿松动、须发早白或脱落等未老先衰的征象，从中医养生延缓衰老所确立的治则治法来看，也多从补益肺、脾、肾入手。对历代食养食疗方剂、保健医疗食谱中所含成分进行统计，功效也以调补肺、脾、肾三者为多，尤重补益脾肾的食物，如芝麻、桑椹、枸杞子、薏苡仁、龙眼肉、胡桃仁、蜂皇浆、山药、牛奶、甲鱼等。经常服用这些食品，有利于健康、长寿。

（五）治疗与辅助治疗作用

将食物用于治疗疾病或辅助治疗，在我国有着悠久的历史，大量的理论和经验记载于食疗本草及中医古籍中。由于药食同源，“食物入口，等于药之治病，同为一理”（《本草求真》)。食物不仅给人体提供了生命活动所需要的水谷精微，而且可以调整阴阳，协调脏腑，通畅气血，补虚泻实，扶正祛邪，故可用于治疗疾病或辅助治疗病痛，或用于病后的康复。

食疗的作用机制，与药物无异，无非是补虚泻实、祛邪扶正而已。正气不足，各种组织、器官和整体的机能低下，可分为气血阴阳虚损及脏腑虚损，根据病情和食性，可分别采用平补、清补、峻补、温补的食物来补虚扶正；邪气盛实，多见于外部致病因素侵袭人体，或内部功能紊乱而导致的疾病。如果同时又兼有正气虚弱的表现，则是“虚实错杂”。此时可用泻实或兼以扶正的食疗方治疗，如应用性质属寒的食品治疗热性疾病，若同时兼有热伤津液者，宜配伍生津的食品；又如应用性质温热的食品治疗寒性疾病，若同时兼有阳虚者，配伍温阳补虚食品。

虽然食疗既能补虚又可泻实，但食物中具有补益作用的偏多，故食疗在临床上更多地被用于“食补”。中医“药补不如食补”的说法，正是对此而言。

食疗的最大优点在于容易被人们接受，故唐代养生家孙思邈在《备急千金要方》中强调：“夫食能排邪而安脏腑，悦神爽志以资气血，若能用食平疴，适释情遣疾者，可谓上工。”

二、饮食康复的原则

饮食康复是根据中医食疗的原理，选择适合康复患者的饮食品种，组成康复食疗方加以运用，以促进人体身心康复。饮食康复有助于改善患者的饮食质量，调整患者的脏腑功能，具有食治、食补、食养的多种效用。

饮食用于康复医疗有悠久的历史，近年来越来越受到国内外康复医学界的重视。在康复医疗中，利用食物这种人类必不可少的营养物质，根据病情及患者的饮食习惯进行多品种配伍，加上艺术化的加工烹调，既保留了食物的营养成分和治疗功效，又色、香、味、形俱佳，因此，它既增进病人的食欲，又有利于脾胃运化、吸收，以利于提高机体抗病能力，促使病人早日康复。与药物相比，饮食康复法更受患者欢迎，也易于坚持，对老人和孩子尤为适用。张锡纯在《医学衷中参西录》中称赞饮食康复法说：“病人服之，不但疗病，并可充饥；不但充饥，更可适口。用之对症，病自渐愈。”

饮食康复疗法在运用时必须遵循下列原则：

（一）平衡阴阳调整体的原则

对于康复患者来说，补偏救弊，损有余补不足，恢复整体阴阳的动态平衡，是运用饮食疗法的基本原则。如阳热亢盛，耗伤阴液，饮食康复采用清热保津法，选食五汁饮、绿豆粥等，是泻阳以和阴；阳虚不能制阴，阴寒偏盛的病证，饮食康复采用温经散寒法，选食当归生姜羊肉汤、羊肉羹等，是补阳以制阴。总之，饮食康复必须围绕调整阴阳，维系阴阳平衡而合理配制膳食。

（二）协调脏腑重脾肾的原则

脏腑功能协调则身体康健，失调则会发生疾病。饮食康复时应注意协调脏腑之间、整体与局部之间的关系，恢复机体相互间的生理平衡。

脏腑失调的情况比较复杂，但从其整体来说有五脏之间的失调，有六腑之间的失调和脏与腑之间的失调。其失调的病机，不外脏腑的偏盛偏衰、气血的虚实、阴阳的失调。故协调脏腑，应重视这些失调的具体情况而调节之。如视物昏花的病证，为肝血不足表现于目，饮食调补采用滋补肝肾法，选食猪肝炒枸杞苗、猪肝羹等；口舌生疮的病证，为心胃火旺表现于口舌，饮食调补采用清胃泻火法，选食灯心粥、竹叶芦根茶等。这些都是协调脏腑，统一整体与局部关系的例证。又如肺的病变，可能是本脏受邪发病，也可能是它脏病变所致，若因肝火亢盛，木火刑金者，应泻肝火为主，选食菊花茼蒿饮；因脾虚生痰，痰湿壅肺者，应健脾燥湿为主，选食枳术饭；肾阴虚不能滋肺者，应滋肾润肺为主，选食百合枸杞羹；兼头痛耳鸣，面红目赤，烦躁易怒等肝阳上亢的病证，可食菊花饮、芹菜粥等以清肝潜阳；也可食山药粥、益脾饼等保护中土，以免木旺克脾；兼肝肾阴虚者，可食桑椹膏、猪肾羹等滋肾水以涵肝木；兼心火旺者，可食竹叶粥、灯心饮等泻心火，以达实则泻其子的目的。同样其他脏腑的病变，也可根据脏腑间的相互关系，选择适当的食物来协调彼此之间的平衡。

中医养生，首重脾、肾二脏，这是因为它们在生命活动过程中所起的作用特别重要。调补脾土的方法，在食疗实践中应用得十分广泛，除了能治疗消化系统疾病外，还可用于循环系统、呼吸系统、泌尿系统、血液系统、神经系统等表现为气虚、血虚、气血两虚之证者，都可用调补脾胃法收到良好的效果。

而调补肾脏的食疗方药，除用于单纯的肾虚外，对其他如神经系统、内分泌系统、呼吸系统、生殖泌尿系统等病证亦均有很好的效果，这是因为肾之阴阳能滋养和温煦其他脏腑阴阳的缘故。故康复治疗中运用补肾法可以起到全面的、整体的康复作用，从而有利于各种慢性疾患和老年病证的康复。

（三）辨证辨病相结合的原则

辨证施食与辨病施食相结合，是中医饮食康复的又一基本原则。

辨病，不仅包括中医的病，也包括西医的病，因为辨病施食可以针对基始的病因，从总体上解决疾病的根本矛盾。如食用海带等治疗甲状腺疾病，多种动物肝脏与枸杞子、桑椹子同用治疗雀盲，食用芹菜防治高血压病，用动物胰脏治疗糖尿病等。

辨证施食的原则来源于中医的辨证施治思想，在康复实践中，辨证论治的思想应贯穿于饮食疗法的始终，相机立法，灵活处方。如肾炎的辨证，皆以水肿作为主证，但对于证属风邪犯肺，肺失宣化的阳水，应投以有利尿或攻水作用的膳食，如五皮饮、商陆粥；肺肾气虚者则宜用加味黄芪粥、马蹄煮猪腰；脾肾阳虚者宜用杜仲腰花、清蒸附片鱼；肝肾阴虚者宜用枸杞花旗参饮、地黄甜鸡；气阴两虚者宜用洋参鱼肚、清宫八珍糕；水肿甚者宜用黑鱼冬瓜汤。

（四）注重三因制宜的原则

三因制宜，即因人制宜、因时制宜、因地制宜，是中医治疗法则之一，也同样适用于饮食康复，是康复患者选择食物必须注意的原则。

因人制宜，是根据康复者的年龄、体质、性别等不同特点，制定适宜的食疗方案，选择合适的康复饮食。儿童生机旺盛，稚阴稚阳，易伤食罹虫，饮食应健脾消食，选食淮山粥、蜜饯山楂等，慎食肥腻厚味，否则极易形成营养过剩而导致肥胖，或者导致消化不良，食欲不振；中青年人生长发育已经成熟，血气旺盛，但消耗较大，故一般荤素并重，使之营养充足，有助康复。人到老年期，组织器官日渐衰退，气血不足，故饮食宜细碎软烂，易消化而多补益，淡食为主，慎食难于消化及寒凉食物。体质的差异又有阴阳强弱的不同，故膳食有宜凉宜温，宜补不宜补的不同。阳盛阴虚之体，饮食宜凉，宜食养阴食品，如银耳羹等，慎食温热补阳食品；阳虚阴盛之体，饮食宜温，宜食补阳食物，如羊肉羹等，慎食寒凉伤阳食物。气虚之体宜补气，如人参粥等；血虚之体宜补血，如当归生姜羊肉羹等。性别不同，男女生理各有特点，妇女有经、孕、产、乳，屡伤于血，血偏不足，平时应食补血为主的膳食。怀孕期，由于胎儿生长需要，更宜加强食物的营养，但一般宜选清淡性平之品；产后则气血多虚，更需要哺乳婴儿，故气血常处于不足，故饮食营养宜加血肉有情之品，宜偏于温补。

因地制宜，是根据不同地区地理环境的特点、气候的不同，选用适宜的食疗饮食。人体常因地理环境的不同、气候的差异而形成生理上的差异。《医学源流论》说："人秉天地之气以生，故其气体随地不同，西北之人，气深而厚，凡受风寒，难于透出，宜用疏通重剂，东南之人，气浮而薄，凡遇风寒，易于疏泄，宜用疏通轻剂。"不同地区由于地势高低、气候条件及生活习惯各异，人的生理活动和病变特点也不尽相同，所以进行饮食康复治疗时应照顾不同的地域特点，合理配制康复的膳食。如东南沿海地区，气候温暖潮湿，居民易感湿热，宜食清淡除湿的食物；西北高原地区，气候寒冷干燥，居民易受寒伤燥，宜食温阳散寒或生津润燥的食物。又如同样的感冒病，在西北宜用葱豉粥、姜糖苏叶饮等以助康复，在东南地区宜选食干葛粥、桑菊薄荷饮以助康复。

因时制宜，是根据时令气候的特点以及四时气候与内在脏器的密切关系，而选用适宜的食疗食物。春季，自然界万物复苏，为肝旺之时；康复患者宜少吃酸味，增加辛甘之品，饮食宜清淡温平，应多食时鲜蔬菜，少食肥肉等高脂肪和辛辣等食品。夏季，是万物生长发育最旺盛的季节。康复患者宜食清凉解暑之品。又因暑夏汗出较多，气阴易耗，故亦宜食些补益气阴的食品。长夏，湿气较重，故宜食清淡食品，可以化湿，以利脾气之运化。秋季干燥，万物渐趋凋谢，宜食用生津养肺、润燥护肤的食品。冬季寒冷，万物凋谢，故宜选温阳肉类食品，以助人体阳气潜藏。

三、常用食养食疗方

食养食疗方是指专门用于养生保健或治病或康复的饮食处方。

我国传统的食养食疗方品种繁多，比较多见的形式是将食物与食物或食物与药物搭配，经过烹调加工等步骤而制成。食养食疗方保持了食物本身的风味，又不失其特定的效用。

（一）组方原则

1．药专力精 食养食疗，以食为主，所以要尽量使用"药食两宜"的物品组方。如果确实要使用仅供药用的品种，则要避免组方药味过多过杂，使食味杂乱，影响味觉和食欲。如“独参汤”仅一味人参；“雪羹汤”仅荸荠、海蜇两味。而且这两个处方都使用了药食两用的品种。

2．动静结合　药物和食物的功效都有动静之分，食养食疗处方如能将动静之药合理配伍运用，就能更好地发挥作用。例如，食养食疗方中运用补阴、补血药较多，如熟地、麦冬、枸杞子之类，这些药物的特性以静为主，如果同时配伍陈皮、砂仁之类行气健脾之品，辛温之动带动补益之静，使阴药得以内外相彻，整个处方就“动”了起来，也会使补益效果大大加强。

3．对称含蓄　许多食养食疗方习惯使用“对药”。所谓对药，实际上是凝固了的习惯用药，体现出一种典型的对称特性。“对药”包含着虚实补泻、动静刚柔、轻重缓急、升降浮沉、寒热温凉、相须相使等原则的运用，照顾了气血阴阳、五脏六腑的方方面面。治糖尿病的食养食疗方，常用熟地和苍术、黄芪和山药两对药物，熟地与苍术，包含阴阳、动静、润燥等方面的对称；黄芪、山药同属温补，但在作用点上，黄芪补中上焦、山药补中下焦，有相须之效，这是功能上的对称。其他如熟地与山药，枳壳与牛膝等等，都是这种对称用法的典型。而所谓“含蓄”，则指药食方中所用之物与疾病症状貌似不合，但实则能更加全面地解决问题，使方药表现出一种含蓄的特征。如治失眠的半夏秫米汤，其中药物均无安眠作用，而是一首养胃化痰的方子，是针对“胃不和则卧不安”的失眠患者的，半夏秫米汤与失眠症状无直接的关联，但却因为解除了致病的本质因素，因而可以使人透过表面的不吻合而看到深层含蓄的治疗规律（辨证论治）。因此，临床上设计食养食疗方，最主要的是要与病机吻合，而不是以症状来定药食。

4．灵活变化　“医者，意也”。“意”体现在食养食疗处方上，最典型的特征就是加减化裁。如何变化，是依据机体虚损状况的发展、衰退或缠绵停滞的不同状态而决定的，还要结合时令季节、性别年龄等各种因素，在组成上加以变化，或者对用法加以变化。

（二）食养食疗方分类

中国地大物博，各地物产丰富，风土习俗各异，食养食疗食品，异彩纷呈，各具特色。根据制作工艺的不同，可分为饮料（含鲜汁、茶饮、汤液、药酒、饮露、浆乳等）、饭食点心（含粥、米饭、饼、糕、粉、面、馒头、包子、馄饨等）、菜肴（含炙、蒸、煎、烩、炒、烧、煮、炸、炖、爆、熬、溜、渍、腌等多种烹法）。但对于处方制定者来说，最需要的还是根据效用进行的分类。

1．治疗类食疗方　主要根据患者的症状，通过辨证，制定出治法的同时，采用相应食养食疗进行调理，如合理食用，既有疗效，又免遭服药之苦。

（1）解表类：常以生姜、葱、薄荷等具有发散作用的食物组成，具有发汗解肌等作用。适用于外感初起，见微热、微寒等表证较轻的病人。方如生姜红糖饮、葱姜醋粥、薄荷叶粥等。

（2）祛痰止咳类：常以雪梨、猪肺、橘、萝卜、蜂蜜等有润肺化痰作用的食品组成，具有止咳化痰平喘的作用。适用于痰饮、咳喘等，见有痰急气喘等证。如止咳梨膏糖、杏仁猪肺粥、橘红糕、蜂蜜萝卜粥等。

(3) 消食导滞类：常以山楂、萝卜、鸡内金、鸡肫、鸭肫等功能化积消食的食品为主组成，具有开胃健脾、消积化滞的作用。适用于消化不良，食欲不振等证。如山楂肉干、萝卜饼、白术猪肚粥等。

(4) 清热类：常以西瓜、绿豆、银花、竹叶等清热解暑的食品为主，具有清热解毒、止渴生津作用。适用于热证或暑热津伤证。如竹叶粥、银花露、西瓜番茄汁、冰糖绿豆汤等。

(5) 温里类：常以干姜、花椒、肉桂、茴香、羊肉、狗肉等温热散寒的食品为主组成，具有温里散寒的作用。适用于寒在脏腑、经络的病证，如慢性腹泻、虚寒腹痛、痹证等。如附子羊肉汤、当归生姜羊肉汤、干姜粥等。

(6) 利水除湿类：常以薏苡仁、赤小豆、冬瓜、茯苓等利小便的食品为主组成，具有利水除湿、通便消肿等作用。适用于小便不利、水肿等证。如鲤鱼赤小豆汤、茯苓包子、薏苡红枣粥、冬瓜粥等。

(7) 通导大便类：常以核桃仁、芝麻、香蕉、蜂蜜、燕麦、杏仁等润肠食品为主或与麻仁、苁蓉等药物相配，具有润肠通便的作用。适用于习惯性便秘或其他疾病导致的便秘。如蜂蜜香油汤、麻仁粥、核桃仁芝麻泥等。

(8) 理气类：常以橘皮、小茴香、豆蔻等理气食品或与砂仁、佛手、香附等理气药相配，具有调畅气机的作用。适用于气机阻滞的脘腹胀闷、肋胁胀痛等证。如豆蔻馒头、梅橘汤、茴香粥等。

(9) 活血化瘀类：常以桃仁、桂皮、红糖、酒等活血食品为主或与红花、益母草、川芎活血化瘀药相配，具有养血理血、活血化瘀作用。适用于瘀滞腹痛、胸痛、腹痛、痛经、痹痛等证。如益母草煮鸡蛋、桃仁粥、红枣黑木耳汤、丹参酒等。

(10) 补益类：常选用扁豆、薏苡仁、桑椹、大枣、花生、莲子、猪肝、菠菜等补益气血脏腑的食品，或与人参、山药、当归、黄精、枸杞子、杜仲等补益药相配，具有益气、助血、滋阴、壮阳的作用。适用于气虚乏力短气、血虚头晕心悸、阴虚津少内热、阳虚畏寒肢冷等证。如气虚证用参芪粥、莲肉糕、健胃山药粥等；血虚证用菠菜猪肝汤、当归苁蓉猪血羹、猪心枣仁汤等；阴虚证用冰糖黄精汤、银耳羹、龟肉百合等；阳虚证用枸杞羊肾粥、杜仲炖猪蹄、虫草炖老鸭等。如阴阳、气血、脏腑、津液虚损兼杂的，则采用诸法合用。

(11) 平肝潜阳类：常以猪脑、鳖肉等养肝肾食品为主或与菊花、天麻、决明子等平肝熄风药相配，具有平肝熄风、滋阴潜阳的作用。适用于眩晕头胀、烦躁易怒、失眠多梦等证。如菊花肉片、天麻猪脑羹、芹菜红枣汤等。

(12) 养心安神类：常以猪心、大枣、龙眼肉、小麦、百合等补心血的食品为主或与柏子仁、朱砂等安神药相配，具有养心安神镇静的作用。适用于心悸怔忡、失眠多梦等证。如百合粥、小麦粥、玉竹猪心、糖渍龙眼等。

(13) 固涩类：常以乌梅、怀山药、莲子肉、芡实等收涩食品为主或与金樱子、山茱萸、浮小麦等收涩药相配，具有收敛固涩作用。适用于自汗、盗汗、久咳、带下等证。如浮小麦饮、芡实煮老鸭、金樱子粥等。

2. 保健类食养食疗方 具有养生保健、增强体质或益寿延年的功效，适用于健康人或亚健康群体。常见的类型有：

(1) 美容类：常以兔肉、海参、牛乳、苹果、柠檬、胡萝卜、黄豆、银耳等有美容作用的食品为主，或与珍珠、人参、芦荟、白芷等药物相配。具有润肤养颜、祛皱泽肌的作用。如笋烧海参、香椿拌豆腐、洁肤萝卜饮、珍珠茶、醋泡黄豆、牛奶茶、柠檬汁煨鸡等。

(2) 减肥类：常以冬瓜、黄瓜、赤小豆、薏苡仁、萝卜、山楂、海带等利水消脂的食品为主，或与荷叶、茯苓、泽泻等利水药相配，具有降脂减肥的作用。适用于单纯性肥胖证。如盐渍三皮、减肥酒酿、荷叶粥、茯苓饼、怪味海带等。

(3) 丰肌类：常以牛肉、猪肚、羊肉、鸡肉等营养丰富的食品为主，或与人参、黄芪、山药、黄精、枸杞子等补益药相配，具有健脾益气开胃的作用。适用于形体消瘦、纳差食少、精神不振等证。如胡桃羊肉粥、莲子猪肚、爆人参鸡片、黄芪牛肉等。

(4) 健脑增智类：常以核桃仁、芝麻、龙眼、猪脑、猪心、莲子、木耳、大枣、百合等健脑养心的食品为主，或与益智仁、枸杞子、茯神、柏子仁、何首乌等健脑药相配，具有益智填髓、补脑强心的作用。适用于儿童生长发育期以及脑力劳动者或记忆力减退的早衰证。如核桃仁粥、甘麦大枣汤、龙眼鸡片、玫瑰花烤羊心、猪脑木耳汤等。

(5) 美发润发类：常选用小米、豆类、黑芝麻、胡萝卜、牛羊猪肝、黑枣、草莓、西红柿等补血养发的食品，或与何首乌、地黄、黄精、女贞子、菟丝子等药物相配，具有滋养补肾、润发美发的作用。适用于毛发柔弱、须发早白等。如菟丝子粥、首乌蛋、黑豆雪梨汤、猪肾核桃、瓜子芝麻糊等。

(6) 益寿延年类：常选用莲子、鸡肉、牛肉、羊肉、海参以及新鲜蔬菜、水果等营养丰富的食品，或与人参、白术、当归、川芎、黄精、枸杞子、冬虫夏草等补益药相配，具有健脾益肾、扶正补虚的作用。适用于体虚脾弱，肾亏早衰等证。如人参鸽蛋、山药黄精豆腐羹、长寿粉、鸡肉馄饨、羊脊骨粥、海参粥、冬虫夏草鸭等。

(7) 明目类：常选用鸡猪羊肝、桂圆、菊花、绿茶、芝麻、菠菜等补血养肝的食品，或与决明子、枸杞子、玄参、首乌、人参等药物相配，具有补血养肝明目的作用。适用于视力减退、视物不清、两目干涩等证。如菊楂决明饮、猪肝枸杞汤、银杞明目汤、酱醋羊肝等。

(8) 抗疲劳类：常选用豆类、菌类、牛肉、羊肉、鸽子肉等食品，或与人参、黄芪、党参、鹿茸、杜仲等益气壮阳药相配，具有补气壮阳增力的作用。适用于易于疲劳或动则乏力的体虚等证。如肉桂肥鸽、附片羊肉汤、双鞭壮阳汤等。

3. 康复类食养食疗方　主要用于各种疾病康复期。

(1) 慢性支气管炎：症见咳嗽痰黄，咽痛口渴，属肺热痰郁者，选用枇杷叶粥、罗汉果茶；症见咳嗽声重，痰白量多，属痰湿壅肺者，选用苡米杏仁粥、橘红糕；症见干咳少痰，潮热盗汗，属肺肾阴虚者，选用雪梨炖燕窝、百合甜杏粥；症见咳声低微，动则喘甚，腰酸肢冷，属肺肾阳虚者，选用灵芝肉饼、山药补骨脂炖紫河车。

(2) 支气管哮喘：症见气急咳呛、胸闷痰黄，属热哮者，可选用蜂蜜蒸羊胆、凉拌三鲜；症见呼吸急促、喉中哮鸣、胸闷痰白，属寒哮者，可选用麻雀虫草汤、杏仁薄荷粥；哮喘缓解期，可选用珠玉二宝粥、胡桃粥、参桃蛤蚧汤培补正气。

(3) 消化性溃疡：症见胃脘部疼痛，得食稍减，神疲乏力，属脾胃气虚者，可选用黄芪粥、茯苓山药糕；症见胃脘部隐隐作痛，喜温喜按，手足欠温，属脾胃虚寒者，可选用羊肉汤、干姜粥；症见胃脘部隐隐灼痛，口渴，便干，属胃阴亏虚者，可选用洋参瘦肉粥、百合莲子糯米粥；伴有出血者，可用海参螵蛸散。

（4）慢性胃炎：症见胃脘部隐痛，食后腹胀，纳呆神疲，属脾胃虚弱者，可选用肥鸽糯米粥、参芪鹅肉汤；症见胃脘疼痛，并有烧灼感，饥不欲食，大便干结，属胃阴不足者，可选用石斛粥、玉竹粳米粥。

（5）慢性肠炎：症见大便溏薄，水谷不化，稍进油腻则腹泻，属脾气虚，选用黄芪山药莲子粥、茯苓人参饼；症见黎明前腹痛，肠鸣腹泻，形寒肢冷，属肾阳虚者，选用四神腰花、韭姜奶；症见胸胁胀闷，嗳气少食，每因情绪变化而腹泻，属脾虚肝郁者，选用三花防风茶、芡实山药糊。

（6）高血压：症见头晕目眩，烦躁易怒，便秘尿黄，属肝阳上亢者，选用甘菊粳米粥、菊花乌龙茶；症见眩晕、胸闷、心悸、舌暗，属血脉瘀滞者，选用醋浸花生、红花海蜇、芹菜拌香菇；症见头晕目眩，耳鸣健忘，肢体麻木，属阴虚阳亢者，选用雪羹汤、首乌大枣汤；症见头晕眼花，畏寒肢冷，五心烦热，属阴阳两虚者，选用首乌巴戟兔肉汤、豆浆粳米粥。

（7）冠心病：症见胸闷而痛，气短喘促，体胖痰多，属痰湿痹阻者，选用薤白粥、山楂扁豆韭菜饮；症见胸部刺痛，痛有定处，或心悸气短，属血脉瘀滞者，可选用醋蛋饮、羊心方；症见心胸憋闷，心痛时作，畏寒肢冷，面色㿠白，属阳虚者，可选用黄芪蒸鸡、木耳烧豆腐；症见心悸怔忡，胸闷心痛，五心烦热，属阴血虚者，选用芝麻鱼条、酸枣仁茶；症见胸闷隐痛，气短乏力，咽干心烦，属气阴两虚者，选用参冬粥、黑鱼芪菇汤。另外，海带松、香蕉茶可以预防冠心病的发生。

（8）贫血：症见面色萎黄，食欲不振，神疲乏力，属脾虚血亏者，选用健脾补血包子、参归黄鳝羹；症见面色㿠白，畏寒肢冷，属脾肾亏虚者，选用骨髓红枣汤、胎盘煲瘦猪肉。此外，缺铁性贫血可选用菠菜羊肝鸡蛋汤、党参红枣饮。

（9）慢性肾炎：症见全身浮肿，小便不利，纳差形寒，属脾阳虚者，可选用参苓粥、黄芪粥；症见面浮肢肿，头晕乏力，畏寒肢冷，入夜尿多，属脾肾阳虚者，选用杜仲腰花、肉苁蓉羊肾羹；症见眩晕耳鸣，两目干涩，五心烦热，属肝肾阴虚者，选用冰糖燕窝汤、地黄甜鸡；症见少气乏力，午后低热，口燥咽干，属气阴两虚者，选用洋参鱼肚、黑鱼肉粥。

（10）糖尿病：症见口渴多饮，咽干灼热，食量如常，属肺热津伤者，选用清炒苦瓜、山药葛根粥；症见乏力短气，多饮多尿，自汗盗汗，属气阴两虚者，选用南瓜粥、沙参心肺汤；症见小便频数，浑浊如膏，甚至饮一溲一，属阴阳两虚者，选用杜仲爆羊腰、海参粥。

（11）高脂血症：症见急躁易怒，胸胁或乳房胀痛，腹胀肠鸣，属肝郁脾虚者，选用决明子粥、菊苗粥；症见头晕耳鸣，目涩口干，腰酸肢软，属肝肾阴虚者，选用黄精炖猪肉、淡菜荠菜汤；症见头晕肢重，胸脘痞满，甚则呕恶痰涎，属痰湿内阻者，可选用加味橘皮粥、荷叶薏苡汤；症见头胀胸闷，或心前区疼痛，属痰瘀交阻者，选用银杏叶茶、昆布海藻汤。

（12）甲状腺功能亢进症：症见甲状腺肿，软而不痛，情绪波动时肿胀加重，属气滞痰凝者，选用海带瘦肉汤、海藻浙贝煎；症见瘿肿眼突，面部烘热，口苦目赤，属肝火亢盛者，选用夏菊茶、天葵瘦肉汤；症见颈前肿大，五心烦热，口干手颤，属阴虚火旺者，选用生地枣仁饮、二至甲鱼；症见颈前轻度肿大，心慌气短，汗多手颤，属气阴两虚者，选用燕窝粥、枸杞番茄鱼片。

(13) *慢性肝炎*：症见口淡无味，肢体困倦，大便溏薄，属脾胃虚弱者，选用金橘山药粟米粥、鲤鱼赤豆汤；症见肋胁隐痛，口干咽燥，心烦多梦，属肝肾阴虚者，选用龟肉粥、银耳枸杞汤；症见畏寒喜暖，食少便溏，下肢浮肿，属脾胃阳虚者，可选用姜桂牛肉汤、羊肾粥。另外，慢性肝炎恢复期宜用醋泡梨、芹菜红枣汤。

(14) *骨质疏松症*：症见腰膝酸软，全身乏力，或自发性骨折，属脾肾阳虚者，选用羊脊骨粥、参枣骨脂汤；症见筋脉拘急，爪甲枯脆，眩晕耳鸣，属肝肾阴虚者，选用枸杞子羊肾粥、桑椹牛骨汤。

(15) *骨折*：骨折初期宜用三七蒸鸡、田七瘦肉汤；骨折中期宜用接骨木方、牛膝酒；骨折后期宜用羊脊羹、当归羊肉羹、芝麻核桃方。气血不足者，选用黄芪桂圆粥、壮筋鸡；肝肾亏损者，选用蟹肉粥、牛膝蹄筋。

四、饮食保健

“饮食生民之天，活民之本。”饮食摄取正确与否，对健康至关重要。元代贾铭在《饮食须知》中说：“饮食藉以养生，而不知物性有相宜相忌，丛然杂进，轻则五内不和，重则立兴祸害，是养生者亦未尝不害生也。”中医在饮食保健方面积累了丰富的经验，其中主要内容包括良好的饮食习惯、有节制的合理进食、五味调和的饮食平衡、顾护脾胃的摄生思想、注重饮食宜忌卫生等。

（一）饮食有节，适量定时

“饮食有节”是指饮食的量应有一定的节制，应根据各人的实际情况做到适量饮食，不过饥也不过饱。饥饱无度就会影响身体健康：过分饥饿，则机体营养来源不足，无以保证营养的供给；饮食过量，不能及时消化，脾胃功能因承受过量，消化吸收功能就会受到损伤。两者的结局一样，都是难以吸收人体生命所必需的足够营养。

饮食过量，营养过剩是当今社会的主要倾向。《素问·痹论》指出：“饮食自倍，肠胃乃伤。”孙思邈在《备急千金要方》中说：“不欲极饥而食，食不可过饱，不欲极渴而饮，饮不可过多，饮食过多，则结积聚，渴饮过多，则成痰癖。”又说：“凡常饮食，每令节俭。若贪味多餐，临盘大饱，食讫，觉腹中彭亨短气，或致暴疾，乃为霍乱。”说明凡暴饮暴食者常使胃肠功能失调，而引起上吐下泻的病变。在节制饮食的具体做法上，历代养生家也提出不少有效的办法。如《养生避忌》中说：“善养生者，先饥而食，食勿令饱；先渴而饮，饮勿令过。食欲数而少，不宜频而多。”历代均认为“腹八分”（即食至七八分饱）和少食多餐是最佳养生之法。

饮食有节，除了适量，还应定时而有规律。早在《尚书》中就有“食哉惟时”之论。有规律的定时进食，可以保证消化、吸收机能有规则地进行活动，脾胃则可以协调配合，有张有弛。饮食物则可在机体内有条不紊地被消化、吸收，并被输布全身。若食无定时而随意进食，零食不离口，就会使肠胃始终得不到相应的休息，打乱了胃肠的活动规律，使消化功能失调。长期如此，则食欲逐渐减退，反而有损于健康。

一般的饮食习惯是一日三餐，间隔的时间约为4～6小时。这与饮食物在胃肠停留和传递的时间比较吻合，因此符合养生要求。现代研究证明，早、中、晚进餐之时，是人体内消化最活跃的时候，故一日三餐，定时进膳，对消化功能特别有利。《灵枢·平人绝谷》篇说："胃满则肠虚，肠满则胃虚，更虚更满，故气得上下，五藏安定，血脉和利，精神乃居，故神者，水谷之精气也。"指出只有定时进餐，才能使胃、肠维持更虚更满的功能活动，使胃肠之气上下通畅，有利于营养物质正常的摄取和输布。

一日三餐还要遵循"早饭宜好，午饭宜饱，晚饭宜少"的原则。这也是以一昼夜中人体生理变化的规律为依据的：一夜过后，胃内处于空虚状态，故早餐宜进高质量食物，易于消化、吸收；一日之中，既要补充上午的消耗，又要应付下午的活动，故午餐宜食饱；晚上人要入睡，故宜少食，若食多，反而成为致病之因。《诸病源候论》说："夫饮食过饱，则脾不能磨消，令人气急烦闷，眠卧不安"，导致或"心腹坚痛"，或"但欲卧而腹胀"。孙思邈亦说："饮食即卧，乃生百病。"

（二）合理搭配，切忌偏食

饮食物只有做到合理搭配，避免偏食嗜食，才能使人吸收各种营养，满足生命的需要。食物的搭配关系又称食物的配伍。食物之间或食物与药物通过配伍，由于相互影响的结果，使原有性能有所变化，因而可产生不同的效果。食物配伍的具体情况可概括为如下四种：

相须相使：即性味、功效基本相同或某一方面性味、功效相近的食物互相配合，能够增强原有食物的功效。如冬虫夏草与老鸭相配有明显增强补益强壮的作用；又如黄芪炖鲤鱼，黄芪益气，可增强鲤鱼利水消肿之功。前者为相须作用，后者为相使作用。

相畏相杀：即两种食物同用时，一种食物的毒性或副作用能被另一种食物降低或消除。前者对后者来说是相畏，而后者对前者来说是相杀。如食用螃蟹常配以生姜，因生姜能减轻螃蟹的寒性，并能解蟹毒。即为相畏或相杀的配伍关系。

相恶：即两种食物同用后，使原有的功能降低甚至丧失。如人参恶萝卜，是因为萝卜耗气，能降低人参补气作用。此为相恶的配伍关系，在实际应用中应避免。

相反：即两种食物同用时，能产生毒性反应或明显的副作用。如柿子不能与蟹同时食用。此为配伍禁忌，

饮食的合理搭配离不开饮食五味的调和。五味指辛、甘、苦、酸、咸。《素问·生气通天论》说："谨和五味，骨正筋柔，气血以流，腠理以密，如是则骨气以精，谨道如法，长有天命。"强调五味调和便能使人健康。五味对五脏有其特定的亲和性，故五味调和，能对五脏起到补益作用。《素问·至真要大论》说："酸入肝，苦入心，甘入脾，辛入肺，咸入肾。久而增气，物化之常也。"提倡五味均衡，反对偏食多食，即"五味所禁"。《素问·宣明五气篇》将其归纳为："辛走气，气病无多食辛；咸走血，血病无多食咸；苦走骨，骨病无多食苦；甘走肉，肉病无多食甘；酸走筋，筋病无多食酸。是谓五禁，无令多食。"若偏嗜某味，

便会导致五脏功能失调。《素问·生气通天论》说："味过于酸，肝气以津，脾气乃绝；味过于咸，大骨气劳，短肌，心气抑；味过于甘，心气满，色黑，肾气不衡；味过于苦，脾气不濡，胃气乃厚；味过于辛，筋脉沮弛，精神乃央。"说明五味偏嗜会给健康带来不良后果。

饮食合理搭配还要注意荤素搭配问题。合理的饮食搭配，宜荤素结合。《素问·脏气法时论》提出的"五谷为养，五果为助，五畜为益，五菜为充，气味合而服之，以补精益气"；《素问·五常政大论》"谷、肉、果、菜，食养尽之"，蕴含着荤素结合的均衡饮食观。据唐王冰所注，五谷为粳米、小豆、麦、大豆及黄黍；五果为桃、李、杏、栗、枣；五畜为牛、羊、猪、犬、鸡；五菜为葵、藿、薤、葱、韭等。只有荤素结合，人体才能获得全面的营养。

（三）顾护脾胃，寒温适度

饮食保健首先要注意保护脾胃。《脾胃论》说："元气之充足，皆由脾胃之气无所伤，而后能滋养元气。"故饮食保健中必须时时顾护脾胃。

首先应注意饮食寒温适度，即饮食的寒热应该适合人体的需要。这是因为过于寒凉的饮食易损脾胃阳气，过于热灼则易伤脾胃之阴，致阴液虚耗。《灵枢·师传》有"饮食者，热无灼灼，寒无沧沧"之说。如过食寒凉，贪食生冷瓜果，日久则损伤脾胃阳气，发生腹痛、泄泻等病；若过食辛温燥热，则可使胃肠积热，出现口渴、腹满胀痛、便秘等症。尤其要注意的是大渴切忌冷饮，若骤进冷饮，往往造成肠胃血管急剧收缩，引起胃肠功能紊乱，导致疾病。

饮食寒温不当，除损伤脾胃阴阳，影响脾胃运化功能外，也会伤及其他脏腑，产生多种不良影响。如《灵枢》云"形寒冷饮则伤肺"，故肺有寒饮，或哮喘等患者忌食生冷。又如《济生方》说："多食炙煿，过饮热酒，致胸壅滞，热毒之气，不得宣泄，咽喉为之病焉。"《医徧》说："酒家多噎膈，饮热酒者尤多。以热伤津液，咽管干涩，食不得入也。"可知多吃热食，多饮热酒，一方面易产生热毒，另一方面又能灼伤津液，从而会形成咽喉诸病和噎膈。饮食寒温适度对老年人尤为重要，如《寿亲养老书》说："老人之食，大抵宜其温热熟软，忌其黏硬生冷。"人到老年，内脏大多衰退，功能活动减弱，故对黏硬生冷食物，消化更加困难，所以提出忌其黏硬生冷。

运用食养食疗方时更应注意顾护脾胃，可在方中加用具有温中理气、芳香化浊、消导化食作用的药物。元《饮膳正要》所记载的食养食疗方大多配伍草果、生姜、良姜、莱菔之类药物，其目的是立足于温中理气，芳香益胃，以提高脾胃运化功能。用量恰当，不仅使患者乐于接受和增进食欲，同样也会起到调护脾胃功能的作用。

（四）饮食宜忌，趋利避害

饮食宜忌是在中医养生理论指导下，通过改变不良饮食习惯与嗜好，避免食用不利于人体健康，或加重甚至恶化病情的食物，以达到保健养生或促进康复的一种饮食保健方法。中医食养食疗学所论的饮食宜忌，包括范围很广，既有通常所说的"忌口"，也有食物与食物或食物与药物之间的配伍禁忌等。有关饮食宜忌最早见于《素问·宣明五气篇》所载"五味所禁”以及《素问·五藏生成篇》所载的“五味之所伤”等，即五脏病各有所忌：心病禁咸，肝病禁辛，脾病禁酸，肺病禁苦，肾病禁甘。汉《金匮要略·禽兽鱼虫禁忌并治第二十四》中说：“所食之味，有与病相宜，有与身为害，若得宜则补体，害则成疾。”相宜食味能治病养病，食用不相宜食品则反成祸害，故应禁之。

总之，趋利避害是饮食宜忌的目的。常用饮食宜忌归纳如下：

1．常见病证的饮食宜忌 疾病性质有寒热虚实之分，食物有寒凉温热之性，因而患者饮食便有宜忌。病症的饮食宜忌是根据病症的寒热虚实，患者体质的阴阳偏胜，结合“食物”的四气、五味、升降浮沉及归经等特性来加以确定的。寒证患者宜食温性热性饮食，忌用寒凉、生冷食物；热证患者宜食寒凉平性饮食，忌食温燥伤阴食物；虚证患者，阳虚畏寒之体宜温补，忌用寒凉，不宜过食生冷瓜果、冷性及性偏寒凉的菜肴食物；阴虚内热者宜清补，忌用温热助火的食品，不宜吃辛辣刺激性食物，如酒、葱、大蒜、辣椒、生姜之类；一般虚证病人应避免食用生冷油腻、腥臭等不易消化的食物，食物应清淡而富于营养。

实证患者，饮食宜忌根据辨证情况，以驱邪为主，忌用滋腻补益食品，以免留邪。如发热，患感染性、出血性疾病者，当忌食辣椒、胡椒、老姜、酒、狗肉、羊肉、虾等温热以及煎炸烧烤类等食物；胃痛呕吐、腹痛腹泻、哮喘咳嗽等虚寒性疾病者，忌食螃蟹、海带、田螺、西瓜等冷积之物；胸闷腹胀、消化不良及胃肠道疾病者，忌食红薯、糯米、豆类、瓜果等生冷腻滞之物；肝胆疾病、皮肤湿疹、过敏性体质者，忌食竹笋、虾、蟹、海鲜类发物。

2．服药期间的饮食宜忌 病人服中药期间，有些食物对所服之药有不良影响，此类食物应忌食；但也有某些食物可以促进药物作用的发挥，则可配合同用，以助康复。清代章杏云所著《调疾饮食辩》云：“病人饮食，藉以滋养胃气，宣行药力，故饮食得宜足为药饵之助，失宜则反与药饵为仇。”张仲景在《伤寒论》中指出，服用某些中药时忌生冷、黏腻、肉、面、五辛、酒、酪、臭物等。

服药期间的食物禁忌，前人称为服用禁忌，也就是通常所说的“忌口”。古代文献中有猪肉反乌梅、桔梗，狗肉恶葱，羊肉忌南瓜，鳖肉忌苋菜、鸡蛋，螃蟹忌柿、荆芥，蜂蜜忌葱，人参恶黑豆、山楂，忌萝卜、茶叶。近代研究也证实，食物间确实有配膳禁忌，如胡萝卜、黄瓜等食物含有分解维生素 C 的酶，因此不宜与白萝卜、旱芹等富含维生素 C 的食物同用；牛奶等含钙丰富的食物，不宜与菠菜等含草酸较多的食物同用。

西药亦有不少食忌，如红霉素、青霉素、阿司匹林忌食柑橘、柠檬、果汁、泡菜、番茄、香醋、咖啡碱、可乐、茶叶等酸性食物，四环素忌食杏仁、干酪、奶油、牛奶、冰淇淋、豆制品等高钙食物，利尿药忌食味精、碱性食物、高钠食物，碱性药物忌食富含维生素 B、C 的食物等。

饮食宜忌大多源于用药经验，其中不少得到药物学研究证实，但也有不少宜忌的内容尚未得到确认，需要继续深入研究。

3．女子经期、孕期及产后的饮食宜忌 女子月经期间，应摄取清淡而富有营养之食品，忌食生冷、酸辣、辛热香燥之品。过食生冷则经脉凝涩，血行受阻，致使经行不畅，甚至痛经、闭经；酸辣辛热香燥之品，则助阳耗阴，致血分蕴热，迫血妄行，令月经过多。也不宜过量饮酒，以免刺激胞宫，扰动气血，影响经血的正常溢行。

妊娠期间，母体之血注于冲任经脉以养胎元，此时应避免食用辛辣、腥膻之品，以免耗伤阴血而影响胎元，可进食甘平、甘凉补益之品，以助气血生长。对妊娠恶阻孕妇应避免进食油腻之品，宜食健脾、和胃、理气之类食物。

产后，气血受到耗损，又需哺乳，需加强营养。产妇忌食油腻和生冷瓜果，以防损伤脾胃和恶露留滞不下，也不宜吃辛热伤津之食，以防便秘难行和恶露过多。产妇的饮食宜清淡可口，易于消化吸收，又富有营养及足够的热量和水分，以助机体恢复。总之，应以平补阴阳气血，尤以滋阴养血为原则，慎食或忌食辛燥伤阴及发物与寒性生冷食物。

第三节　性生活保健法

男女之间的性活动是人类最基本的需求之一。人类性活动具有三大功能：生殖、健康、娱乐。在现代医学技术的调节下，生殖功能在人一生中所占的比重越来越小，而健康和娱乐功能，却与身相伴，不可或缺。性行为作为人体生理之一，也是养生保健的重要方式。

作为中医大学生，学习性保健知识，不仅对将来的临床工作十分有益，而且也是自己接受性教育的极好机会。

一、性与健康

就人的性本能而言，本身并不适应社会关系的需要，而是一种适应原始群居乱交关系的行为要求。如果任凭性本能放任满足，首先会影响健康，削减寿命，更严重的结果会导致社会解体，人种退化。因此，作为有社会意识的人，为了使本能得以健康发展，又不至于使健康状况降低，以满足社会生产力的需要和保证后代的身体健康，就必须在性保健问题上深入研究。

性功能是人的本能，本能得到充分发扬，则人体必须遵循的“物质－功能”互为因果的生物机制才能得到平衡。反之，如果生殖器官的功能得不到发挥，则会造成器官的废用，使环环相扣的功能链出现某一环节的障碍而致生命活动紊乱。

马王堆出土的医书《十问》以“运动”的观点，说明正常的性生活也是一种生理运动。人要想长寿，在性生活方面必须要按天地间万事万物运动规律来合理调节。至于促进生命健康的性生活规律，则指出：调养正气的方法是“积精”，而积精并非使阴精闭固不泄，而是有补有泄，不断处于运动之中。只有运动才能促进生命、延长生命。具体的方法，是在泻精之后，以睡眠、饮食恢复体力，用理智来控制性交次数，这样才能促进健康长寿。历代不少养生家提倡的“葆精”理论，往往过分强调“闭而不泄”，曲解了性活动的健康功能。

我国古代医籍中有不少内容（病例和事实）从反面印证了以上论述，性生活过度所致疾病的记载更是联篇累牍。但值得重视的是，不少医家也记载了不正常的禁欲所导致的疾病，从这些病例中，我们同样可以看出健康正常的性活动对人类健康是多么重要。

马王堆出土的医书还记载了这样一则故事：大禹治水十年，因劳累而“四肢不用”，又因长期不过性生活而“家大乱”，于是向师癸请教解决的方法。师癸说：血气不行是导致气、血、筋、骨、精、肌六种人体组织极度伤殃的根源。而阴茎是“血气之所续也，筋脉之簇也”，因此“不可废忘也”，必须正常地发挥其功能，才能保持机体气血的正常运行。大禹听从其言，合理地安排自己的体力劳动与性生活，从而解决了矛盾。

根据中医理论，在正常的生命活动过程中，机体阴阳必须保持平衡，五脏之间的生、克必须井然有序，生与克相反相成，互生互制，气血精津必须运行通畅。而性活动作为人类机体功能活动的一大门类，若发生先天的或后天的损害，主观或客观的压抑，就会使阴阳平衡失调，五脏生克失度，气血津精的转化、运行、代谢出现障碍，势必影响到整体的生命活动。

二、中医性保健理论概述

在2000多年的养生史上，不外乎三个流派：纵欲、禁欲和节欲。

从上古生殖崇拜时期，到2000多年前的马王堆出土医书，再到魏晋隋唐时期的房中家，在这漫长时期内，基本上是以纵欲为基本特征的。尤其是在上古时代，人们对性不仅没有任何禁忌，反而抱着强烈的崇拜心理。在原始社会里，由于社会生产力极为低下，文明程度处于非常低的水平，人力是唯一的社会生产力。当时人的增长特点是：高出生率、高死亡率和极低的自然增长率，因此，只能以增加出生率来求得并扩大人类自身的增长。因此，人们对两性活动抱着自然、直率、鼓励、崇拜的态度，反映了当时的社会意识——作为社会生产力的人的再生产。

汉代以前，“房中”是一门热门的学问。在《汉书·艺文志·方技类》所载的医家类36家，房中就占了8家，共有著述168卷。早期儒学的经典著作《礼记·礼运》指出：“饮食男女，人之大欲存焉……故欲恶者，心之大端也”，说明儒学大师们也承认性是人类生理和心理上不可避免、不可缺乏的需求。

至魏、晋、隋诸代，房中术盛行，出现了不少房中家与房中术著作。比较著名的人物有葛洪、鲍静、陶弘景等。葛洪的《抱朴子》、《神仙传》中，屡记房中术内容，另撰有房中专著《玉房密诀》。陶弘景所著的《养性延命录》一书，是专论养生长寿的著作，此书卷下有一篇叫《御女损益篇》，对房中术进行了专篇详细讨论。

在这一漫长的历史时期，虽然也有不少提倡“节欲”、“葆精”理论的养生家和学术著作，但是，从主体上看，男女性活动没有伦理道德、法律、行政方面的约束，很多强调“葆精”的门派，是在大量性交的基础上，或以数量众多的女性来“采阴补阳”，其实就是“纵情而不伤身”的做法。所以，大体上还是可以称得上纵欲。

早期的房中术，尚有不少科学的内涵，可是到了后期，其荒淫、腐朽的本质表露无遗。例如，过分要求男女性交过程中的闭精不泄，要求以超常的理智和自制力来抑遏人的本能宣泄。这一点对绝大多数人来说，基本上是很难做到的；过于繁琐的程式和戒律，体现了严重的本位主义，它置性对象的生理满足、心理欲望于不顾，是一种反人性的技术；房中术以“采阴补阳”为目的，声称所交女子越多越好。这一点除了少数权势人物或财富丰足者以外，一般人很难做到，因此很难普及。它所推崇的滥交行为，与当时已成声势的儒、佛学教义推崇的人伦道德也不相容。所以，它不可避免地走向灭亡。

宋代以后，儒、释、道三教合流，儒家正统——程朱理学产生后，著名的理论“存天理，灭人欲”成了当时思想、文化、科技等所有范围内的唯一准则，禁欲主义于是成了性学的主流。但是，在医学的特殊规律作用下，加上历代有识之士对“灭人欲”思想的批判，宋元以后有关性保健以及对性问题的其他研究，实际上仍在延续。这些方面的内容，除了收入道藏中的《云笈七笺》（北宋）、《三元参赞延寿书》（元代）等著作外，大多出现于“求嗣”的专著和妇产科著作的“求嗣”篇之内。如南宋陈自明的《妇人大全良方》、明代万密斋的《广嗣纪要》、洪九有的《摄生秘剖》、高濂的《遵生八笺》、无名氏的《墨娥小录》、陈文治的《广嗣全诀》、清代王实颖的《广嗣五种备要》、叶天士的《妇科求嗣篇》等等。从这些著作来看，都有这样的共同特点，就是利用“子嗣”来谈性问题。这种现象，从文化的立场来看，是借着“不孝有三，无后为大”的儒家正统观念，合理地利用“子嗣”的保护伞，才使得传统性学研究能够流传下来，不致中断。但是，宋、元以后的性学研究，终究是以治疗为主，保健方面的经验和理论越来越少。所以，大体上看，禁欲是这一时期的主流。无论是在以纵欲为主的时代，还是在禁欲最严重的时期，中医在性保健方面，基本上还是在阴阳平衡理论的指导下，提倡节欲。

中医理论认为，要想使性行为成为益寿延年的动力，最主要的是掌握“量”这一关键；其次，要求保持身心的愉悦，辅之以气功导引等其他措施。其主要机理如下：

男女两性的关系必须与万物运动规律保持一致，既要“因其固然而然之”，又必须维持在一定的量上，“不可长，不可短”，这样才能保持正常生命活动的和谐与秩序，只有和谐与有秩序的生命运动，才能保持旺盛的生命力。而违背大自然运动规律的其他做法，均将打破正常的和谐和秩序，使正常的生命活动受到干扰和破坏。

现代研究结果表明：已婚者较独身者长寿。因为健康的夫妻生活可造成一个促使身心愉悦的良好环境。在这种环境中，人的感情可以得到交流，精神压力减轻，各种脏腑器官因此能发挥有效的功能，物质代谢不受障碍，所以对健康有利。

正常的性生活对人的健康长寿有可靠而肯定的促进作用，而禁欲或滥交等反常的性活动，则会损伤人体精微，虚耗生命物质。

无数事实说明，具有正常生殖活动的人，较之禁欲或纵欲的人来说，其生命活动和生命时间都明显地增强和延长。但是，“食、色，性也”，性的结合作为人类的生命本能，表现出的欲望一般都相对过于亢盛，不容易理智地加以控制。所谓“元气有限，人欲无涯”，即此谓也。而放纵情欲则会过度地消耗生命物质。因此，禁欲和纵欲都违反了健康长寿的基本要求。解决了这个矛盾，益寿延年的关键也就抓住了。

综上所述，两性活动对人体保健作用的本质，实际上就是不违反机体本能和物质代谢规律。做到这一点，身体状况自然就比一般人强壮，寿命也就会因此而相应得到延长。至于古往今来的许多“养生秘诀”，尽管被蒙上了神秘和玄奥的外衣，说穿了，道理也就是如此，非常简单。而对于加强性功能的众多“秘方”或药物，都是为了纠正病态而设，若是健康的成人迷信于此，则只能产生“火上加油”或“雪上加霜”的后果，对人体的健康长寿是不利的，因为它毕竟干扰了人体的正常功能。至于气功导引中的“返精补脑”以及其他延年益寿措施，可能是通过气功等手段来加强机体的物质转化功能，促进机体潜在功能而提高了生命素质。

三、性保健措施

历代医著及有关的文献中，关于性保健措施的论述很多，不仅有合乎科学的医理、哲理，也有不少易于施行的有效方法。现择其重点和精华介绍如下。

（一）避免情志过激

健康的两性交合，开始时要求心神平静，情志安定，不可过分急躁。只有平静地、逐渐地产生性冲动，才能使体内精气深藏，而不至于妄动。由于安静以后的情欲是缓慢地产生出来的，所以血气仅集中于外阴部，全身的血气和神志便不会因为性交而妄动。性交中的双方更不能惊慌、紧张，因为焦虑、紧张、惊恐或过度兴奋等精神因素都可能对性交过程中的心理、生理产生不良影响，虚耗人的精神。长期以往，甚至会导致生殖功能乃至全身机能的紊乱。对此，《医心方》引《玉房秘诀》指出：不知清心宁神者，就会逐渐虚衰；而心安神宁者，结合季节、饮食等因素进行性保健，就能完成满意的性生活。

（二）做好事前准备

男女双方在性心理、性生理方面存在着很大的差异，女方的性欲冲动产生较慢，必须采用激发、引诱、调适等方式取得相对的同步，以期达到两情欢悦的境界。这种两情相感的活动，是在正式的两性器官结合前，双方采用一切可能的方式提高情欲，有意地引逗对方。男女双方除了用语言互相刺激外，还须辅以口腔接触、以手抚摩等方式，使双方身心舒泰之极。其主要标志是男子阴茎坚硬发热，女子阴部出现大量的分泌物。出现这些反应，说明双方情欲已经高涨，“神风乃生”。

性器官结合前的准备过程，具体方法应根据男女双方的性经验来决定。但总不外乎以下四个方面的内容：①情话。以富有刺激性的语言激发对方情感。②抚摩。以手抚摩对方的性敏感区，如唇、面、颈项、乳房、外阴等处。③接吻、拥抱。④性器官的外部接触。进行这些动作时，要求舒缓、轻柔而又有一定的刺激量。而女性的情欲发生较慢，更需要男子掌握一定的激发、感动的方法。马王堆医书《合阴阳方》在第一段文字中就详细地介绍了性交前男子用以激发女方情欲的一系列形体动作，可参阅之。

只有通过充分的房事准备，才有可能使双方都达到健康、和谐、愉悦、舒畅的欢乐境界，男女双方的身心都能得到最大的满足。而对于患有性冷淡、性感缺乏的男女病人，以上方法可能使他们获得正常的性快感和性高潮，从而产生保健作用。

（三）选择合适体位

男女性交时，一般采用的都是男上女下、正面俯仰卧位。这种体位是最有利于生殖的体位。根据正常人体生殖器官的解剖特点，当女性正面仰卧时，男子射出的精子可以借助重力作用，较少阻碍地进入子宫腔内。但是，在现代社会里，性生活与生殖后代已经不再是必然的因果关系了，因此，性交体位的选择也应该以最有利于获得性满足为前提。

在我国，由于受封建主义的影响太深，这方面的知识事实上已经成为禁区，很多人一辈子只知道用同一种方式来过性生活。现介绍几种可行的体位，主要介绍其保健康复功能。

1．女下男上　是最常用的一种体位。

2．女胸膝卧位，男跪其后　可解除紧张感，对精神紧张所致的阳痿、早泄有辅助治疗作用；对女子子宫位置不正有辅助纠正作用。此外，对男子腹壁脂肪过厚、男女身高过分悬殊、妇女妊娠期等因素所致的性交受阻者较为适宜。

3．女仰卧、屈两膝至胸，男跪于女两股之间　此位置可使女性阴部肌肉松弛，能降低女性对性生活的紧张感，因此，对阴道痉挛症和对性交畏惧的女性患者有辅助治疗作用，对新婚男女亦适宜。

4．男仰卧、女面对男足蹲坐位　有利于提高女方性感。又因这种体位可由女方掌握主动，故能减轻男方的精神紧张，对阳痿、早泄等性功能障碍有辅助治疗作用。还适应于女性过度肥胖者。

5．男下仰卧、女上俯卧　能提高女方快感，也能降低男方的兴奋性，有利于纠正早泄。

6．男女面相向，均侧卧位　可延长性交时间。

（四）把握需求信号

一般来说，在性交过程中，男子性格外露，情欲冲动较为强烈，所以对性交的要求也明显而直率。而女性大多与之相反，性格一般比较内向，并且多有羞涩心理，性感甚为含蓄，即使已经明显产生了性欲冲动，也不愿用语言明白地表达出来。由于性过程需要双方的共同配合，只有男女双方同时达到性兴奋高潮，双方的生理和情感才能达到最佳的兴奋与满足，才能完成双方心理上的平衡。

在中国古代的医著中，对妇女性冲动时的那些不想用语言表达，又想让对方知道的种种微妙反应，早已作过十分细致的观察，并详加记录。如中医认为，一次满意的性交，人体的五脏六腑和筋、骨、血、肉等组织都要参与。脏腑组织的功能发动，其外在反映各不相同。只有五脏和筋、骨、血、肉四种组织都出现了参与的反应（“九气皆至”），才说明具备了性交的条件。所谓“九气”，指以下九种表现：

呼吸粗而重，频繁咽唾，是肺气来至；

接吻轻而浅，口舌轻触，是心气来至；

身体紧贴，是脾气来至；

外阴湿润，是肾气来至；

以齿相咬，是骨气来至；

相抱紧迫，是筋气来至；

热血上涌头面，是血气来至；

全身肌肉酥软，是肉气来至。

（《医心方》引《素女经》。原书缺一气）

以上“九气”的渐次出现，需要较长的时间，但必须“九气皆至”，才能正式开始性交。

如果九气没能全部出现就过早进行交合，会对女子身体造成伤害。不过男方可以在九气未至之时，采用一定的方法，促使其尽快地出现九气。

一般男性性感反应在阴茎上，表现得最为明显，其冲动过程经由以下几个阶段：勃起→膨大→坚硬→发热。而这几个阶段分别是人体的“和气”、“肌气”、“骨气”、“神气”在阴茎处的反应。阴茎勃起，是和气来至；怒而且大，是肌气来至；大而且坚，是骨气来至；坚而且热，是神气来至。凡怒而不大，大而不坚，坚而不热，均不要急于交合，否则不仅不能达到完美和谐境界，而且会对身体造成伤害。

（五）结合身心导引

《黄帝内经》中有关“七损八益”的记载，曾经是中医史上争论不休的话题，直至马王堆出土医书《天下至道谈》，才揭开了其中的奥秘：“七损八益”的内容原来是古代关于性行为过程中应提倡的各种性保健措施和性禁忌。其中所谓“八益”，是在性行为中应该尽力施行有益于身体的八种措施。这八种措施，综合了性心理保健、性生理保健、性行为规范等多方面的内容，而形体导引和精神导引是其主要的形式。

据《天下至道谈》记载，它是性保健行为中八个阶段的动作名称，分别为：

治气：清晨起床后伸开两腿正坐，挺胸坚脊，放松肛门和臀部肌肉，连续做提肛动作，并以意念引气下行。

致沫：吞饮口中津液，臀部下垂，挺直脊背，继续进行提肛运动，以意念引导精气通往前阴。

知时：性前男女双方互相嬉戏，以激发情欲，等双方均亢奋时再行交合。

蓄气：性过程中松弛脊部，做提肛运动，导气下行。

和沫：不要频繁和过快地抽动，出入应轻柔舒缓，以协调女方性兴奋的程度。

积气：在适当时侯中断片刻，静卧或起床，平息一下精神。

持赢：在性过程中，每隔一段时间应该缩回阴茎，停止动作，深呼吸，吸入清气，并以意念引气下行，平静地等待女方兴奋高潮的到来。

定顷：高潮后，在阴茎尚未萎软时离开女方身体。

“八益”的实质，不外乎以下几点：

1. 性前男女双方的性欲心理协调措施；
2. 交合中的配合和谐；
3. 性交前或性交过程中采用形体导引与气功吐纳法锻炼性功能。

（六）做好睡眠养精

同房结束后，男女双方均进入一种松快的疲乏状态。由于体力消耗过大，也损耗了不少精华物质，因此需要得到很好的休息以恢复之。

中国古代医学、现代医学，以至民间经验，均认为恢复性功能的最佳方式就是睡眠。从保健的角度看，性交时间应以临睡前为最妥。

阳痿病者，在睡眠充足之后心神宁静，此时往往阴茎勃起有力；患早泄者，睡眠后性兴奋性降低，可以延长性交时间。现代医学常以镇静催眠剂治疗性功能障碍，其原理也是如此。因此，对于阳痿及早泄者，可采用睡眠清醒后同房的方式，往往可以收效。

（七）做到性交有度

古代医籍，除了少数受房中术左道邪门理论中“采阴”之说的影响而主张泛交、滥交外，一般都主张节制性生活。其主要思想是“葆精爱气”。即使多数房中家以阴阳交合来养生，亦强调节制交合。晋代著名房中家葛洪在《抱朴子·释滞》中提出了既反对禁欲主义，又反对纵欲滥交的观点，并且郑重提出两性交合以“节宣之和”为标准。这样，既能发泄体内的“壅瘀”，使气血通畅运行，也不至于过度损耗精血，导致身体亏虚。

但在少数人心目中，“闭精”思想占主流地位，并不十分强调交合有时，而是强调“交而不泄”。直至金元时期名医朱丹溪提出：相火一动（即性欲一发生），即使久战不泄，也会暗耗精液。这一理论提出后，“寡欲”之说便在中医性医学中占了上风。实践证明，过度性交，对大脑皮层、生殖腺、生殖器官等都会造成过度负担，以至人体精微物质的过量损耗。尤其是生殖器官，更容易因为过度性交而导致高度兴奋，局部充血；长期以往，必然形成兴奋-抑制的不平衡。加上精微物质的过度损耗，就会产生生殖系统病变或全身功能的损害。这些危害并不局限于男子，女性也一样。

但是，“精”是人体产生的物质，必须按照一定的规律进行代谢。“精盈必泻，精出必补”，符合人体正常运动规律。由于“精”的生成与性欲的冲动不成比例，所以，性生活的间隔时间应由“精”的充盈与否而决定。由于人有强壮虚弱、年龄老幼等方面的差异，精的生成时间也不一致，因此，性生活的次数也必须有不同的时间间隔。

关于具体的时间间隔，在古人的著作中，由于所观察的对象、地域、身体素质等差异，加上个人体验不同，因此有较大的区别，不可一概而论。一般来说，应以射精后精神更加饱满，心情更加愉悦，体力更加充沛作为最佳的间隔时间标准。

现代西方社会学家提出“性交间隔度”的概念，与中国性保健学中所谓的“多动少泄”颇为相似。所谓“间隔度”，即要求夫妻最好在同居一段时间后分床或分居一段时间，而不要每天都同床而眠，更不可频繁性交。在节制精液排出这一点上，“多动少泄”与此有相同之处。但两者也有不少区别，例如，“多动少泄”提倡在“少泄”的同时还要“多动”，它的“间隔度”仅局限于射精上，而不在性器官的接触上，相反，它提倡性器官多运动，以达到“练筋”、“练骨”等形体保健的目的。而“间隔度”的概念则要求男女双方在间隔期内避免所有的“肌肤相亲”，认为肌肤的过多接触会降低性敏感程度，减低性快感程度，其目的则在于利用时间的间隔来提高性快感和性满足的程度，时刻保持“新鲜感”。这是两者所不同的。

四、性生活禁忌

正常的性活动能促进人体正常功能，起到保健康复作用。但是，“人欲无涯”，人们常常不能理智地把握适度的性生活量，甚至在某些对身体健康有害的情况下，仍不能自觉地节制性生活。这就需要通过理智的教育，加强性生理的宣传，使人们知道不适当性交的危害性，以便人们能够合理地安排性生活，真正使“性”成为人类健康长寿的促进措施之一。

古人在长期的医学实践和生活实践中，观察到许多不宜于性交的时间和场合，认为只要避开这些时间和场合，就可以达到预防损伤和疾病的目的。这就是性交的禁忌。

无视禁忌的后果是对自身健康的戕伤，也可能给性对象造成损害。当然，偶然的触犯也许不致为患，但长期积累，屡犯不禁，就会致病伤身，早夭损寿。汉代史书《史记》中有当时名医淳于意（仓公）的诊籍（即医案）二十四则，其中就有七则是房劳所伤。淳于意认为，凡酒后房劳、盛怒性交、行房后过度劳累者，都能导致“死不治”之病。可见我国对性禁忌的研究由来已久。淳于意以后的各代医家，对这方面的研究更加深入，形成了性保健学中的一个重要分支。

（一）忌逆情而交

若夫妇双方心情不佳，或气愤恼怒，或惊吓恐惧，或忧愁悲伤，或抑郁思虑，在这些情况下，均不宜勉强进行性交。若仅是男女某一方情志逆常，另一方就更不能强意为之。否则不但达不到满意的性快感，而且对健康不利。

《诸病源候论》指出：夫妇争吵之后，气愤的心情未曾平息，此时勉强交合，会使子宫气血闭塞，积聚为病，造成经血漏下或带下黄白如膏。《千金要方》也说，发怒之时，气血未定，男女交合会使人发生痈疽之病。

情志不畅时，体内血气的运行处于逆乱或壅滞的不正常状态，精气为之闭塞，不能产生正常的性欲望，性反应机制无法循序发展，此时如逆情交合，则气血更加逆乱或壅滞，精气为之耗伤，因此会产生气血运行方面的病患或虚损之病。另外，逆情交合，某一方会对另一方产生强烈反感，无法产生性兴奋，性器官在无兴奋的状态下进行交合，会造成生理和心理上的双重痛苦。因此，是性欲下降、性冷淡、性高潮缺乏、无性欲、性交疼痛等性功能障碍的主要原因。

（二）忌强力交合

《素问》中有一段著名的论述，论证了强力入房的病理：“因而强力，肾气乃伤，高骨乃坏。”所谓“强力”，古书记载多谓性交频繁过密、劳累过度、汗出过多等体力消耗过大状态，均是力不足而勉强支撑从事。王冰对这一段文字的解释为：“强力入房则精耗，精耗则肾伤，肾伤则髓气内枯，腰痛不能俯仰。”指明了强力入房的病理机制。

强力交合之忌，对于婚后久别、远道探亲者最有意义。因为此时虽然体力劳乏，但性欲异常高涨，因此最易触犯此忌。必须安心定志，休息体力，待疲劳消除后方可入房。

（三）忌酒后入房

在性禁忌中，古人对酒后入房的危害论述最多，认为酒性大热，能灼耗人体的精、血、脂、髓，又能煽动性欲之火，促使性欲亢进。而性交又要大量丢失精微物质，“昼则以醇酒淋其骨髓，夜则以房事输其血气”，“酒”、“色”双耗精血，如同漏锅盛汤遭猛火，必然促人寿命，是早衰的根由。不仅男性如此，女子亦不例外，如《素问·腹中论》中记载：“若醉入房中，气竭肝伤，故月事衰少不来也。”

因为酒后生殖器官的兴奋性增强，性欲亢进，故有“酒为色之媒”之说。但此时的性兴奋是外来刺激所致，人体精、血被酒之热性所鼓动，又因性交而超量泄出，久而久之，则精血损耗；前阴为“宗筋”所聚，筋、血均为肝脏所主，故酒后入房，肝气大伤，肝气伤则血无所藏，以至气血诸病丛生。现代临床也证明，性功能障碍、糖尿病、心血管病、骨髓炎之类疾病，与酒后入房有相当密切的关系。

此外，男女某一方酒后性欲亢进，往往会对另一方有过分的性要求，甚至会举止粗暴。这也是影响夫妇感情、导致性生活不和谐的原因。

（四）忌带病交合

患病期间或疾病初愈之时，精血虚弱，若同房交接，会使精、津、气、血更加亏损不足，不仅于病体恢复不利，更可以导致疾病加重或复发，甚至精血脱亡，致人死命。《千金要方》指出，疾病期间或疾病初愈之时，“余劳则可，女劳则死”，极其强调带病同房的危害。《伤寒论》中记载的“劳复”、“阴阳易”等疾病，都是带病交合的恶果。

一般来说，凡患病之人，无论病情轻重，均应停止性生活，若触犯此忌，后果多为不良。尤其是热病、新病、重病，更应禁绝。

（五）忌忍尿入房

《史记·扁鹊仓公列传》中记载，战国时代的一位“司空”（官名）夫人患病，大便困难，小便黄赤而涩，遇寒气则遗尿。名医淳于意诊断此病为“欲溺不得，因以接内”所致。可见，忍尿入房是对人体有害的。忍尿入房主要危害大小便和前后阴。这是因为尿液储积膀胱，下焦气机因性交而壅滞，此时的交合，使经脉阻塞，血气瘀滞，临床出现大小便困难，尿道涩痛或刺痛，小腹肿硬等症状。

（六）忌经期同房

妇女行经期间，子宫口开张，子宫内膜脱落，血管破裂，抵抗力下降，血中激素水平下降。此时同房，极易造成感染，引起妇科疾病。这是现代医学对经期性交及其后果的认识。我国古代有关这方面的论述也与此吻合。如《诸病源候论》中指出：“月水不止而合阴阳，精气入内，令月水不节，内生积聚，令绝子，不复产乳。”《千金要方》也说：“月事未绝而与交合，令人成病。”临床许多妇科疾病如月经不调、崩漏、白带、不孕症、癥瘕积聚（包括生殖系统的恶性肿瘤）等，均可由经期同房所导致。

有的医书上记载，经期交合不仅对妇女本身有损害，也会贻患后代。如《医心方》引《养生集要》说：“妇女月事未尽而与之交接，既病女人，生子或面上有赤色凝如手者，或合在身体。”这是给后代造成的类似皮肤血管瘤的疾病。也有损害男子的记载，如“男子得白驳病（白癜风）”。这些记载，目前尚无验证的报道，录此备考。

（七）忌产褥交合

产后妇女气血未复，子宫口开张，若性交就会损伤经脉，损耗精血，带入致病物质，引起各种妇科病。

产褥期触犯禁忌所引起的具体病症很多，《素女经》列举了诸如月经不调、崩漏、少腹拘急胀满、胸胁胸背引痛、肌肉消瘦、饮食不调、腹内发生积聚之病而肿大如怀胎……如果性交带入了病邪，邪气过甚，就会引起产妇神志昏糊恍惚，恶寒发热，四肢不能自持而抖动，阴道内有气排出，外阴肿胀，小便淋沥不禁等类似产道感染的疾病；日久则会导致不孕之症。

由于产褥期同房的后果严重，故古人对产后恢复性生活的日期定为“产后满百日，乃可合会”。

（八）忌违时性交

中医“天人相应”思想，也同样反映在两性交合上。对时令的禁忌，是根据季节、日期、时辰的干支属性进行分析，凡与属水的肾有冲突，能损伤肾气的时令、日辰，均在避忌之列。究其根源，是为了防止肾中精气的戕伤。

金元名医朱丹溪在《格致余论·阳有余阴不足论》中提出了性交禁忌的时令、日辰：

一年之中，四、五、六、十、十一共五个月，宜“出居于外”，避免性交。因为四、五两月为火旺之时，火旺则能克肺金，金为水之母，因此，肺金被克就会影响肾水；六月为土旺之时，土能克水，肾水直接受到时令伤害；十月和十一月，火气潜伏，闭藏休养，为第二年春天的升发萌动蓄积动力，此时人体的真阳之火也藏于肾中，接受肾精的滋养，此时不可恣欲以耗精，以至真阳无根。

一月之中，二十五日至下月二、三日（农历，下同）之间，宜男女分宿。因为人体气血变动与月亮盈亏有对应关系，这段时间里，月亮处于地球背面，而月黑晦日前后，人体气血也相应空虚，故不宜同房。

一日之中，凡气候异常，天象怪异，情志过激，饮食劳倦等状况下，皆不可性交。朱丹溪举例为：“大风、大雾、虹霓、飞电、暴寒、暴热、日月薄蚀、忧愁愤怒、惊恐悲哀、醉饱劳倦、谋虑勤动”等等异常环境。可见，“一日之中”并无固定时间，而是据情而定。

以上朱丹溪提出的异常时令、日辰的交合禁忌，不一定都有道理，但其精神实质，乃在于告诫人们避免性功能减退或低下时的勉强从事。至于一日之中所举的异常情况，是强调在外来刺激较为剧烈并影响机体之时，不应再以性活动来加重人体负担，或加重精神刺激，以免造成功能紊乱或精气损耗。

（九）忌以药助兴

美国人发明了一种加强男性性功能的药物“伟哥”，轰动全球。可是，以中医的观点来看，功效再神奇，它终究是一种药物。

中药中也有不少增强性欲或性功能的药物，如大辛大热的附子、肉桂、细辛、淫羊藿、阳起石、硫黄、天雄等；有促进性腺功能的动物或昆虫类药物，如各种动物的阴茎及睾丸(驴肾、狗鞭、牛鞭、鹿鞭、海狗肾之类)、鹿茸、蚕蛾、九香虫、蜈蚣、海马等。西药除新药伟哥外，传统主要是用雄性激素，如丙酸睾丸酮、甲基睾丸素、苯丙酸诺龙以及绒毛膜促性腺激素等。海外有专以性激素提纯制成春药者，其壮阳甚速。

以上所举各种药物，只宜补偏救弊，平衡阴阳；且只可暂用于一时，不宜久服。如果以其作为纵欲刺激剂，就会成为伤生害命，促使早夭的毒物。

凡纵欲过度而伤身、大病之后体虚、年高精亏等人的性功能减退，均须谨慎使用助兴药物，切不可贪图一时之欢或无节制地为满足性对象的性要求而滥用。

临床上，滥服春药确实可以导致大量疾病，比较常见的有以下几类：①虚损性疾病。春药的直接效应是激发性欲，导致性交过度。而性味燥烈的药物与过度性交造成的精气大量损伤，是促成虚劳早衰，直至夭亡的病理机制。②外科疮疡性疾病。这类疾病的发生原理，是药物的毒性积聚体内，向外发泄，攻冲体表所致。③生殖器官功能减退。春药的作用只是暂时性的，其作用机理类似于“煽风点火”，所消耗的却仍是自身的物质基础。暂时的快感之后，将会是更严重的衰退。④对后代的遗患。凡是在服食春药助兴后性交所孕育的胎儿，由于素质较差，会形成畸形胎儿或产出先天不足的后代。

（十）忌过度手淫

手淫，古代中医称为“外淫”、“强泄”。《医心方》引《玉房秘诀》中记载，男子手淫的方法是用手撮持阴茎，模拟性交，达到射精以快欲的目的。而女子手淫则是使用药物粉末，置于阴道之内以遂性欲，并获得性兴奋；或是使用器具和其他物体模拟男子阴茎，“以象引为男茎”，进行性交，以获取性快感的自慰行为。

手淫偶尔为之，并无大害，学术界甚至认为有合理之处。如，社会学家认为，在缺乏性对象的情况下，手淫作为一种自慰行为，可以解除性紧张，缓和性要求和性冲动，从而可以减少性暴力和性犯罪。医学家们则认为：在缺乏性伙伴时，适度手淫可以维持生殖系统的正常功能；在某些特殊情况下（如妻子妊娠期、产褥期或患病期间），手淫可以作为正常夫妻生活的替代方式。此外，若采用手淫技巧，如捏挤、按压、抽动等，甚至可以治疗早泄、神经性阳痿、性冷淡等疾病。但是，手淫一旦成为习惯，频繁不能自止，则是恶习，对身心健康会有很大的影响。

染上手淫恶习的人往往会产生严重的心理负担，陷入十分矛盾的心理状态之中，表现为高度的情绪紧张，烦恼、焦虑、悔恨、惊慌、内疚、自责等心理反常现象。对此，中医理论将其归属于“心”的病变。如若手淫过度，肾精大量损耗，以至亏虚，就会形成心肾两虚的病证。

中国古代认为手淫恶习对身体健康和人生寿命有较大的不良影响。现代则认为手淫过度与婚后性冷淡、变态性心理、阳痿、早泄、性欲亢进、遗精、梦交、月经不调、盆腔炎、前列腺炎等疾病有密切关系。且大多数患者可见到精神萎靡、头痛头晕、烦躁失眠、健忘心悸、腰酸腿软等虚弱症状。病情日久，自然会损伤健康，缩短寿命。《医心方》引《玉房秘诀》即认为手淫“皆贼年命，早老速死”。

既然手淫恶习有如此危害，误犯者就必须及早戒除。戒除之法，可以从中医各种治疗措施中选取。首先，应使患者掌握足够的性知识，明白手淫恶习对身心健康的影响，树立正确的性观念，丢掉思想包袱。其次，中医的心理疗法十分有效，可采用以清静安宁、转移兴奋点等为目的的语言诱导、催眠术、音乐疗法等。第三，气功疗法也是很好的治疗措施，可以练习静功、闭精功等功法。第四，采用自我按摩法。例如临睡前用摩擦涌泉法，即以双手搓至发烫，然后同时以左手搓右脚心，右手搓左脚心，左右各搓一百至两百次。第五，配合用安神定志类中药内服，如朱砂安神丸、天王补心丹、归脾丸之类。第六，合理安排生活起居，建立生活规律，按时起床、休眠，临睡前不吃刺激性食物和药物，如烟、酒、茶、刺五加片、人参制剂、含性激素类的药物等等，也不要观看有刺激性内容的电影、电视、戏剧和文学艺术类读物等。

戒除手淫恶习，不仅对健康有利，而且对建立正常的性关系和性规律有利，是性保健学中的一项重要内容。

五、性与优生

优化人类素质，是每一个社会人必须担负的职责，也是每一个即将作父母的人最基本的愿望。对人类体质这一必须以先天决定的因素来说，优化的第一个途径就是优生。优生的措施很多，其中性活动也有着举足轻重的作用。中医性保健理论，本身具有两个目的，一是为了健体强身，益寿延年；二是为了生育健康的下一代，以使生命得以延续。

（一）情欲与优生

1．寡欲与优生 中医认为，人的精气极为珍贵，亦极为有限。如《东医宝鉴》中记载，人体精气总共才有“一升六合”，称一称也只有“一斤”，而每次性交却要损耗“半合”；损耗的半合精气必须经过一定的时间才能得到补充。然而，性欲的满足能给人带来极大的快感，这就会使人不顾一切地去追求性快感而不顾有限的精气。《灵枢》中说：“两神相搏，合而成形，常先身生是为精。”可知充足而健康的“精”，是产生后代的关键条件。如果纵欲过度，精气大衰，就不可能有充足而健康的精气去“两精相搏”，形成健壮的胎儿。有鉴于此，中医十分强调“蓄精”在嗣育后代过程中的作用。

“蓄精”首先要求清心寡欲，节制性交次数。《广嗣纪要》认为：“求子之道，男子贵清心寡欲以养其精，女子贵平心定意以养其血。”并将其作为优生“第一紧要”之处。

龚廷贤在《寿世保元》中主张：“夫妇尤必各相保守，旬日之间，可使精血俱盛。”现代医学为确定受孕日期提供了可靠方法，近年又有按生物节律选择受孕时间的新法问世，在这些措施的帮助下，受孕之前必须有一个大约“旬日”（十余日）的分床期，在此期间，夫妇互不干扰，到时侯再交合，这样，所孕的后代必然强壮聪慧，达到优生的目的。

2．畅欲以种子 夫妇确定生育后代，除了寡欲以蓄精养血，养精蓄锐，待时而交外，还需要选择女方排卵期准时交合。排卵期相当于古代医家所说的“氤氲期”，在氤氲期同房以求受孕，还要求排除一切外界干扰，创造一切有利条件，促使男女双方都能达到性兴奋的高潮。这也是优生的一个重要因素。古人将男女双方极度兴奋的情欲称之为“百脉齐到”：

“百脉齐到者，乃一身神情气血、骨节毫窍，无不毕达之谓也”（《妙一斋医学正印种子编》），即气血畅行，情绪亢奋。

古人认为：受胎必须以情欲为前提，如果女子进入氤氲期，却因其他因素干扰了情欲，或女方虽情欲旺盛，而男子却不甚高涨，都会影响优生。因为所生之子，是聪明俊秀，还是庸蠢愚笨，是由“先天真一灵气”所决定的，而这种“灵气”，恰是由男女双方性交时的心理因素所决定的，如《妙一斋医学正印种子编》说：“盖今之求子者，只言男女交媾，其所以凝结成胎者，不过父精母血，而不知此犹是后天滓质之物也。其胎之成否，子之有无灵慧，乃一点先天真一之灵气，妙合在未始交媾先。”由此可见，性欲的畅遂与否，关系到优生的成败。马王堆医书中将男女性欲冲动称为“神风”，看来另有更深的含义。

（二）择时同房和优生

中医主张受孕时间在夜半以后的2、3点钟为佳。这是根据天人相应学说所作的选择。现代时间医学和时间生物学的研究成果也证实了生殖生理与自然规律有着相互呼应的关系，也确实证明受孕时辰与后代的智力、体力有关。

受孕的季节对后代的素质也有着较大影响。天人相应理论认为，人体生长发育的规律应该与大自然的气候节律同步，即符合“春生、夏长、秋收、冬藏”的规律。因此，同房受孕的时间最好安排在深秋或初冬，即公历12月份和次年的1、2月，此时人的肾气闭藏，肾精充足，为胚胎提供了极好的生长发育场所；到了春季，自然界生机蓬勃，人体气血运行旺盛，胎儿的大脑受自然界生机的促进，接受向上升腾的气血津液以润养，人体精血充聚大脑，有利于大脑的发育；夏日里万物茂盛，有利于胎儿身体其他部位的发育；到了秋天，自然界硕果满枝，进入收获季节，胎儿也已发育成熟，“瓜熟蒂落”，自然分娩。因此，金秋或初冬季节出生的后代，正好处于自然规律的作用之下，“得四时天地之正气”，所以会聪明、健康，易于适应天地的变化。

（三）性禁忌与优生

1. 忌异常气候、异常环境下受孕　气候的剧烈变化，对机体有明显影响，容易造成气血逆乱。被扰乱的男精女血聚合成胎，其胎儿势必不会健康。所以，孙思邈《千金要方》所谓“交会时当避丙丁日，及弦望晦朔，大风，大雨，大雾，大寒，大暑，雷电霹雳，天地晦冥，日月薄蚀，虹鲵地动——有子必癫痴顽愚，喑哑聋聩，挛跛盲眇，多病少寿，不仁不孝。又避日月星辰、火光之下，神庙佛寺之中，井灶圊厕之侧，冢墓尸柩之旁，皆悉不可。若不如法，则有薄福愚痴恶人来托胎中。”上文所述，并非是精确之论，但基本上是有道理的。因为异常气候、异常环境下的交合，对男女双方的情绪有很大的干扰，使神情紧张，心绪不宁，从而引起脏腑功能紊乱，故不能在此类时间、地点交合受孕。同时，在气候异常的环境下，妇女的抗病能力明显降低，受孕后会影响胎儿健康。

2. 忌酒醉后或服春药后受孕　酗酒大醉或滥服壮阳春药后性交，不仅会使体内精微物质过度损耗，造成男女双方体质虚衰，而且会严重地损害生殖细胞，造成大量精子畸形，这种精子与卵细胞结合后形成的胚胎，极易产生痴呆儿或畸形儿，出生后发育滞缓，容易罹患溃疡病、高血压、精神失常等多种疾病。孙思邈《千金翼方》所说的"命不长者，是大醉之子"，即指大醉后受孕，所生后代短寿易夭。

3．忌病期受孕 男女双方在患病期间，或病后未愈时交合受孕，亦是优生之大忌。若是男方有病，则损伤机体，消耗精血，加重病情。受疾病影响，病中所产生的精液往往质量很差，形成的胚胎质量也差。而女方病中同房受孕，则对母体及胎儿的发育危害更大。因为妇女在患病期间大多气血不和，胞宫不宁，不能正常供应胚胎所需的大量精微物质，会使胎儿发育不全。

4．忌情绪剧烈波动时受孕 情绪剧烈波动时进行两性交合，不仅得不到应有的快感和美感，还会因为生殖器官精气的逆乱而影响胎孕。

5．忌孕期纵欲 中国历代对孕期的房事都比较忌讳，甚至有人提倡绝欲。如《胎产心法》就要求妇女在怀孕之后别居一室。如此尚恐不能禁绝，又要求老年妇女伴宿，以断夫妇双方之欲念，不使接触。《达生篇》则要求孕期须"节欲"，认为孕期交合容易扰动子宫，导致堕胎；即使不致堕胎，生出的后代也多会痴笨或多病。很多人将孕期过度同房与堕胎、后代智力和体力弱看成是一种必然的联系。《女科集略》则说："交合阴阳，触动欲火；嗜欲一端，为害最大。三月前犯，能动胎产；三月后犯，使子不寿。"并郑重告诫人们"慎之！慎之！"

证之临床，以上论述有一定的科学道理。因为受孕初期和将产之时，胎儿不固，同房时的压迫、动作、情绪的激动兴奋、子宫和阴道的运动，确实会导致流产，或引起胎漏下血、胎动不安等不良后果；也可能造成相火内炽，胎胞生热，致使胎儿出生后热毒过盛，易生疾病。

孕期内的性生活应遵循以下原则：受孕后的前两个月、临产前的两个月内避免同房，在其余的孕期内，尽量减少性交次数，每月 2～3 次即可。但对于习惯性流产或有流产征兆的妇女，仍应绝对禁止性交。

第四节 娱乐疗法

娱乐疗法，就是选择性地利用具有娱乐性质的活动，进行保健、治疗、康复的医学行为。娱乐疗法能引起心理愉悦，直接或间接改善生理功能，达到提高生命质量或生存质量的目的。娱乐疗法对于越来越多的身心疾病具有良好效果。又因其实施方式贴近生活，基本无痛、无创伤，属于享受型的医疗技术，因此普遍受到欢迎。

娱乐疗法的兴起，是与医学模式的改变相伴发生的。随着现代工业化社会的发展，人们的心理、情绪、精神因素，对生理状态的影响越来越明显，社会因素、心理因素导致了越来越多的疾病发生，例如心脑血管病、癌症、溃疡等，很大程度上是由社会、心理因素所诱发的。因此医学界的观念也由单纯的"生物医学模式"转向"生物、心理、社会医学模式"。在这种形势下，各种娱乐疗法以其能动的、情绪的、原始的、精神的综合能量，对人类身心健康的促进作用，越来越受到医学界的重视。

一、音乐疗法

用音乐来养身养性，古已有之。“礼者，天下之中经；乐者，天下之中和；礼乐者，先王所以养人之神，正人气而归正性也”（王安石《临川先生文集·礼乐论》）。古人把“乐”看得和“礼”同等重要。音乐能促进疾病的康复，能延年益寿，其医疗保健作用已被无数的事例所证实。

（一）现代音乐疗法的基本概况

现代音乐治疗的发源地是美国。1944年美国在密执安州成立了第一个音乐治疗学会，1946年又在堪萨斯州国立大学开设了音乐治疗专业，1950年成立了全美音乐疗法协会。由于音乐疗法对一些疾病的疗效十分显著，世界上许多国家相继成立了音乐治疗组织，成就较大的有英国、法国、丹麦、芬兰、挪威、澳大利亚、西班牙、德国等。现在仅美国就有一百多所大学设有音乐治疗专业，最高学位为博士，在很多大医院里都设有音乐治疗部门。

西方国家的音乐治疗概念和实践，包括三个不同的方式，即：临床、娱乐、教育。

临床方式：对象是各种疾病的患者，主要是对生理、心理及情绪障碍性疾病使用音乐来进行医学的或心理的治疗。这种方式效果最为显著。具体做法是让患者欣赏经过挑选的音乐作品，或让患者自己演奏各种乐器，或让患者在音乐的伴奏下进行舞蹈或其他动作。这种方式是医学的一种操作，需要医生从治疗的有效性上作出设计，再加以充分指导。

娱乐方式：这是为了改善住院病人的生活环境而进行的消遣性娱乐活动，不需要做医学方面的设计和指导，主要是一种背景的过程，使病人的生活充满欢乐，有利于病情的康复。教育方式：指的是对儿童的音乐教育，包括健康儿童和特殊儿童（尤其是智力发育障碍儿童）。音乐教育对健康儿童来说，是为了促进他们的心身发育，而对特殊儿童，则认为：音乐作为一种非语言的联系手段，甚至可以取代语言而碰撞出儿童的智力火花，用特殊的音乐技巧来帮助儿童掌握抽象思维的概念，帮助他们发掘自己的抽象力和说话能力，因此也是智力残障儿童的最好治疗方法。

第一次国际性的音乐疗法会议是二十几年前在阿根廷布宜诺斯艾利斯召开的美洲各国音乐治疗大会，会上成立了世界性的音乐疗法组织——世界音乐治疗联合会，这个组织集中了全世界从事音乐治疗的精英人物，数千名声名卓著的生理学家、音乐家、精神病学家、社会活动家、医学家、教育家成为该联合会的成员。现在，几乎每年都要举行国际性的音乐治疗会议。1993年，有62个国家参加的世界音乐治疗联盟大会在西班牙的维多利亚市开幕。中国正式出席类似会议，是1996年在德国汉堡举行的第七届大会。

目前，世界上音乐治疗的发展很不平衡，亚洲地区相对落后。中国大陆于1992年成立了音乐治疗学会。随着亚洲地区经济的高速发展，人们对音乐疗法的要求也将愈来愈高，音乐疗法必将成为艺术与医学紧密结合的一门学科而出现在各种医疗保健场所，成为一项造福人类的独立学科。

（二）音乐疗法常识

1. 音乐要素简介 用严谨的语言表述，音乐是一种满足听觉享受的艺术形式，是以有组织的乐音为主，有机地伴以有组织的噪音，通过节奏、节拍、速度、力度、音色、音质、旋律、和声、调性、调式等要素的不断变换、对比和不同组合，用以描写客观事物，使演奏者、欣赏者产生联想或想象，进而引起内心体验，从这种体验中产生各种情绪变化的艺术形式。

“音乐”的概念可以用形象化的语言表述：无论是中国的《二泉映月》，还是西方的《仲夏夜之梦》，我们都可以从中听到高低起伏的声音，听到抑扬顿挫的节奏变化，听到轻重缓急的层次安排，听到或简或繁的和声配置……这些不同的声音传到我们的耳中，能引起我们不同的感受。从《二泉映月》中，我们仿佛看到泉水的月影水波，抒发我们内心凝重郁结的悲思；从《仲夏夜之梦》中，我们仿佛置身于静谧的森林，听到树叶的瑟瑟响声，从而体验到和平安宁生活的可贵。

天地间无数自然的声音，其实是最好的音乐，称作“自然音乐”，人们常形容为“天籁”。

音乐要素与人体功能有密切的关系：

音高 声音的高低，是由声波振动的频率所决定的，频率越高，音高也越高，频率越低，音高也越低。正常人的耳朵一般能听到频率为20~2000赫兹的声音，超出或低于这个振动范围的振动波就听不到了。音高也受声音强度的影响。在听域范围内，内耳对于不同频率的声音感受度并不一样，尤其对于较低或较高的频率不甚敏感。人类在漫长的音乐实践中，从整个人耳能感受到的广阔的音高区域里逐渐淘汰、选择出频率较单纯，清晰度较高，音高感明确，感觉较悦耳的一部分音频，在音乐中使用，就是通常所说的“乐音”。在乐音中，低音浊重，高音轻巧，中音圆润。

音阶 乐音按一定关系，依高低顺序的排列位置，就像楼梯一样一级级升高，所以称为音阶。常见的有五声音阶（1．2．3．5．6），七声音阶（1．2．3．4．5．6．7），半音阶等。五声音阶、七声音阶是人们在长期的音乐实践中总结出的，最能体现音高和谐关系的乐音序列。我国春秋时代就使用了“五度相生律（即五声音阶）”，它接近人类要求音高和谐的自然倾向。

响度 声音响度是由声音强度所决定的。声音强度指单位时间内垂直通过单位面积的声音能量。人耳感受到声音响度的大小，可以用声压级的概念表述，声压级的单位是分贝（dB）。当纯音的声压级超过100dB时，听起来就感到不舒服；超过130dB时，耳朵就有痛感。安静的房间内，声压级在25~30dB之间，一般说话声音的声压级约为60dB，地铁声为100dB，一般管弦乐队演奏时声响变化在40~100dB之间。音乐的响度比较小，会产生平静温柔的感觉；如果音量逐渐增加，人的呼吸、血压、心跳都会产生变化，使精神兴奋。

音长 是音乐的时值，即一个音符所持续的时间，它决定于声波振动的时间。在音乐语言中，音长常用来表现事物的特征，如短时间内完成的动作，一般用较短的音符完成，较慢的动作以及广渺的情景则利用较长的音符表现。

节奏　节奏是音乐中音符运动的时间单位形式，表现出音乐的节律性。它与声音的强弱有直接关系。节奏可以模拟人类在各种活动中表现出的动作特征，也可以对自然界的风、雨、云、月以及动植物的各种状态进行模拟。如二胡曲《二泉映月》，开头采用缓慢的节奏，使人感受到宁静的夜晚、清悠的泉水，发人遐思。近代学者发现，节奏实际上是音乐进行速度与人机体的生理现象（如心跳和呼吸）之间的客观关系。所谓标准节奏，大约和人的心跳速度相等，每分钟60～75次。快节奏能引起歇斯底里的行为，慢节奏则能催人入眠。

旋律　是乐音按照一定的高低、长短、强弱关系而组成的起伏的线条，它是决定音乐“好听”或“不好听”的主要因素。音乐的内容、风格、体裁、民族特征都首先从旋律中表现出来。旋律与人的情感运动状态相对应，柔美的旋律令人感到温和恬静，刚劲的旋律令人感到力量和坚定。不同的旋律能引起人的情感发生不同变化，其生理、心理状态也会随着旋律的变化而变化。即：旋律可以引起人的情感—生理—心理状态的变化。

和声　和声可以认为是音乐中垂直的音高结构，它表现出音乐的立体结构。简单而言，和声的概念，就是在一个乐队或一个合唱队中，不同的乐器或不同声调的演唱者，分别演奏或演唱不同的音符，而这些不同的音符同时奏出或唱出，组合起来就会产生更好的音乐效果。例如合唱队中的第一声部、第二声部……复调音乐比单声音乐更能反映出我们生活的大千世界呈现的千姿百态。和声以其协和与否影响着人的情绪变化，和声可以表现晦暗、明亮，可浓、可淡、可清、可浊。与人的情感相联系，也可通过调性使人的心理、生理产生变化。

音色　色彩是无声的音乐，音乐是无形的色彩。音乐家把音乐与颜色相比拟，称之为音色。音色使人产生丰富的联想，主要是五光十色的色彩与光亮度的感觉。色彩音乐形成了音乐艺术的一个流派，在我们民族音乐中，明暗、冷暖、浓淡、虚实的基调也是十分清晰的，例如箫、阮的音色比较清冷，有一种朦胧感，能引起人产生银白、淡紫的色彩感，可用于描绘月光如水，流云薄雾的景致；竹笛、唢呐音色火热，引发红、橙色感；二胡有黄、绿色彩，最富人情味；板胡则幽默、滑稽，可以表现异乎寻常的色彩和情感。历史上，中国民族音乐长期以单音音乐为主，强调个性化，多样化，所以色彩更加鲜艳夺目。

暖色音乐

红色　活泼轻松，节奏跳跃的音乐，表现出红色。红色音乐表现的是热情和洒脱，有兴奋中枢神经、振奋精神、提高效率的作用，可以改善精神萎靡、情绪低沉的精神状态。器乐独奏中，小提琴演奏的粗犷热情风格乐曲，萨克斯管吹奏的感性十足的民谣，吉它充满弹性和活力的音色，都能给人以热情温暖的感觉。长笛、双簧管对红色的主题也能有很好的发挥，显现出奔放洒脱的性格特征，而用口琴、圆号的表演，更显得雍容大度。

粉红色　优美、甜蜜旋律的乐曲，表现出一种粉红色的甜美意境，表现出对爱情生活的向往和赞美，对人的神经系统有一种抚慰作用，可使交感神经兴奋性下降，副交感神经兴奋性升高。可纠正性感下降，烦躁不宁，失眠多梦等。双簧管、长笛等乐器演奏的宛如耳语对话般的乐句，犹如恋人间的亲密情感，充满魅力的男声、女声演唱如梦如幻的音乐，能给人以无限遐思，粉红色的意境都能得到充满凸现。

黄色　明快、活泼节奏的音乐最能表现黄色的特质。黄色有高雅温馨、悦志赏情的作用，能增强性格的活泼与大方。因此，气量狭小，忧郁愁闷时不妨选用黄色音乐。钢琴、吉它、小提琴演奏以断音、轻松、快乐的旋律为主的乐曲，则能表现出开朗的性格特征，体现出黄色代表的快乐和喜悦。

橙色　橙色可以营造温馨和祥和的气氛，在生理上则能促进脾胃功能。对食欲不振，营养不良造成的容貌憔悴等有作用。二胡、吉它等乐器演奏，能使人感受到一种温馨、祥和的气氛，营造出家庭间亲情，可使人感到一种深沉的温暖感。

冷色音乐

蓝色　用小调式和弦乐的低音区奏出较柔美主题旋律的乐曲，具有蓝色的特点。蓝色能熏陶纯真和高雅的气质，在生理上有安神益智的作用，对于神浮气躁的人有镇静作用。吉它、大提琴、长笛、箫等的演奏，可以表现出纯真、高雅的情怀。男声的低吟慢歌，则具有蓝色的纯真浪漫情调。

紫色　紫色擅长表现深沉而神秘的气质，因此，深沉而神秘的音乐旋律可以营造出紫色的氛围，有镇静安神的心理功效。对于脾气躁、肝火升以及在高温下工作的人比较适宜。萨克斯管演奏妖惑迷人、极有魅力的旋律，是紫色音乐的典范。

绿色　非洲、拉美的民间音乐是最接近绿色的音乐。他们常用康加鼓等具有拉丁民族音乐节奏的打击乐器，加上马林巴琴的伴奏，配以管乐奏出平和、自信、充满生机的音乐，使人联想到大自然的勃勃生机，眼前出现无垠的绿色原野，能给人以自信与平和的感觉，在生理上有舒缓情绪、愉悦心理的效用。工作劳累、心身疲惫、心情不悦、急躁烦闷时，最适宜使用绿色音乐。钢琴、口琴，以及大提琴和小提琴，则能与节奏型演奏交相辉映，此起彼伏，使人有心旷神怡之感。

咖啡色　凡是音乐表现出稳重和内向的神态，体现出成熟、凝重的风格，这样的音乐就具有咖啡色的特质。在心理素质上，能使人沉稳而大度，抑制轻佻的思维，因此，对于人的气质具有陶冶作用。大提琴、男声等声部为主的乐曲，能突出稳重内向的性格特点，是典型的咖啡色音乐的表现形式。

2. 古代的五音六律　中国古人把音乐按声的高低分为五等，即“宫、商、角、徵、羽”。声音按照高低排列，由低到高，形成五声音阶，相当于现代的首调唱名：1. 2. 3. 5. 6。这就是我们通常所说的“五音”。后来加上变宫、变徵（4. 和 7.），就形成了和现代完全相同的七声音阶。明末之前，五音一直是中国音乐的基本音。

五声音高并不是固定不变的，它们随着调子的不同而转移，但是，每个音之间的距离却保持不变，如宫音与商音、商音与角音相距一个整音。当第一级音高确定了，其他各级的音高也就确定了。

五音由宫开始。以宫音作为音阶的起点，并在乐曲中反复出现，是宫调式；以商为音阶起点，并反复在乐曲中出现商音的是商式调，以此类推。这样，五声音阶可以有五种不同主音的调式。音乐家们认为，不同调式的音乐具有不同的感染力，可以产生不同的音乐效果。

《史记》中记载了荆轲刺杀秦王的故事，临行之前，高渐离击筑，荆轲和而歌，为变徵之声，士皆垂泪涕泣。又前为歌曰：风萧萧兮易水寒，壮士一去兮不复还。复为羽声慷慨。

这里“变徵”即为变徵调式，“羽声”为羽调式，它们的感染效果差异很大。

“六律”。“律”，是测量声音高低所用的方法，是用来调节、规范声音高低的。古代用竹管作为标准声音，后来竹管的数目和长度也有了一定的比例，于是形成了十二律。十二律中，奇数的六律为阳律，称“六律”；偶数的六律则为阴律，称为“六吕”。阳律有黄钟、太蔟、承洗、蕤宾、夷则、无射，阴律有大吕、夹钟、仲吕、林钟、南吕、应钟。

十二律的声高相当于定音器的作用，音高用律来确定。例如，宫调式音乐，就可以分别用十二律来确定高低。用黄钟来确定宫音，称为黄钟宫；用大吕确定宫音，称为大吕宫。余类推。于是由此产生了十二种不同音高的宫调式，五种音阶的五个调式，用十二律来定音，共得六十调。如果是七声音阶的七种调式，则可得八十四调。当然，这些调式被使用的只是少数。

由于律是根据律管一定长短来定音高的，所以古人常把律和历算、度、量、衡并称，这是因为它们都是测事物的度量单位。古人还喜欢把十二律与十二月相配，以至于后世作家常用十二律代表不同的月份。

3. 中医的“五音通五脏”理论　音乐之声、自然之声都与人的心灵感受相融合。古人认为，五音分别与五脏相通，宫动脾，商动肺，角动肝，徵动心，羽动肾。这就将千变万化的声音，按照五行的分类方法，分别和心、肝、脾、肺、肾五脏发生了有机的联系。

人与自然万物同处于世界的五行结构之中。“天有五音，人有五脏；天有六律，人有六腑……此人与天地相应也。”因此提出“五脏相音”学说。这种相音的关系不是单一的，而是将自然、音乐和人结合在一起的动态系统，体现着“同声相应，同气相求”的自然规律。因此，五音能按其特性分别作用于相应的脏腑，产生共鸣，对生理或病理发生影响。

宫声入脾　宫音为五音之首，古人认为宫声在五音之中最重要。土为大地，万物之母，脾土为后天之本，生命活动的持续和气血津液的生化都有赖于脾胃运化水谷精微，而同为“土”的宫音，因为性质的相似，同气相求，可以与脾发生联系。

商音入肺　金在音为商，在声为哭，金在方位上属西。音乐家们发现西北地区的商调式民歌的确多于其他地区。肺属金，与商音共有清肃的特性。古人认为肺在志为悲，故有慷壮哀郁之声，同时，宣发肃降之中，又融健捷于内。

角声入肝　肝属木，肝木的升发特性决定了它具有主疏泄的功能。疏泄功能正常则气机调畅，气血调和，经络通利，脏腑器官功能正常。角音与肝同属木。角音为春之声，像春天新生的植物一样破土而出，朝气蓬勃，蒸蒸日上。这些解释都说明角象征阳气触动而生发，与肝的特性相统一。

徵声入心　心属火，在人体中如同阳光一样。《内经》中说，火表现为徵音，在五声中属笑，心在五声中也为笑，欢快喜悦是心的特性，所以，喜，血液才能通利，血液充盈，神思敏捷。徵为火性，古人认为徵调有欢快、跳跃的特点，故入心。

羽声入肾　肾属水，为先天之本。又是一身阴阳的根本，主生长发育，主藏精生殖。万物都要水的滋润，人们将水比作生命之源。水性寒冷凛冽，同时水为冬令，闭藏生气，储备营养。所以以肾为水脏，即从生理病理上说明肾与水联系紧密，又说明了肾在人体中的重要地位。羽音悠扬澄静，柔和透彻，同有水的特性，故羽声入肾。

古人把五音各调所发出的精神效应进行归类："宫音和平雄厚，庄重宽宏，商音慷壮哀郁，惨怃健捷；角音圆长通澈，廉直温恭，徵音婉愉流利，雅而柔顺；羽音高洁澄净，淡荡清邈"。音乐的内蕴是以人的情感为轴心的，即使是原始的音乐信号，也带着激情的因素。音乐给予人们欢乐、悲哀、宁静、急躁、爱恋、高尚、愤怒、宁静各种丰富多彩的感觉，改变着人的情绪，调节着心灵和身体的状态。

五音分别入五脏，在音乐治疗中具有极大的意义，就拿角声入肝来说，肝系疾病可以运用具有"木"特点（舒畅、柔和，例如歌曲《啊，莫愁，莫愁》）的音乐来治疗和康复，同时还可以根据五行生克的规律，用于治疗他脏之病。例如肝气郁滞，包括慢性肝胆疾病、神经官能症以及月经病等，典型症状是胁肋胀痛，抑郁不乐。"木"乐条达、舒畅，能使肝气得到升发，促进肝胆系统功能恢复协调，使情绪变得愉快，朝气蓬勃，从而使疾病缓解康复。

《素问·阴阳应象大论》中说："人有五脏化五气，以生喜怒悲忧恐。"音乐通过意识情感的作用，对五脏的生理病理产生影响。如属"土"的音乐，中和温厚，可助脾健运，安神宁心，对食欲不振、情志异常有纠正的作用。"金"乐鲜明肃劲，能振奋人心，所以善治急躁，能发泄悲观情绪。"木"乐升发舒展，既能发散抑郁，又能平抑怒狂，由此对情志所致的各种脏腑失调作用明显。"火"乐欢快活泼，畅快情怀，尤能通调血脉，抖擞精神。"水"乐悠扬开朗，发人遐想，启迪心灵，能促进生长发育。

（三）治疗音乐与一般音乐的区别

无论西方国家还是东方国家，在使用音乐治疗方案时，都是大费踌躇的，因为"现成的"音乐都是"欣赏性音乐"，它们是音乐家为了反映自己的，或民族的，或地域的思想、风貌、故事而注入了一定的倾向性，人们欣赏它，是为了体会音乐家"需要表现的"内容，是让自己的思想在音乐家、演奏家、指挥家所限定的"主题"内发挥作用，所以对于"治疗"来说，就有了很大的局限性。而所谓音乐治疗作品、健康音乐作品，改换了创作角度，是为了"疾病"而创作，音乐家、演奏家、指挥家是围绕着"健康"而尽力，因此，这样的作品，无论在指导思想，还是创作手法、音乐风格等各个方面，都是别具一格的。当然，既然是音乐，就必须有很高的欣赏价值，要有美的旋律作为治疗信息的载体，不仅病人，即使一般人用作闲暇时的音乐欣赏，也能达到美的享受；有一部分研究音乐疗法的学者单纯走生理学研究的路子，将单调的节奏、无休止重复的旋律、固定的音高等物理要素作为音乐治疗作品的主体，忽视了音乐对人更重要的作用——心理作用，这样的音乐使用不到五分钟，患者就会烦躁不已，不但起不到治疗作用，甚至会产生副作用。

音乐达到医学效果的关键，是在音乐结构的"平稳性"方面。即作品不能有较大的起伏和波动，情绪的变化必须在一定的范围之内，旋律、节奏必须相对平稳，让一定刺激量的音乐持续足够的时间，就像服用药物一样，使药效维持足够的时间和均匀的作用。这与其他音乐强调情节、追求效果、讲究故事性的创作目的，有着很大的不同。讲究平稳和保证可听性是一对矛盾，它给作曲家带来了很大的难度。

此外，音乐治疗是以音乐作品为主体，有计划、有目标的治疗过程。治疗性音乐活动和艺术性音乐活动在活动类型上是大体相同的，但是在活动的目的和要求上则明显不同。艺术性音乐活动的对象是正常人，他们从兴趣、才能等自身条件出发，选择表演、欣赏，以达到享受或鉴赏的目的，也就是说，艺术要求是首要的。治疗性音乐活动的对象是病人（也包含出于保健需要的正常人），他们往往由音乐治疗师根据病情需要，适当考虑病人的性格、文化程度等特征，指定表演、欣赏的内容，以达到治疗或康复的目的，因此，治疗上的要求是首要的。

（四）独具特色的中国治疗音乐

中国有博大精深的传统文化、神奇卓效的传统医学、典雅丰富的音乐艺术，这些资源，是开展具有中国特色音乐治疗得天独厚的条件。如果通过精心的设计、编排、深化，加上具有现代意识的编创手法，赋予世界性的表现形式，已经成为独树一帜的新学科。

1．中国的治疗音乐具有深厚的民族基础，但又不是简单的民乐演奏，而是溶民族之魂于作品之中，音乐疗法作品既有民族风味，又能达到保健康复作用。

2．中国的治疗音乐扎根于深厚的中医文化，诸如“阴阳学说”、“五行理论”以及中医的“脏腑、经络体系”、“心神、情志学说”，是音乐的创作依据和使用的指导纲要。要将“中和”、“平衡”、“天人相应”、“运动变化”等要义，采用音乐的语言做出艺术的诠释，在世界音乐疗法中明显地不同凡响。

3．中国的治疗音乐强调形神一体，身心双修。在音乐对心理的调节方面，中医的七情理论认为：情志的失调可以通过“相生、相克”来获得平衡，例如，过度压抑的病态，可以用“怒”来平衡，因此，对于音乐治疗作品来说，通常采用激昂、悲愤的旋律，强大而带震憾性的音量，帮助患者宣泄郁闷的心志。然后再用轻松、流畅的音乐来放松患者精神。这在中医理论中分别称为“木（怒）克土（思）”、“火（喜）生土（思）”。而在生理调节方面，中国传统文化中的“天人相应”理论认为，自然界与人是“同构异质”的，音乐也一样具有世间万物所共有的属性，“五音”也有着和“五脏”相应的各种属性。因此，以五音调式编配的各种乐曲，就可以通过这种共同的属性而直接作用于人体的五脏系统。例如：“宫调式”作用于“脾”、“商调式”作用于“肺”……（徵→心、角→肝、羽→肾）。

4．中国的治疗音乐强调养静忘机。在作用方式上，中国音乐疗法注重“内在的调节”，与西方的音乐治疗相比，偏于“静态”，用通俗的语言来说，中国的音疗喜欢“安安静静”地“听”音乐。实际上，这种“静”只是表面现象，机体内却在进行着情志的调适，音乐的声能正在对相关的“脏腑”产生共振……

更重要的一点，是近年来中国的一批医学家、音乐家，主动地“为治疗而创作音乐”，这在世界范围内是处于领先地位的。即使是音乐疗法非常发达的国家，也没有多少这方面的人才和作品。

（五）音乐疗法的原理

1．音乐的生理作用　音乐对所有有生命的物质都有影响。

首先，音乐传入体内，会引起人体组织细胞发生和谐的同步共振，就像一颗石子激起一泓湖水，涟漪振荡，从而调节人的生物节律，适当的声波能使各系统组织的生理功能处于一种和谐的状态，如脉搏起伏，心率快慢，呼吸节奏，胃肠蠕动，甚至肌肉的收缩舒张，都能得到良好的调节。音乐声波也是一种能，可以激发人体潜在能量的发挥，使机体更加焕发生气。

其次，音乐声波对中枢和内分泌系统也是一种良性刺激，能促进神经内分泌系统分泌出有益于健康的激素、酶、神经介质等生命活性物质，从而促进人体的新陈代谢。

由此可见，音乐节奏与人体节奏和谐，正是音乐治疗能促人奋发，令人健康的奥秘所在。根据医学家观察，机体的反应状态与音乐确实密切相关。以心电图和血压的改变为例，节奏快而有力的音乐与节奏慢的音乐比较，前者明显使心率、脉搏加快，而平缓、抒情的音乐则可以使高血压患者血压下降；对呼吸道反应进行观察，还见到音乐能使呼吸道平滑肌松弛，减小呼吸的阻力，改善气喘症状。

中医则认为音乐可以平衡阴阳。中国传统音乐的风格大多平和、典雅、含蓄，讲究中和，恰到好处，这些对于维持生命运动过程的阴阳平衡，以及保持精气神的统一，促进人的身心健康，都能起到积极的作用。

朝气蓬勃，充满生命力的音乐，最能使人的心灵充满活力，如同吸收了新的力量，注入了新的活力。音乐对身心具有极大的抚慰和鼓舞作用，这些作用都能使机体向更健康的方向发展。特别是情志不畅的人，每每由于不良情绪对内分泌造成不良影响，使体内阴阳失衡，从而诱发各类疾病，而音乐能陶冶情操，纠正内环境，使身体和精神同时获得营养。此外，音乐在疾病后期能促进康复，则是显而易见的。

2. 音乐的心理作用 音乐的心理作用是多方面的，它通过对人的情感、智力结构和行为等因素发生影响而表现为心理作用。

（1）调整情绪：20世纪20年代就有人研究音乐对人情绪的影响，研究者以播放200余种名曲测试两万余人，结果表明，每一首乐曲都能引起听者的情绪变化。也发现情绪变化的大小与欣赏能力有一定的关系。同时还发现，音乐只能引起抽象的情调，如平静、激昂、欣喜、凄凉、眷恋等，而不能引起愤怒、嫉妒等特殊情绪。

音乐对人情绪活动的作用，与内分泌、植物神经系统、丘脑下部、边缘系统有着密切关系，正因为生理、心理两方面共同作用，才能表现出控制和增进人体内脏系统正常活动的作用。

中医认为音乐调摄不良情绪的作用表现在节制、疏泄、移情以及以情制情等方面。

1）节制作用：音乐对情感的节制作用，主要是它可以将人内心深处的喜怒哀乐流露于声音，使心灵的负担减轻，缓和情感的自然烈性，清除其中的粗野和放荡不羁，促使人们在优美的旋律中向“安和”的态度转化。《论音》中说：“虽怨以怒，而不忘忠厚，虽哀于思，而不忘于扶持。”说明了音乐保持心理平衡的作用。最近，心理学家研究发现，合适的音乐伴奏，可以缓和各种项目的运动员在比赛时过分的激动和紧张情绪，使失误减少，不易发生事故。

2）疏泄作用：疏泄作用是把积聚、抑郁在心中的不良情绪宣达发泄出去，以尽快恢复心理平衡。

哭是一种无意识的心理保护措施，能减轻心中巨大的痛苦和忧郁。医学家认为，强忍悲哀，特别是强忍眼泪，是不符合生理卫生的。好的音乐作品可以使消极的情感宣泄出去。心情悲哀抑郁时，听一首忧伤的乐曲，看起来好像在悲哀的心情上又加上一层忧伤，而实际上在整个听赏过程中，心中的不快随着乐曲得到宣泄，音乐成为情绪疏泄的一个出口，心情渐趋平静，随之融入音乐美好的意境中，从现实的忧伤之中解脱出来。

3）移情作用：音乐的感染力很大，激昂乐观的音乐能使颓废消沉的情绪自然消除，表现大自然富丽宽广的音乐更能让人舒畅情怀，人们在音乐中寄托情怀，怡养心神，超脱人世间的烦扰，思想境界变得更为高尚。

古典名曲《高山流水》，“巍巍乎，志在高山；漾漾乎，志在流水”。借景抒情，托物言志，乐曲描述了人的品格光明磊落，犹如高山一样坚毅挺拔，犹如流水一样纯洁正直，不断向前。在这样的音乐熏陶中，心灵得到美化，也就排除了不良情绪的干扰。

4）以情制情作用：《素问》中说：“怒伤肝，悲制怒；喜伤心，恐胜喜；思伤脾，怒胜思；忧伤肺，喜胜忧；恐伤肾，思胜恐。”中医学家按不同的情绪将音乐归类，以情制情，对证施乐，收效颇佳。

悲制怒　怒为肝木，悲属肺金，悲制怒，即“金克木”。选择凄切苍凉的乐曲如《走西口》（属金），来制约因大怒而致的肝气上逆诸证。待情绪缓解后，再用属“水”、“木”的音乐来滋补本脏。

喜制悲　喜属心火，悲属肺金，喜制悲，即“火克金”。以欢快明亮的音乐（属火）来解除患者悲愁、抑郁的心情，如《百鸟朝凤》一类乐曲，对因悲愁而致的焦虑、紧张、苦闷、恐惧、消沉、绝望的情绪作用较好。

思胜恐　思属脾土，恐属肾水，思胜恐，即“土克水”。庄重宽宏，中和温厚，如《友谊地久天长》之类的乐曲（属土），特别具有安神的作用。

怒制思　怒属肝木，思属脾土，怒制思，即“木克土”。“木”乐可以疏通肝气，肝气疏达，则脾复健运，可解除脾郁思积。凡具有轻松、升发特征，如《啊，莫愁，莫愁》之类的音乐（属木），对思虑不解，忧悒抑郁而引起的消化道疾病及头痛、心血管疾病者具有康复作用。

恐胜喜　恐属肾水，喜属心火，恐胜喜，即“水克火”。不过音乐治疗并不是追求恐惧的效果，不是要用恐怖的音调来吓唬病人，而是根据五行相克的原理，用符合水性润下、悠长特性的乐曲如《江河水》（属水）来进行施治，对因情志不节而致的神经衰弱、心血管疾患、大喜伤心的癫狂等症，效果均佳。

（2）*改善行为*：音乐能使人全身心投入。从头至尾注意乐曲的内涵，体会乐曲的意境，这实际上是训练人们专心致志，集中注意力的过程。这一点对精神病患者尤具帮助，恰当的音乐可以使他们的大脑处于有序状态，在音乐中不自觉地约束自己。在疾病状态下，音乐可以使患者增加生活乐趣，增强自信心和生活能力，有利于身心康复。例如，孤僻症患儿欣赏音乐后，促进了对周围环境的认识，消除了对周围环境的理智障碍，从而改善孤僻行为。

（3）*开发智力*：音乐对人类智力的作用，首先表现在增强记忆力上。进行音乐欣赏，或从事音乐演奏时，强化了精神神经系统的功能，使视听觉记忆得到锻炼，情绪体验记忆得到加强。事实表明，长期进行音乐实践的人不仅有较强的记忆力，而且记忆的敏捷性、持久性、准确性都比正常人突出。意大利著名指挥家托斯卡尼尼能在24小时内背熟一部交响乐的几十页总谱，不仅掌握该总谱的全部音符，而且连所有表情记号及作曲家的一切指示都能烂熟于心。

从生理机制看，大脑边缘系统与记忆过程关系最为密切，音乐刺激可以使这些部位的乙酰胆碱类神经递质分泌增多，进而对中枢神经系统的功能产生广泛的影响，促进人的记忆能力。

（4）培养创造力：音乐具有提高想象和联想的能力。科学与艺术创造过程中极需想象力、直觉与灵感，这些能力的培养与触发“音乐脑”——右脑的开发有密切关系。音乐欣赏或音乐演奏可以调节左右脑半球的活动节奏，诱导其有规律、有节奏地交替运动，协调工作，提高大脑的工作效率。音乐的实践活动，特别是乐器的演奏，左手的作用很突出，而左手的灵敏可以促进大脑右半球的发展。美国科学家对爱因斯坦的大脑进行观察，发现他的大脑神经突触远多于普通人，认为这是因为爱因斯坦常演奏小提琴，左手频繁的活动使脑的神经元受到刺激，于是脑的神经元数目增多，功能增强，反过来进一步提高了大脑的储存和传递信息的能力。

（六）音乐疗法的一般方法

与一般的音乐欣赏不同，音乐疗法必须在特定的治疗环境气氛中和特定的乐曲旋律里进行，患者必须全心投入音乐活动，使音乐在生理、心理上产生共鸣，从而达到心身康复的目的。

音乐疗法可以单独使用，也可以与其他疗法，如药物治疗、心理（语言）治疗、心理护理、舞蹈治疗等同时应用，会有更好的治疗效果。

进行音乐治疗时，一是集体治疗，一是个人治疗。集体治疗就是一些患者在治疗师的指导下，集中在一起进行音乐活动，以达到治疗目的；个人治疗是个别患者在治疗师的指导下，个别进行音乐活动来达到治疗目的。采用集体治疗方式效果会更好，因为病人之间可以互相交流对音乐的体验，这样会产生事半功倍的疗效。例如：神经症患者在进行齐唱时，一方面发泄自己的情绪，另一方面要注意音准和节拍，以及与其他人的歌声谐和，这样，他们在自我表现的同时，自我也得到控制。

按参与者的主动性来分，可以分为主动治疗和被动治疗两类。其中，主动音乐治疗活动偏重于创造性活动，其形式有音乐表演，如演唱、演奏、舞蹈等等。被动音乐治疗主要是接受性活动，例如欣赏音乐作品等等。在临床具体应用时，依据患者的病情、音乐素养、表现能力、治疗设施等情况，适当选用主动或被动性音乐治疗活动。按照中医的理论，一般病情属“阴”的患者，要采用主动性音乐治疗，例如精神发育迟滞、儿童孤独症、妄想症、神经性厌食症等；病情属“阳”者则采用被动性音乐治疗，如原发性高血压、冠心病、失眠症、孕妇、产妇等，但也不能一概而论。据经验，抑郁型患者比较乐于接受被动性音乐治疗活动，狂躁型的患者则乐于接受主动性音乐治疗活动。在一般情况下，上述两类音乐活动可以综合采用。

从音乐活动的基本内容来分，音乐治疗则分为以下几种：

1. 欣赏音乐作品　采用治疗师选定的音乐作品，让患者伴随音乐的声音进入自身体验的精神活动之中，以达到心理疏导、安定情志、纠正病态的目的。音乐欣赏又有两种形式，即被动享受和主动鉴赏。前者的目的很简单，只要患者感到“很好听”、“听后觉得舒服”就可以了；而后者则是为了理解音乐的内容，需要较高的音乐素养才能达到。不过，在一般的音乐治疗实践中，医生或患者都不必刻意区分，也不必要求患者必须实行哪一种欣赏方式，因为，只要患者具有一定的音乐修养，他便会自然而然地进行他所能实现的欣赏方式。

中医进行音乐治疗时，常常要求配合冥想。如果选用的音乐作品得当，欣赏时能够排除杂念，用心体验音乐作品所表现的意境，患者大多能感受到类似气功状态的舒适感，使全身功能趋于平静，生理系统进入有序状态，对疾病的治疗以及促进健康有极大的裨益。

2. 演奏音乐作品　演奏需要乐器，对于患者来说，有的学习过乐器演奏，有的毫无乐器演奏经验。因此，无论是在医生指导下的音乐治疗，还是患者自己进行音乐治疗，都要有所区别。一般而言，在医生指导下进行集体音乐演奏的治疗方式，为了训练患者的整体配合功能，达到治疗所需要的音乐氛围，无论有无乐器演奏技术，一般都不采用正规乐器（指需要较高演奏技术的乐器），而全部使用比较简单的乐器，而且以打击乐器为好，例如：锣、鼓、木鱼、梆子、镲、铃鼓、沙球、木琴、铝板琴等。这些乐器不需要较高的演奏技巧，容易掌握节奏，对提高患者兴趣非常有效。

对于个人治疗，可以根据有无乐器演奏经验来选定乐器，曲目可由浅入深，循序渐进。比较好的方式是个人和集体相结合，即选定有较好演奏技术的患者，为其他患者演奏选定的曲目；或者由其他患者用简单乐器为其伴奏。这样对于演奏者和欣赏者都能起到鼓励作用，有助于取得预期治疗效果。

演奏音乐作品，在音乐治疗中属主动治疗的范畴，能起到自我表现、自我完善、情感宣泄等心理康复作用，同时，对培养人的整体协调性、配合性也有一定作用。

3. 表演音乐作品　表演音乐作品，最常见的方法就是唱歌，其次是舞蹈（舞蹈是音乐与运动疗法的结合），延伸开来，表演戏剧以及运用音乐作品的其他方式，如太极拳、气功、体操等等，都可以算作表演音乐作品一类。

4. 音乐冥想　音乐冥想是现代音乐心理治疗形式之一，它是在聆听音乐和自然音响的同时进行联想、回忆、幻想等心理活动，使人进入一个优美、奇妙的境地。在音响的诱导下，听者仿佛看到曾使人留恋难忘的景色，听到悦耳动听的天籁，在闭目养神的状态中使身心与大自然融为一体，进入一种似睡非睡、似梦非梦的状态，精神放松，呼吸平稳，身体舒适，这就是冥想阶段。据国外报道，经常进行冥想活动，可以使人保持良好的心理状态，提高身体免疫力。

音乐冥想分导入、冥想、唤醒三个阶段。导入阶段包括调整姿势，放松身体，闭目静听，调整呼吸，使注意力集中在音乐上，通过注意音乐的发展变化而寻找美好的回忆和想象，逐渐进入冥想阶段。在冥想阶段中，身心处于十分宁静之中，在轻轻的音乐声和自然音响环境中，任意展开想象的翅膀：或许是往日的良辰美景，或许是迷幻神奇的神话境界。如果一时引不出这些联想，也不必去勉强追求，只要是进入宁静安详的状态，身心处于高度放松，即可以取得很好的效果。但是要避免引起不愉快的回忆和想象。一旦出现这种情况，要立即唤醒自己，暂停联想活动。

冥想音乐一般以自然音响为背景，配合乐器演奏出富于幻想性的旋律。音乐以能引起听者充分联想为目的。音乐风格主要是描写性、色彩性或幻想性的。

5. 音乐电疗法 是近几年发展起来的一种新疗法，目前在国内尤其受到欢迎。这种疗法，是音乐与电流治疗的综合应用，即在患者听音乐的同时，将音乐与电流输出机联接，使输出的电流随音乐的旋律、节奏、音高等变化而变化，再将这些音乐信息经滤波处理和功率放大后输出，经电极导入人体，使电和声两种物理因子同时作用于人体，达到治疗目的。

音乐电针疗法也是近年发展起来的新型综合疗法。其方法是采用毫针刺入穴位（或一定部位）后，通以音乐电流，同时兼听音乐。其作用机理是音乐、音乐电流、经络穴位等作用机制的综合，其疗效更为明显。

音乐电流导入人体，从某种意义上讲，是用身体来听音乐，再加上听觉器官听音乐，中枢和局部同时大量接受声音、电波的信息，机体得到充分的音乐营养，从而调节人体的生理功能。音乐旋律转换为电流作用于感觉神经和运动神经，不仅内部出现麻颤、紧迫感，而且使肌肉产生有节奏的收缩和肢体运动，有协调作用和舒适的神经传导作用。

镇痛——作用迅速而明显，以中频音乐电流更为明显，特别是旋律热情，节奏激烈，速度较快，力度较强的音乐，作用更加显著。这是因为音乐电流以其强烈的振动感，兴奋了感觉神经末梢，从而关闭了传导疼痛感觉的“闸门”，或者是对中枢发生了干扰，使疼痛兴奋点转移，从而达到镇痛目的。

降压——音乐电流有调整脑血管和血压作用。旋律舒展优美、调性明朗的音乐转换为电流作用于人体，具有良好的调整脑血管功能作用，能改善脑血液循环，消除血管神经性头痛、头昏、失眠等症状。选择适当音乐，将电极置于额枕部，然后通电，可以见到十分明显的调整血压作用。

消炎——音乐电对非特异性炎症和肿胀有良好的消炎止痛作用，软组织在音乐电流作用下，发生振动舒缩作用，能促进淋巴、血液循环，增强局部物质代射，加速炎症的吸收，从而使受损组织加速恢复。在对颈椎病的治疗中，由于音乐电具有止痛作用，能扩张血管，改善循环，加速血流，促进代谢物排泄，从而使炎症吸收，肿胀消退，压迫减轻，症状改善。治疗时随着音乐节律变化，可以机械地逐步松懈组织粘连。改善受压组织和压迫物之间的结构关系，调整颈椎生物力学结构，平衡效果令人满意，与氦-氖激光和二氧化碳激光照射相比效，结果有明显差异。

由于音乐电对肌肉与神经组织有良好的康复作用，所以在促进麻痹肢体恢复功能上，也能取得一定的效果，如治疗脑血栓形成所致的偏瘫，能使肢体功能得到一定程度的恢复。

目前一些临床医学家已将音乐电疗法用于各种神经痛，如单纯坐骨神经痛、血管神经性头痛、神经衰弱、失眠、原发性高血压初期、末梢神经痛、周围性面神经麻痹、脑血栓形成恢复期、关节炎、肩关节周围炎（早期）、外伤后遗症、软组织扭挫伤、颈椎病、肌纤维组织炎等等。

6. 音乐气功疗法 在气功和太极拳的运动中配用音乐，可以帮助“入静”，有助于协调周身之气上下贯通。做保健功时辅以音乐效果极好，特别是有目的地选配音乐使气的升提或沉降随着意念和音乐上下流通，精神和机体均感到受益较大。另一方面，气功与音乐治疗相结合，对各种疾病的治疗效果亦好，目前国内推广的医疗保健气功，不少都配有音乐带。有些气功还根据五音入五脏的原理，选配不同的音乐，可以说这是一种新兴起的音乐疗法。

与五音相结合的气功功法，最有代表性的是五音内视五脏法，根据五音与五脏匹配的原理，通过声波与相应的脏腑经络产生共振，消除气滞血瘀，疏通周身经络，改善脏腑功能。具体做法如下：

宫：宫音有健脾胃的作用。吸气时默念“吸”字，内气经足太阴脾经自足大趾将内气提至上腹；呼气时默念“宫”字，沿脾经逆行或由足阳明胃经，将气从上腹正中行至足大趾、二趾、三趾。

徵（读成“指”音）：徵音可降心火，通血脉。吸气时默念“吸”字，内气沿手少阴心经和手厥阴心包经至心脏；呼气时默念“徵”，内气沿手少阳小肠经自心脏至手及小肠。

角（读成“郭”音）：角音舒肝利胆。吸气时默念“吸”字，内气沿足厥阴肝经至肝脏；呼气时默念“角”字，内气沿足少阳胆经至足或沿足厥阴肝经逆行至足。

羽：羽音有滋肾之功。吸气时默念“吸”字，内气沿足少阴肾经，由足心的涌泉至肾脏，呼气时默念“羽”字，沿足少阴肾经逆行至涌泉，或自膀胱沿足太阳膀胱经至足。

商（读成“沙”音）：商音可润肺。吸气时默念“吸”字，内气沿手阳明大肠经自食指至肺，呼气时默念“商”字，内气沿手太阴肺经至手拇指。

（七）音乐疗法的实施

在实施以上治疗方式的同时，还需要注意有关问题。

1. 选择合适的治疗乐曲 音乐的形式多种多样，对脏器系统的影响也各不相同，有的有兴奋作用，有的则起抑制效果。人体疾病的千变万化，人体素质的各不相同，性格特点的迥然有异，文化素养的高下悬殊，这些都要求在进行乐疗时，必须对乐曲进行严格的选择。

中医乐疗的选曲原则是以五脏与五音相应的理论为基础，根据本脏的发病特点和治疗原则的需要，选配“木”、“火”、“土”、“金”、“水”不同系列的乐曲，以五行为特征，根据五音的表现特点，分别对应相应的脏腑，或相应的人格特征、疾病特征，以及各种不同的情绪特征，可根据五脏病变的表现选用相应的音乐，也可利用五行“相生”、“相克”的规律应用于它脏疾病的治疗。

以“土”为特征的音乐为例，这类音乐的主要功能是涵养德性，旺盛食欲，具有稳定情绪，促进消化系统功能的作用，对消化道疾病有很好的康复作用。在五脏生理联系上，肝的“疏泄”功能和脾的“运化”功能可以相互影响，肝气疏泄太过，不仅烦闷、暴躁、血压升高、头痛，而且也直接影响脾的消化吸收功能。运用“土”乐即可对本脏的机能进行调整，而且对肝的一系列症状也具有缓解作用。脾胃与肺的关系也很密切，在五行中，脾土与肺金为母子关系，所以“土乐”对肺气虚弱，卫外功能降低，不足以抗御外界致病因素，或情绪悲哀，无以自拔者均有调整作用。可见对五行音乐的应用也必须根据辨证施治的原则来进行。

经实验观察，和缓平静，节奏徐缓，优美动听的乐曲可以调节植物神经，使精神松弛，节奏徐缓，但在应用时还必须注意选择与患者生理、病理状态及性格趋于一致的乐曲来加以引导。例如，当病人陷入极度悲哀的时候，对欢快的节奏会表现出抵触情绪，所以应先以哀婉的音乐疏泄之，待情绪中压抑的成分被宣泄之后，再助以明朗、欢快的音乐，就能达到较好的效果。

除了根据情绪特点、疾病状态选择乐曲外，乐疗处方还应根据患者的民族、文化爱好、情趣、音乐素养、性格特点而选择不同的乐曲。我们的祖国是有五千年文化传统的文明古国。我们的民族音乐是传统文化凝结而成的乐章，对我们炎黄子孙教化极深，五行音乐根据五行五音编制创作，中和典雅，极富哲理，人们很容易被它的美所感动，并能在情感与理智的共鸣中使心理和生理共同获取"营养"。

值得注意的是，并非所有的音乐都对人体有益，二千年前，古人就说过：淫声不可入耳。一般来说，靡靡之音会使人情绪低落，消极颓废；不和谐音可使呼吸心跳加快，血压升高；节奏过快，声音嘈杂的乐曲会使神经系统受到影响。节奏疯狂，音调、旋律怪诞的音乐，或过分吵闹，过分起伏、跳跃的乐曲，会使神经系统受到刺激，耳神经受损以致耳聋，影响到五脏，则会破坏心脏、血管的正常功能，使心律失常，有的人还会出现恶心呕吐。强大的音响更会造成大脑机能的严重损伤，甚至造成头痛、昏迷。这些音乐，就是中医所说的"虎狼之剂"，一般不予选用。

2．疗程及其他几个问题 乐疗一般每日一次，也可根据病情需要进行2～3次。每次30分钟～1小时。有条件的可辅以集体心理保健、音乐赏析等文艺讲座，也可个别进行心理治疗。

乐疗有被动式或主动式两种参与方式。被动式以欣赏音乐为主，集体治疗多采用多功能音疗机，通过密闭式双声道线路传递音响，用立体声耳机收听，家庭或个人，则可购置治疗音带，用收录机在室内或湖畔、绿林等安静、优雅的环境中治疗。音量一般应小于音乐会的音量，控制在60分贝以下，以不超过70分贝为宜，当然也可根据病情来定。需要催眠的乐曲，音量可稍小一点，而调解抑郁的乐曲，音量可稍大一些，但必须以患者感觉舒适为宜。被动式乐疗的优点之一，是可以结合音乐，与体疗同时进行，尤其是进行气功、太极拳锻炼时，配合音乐，则具有与其他疗法相互促进的作用，从而能有效地提高治疗效果。

主动式乐疗是患者积极参与演奏乐器、歌唱、舞蹈等活动，这些能更直接地影响人的思想态度，提高患者的生活兴趣，促进视听等运动协调，培养积极参与的进取精神，提高自信心，有利于病情的好转。可以在条件较好的医院、疗养院设立乐器操作室，病人可以自发组成"乐队"来进行。

乐疗还要选择环境。环境对人的感官有刺激作用，会引起相应的心理活动。色彩雅致的环境给人舒适、宽慰的感觉，鸟语花香让人精神松弛，心情舒畅；合理的空间使人不致产生压抑感，心胸变得宽容。所以乐疗场地必须整洁、美观、雅静、宽敞，符合这些要求的治疗环境，可使病人情绪稳定，精神愉悦，必然能加强乐疗效果。无论是在医院还是在家中，治疗环境都应注意避免受到噪音干扰，最好在树荫花前。在室内进行，必须保持空气清新，装饰一些字画和少量盆景花卉，以增添诗情画意之感；窗帘也以美丽、淡雅为宜。

色彩与患者的心理有关，对疾病也有康复作用。一般来说，橙色、黄色让人温和欢畅，蓝色、绿色使人产生安全镇定感，蓝色、白色有纯洁的意境。可以根据疾病的分类，阴阳的辨证来适当调节治疗时的色彩环境。如郁症，气虚乏力等以红、黄色等兴奋色为主，焦虑、急躁、失眠，则以蓝、绿等光线柔淡的镇静色光为主，造成一种适应病情的"乐境"，促使患者能注意力集中，随曲入静。"听不以耳而以心，心意即得，形骸忘。"专心听曲，忘却其病在身，身心由此舒泰，久之则愈。

对参与乐疗的病人应该辅以良好的护理，首先全面了解病情，特别是一些身心疾病的患者，多有不同程度的心理障碍，需要注意心理上的护理，要求护士或家人以真挚的同情心，道德感，良好的态度，周到的照顾来帮助患者进行乐疗，提高患者对乐疗的信心与兴趣，使病人保持良好的情绪状态，促进疾病早日康复。

以上介绍了音乐疗法的一般情况。中医的经典著作《黄帝内经》说过："圣人杂合以治，各得其所宜。"指综合治疗所采取的各种方法，每种都能起到不同的作用。娱乐疗法的种类很多，如果能合理运用，综合运用，会取得更好的效果。宋代陈直《养老奉亲书》中列举了不少非药物娱乐疗法，如"读义理学，学法帖字，澄心静坐，益友交谈，小酌半醺，栽花种竹，听琴玩鹤，焚香煎茶，登城观山，寓意弈棋"。在日常生活中有许多日常的娱乐性活动都是非常有益的，我们每个人都可以参与。

二、歌咏疗法

唱歌和吟咏，是娱乐疗法的另一种方式。

歌唱是音乐与文学的综合，即是将诗歌配上音乐，通过吟唱表达和激发人们感情的娱乐形式，它是音乐和文学的综合体，具有很强的解郁和调节情绪的作用，古今中外，歌唱这种娱乐都深受人们喜爱。《乐论·乐象》篇说："歌，咏其声也……本乎心，然后乐气从之。"吟咏，专指念诵诗歌，它其实也是唱歌的一种，因为读诗是有音调、有旋律、有节奏的，朗诵诗歌即是"唱诗"。而优美的散文，或散文诗，语言形式上也含有类似诗歌的韵律，因而也可以通过朗诵获得美感和快乐。

原始人时期，人们交流的信息，开始是单音节的叫喊，渐而形成原始的歌唱，歌比语言的形成还要早。歌唱不仅是交流的工具，也是原始人抒发感情和内心体验的主要方式。两千多年前中国的文学名著《诗经》就是孔子搜集了公元前11～公元前6世纪流传于中国民间的大量民歌汇编而成的，共305篇，它实际上是周代的一部歌曲集，集中反映了先秦时代中国人歌咏的历史。《诗经》之后，还有楚国民歌体《楚辞》，它是诗人屈原进一步发展而流传至今的。中国文学史上的汉代乐府诗实际上也是歌曲，是供当时人们歌唱之用的。自后，唐诗、宋词、元曲几乎都能用于歌唱，可见，中国的诗歌在很大程度上与中国音乐的高度发展有密切关系。外国同样盛行歌咏娱乐，几乎所有民族都有自己流传久远的民歌。宗教系统内也盛行歌唱，如基督教歌唱赞美诗，佛教诵经采用唱颂的方式等等。目前，国际上风行的演唱方式——卡拉OK，则是人们自娱自乐，愉悦精神，陶冶性情，疏解压力的娱乐行为。

歌唱和吟咏对健康的促进作用，是通过以下两方面的机制来实现的：

（一）调节情志

歌唱或吟咏，首先要求进入作品的意境之中，忘记自身的一切悲欢荣辱。从心理学原理来看，人的精神只要陶醉于作品的境界，就进入了一种精神上的自我诱导过程，会导致一种类似于催眠状态的结果。因此，对作品的选取是非常重要的。一首格调高雅，意境悠远，思想性、艺术性俱佳的诗歌，给人以青春、活力、和谐与激情，吟诵之余，回味无穷，不但给人以美的享受，唤起人们对生活的热爱、对美的追求，学会用理性的、艺术的眼光看待世界，忘记一切世俗杂念，还能调动起积极向上的健康情趣，并借此抒发情感，排遣烦恼，释放内心的压抑。自古诗坛便有杜甫诗能除病的传说。南宋胡仔的《苕溪渔隐》中说："盖其辞意典雅，读之者悦然，不觉沉疴去体也。"这是说明艺术作品的意境改变了歌唱者、吟诵者的精神面貌，使人进入了一个有利健康的和谐环境。

对于患有疾病的人来说，疾病过程中的恐惧与沮丧情绪，会导致体内免疫系统功能下降，加速病情恶化。而精神的振作则能增强机体抗病能力。为此，歌咏的调节情志功效，是一剂对症的良药。

（二）调息聚气

歌咏通过调气而发出声音。古人认为要唱好一首歌、朗诵好一首诗词，首先要求精神安定，调整气息，使体内的气流运行通顺畅达，能够随着思想的引导自然前进，即"先静而后动"。其次，要求具备特定的感情，激情畅达，气息就会运转自如，情畅而息通。这与气功的入静以致动在机理上是一致的。

歌咏时的呼吸吐纳，气息的掌握，音量高低的调节，感情的投入，呼吸肌以及其他肌肉的运动，是一种全身心的运动，是对内脏器官的全方位按摩。这与气功的原理也是相通的。

经常歌咏的人，就会自觉地运用腹式呼吸，腹式呼吸锻炼的是丹田之气，真气藏于丹田，歌咏锻炼了真气，真气又能使歌咏发声产生最佳共鸣效果，两者相辅相成，形成良性循环。声情并茂的演唱和抑扬顿挫地吟诵，锻炼了呼吸功能，这对呼吸道疾病患者尤为有助，如以痰涎壅盛，呼吸气流不畅为主要症状的慢性支气管炎、支气管哮喘等慢性病人，通过唱歌或吟诵，锻炼腹式呼吸，对缓解症状有较好的帮助。歌咏的调息作用，加上调节情志的功效，产生舒肝理气、调节情志的健康效应。如宋代文豪欧阳修所说的吟诵之乐："至哉天下乐，终日在书案。"

此外，古人指出，歌咏还有一个重要的作用机制：发散。对于积聚日久不得宣泄的忧思愤怒情绪，歌咏能使之舒散，使人心胸坦荡清宁，排除心理障碍。

三、舞蹈疗法

舞蹈是人类最早的娱乐形式，它是通过有节奏的，经过提炼和组织的人体动作和造型来表达思想感情的行为和艺术，也是最早的养生、治疗和康复措施。

中华先祖大禹，应该是最早的舞蹈传播者和推广者。相传为大禹所创造的"阴康氏舞"，是先秦前普遍盛行的民间康复治疗舞蹈。《路史·前记》卷九记载："阴康氏时，水渎不疏，江不行其原，阴凝而易闷，人既郁于内，腠理滞着而重坠，得所以利关节者，乃制以舞，教人引舞而利导之，是谓大舞。”记述了远古的阴康时代，洪水泛滥，人们受阴冷潮湿，筋骨酸痛，活动不利，于是大禹创造了一种舞蹈，藉以伸展筋骨关节，起到祛病健身的作用。可见，最早的舞蹈竟是为治疗关节病而出现的。

马王堆出土的帛书祝由方中多次提及的“禹步”，是一种按程式运动身体的步法。《御玉函秘典》解释“禹步”的动作为：“闭气，先前左足，次前右足，以左足并右足，为三步也。”《抱朴子·登涉》则曰：“正立，右足在前，左足在后，次复前右足，次前左足，以右足从左足并，是二步也；次复前右足，以左足从右足并，是三步也。如此，禹步之道毕矣。”这些动作与现代华尔兹舞步非常接近。所谓“禹步”，是上古酋长大禹所走的步子，故名禹步。《法言·重黎》李轨注：“禹治水土，涉山川，病足，故行跛矣。而俗巫多效禹步。”《尸子·席泽》亦说：“禹于是疏河决江，十年不窥其家。足无爪，胫无毛，偏枯之病，步不能过，名曰禹步。”祝由师带领病人一起走动舞蹈，有活动筋骨、疏通经络之效，加上心理疗法的作用，对疾病肯定会产生良性影响。世界各民族都经常举行一些打鬼仪式（如蒙古的“布扎克”），都有各种按照特定动作进行的舞蹈活动。

汉代华佗所创设的“五禽戏”，则是集舞蹈、武术、体操、气功等多种形式为一体的治病、养生方法。

国外舞蹈疗法的历史也非常久远，华尔兹、探戈、迪斯科等舞蹈形式被广泛地用于治疗和康复。美国在第一次世界大战之后流行“舞蹈医疗”，被誉为舞蹈疗法之母；20 世纪 40 年代，开设的舞蹈治疗班，专门培养舞蹈治疗人员，为精神病院、弱智学校、养老院培养了大批舞蹈治疗人员。近年来，“舞蹈疗病年会”成了国际舞蹈疗法的学术峰会，各国医学专家公认跳舞是治疗精神忧郁症、自闭症、精神分裂症的有效疗法。

（一）舞蹈的养生康复功效

1. 养性怡心，调节情志 舞蹈以美的动作，美的视觉和听觉形象，陶冶人们的艺术情趣，激发人们对生活的热爱，对于舞蹈者来说，轻松的舞蹈，会使神经系统很快沉浸在和谐、愉快的气氛中，使大脑处于最佳的休息状态，同时也使消沉、颓丧的情绪得到化解。对于脑力工作者而言，跳舞更是“有张有弛”的“文武之道”。所以《舞赋》中说舞蹈是“娱神遣志，永年之本”。例如，中国的剑舞，除了能给人以美的感受外，更重要的是寄寓壮怀，培养人的勇毅精神和高尚情操。

生活在现代社会中的人，常因工作节奏过快，脑力劳动负荷过高，社会交往过于繁杂而感到生活的巨大压力，精神极易感到疲劳，对于中老年人来说，生理心理更易受到困扰。而舞蹈时无拘无束的感觉，轻松喜悦的气氛，能使烦恼和心理压力消散，达到抒解压力，陶冶性情的养生康复效果。

舞蹈疗法对情志病证的康复，以情绪忧郁、悲伤、烦恼者为佳，可作为弱智、痴呆、神经衰弱患者的主要康复措施。

2. 健美减肥，柔韧关节 舞蹈可以获得均衡的全身性的锻炼，特别是心肺功能得到增强，有助于心肌收缩，促进血液循环，增加肺活量。舞蹈运动时肌肉需要大量的氧气，人的呼吸加深加快，肺活量比平时增加一倍才能满足氧的供应，同时人体的新陈代谢率也增加60%～80%，这些生理功能的加强，对各内脏系统都能产生很大影响。舞蹈时要求挺胸昂首，使胸廓得以扩张，促进胸背肌肉发达。我国的民间舞蹈"太平鼓"，以骨盆活动为主，带动腰关节、髋关节和整个脊柱运动，能锻炼腰、腹和股部肌肉，坚固骨盆韧带，增进髋关节柔韧性，所以，是防治腰脊劳损、腰椎骨质增生等疾病的有效方法。

舞蹈活动有助于保持形体健美。能量的消耗，可以消除过多的脂肪，有减肥的功效。肌肉组织得以增强，则可防止体质消瘦。舞蹈能调节内脏平滑肌的运动节律，所以对消化不良，胃纳不佳的人，能增加食欲，促进食物排空，加强吸收功能。一般来说，舞蹈对心血管疾病、呼吸道疾病及胃肠、泌尿系统疾病都具有一定的防治作用。

舞蹈最基本的动作是由肌肉关节完成的，所以它防治四肢关节疾病的功用无须赘言，对偏瘫、痿证、痹证、五软、伤筋的康复期以及废用综合征均可采用舞蹈疗法。

（二）舞蹈疗法的形式

可分为欣赏和自娱二种类型。

1. 欣赏 大部分舞蹈是供人们欣赏的。中国古代的《霓裳羽衣舞》、《七盘舞》，现今各种民族舞蹈，如汉族的灯舞、花舞、鼓舞、狮子舞、扇舞，维吾尔族的刀朗舞，藏族的弦子舞，苗族的芦笙舞，土家族的摆手舞，傣族的孔雀舞等等，都是优美悦目的优秀舞蹈，能给人带来美的联想，获得美的享受，得到艺术熏陶。人的精神面貌、情绪反应因此而得到调节。

2. 自娱 即自身跳舞，自娱自乐，达到祛病健身目的的娱乐行为。用于自舞娱乐的舞种很多，常见的有：

华尔兹舞：是一种三拍子节律的舞蹈。跳舞时两人成对旋转。《蓝色的多瑙河》、《溜冰圆舞曲》、《晚会圆舞曲》等都是华尔兹舞曲。舞曲节奏可分快、中、慢三种，适合于各种年龄、不同体质的人们。

探戈舞：舞姿柔婉、庄重、彬彬有礼，节律特点是"慢、慢、快、快、慢"，很适合老年人和虚证患者，也能调节情志，放松精神，适合脑力工作者养生保健。

迪斯科舞：乐曲节奏明快，热情奔放，富有感染力。优美轻快的舞姿能使人获得精神欢乐，幅度较大的运动可使肢体产生激动兴奋的快感，导致神经中枢产生强烈的兴奋，有助于人们的情绪活动。迪斯科舞有节奏的抖动，还会使身体产生一种低频、适度的振动，如同自身按摩，可使血管平滑肌得到锻炼，从而提高血管的张力，可以预防动脉硬化和心血管疾患。但是，这种舞蹈的音乐往往音量过高，动作幅度过分夸张，不适宜中老年患者、虚证患者自舞，可采用针对中国中老年人的特点改良的"老年迪斯科"舞蹈。

（三）注意事项

自舞娱乐不可过量，尤其是快节奏的舞蹈，消耗能量可达安静时的7～8倍，若消耗超过了人体的正常负荷，反而会影响健康。此外，要合理选择舞种，应根据年龄和身体状况选择相应的舞蹈，年龄较大者可选择节奏较慢的舞蹈，儿童则宜跳动作柔和的舞蹈。

四、戏剧影视

戏剧对情志疾病有康复作用。由于戏剧具有很强的情节性，很容易使观众进入剧情，从而产生或喜、或悲、或愁、或乐的情感，对调节情志病变十分有效。

传统的戏曲和曲艺，是由说唱（唱腔和道白）、表演结合形成的艺术形式。唱腔具有诗歌美和音乐美，表演则具有舞蹈美和形体美，道白则具有吟咏叙事作品的效果，都给人以优美的视觉和听觉感受。我国是戏曲大国，戏曲和曲艺的种类繁多。越剧、昆剧、粤剧、黄梅戏的唱腔和表演柔和，剧情缠绵；京剧、秦腔的唱腔和表演刚劲，剧情雄壮，有阳刚之美。就剧情而言，喜剧，宜情绪悲忧者观赏；悲剧，易于引起悲伤情绪，对性格急躁易怒者有较好作用。

传统的戏曲和曲艺是演员通过舞台表演来获得娱乐效果的，受时空条件的限制。现代的录音和电影、录像等现代电子播映技术，为戏曲和曲艺在保健康复方面的应用提供了极大的便利。今天，影像艺术已成为当代最有影响的一门综合艺术，它集文学、戏剧、音乐、美术、摄影、舞蹈等艺术形式为一体，凭借动作、语言、音乐、旋律来抒发人们的各种感情，加上线条、光影、色彩、造型等的空间显现，给人一种身临其境的真实感受，令人忘记自己的客观环境，产生愤怒、欢乐、思念、悲哀、惊恐等多种情感活动，给人以充分的娱乐，起到调节情绪的作用。

戏剧、曲艺、影视艺术虽然有很强烈的艺术感染力和很好的调节情绪的效果，但是，人们在欣赏之际，切勿忘记适度这个原则，否则将会走向反面。当代疾病谱中新添的电视综合征，就是对“过度”者的惩罚。

五、琴棋书画

（一）弹琴

“弹琴”可以引申为所有乐器的演奏。通过演奏乐器而达到养生康复的目的，称为“弹琴疗法”。

历史上有许多弹琴疗疾的例子，宋代大文学家欧阳修在《琴枕》中说：“昨因患两手中指拘挛，医者言法，数运动以导其气之滞者，谓之弹琴可为。”欧阳修还说：“予尝有出夏之疾，退而闭居不能治也。既而学琴于友人……久而乐之，不知疾之在其体也。去疾之生于夏者，药而毒者，能攻其疾之聚，而不能若声之至者，能和其心而平，不和者和，则疾之忘也宜哉”（《永乐大典》）。可见弹琴对于忧郁、手指关节不利等病均有裨益。西汉窦公，年幼双目失明，便开始学琴，并长年坚持做导引，结果活到180岁。稽康在《养生论》中认为，窦公并没有服什么长寿药物，却能活到180岁，这完全是靠长年鼓琴的结果，并认为鼓琴是长寿的有效措施之一。

弹琴的养生康复原理，古人用二个极简的词作了概括，即“调神”和“练指”。通过安定情志和手指运动来发挥大脑的功能。

1. 调气养神　演奏乐器要求平心静气，进入一种淡泊的境界。在生理学上，宁静能使大脑处于一种最安静、最有序的状态，进而使生理、心理节奏与大自然的节律互相融汇。长期处于这种良好的环境中，大脑就会变得聪明，对全身的协调作用也会加强。其次，“调神”使身体的内环境保持稳定和平衡，能加强抵御致病因素侵害的能力。调神时的心身运动，能对身体的组织器官起到自我按摩、疏通气血的保健作用。

古代对弹琴时入静和调神的要求非常严格。明末虞山派的著名琴家徐上瀛在《山琴况》中指出：弹琴功夫，一在调气，一在练指；只有涵养较深，心胸开阔，情操高尚，处世淡泊，心志安宁，没有丝毫杂念的人，手指才有灵感与力量。道家有“大音声希”之说，所谓“希声”，就是指内心宁静至极，完全化入自然，尤如进入了虚无飘渺的茫茫宇宙，此时精神状态宛若超尘出世，只有在这样的情况下才能弹出绝佳的音乐之声。他还说，琴曲讲究清、静、远，使听之者游思飘渺，娱乐之心，不知何去。

古代演奏家对弹琴的心境、环境、仪表有明确的要求：必择净室高堂，或升层楼之上，或于山石之间，或道观庙宇之中，值清风明月之夜，焚香静室，坐定，心不外驰，气血平和，方与神合，灵与道合。须衣冠整齐，或鹤氅，或深衣；然后洗手焚香，静坐屏息，创造出一种幽静奥虚的境界，使人心神感天地之和，合神明之德。

古人讲究弹琴时入静，也就是强调将生理和心理节奏溶进大自然的节律之中，从而达到“声意雅正，用指分明，运动亲和，取舍无迹，气格高峻，才思丰逸，美而不艳，哀而不丧，质而能文，辨而不诈，温润条畅，清回幽奇，参韵曲折，立声孤秀”的境界。入静越深，才能“遇物发声，想象成曲，江山隐映，衔落月于弦中，贯清风于指下，始激节以畅鬼神。终练德而合雅颂。使千载之后，同声见知。此乃琴道深矣。”

我国古代琴家这一整套调神和心的理论不仅理奥、趣浓，而且对维护人的健康是很有作用的。调神的目的在于促进人的生理节律与音乐以及大自然同步，使机体的内环境保持稳定平衡，对各组织器官和经络可以起到自我按摩和疏通气血的作用，对心血管、呼吸系统、胃肠系统都具有良好的保健作用。可以防止动脉硬化，抵抗早衰，使人更健康与长寿。

2．练指运脑　弹琴时手指的活动对大脑的训练是综合性的。由于历史的局限，古人只认识到演奏乐器可以利手指，实际上音乐演奏对人们的视、听、触、运动觉的能力训练是综合性的，也就是说在练琴过程中，手指的触觉、运动觉的反应要与视觉对乐谱各种符号及强弱等的把握相一致，而听觉则马上检验这三者的准确程度，这是一种多种感觉器官同时产生反应，相互配合，协调运动的过程，这个过程极为复杂、快速，其结果是对大脑的一种有效锻炼，因而专家们把弹琴形象地比喻为“大脑在长跑”。

此外，无论是民族乐器中的拉弦乐或弹拨乐、打击乐，还是西洋的各种乐器，左手的经常运用都非常突出。左手的经常运用和灵敏可以大大促进大脑右半球的发展，提高脑的储存与传递信息的能力，提高思维通路的运动速度和容量。而双手的运动对提高整个大脑皮质的兴奋性，都极有益处，能促使两个半球的能力都得到发展，使工作的效率大大提高。同时由于音乐演奏是诸多感知器官有规律、有节奏的协调工作，可以促进各个组织器官的均衡发展，尤其利于开发智力。这种影响是长期的，潜移默化的，效果极为显著。

广州星海音乐学院附中对学生的调查研究表明，在学习音乐、演奏乐器后，智力大有提高，其中注意力得到增强的有77.1%，记忆力增强的占91.9%，感知能力提高的有85.1%，情感体验能力提高的占87.5%，想象力增强的占95.9%，理解力提高的占97.3%。

德国波恩市脑科学研究所的专家们证实，老人弹琴有明显的延缓大脑衰老之效。钢琴家、电子琴手、六弦琴手上了年纪后罹患老年痴呆症者几乎绝无仅有。科学家发现，弹琴动作本身能促使60%以上的大脑皮层在积极活动，脑部的血液循环量比不弹琴时增加5%~15%。事实上，老年坚持弹琴者大多记忆力较强，神经类疾病较少，大脑延缓了衰老，长寿者也较多。

（二）弈棋

棋的种类很多，常见的有中国象棋、国际象棋、围棋、跳棋、军棋等等。跳棋、军棋等棋类不需要复杂的心神活动，游戏作用大于思维活动，对儿童和青少年比较适宜；围棋、中国象棋及国际象棋等棋类，都需要很复杂和强烈的心神活动，思维活动大于游戏作用，是成年人喜欢的棋类。

中国象棋历史悠久，传说象棋的发明人是公元前二千二百多年的神农氏。围棋的发展距今也已有数千年历史，早在《孟子》中就记载着"弈秋"的故事。千百年来，弈棋与琴、书、画并列，被同称为中国四大娱乐瑰宝。

弈棋的养生康复功效表现在以下几个方面：

1. 启智　棋类的作用首先在于开启智力。棋局的变化犹如战场，盘面的严谨构思及奥妙变化，必须大脑经过周密的思索才能应对。因此，弈棋可作为先天智力迟钝和后天智力减退者的康复措施，尤其适用于小儿和老人。由于棋局变幻无常，需要极强的应变能力；棋子的组合精妙，需要优秀的记忆和计算能力；棋坛的胜负，往往取决于一着之差，因此又需要果敢的判断能力和独力思考能力。这些都是智力锻炼预期的目的。

2. 安神　棋类作为病中疗养时的运动和养生长寿的手段，历来为医家所推崇，认为下棋可使人"至老嗜欲不衰"，"善弈者长寿"。其机理则在于：下棋时的精神集中，摒除杂念，心平气和，深思熟虑，以致身心处于和谐的有益状态之中，对疾病患者来说，是天然的"镇静剂"；对正常人而言，则是怡情养性，修身治心的养生之法。

3. 养性　弈棋除了能启智、安神外，还能加强人的道德修养，即所谓的养性功能。弈棋者在棋盘上的修养称为"棋品"，棋品、人品，总是相互辉映的。棋品低下者，无人与之对阵；人品卑劣者，无人与之交友。因此，棋艺高者，人品一般都好。这也是中国特有的"道德养生"理论的具体体现。

综上所述，弈棋不仅通过竞赛的方式给人带来欢乐，对人的情绪具有良好的调节作用，而且还有益智健脑的功效，是一种高雅的养生保健方式，所以棋坛谚语称：弈棋养性，延年益寿。

（三）书画

在传统娱乐养生康复法中，书画专指中国国画与毛笔书法。

中国国画和毛笔书法，是我国特有的艺术形式，与中医、中国烹饪、京剧一起，被称为中国的四大国粹。作为娱乐疗法，是将书画的过程作为修身养性、调摄情志、运动形体的手段，而不是以该书画艺术本身的造诣作为首要目的，也就是说，不是以成为书画家为第一目的。这也是所有娱乐疗法必须遵循的准则。

中国传统书画艺术在养生康复领域的运用有两种方式，一是观赏书画过程，一是亲手挥毫参与书画。其养生康复机理如下：

1. 运动肢体 书画的过程是锻炼肢体的过程。挥毫书画时，要求执笔时提肘悬腕，臂开足稳，不但要用指力与腕力，而且要用到臂力和腰力，集诸多部之力于笔端，刚柔共济，蜿蜒盘旋，跃然纸上，这就使骨骼肌肉与关节得到良好的锻炼。同时需要平心静气，聚精会神，意气并用，排除杂念，这与气功、太极拳颇有相似之处，有调理脏腑、舒筋活血之功。正如周星莲《临池管见》载："作书能养气，亦能助气。静望作楷数十字或数百字，便觉矜躁俱平；若行草，任意挥洒至痛快淋漓之处，又觉灵心焕发。"

临床可利用书画活动对肢体功能障碍性的疾病进行康复，挥毫时的运指、转腕、悬肘、牵臂等动作，对肢体功能障碍有很好的治疗作用和康复作用，凡手腕、肘、臂等关节肌肉拘挛麻木，屈伸不利等，可使气血流通，筋脉和畅，有助痊愈。

2. 怡情移性 挥毫书画可产生积极的心理效应，适用于情志养生和心理疾病的康复。

因为书画艺术有其独特的高雅情趣和艺术魅力，创作时的构思、设计，经由想象→笔墨，形成形象，产生韵味，这个过程，可使人达到"忘我"的境界，摆脱不良心理状态的影响，转移"兴奋灶"，有效地调节大脑的兴奋与抑制过程，进而消除疲劳，忘却烦恼，以至减轻病痛。故不仅有益于健康人，且对某些病人的康复亦颇有帮助，有的医院还把病人挥毫书画作为重要的辅助治疗手段而收到显著效果。运笔创作时，人的心理处于最佳状态，无任何杂念干扰，这对人的健康状态是最好的保健。康熙皇帝曰"宽怀只有数行字"，即是此谓。

明代何乔远在其《名山藏》中记载了一例有趣的医案：当时宋某久疟，一年未愈。一天，名画家霞居子高毂先为他画了几株菊花，倒垂悬崖，香姿隐隐，若有飘拂流动之态。宋某观后身感冷热疏爽，接着高又援笔挥写，只见奇石亭立，双竹凌空，萧萧数叶，风韵若有闻，宋某跃起视立，毛发俱竦。久治不愈的疟疾居然痊愈了。

3. 调节脏腑 练书法时的形体运动和精神状态，与气功十分形似。《艺舟双楫》曰："每习一帖，必使笔法、章法透入肝膈"，这是一种精神高度集中，全神贯注于创作过程的状态，也是对养生康复极为有益的身心状态。而心理效应能进一步影响生理功能，对机体的物质代谢和内分泌机能产生直接的影响。书画状态时的身心愉悦，能使各器官、系统的机能得到有益的改善和协调，代谢活动加强，体内一些活性物质的分泌量增加。这些活性物质包括酶、激素和乙酰胆碱等等，具有调节血流量及神经传导等作用，对身体健康有益。书画活动可使植物神经功能增强，胃肠蠕动增加、消化液分泌增多，从而促进食物的消化吸收，对老年人是一种非常有益的养生活动。《博物志》中有这样的记载：隋炀帝杨广身体虚弱，喉干舌燥，太医绘制二幅图画，一曰"梅熟时节满园春"，一曰"京都无处不染雪"。隋炀帝观后，感到酸甜满口，津液大生，且意境清凉，喉舌不燥，日渐康复。

书画可通过调节呼吸而加强心血管功能。书画时经常要屏息凝神，形成深而长的呼吸运动，特别是笔画长短与呼吸的协调配合，能加强血液循环。深沉舒徐的呼吸使胸廓的容积增大，内部的负压增高，静脉回流加速，从而改善了血液循环。此外，横膈肌的运动又可以给肝脏以有规律性的按摩效果，改善肝脏的功能。所以练书画还是预防心脏疾病及动脉硬化的有效方法。

科学家对书画艺术的养生康复功效进行过长期的研究，借助电脑、生理反应记录器、调频磁带记录器等科学仪器，观察其对心理和生理的影响，证实能降低心率、血压，减缓呼吸及脉搏，具有缓和精神压力及焦虑的效果。其效果超过生物反馈、冥想、打坐等方法。

4．开发智力　书法、绘画是一种极具创造性的艺术活动，必须开动脑筋，锐意脱俗，长久以往，便会形成创造性思维所必须的素质，有激发灵感的作用，能提高人的形象思维能力、观察能力、抽象能力。《临池管见》云："行书草书，任意挥洒，至痛快而淋漓之候，又觉灵心焕发。"因此，书画艺术已经广泛地用于弱智儿童的康复训练。

此外，书画艺术还具有点缀环境、美化心灵的作用，具有娱乐与排遣等功能。但是，书画的养生康复功能只能是"潜移默化"，不能"立竿见影"，需要持之以恒，锲而不舍。

第五节　沐浴疗法

沐浴，俗称洗澡。文字学上，"沐"是洗头，"浴"是洗身。现代则是统称，包括洗头洗身在内。在现代人的生活中，沐浴已不仅仅是一种清洁卫生、洗涤污垢的活动，而是成为一种休闲娱乐，强身健体，防病治病的方式。

沐浴疗法，是利用水、日光、空气、泥沙等天然物理因子，使其作用于体表，通过这些物理因子的理化作用，达到锻炼身体，防病健身，康复功能等目的的方法。中医理论认为，沐浴有发汗解表、祛风除湿、行气活血、舒筋活络、调和阴阳、振奋精神等作用。

一、药浴

药浴是用一定浓度的药液，通过洗浴或浸泡全身，使药浴液中的有效成分，直接作用于病变部位，起杀菌、止痛、止痒、消炎的作用，同时通过皮肤吸收进入血液循环，到达人体各个组织器官，发挥药物的治疗作用。是中医常用的外治方法之一。

药浴与温泉浴、热水浴、桑拿浴一样，可通过沐浴的物理效应，使皮肤血管扩张、充血，新陈代谢加快，汗腺分泌增强，大量排汗，使体内代谢产物及毒素随汗液排出体外。温热又可以降低神经系统的兴奋性，从而产生镇静作用，有利于睡眠。对于肌肉疼痛和痉挛的人来说，水的温热作用又可降低肌肉的张力，缓解疼痛与痉挛。在全身沐浴时水对人体可产生一定程度的静水压力，可促使人体血液及淋巴的回流，增强人体心脏功能。静压作用还可促进组织间渗出的吸收而具消肿作用。静压作用通过对肺气肿、哮喘患者胸壁的压迫，可加强患者的呼吸运动，有利于气体交换。水对人体的浮力作用，有利于肢体的运动，可帮助关节僵硬、肢体关节运动障碍、神经肌肉麻痹的病人，在水中进行活动和锻炼。而药浴液中的药物分子与身体直接接触，所产生的药理作用，是其他沐浴疗法所不具备的。

药浴可应用于高血压、局部软组织损伤、神经官能症、风湿性关节炎、类风湿性关节炎、腰腿痛、坐骨神经痛、脑血管意外后遗症、肥胖病、银屑病、皮肤瘙痒等疾病的治疗。

应用时，根据不同的病情，选用不同的药物进行药浴治疗。

药浴形式多种多样，常用有浸浴、熏蒸、烫敷三种。浸浴是最常用的一种。

（一）浸浴

先将药物浸泡半小时以上，煎煮成药汁，再兑入洗澡水中，水温约在40℃～50℃左右，每次浸浴约15～20分钟（手足癣等传染性皮肤病只浸泡患处），每日1次，或隔日1次，或视病情而定。一般每剂药物可煎煮二次。药浴以午后或晚间进行为宜。浴后用干毛巾拭干，盖被静卧片刻。

（二）熏蒸

将药物置纱布袋中，放入较大容器中煎煮，用煎煮时产生的热气熏蒸局部，或用蒸气室作全身浴疗。

通常，趁药液温度高、多蒸气时，先熏蒸后淋洗，当温度降至能浸浴（一般为37℃～42℃）时，再浸浴。

（三）烫敷

将药物分别放入两个纱布袋中上笼屉或蒸锅内蒸透，乘热交替放在局部烫贴，可加上按摩，效果更好。每次20～30分钟，每日1～2次，2～3周为一疗程。多用于治疗与康复。

药浴需要注意的是：温度不可过高，以耐受为度，以免烫伤；药物不能选择对皮肤有刺激和腐蚀性的；老、幼、病重者药浴需人护理，避免意外；皮肤破损、饥饱过度、月经期、妊娠期不宜药浴。

中医流传下来的药浴方剂数量巨大，现简要介绍几则，供参考：

（1）皮肤瘙痒症药浴方：干荷叶、藁本、甘松、白芷、威灵仙、苍耳草、忍冬藤、盐各90g。

（2）皮肤湿疹药浴方：鲜川楝皮100g，七叶一枝花、龙骨、炉甘石各30g，土茯苓、苦参、地肤子、虎杖各25g，黄连、黄芩、黄柏、生大黄、白鲜皮、花椒、地榆各20g，赤小豆、百药煎、刘寄奴、丹皮各15g，车前子、冰片各10g。

（3）小儿发育不良药浴方：苦参、茯苓皮、苍术、桑白皮、白矾各15g，葱白少许。

注：上方载于儿科名著《颅囟经》卷下。原主治为："小儿行迟。自小伤损，脚纤细无力，行止不得，或骨热疳痨，肌肉消瘦。"

（4）热毒疮疖药浴方：防风（去芦头）、白芷、细辛、苦参、吴茱萸、苦楝子、藜芦（去芦头）、莽草、麻黄根各30g，川椒15g，盐60g。

（5）治疗手足癣：苦参、桃仁、蛇床子、乌梅、连翘、大黄各30g，甘草20g，芒硝40g。

（6）关节炎、痛风药浴方：老鹳草、五加皮、伸筋草等药物各等份。

（7）补壮元阳、治疗性功能减退方：丁香、肉桂、紫梢花、顽荆、蛇床子各30g，苍术、杜仲各60g。上为粗末。每用30g，加水煎煮，沐浴时熏洗脐、腹、丹田部。

足浴是一种局部药浴，这是一种被中国历代医学家和养生家普遍推崇的疗法。方法是：用60℃左右的热水或中草药汤液浸浴双脚20～30分钟，水或药液浸没足至踝之上。足浴可使足部温度升高，微小血管扩张，血液循环增加，并可通过足部温热刺激活跃网状内皮系统的吞噬功能，增强细胞膜的通透性，提高新陈代谢，可起到防病、防衰老的作用。临睡前用热水浸泡双脚不但可起到保健防病作用，还可轻松神经，提高睡眠质量，治疗神经衰弱、失眠等症。

二、泉水浴、热水浴

我国的温泉资源众多，已知的温泉达2444处。温泉浴有很好的保健和辅助治疗作用。李时珍的《本草纲目》记载："温泉主治诸风湿、筋骨挛缩及肌皮顽疥，手足不遂……"其适应对象主要有以下类型：

皮肤病：银屑病、神经性皮炎、湿疹、荨麻疹、皮肤瘙痒症、过敏性皮炎、脂溢性皮炎、鱼鳞病、痤疮、结节性红斑、结节性痒疹。

肌肉关节病：风湿及类风湿性关节炎、肥大性关节炎、坐骨神经痛、强直性脊椎炎、肩关节周围炎、腰肌劳损、棘突炎、外伤后遗症、骨折后遗症、半月板损伤、软组织损伤、各种肌肉萎缩等。

神经系统疾病：肋间神经痛、脑外伤后遗症、脊髓前角灰白质炎、脊髓侧索硬化症、末梢神经炎等。

消化系统疾病：慢性胃炎、慢性胆囊炎、慢性肝炎、慢性结肠炎、溃疡病、胃肠功能紊乱、习惯性便秘、胆结石等。

循环系统疾病：早期高血压、早期冠心病、血栓性静脉炎等。

泌尿系统疾病：慢性肾盂炎、泌尿系结石。

呼吸系统疾病：慢性气管炎、轻度肺气肿和支气管哮喘。

其他：神经官能症、肥胖病、糖尿病、妇科病等。

温泉对人体的作用机理有两个方面：一是物理效应，二是化学效应。

物理效应指水和水温对人体的作用。泉水的温热可使毛细血管扩张，促进血液循环，而水的机械浮力与静水压力作用，可起到按摩、收敛、消肿、止痛之效能。根据检测，人在水温35℃的温泉中，浸泡3小时，出现尿量增加，心脏供血量增强50%，体重平均减轻0.5公斤，食欲增加等。热水浴也有相同作用。

温泉的化学作用，是泉水中的特殊化学成分所产生的，温泉水中大多含有硫化氢、二氧化碳、氡等气体，以及铁、锂、硼等各种微量元素，还含有大量阴、阳离子，这些特殊物质都会对人体起作用。这就是温泉的化学作用。不同的温泉适应症并不完全相同，例如硫化氢泉具有兴奋作用，因此就不适合于神经官能症病人，而碳酸氢钠泉及硫酸钠泉主要用于消化系统疾病，碘泉用于治疗妇科病及循环系统疾病。

温泉浴不宜在空腹或饱餐后进行，疲劳时亦不宜进行；老人和身体虚弱者在温泉浴后偶尔有发生虚脱晕倒者，若感到头晕、心悸，应立即出浴。一般每次10～20分钟，15～30次为一疗程，隔3～7天再开始第二疗程。洗温泉浴还要注意个人卫生，以防疾病交叉传染。

如果没有条件进行温泉浴，还可以在家中进行热水浴。热水浴的医疗效果比温泉浴要差，但也可以利用热水的物理效用，起到类似的保健作用。因为热水能扩张皮肤血管，促进血液循环，增强新陈代谢，对神经痛、风湿性关节炎、慢性中毒、肾炎、肥胖症等有一定疗效。温度稍低的温水浴能起到镇静、减轻心血管负担作用，对高血压、神经衰弱、失眠症、皮肤瘙痒等有良好疗效。

温泉对某些病患并不一定适宜：溃疡病出血期不可进行温泉治疗，重症糖尿病、晚期高血压、严重的心功能不全、肝硬化、各种肿瘤、心肌炎、心力衰竭、心肌梗死急性期、脑血管意外急性期、肝或肾功能不全、精神病、癫痫、癔病、急性传染病、活动性肺结核及孕妇，都属于温泉治疗的禁忌症。此外，青年男子不宜过多进行温泉浴或热水浴，因为水温提高了阴囊和附睾的温度，可能对精子发生和成熟产生障碍。医学家曾对喜欢蒸汽浴的男性进行过研究，发现多次蒸汽浴后，男性的精子数可减少，精子活力减弱，未成熟的精子和畸形精子增加。如果男性每周泡温泉或热水浴3～4次，温度40℃以上，产生头部畸形精子和不成熟精子均有明显增高。而且随着水温的增高和洗浴次数的增加，精子的数量和活力则随之下降。精子质量不高，最终将导致男性不育。

家庭中的热水浴，可以加入各种添加剂，以增强热水浴的保健效果，例如：

（1）酒浴：在温热的洗澡水中加入500ml白酒，再行洗浴。酒浴对血液循环有促进作用，调节体内生化代谢及神经传导，对皮肤有良性刺激，使皮肤光滑、柔润、富有弹性。同时对神经痛、风湿性关节炎等也有辅助治疗作用，还能防治伤风感冒，对神经性皮炎、湿疹、皮肤瘙痒等皮肤疾患均有较好的疗效。日本岐阜羽岛市的千菊酒庄，制造出一种专供沐浴的酒，这种酒中含有大量的对人体有益的氨基酸、蛋白质、维生素等。一瓶酒可用两次，使用时很容易出汗，使人感到温暖舒适。

（2）醋浴：在热洗澡水中加入500ml食用醋，再行洗浴。这种方法有活血止痛、祛风止痒的功效，可使肌肤细嫩，能加快扩张的汗毛孔收缩，使皮肤粗糙者变得光洁细腻，消除色素斑和防止皮肤老化，可使皮肤变白，且能中和皮肤表面的碱性，杀灭细菌，是女性美容的最好沐浴方式。对多种皮肤病、瘙痒症也有治疗效果。还可消除疲劳，外出旅行疲乏，洗一个醋水浴，会使肌肉轻松，身体舒适。

（3）茶浴：茶浴具有护肤功效。皮肤干燥的人经过几次茶浴就能使皮肤变得光滑细嫩。茶浴简便易行，在洗澡水中兑上冲泡的茶汁就可以了。茶浴后全身会散发出茶叶的清香，感到舒适凉爽。台湾花莲县的部分茶园专门设立"茶浴"的服务项目，在浴盆中泡上茶水，供人浸泡沐浴。

（4）盐浴：洗浴时用食盐在肩、腰、腹、脚等部位加以搓擦，充分按摩，至皮肤呈赤红色后用清水冲净，然后再进入浴缸在温水中浸泡20分钟。盐浴可以促进血液流畅，而且盐具有渗透性，可渗入皮肤内，将毛孔内多余的水分及微细物质、脂肪等换出，故能达到减肥效果。盐水浴还能使皮肤洁白，增强弹性。此外，盐浴对神经系统有镇静作用，对解除疲劳性腰腿痛，治疗脱发，降低血压等也有一定疗效。

（5）奶浴：美容专家研究指出，在洗澡水中加入一杯全脂牛奶，外加一定比例的蜂蜜、西瓜汁、小苏打、精盐，搅匀后浸泡、洗浴全身，能使皮肤毛孔收缩，消痒解乏，疗肌爽肤，皮肤会变得十分光泽柔滑。

(6) 艾叶浴：在洗澡水中加入艾叶，浴后会有温暖感，可祛骨节风寒，治四肢麻木，腰酸背痛，使人神清气爽，红光满面。

(7) 橙浴：将橙子或橘子皮与萝卜叶装入布袋中，在洗澡水中浸泡一会儿，然后洗浴，不仅有温暖、舒适感，还可使人皮肤润泽。

(9) 香浴：用香树或香木（如檀香、沉香）的刨花熬汤，兑入洗澡水中洗浴，可治关节炎；用槿树叶煎汤洗浴，可治皮肤病和脂溢性脱发。

(10) 芥末浴：加一汤匙芥末于浴水中，有消除疼痛之效。可治疗关节痛、腰腿痛及外伤瘀肿疼痛。

三、泥浆浴

是用矿泉周围的矿泥、井底泥或沼泽地里的腐泥进行全身或局部浸埋浴、涂擦浴的沐浴方式。

矿泉水的中心地带、地热资源丰富的地方，往往会形成特有的天然热矿泥，其温度在42℃～65℃之间，泥中含有大量的胶体物质、盐类和气体等。用这样的热矿泥进行泥浆浴，能刺激和调节肌体的神经和体液，具有消炎、止痛和美容等作用。

热矿泥浴的方法是，先在泥浆浴池内的热泥浆中浸泡5～10分钟，然后走出泥浆浴池，到沙滩上躺下，让太阳把身上的泥浆晒干，使泥浆一块块自然剥落，再用清水洗净身体。泥浆浴对治疗皮肤病和风湿性关节炎有特效，健康的人在泥浆池内泡上一段时间，也有消除疲劳的益处。

中国古代还有一种泥浴疗法，但不是用地热产生的热泥浆，而是用井底挖出的冷泥浆，称之为“井底泥”。《千金要方》、《证类本草》等医书中都记载有这种方法，用其治疗妊娠胎热导致的胎动不安，以及风热头痛等疾病。这种方法，实际上就是现代所说的腐殖酸钠浴，除了井底泥以外，沼泽地里的泥浆也有同样作用。

腐殖酸是有机物腐败后生成的物质，是一种既带羧基、羟基，又有芳香核、脂肪链的高分子混和物。这种物质具有一定的离子交换、氧化还原、螯合能力及生理活性。生物学上具有调节机体内分泌、增加激素、抑制各种有害酶、加速人体血液循环、促进新陈代谢、提高人体免疫力的功能。

使用井底泥或沼泽泥进行沐浴，对治疗类风湿性关节炎、四肢关节疼痛、皮肤紫斑、机体软组织损伤、消化道溃疡、妇产科疾病、高血压均有较好的疗效。尤其对因比赛或训练而造成扭伤的运动员消除肿胀、恢复体力具有神奇的疗效。

各种皮肤感染、开放性损伤、患有严重器质性病变者，妇女经、孕产期，均不宜进行泥浆浴。

四、沙浴

沙浴，就是以沙子为媒介，与身体接触，向体内传热，以达到养生康复目的的方法。我国的吐鲁番是著名的沙浴胜地。《本草拾遗》中对沙浴方法有详细的记载：“六月河中诸热沙，主风湿顽痹不仁，筋骨挛缩，脚疼冷，风掣瘫缓，血脉断色，取干砂曝令极热，伏坐其中，冷则更易之。”沙浴治疗风湿性关节炎、运动系统疾病有非常好的疗效。

沙浴的机理，主要是运用磁疗（沙子中含有磁性物质）、理疗（干燥高温和红外辐射）、放射性治疗、推拿按摩、日光浴等综合疗效。可通经脉、舒筋骨、祛痼疾，有促进血液循环，增强新陈代谢之功效。

沙浴的方法，是将除头以外的整个身体或身体的局部埋入太阳晒热的沙子之中。由于上有烈日，下有烫沙，上下夹攻，片刻之间就会大汗淋漓，热不可耐。沙疗正是通过这种热效应来治疗疾病的。风湿性关节炎、坐骨神经痛、神经系统障碍等，往往一二次沙疗就能拔除病根，效果可称奇特。对于慢性消化道疾病、植物神经功能紊乱等疾病也有治疗作用。

根据气温、沙子的温度，每次沙浴时间约需 10～15 分钟，10 天为一疗程。

患有较严重器质性病变、急性炎症、有出血倾向者，妇女月经期、孕期，儿童，年老体质极度虚弱者，不宜进行沙浴。

除以上介绍的四类沐浴方法外，还有海水浴、冷水浴、空气浴（在森林中进行称为森林浴，在洞穴中进行称为洞穴浴）、日光浴等，均是养生康复医学常用的方法。

第三章 养生、康复的医学技术

第一节　心理疗法

健康的人体，不仅是没有疾病和虚弱现象，而且还要有良好的精神状态和社会适应能力。现代社会中，精神因素引起的心身疾患越来越普遍，最新的调查表明：精神疾病在我国疾病谱中的排名已位居第一，超过了心脑血管疾病、恶性肿瘤及呼吸系统疾病。21世纪，精神类疾病将成为人类的多发病和流行病。

中医对心理现象的认识，集中在情志学说之中。感物而动心谓之情，意决而卓有所立谓之志，情志是人对感受到的事物是否符合自身需求而产生的内心体验与意志过程。在正常情况下，七情活动对五脏生理功能起着协调作用，但若七情太过，超过人体自身调节的范围，使脏腑气血紊乱，则能导致疾病。情志活动失调不仅影响着五脏的生理活动，而且可影响人的健康状况及衰老进程。因此中医养生学十分重视情志的调节。而在疾病康复过程中，医生又可以通过语言、举止或事物等手段，改变病人感受、认识、情绪、行为等方面的偏差，纠正和消除病人的病态心理，使情志疾病得以康复。因为人的形体与精神是一个有机的整体，形是神的物质基础，神是形的主宰，形损可伤及神，神伤也可损及形；形全有利于神复，神复也可促进形全。所以，心理疗法对情志疾病、心身疾病的康复具有重要意义，而且对外伤、病后所致的形残和顽疾沉疴等的康复也有重要作用，是康复医学领域中一门重要的技术手段。

在中医养生康复学科，心理疗法的实施有三种形式：①自我心理调节。例如自我发泄、自我宽慰、自我暗示、自我催眠等等。②在一般医疗中配合心理疗法。任何优秀的医生，都会在自己的临床工作中有意或无意地运用心理学原理。因为医生的每一句话，在病人心目中都具有一定的权威性，都能对患者的心理产生影响。③心理医生的专业治疗。

临床心理治疗能否取效，取决于三个要素：①医生的权威性和良好的医患关系。要求医生必须具备良好的医德素养，广博而精专的医学知识和其他自然及社会科学知识，并得到病人的信任和崇敬。②患者对心理疗法的态度。即患者有无接受心理疗法的意愿。③合适的病种和恰当的方法。

一、遏止疗法

又作节制。就是节制情感，遏止过极的情志，达到心理平衡。这是运用于日常生活中的自我心理调节方法，是心理养生的基本方法。《吕氏春秋》说：“欲有情，情有节，圣人修节以止欲，故不过行其情也。”节制自己的感情才能维护心理的协调平衡。

“怒”是历代养生家最忌讳的一种情绪，它不仅伤肝脏，还可伤心、伤胃、伤脑等，导致各种疾病。因此怒是养生、康复最应节制的不良情绪。制怒，就是要以理性克服感情上的冲动，平时遇到可怒之事，要想到不良后果，以理智驾驭并控制粗暴情绪反应。如古今明理之人常在案头悬挂“制怒”、“息怒”之类警句，提醒自己戒怒。

其他情绪也同样需要用遏止的方法来防止其过激。

二、发泄疗法

又作宣泄。是排除不良情绪，恢复正常情志的方法。在遭遇挫折，或蒙受冤屈，或遇见烦闷、悲愤之事时，应采取适当的方式发泄不良情绪。如：遇到不幸事件，悲痛万分时，在无人处大哭一场；遭逢挫折，心情压抑时，去空旷处大声喊叫，将郁结情绪发泄出来。发泄，主要依靠自身的力量，也可以在他人的帮助下进行。常用的方法有：

倾诉：向亲人、朋友、同事、上级、媒体等对象倾诉委屈，诉说烦恼，宣泄不平，将不良心情一吐为快。舒畅过后，尽快恢复平静。但不要执着于“讨说法”、“索赔偿”，否则会陷入另一种烦恼。

写作：实践证明，赋诗、作文、记日记等文字写作，是十分有效的发泄方法。在写作中真实地再现思想深处的痛苦，用文字抒发情怀，宣解心中郁结。实际上，写作是发泄、移情两种心理疗法的综合运用。

歌叫呼哭：心情懋闷，委屈满怀，悲愤难诉，块垒耿耿，可寻一空旷场所引吭高歌或痛哭一场，或呼喊嘶叫，将不良心境宣泄于自然之中，也不失为心理发泄之良方。

导引：当挫折、冤屈等难以忍受之刺激突然而至，无法向人倾诉，无法伏案疾书，更没有歌叫呼哭的环境，当此之时，不妨以一种变相的发泄方法导引之：攒拳憋气，用尽全身力气收缩肌肉，直至力竭，然后突然放松，全身会有脱力之感。心境便可随之放松。这实际上是遏止和发泄两种方法的综合，可应付临时应急需要。

需要发泄的一般都是恶劣的情绪，需要防止采用过激的发泄方式，如骂人、殴打、毁伤器物等，这些方式虽然也可以发泄，但任何心理疗法都要以遵守法律，不违反社会公德，不损害他人利益为底线，凡能引起不良后果者，均应禁止。

三、疏导疗法

疏导，是指通过交谈，用浅显明白的道理，分析病因，解释病情，诱导患者发泄心中委屈或怨愤，以此来缓解或解除不良心理状态的一种疗法。对患者而言，当出现不良情绪时，向朋友、家人、医生倾诉，宣泄心中郁闷，主动接受劝解疏导，可以借此化解或排遣不良情绪。对于医务人员或辅导人员而言，则是根据心理学原理，采用语言的方式，有针对性地消除患者心理疾患。由于此疗法主要运用语言进行疏导，故又常被称为语言疏导法。《灵枢·师传》所谓的“告之以其败，语之以其善，导之以其所便，开之以其所苦”，提出了此法的基本原则。此法多适用于较为通情达理的心身病患者，而对昏蒙多疑者，则反而会徒增忧怨。

人类的词汇和语言，是对大脑皮层发生影响，并通过大脑皮层而作用于躯体的强有力的刺激信息，是心理治疗最为有力的工具。患者常由于不了解自身情感之伤的症结所在和病症的关键，总是被动地接受医生的治疗，若及时积极地加以疏导劝释，则他们每能主动地从心理、行为上配合治疗，故此疗法对于心身病症具有普遍的意义。而医生在进行劝说开导时，应掌握语言的技巧，取得病人的信任，以便针对不同性格、不同病证之患者采取不同的疏导方法，争取获得最佳的治疗效果。例如：

一儒生，合眼即有怪梦，甚为疑惑。张景岳诊之，按《内经》有关理论，“微言以释之”。儒生听毕大喜，曰：“有是哉妙理，……今得教，可释然矣。”信服张氏所疏之药，数服即痊愈。(《类经》)

再如：河南尹乐广有亲客，久阔不复来。广问其故，答曰：“前在坐，蒙赐酒，方欲饮，见杯中有蛇，意甚恶之，既饮而疾。”于时河南听事壁上有角弓，漆画作蛇。广意杯中蛇即角影也，复置酒于前处，谓客曰，“酒中复有所见不?”答曰“所见如初”。广乃告其所以，客豁然意解，沉疴顿愈。(《晋书·乐广传》)

第二个案例就是著名的“杯弓蛇影”故事，解释清楚了，疾病就治愈了。这是疏导法的另一种形式：释疑解惑。因为疑虑、困惑常可导致心身病变。只要采用针对性措施，解除其疑惑，就可消除精神负担。对于那些疑虑较重、多犹豫的患者宜采用此法。

四、顺情疗法

又作顺情从欲。是指顺从病人的某些意愿，满足其一定的心身需求，以改善其不良情感状态，纠正心身异常的一类疗法。此疗法有较普遍的适用性。对于那些由于外界条件所限，或因个人过分压抑、胆怯、内向而愿望难遂，积日成疾的心身病症患者来说，尤为适宜。从古今验案来看，医家们常用此法及时满足患者某些合理的意愿，包括正常的求偶婚配意愿、被压抑的求知和社交意愿，某些生理性欲望，如食欲、性欲，以及提高儿童的安全感等，都具有明显的正性心理效应。张景岳曾强调，“（此症患者）其在女子，必得愿遂而后可释”。清代医家程文囿治疗某患呕吐之症的室女时，亦认为其症必待婚嫁后，求偶意愿得遂方会自愈。《儒门事亲》中记载的一则案例有典型意义：“一男子病泄十余年，遍服诸药无效，针灸已使皮肉皱槁，患者神昏足肿，泄如泔水，日夜无度。张子和诊之。曰，生也。患者欲食羊肝，张氏许之。病人悦，食一小盏许。以浆粥送之几半升。续又食羊肝一盏许。次日泄减七分。如此月余而安。”该案按者曰：“胃为水谷之海，不可虚怯，虚怯则百邪皆入矣。或思荤蔬，虽与病相反，亦令少食，图引浆粥。此权变之道也。若专以淡粥责之，则病人不悦而食减，久则病增损命。”

运用此疗法，要求医生具有敏锐的判断力，能察颜观色地洞悉患者的各种意愿，正确地分析其合理与否？利弊怎样？客观条件允许与否？对于患者某些不合理或者客观条件尚不允许的意愿要求等，则又要配合疏导说服工作。

在临床上，医生常常会遇到昏蒙多疑，不明事理的患者，或专认死理的偏执型病人，或者某些精神病患者，对于这些患者，采用解释、说理、分析等方法，犹如对牛弹琴。例如癔病患者，总是顽固地认为身体上的不适是因为体内有水、有虫、有鬼，或者其他常人意想不到的东西。如果医生简单地批评他们无知，或是苦口婆心地向他们宣传科学道理，其结果必然适得其反。在临床时，不妨顺水推舟，用患者的“歪理”来实施医生的“正治”。这也是顺情疗法的灵活运用。例如“奔豚气”是一种典型的癔病，很多病人将其描述为“有老鼠在体内乱跑”，并固执地认为是真的老鼠钻进了体内。此时医生不能简单地斥之为荒诞，应该顺其思路，告诉患者，医生的中药或针灸是专门驱逐（或杀死）体内老鼠的，非常有效，云云。待其痊愈后再告知其真正病因，或向其家人说明原委。

五、移情疗法

移情，即通过一定的方法和措施改变人的思想焦点，改变情绪的指向性，或改变其周围环境，使其与不良刺激因素脱离接触，从情感纠葛中解放出来，或转移到另外的事物上去。多用于排除内心杂念和抑郁，改变不良情绪或不良习惯。《素问·移精变气论》言：“古之治病，惟其移精变气，可祝由而已。”古代的祝由疗法，其本质是转移患者的注意力，以达到调整气机，精神内守的作用。升华、超脱、易性都是移情疗法的不同侧面。

升华，就是用意志去排除不良刺激的干扰，用理智战胜情感方面的失败，将精神和身体的焦点转移到情感以外的事物上去，如工作、事业等等。以工作和事业的成绩来冲淡感情上的痛苦，寄托自己的情思。这是排除不良情绪，保持稳定心理状态的最佳方法。

超脱，即超然。思想上把事情看得淡一些，行动上脱离导致不良情绪的环境。中国古代有无数这方面的养生格言，如“人到无求品自高，事能知足心常乐”等等。现代健康教育流行“一个中心：以健康长寿为中心；两个基本点：潇洒一点，宽容一点；三大作风：知足常乐以养心，自得其乐以养性，助人为乐以养德；四项原则：合理饮食、适当运动、忌烟少酒、心理健康”，其中大部分内容都涉及到超脱的人生观。落实到具体事件，就是当心情不快、痛苦不解时，可以到环境优美的公园或视野开阔的海滨漫步散心，可驱除烦恼，产生豁达明朗的心境。如果条件许可，还可以作短期旅游，把自己置身于绮丽多彩的自然美景之中，可使精神愉快，气机舒畅，忘却忧烦，寄托情怀，美化心灵。

易性，即改变心态。《临证指南医案》华岫云按：“情志之郁，由于隐情曲意不伸，……郁症全在病者能移情易性。”“移情易性”是中医心理保健法的重要内容之一。具体方法很多，可根据不同人的心理、环境和条件等，采取不同措施，灵活运用。《北史·崔光传》说：“取乐琴书，颐养神性。”《理瀹骈文》说：“七情之病者，看书解闷，听曲消愁，有胜于服药者矣。”《千金要方》亦说：“弹琴瑟，调心神，和性情，节嗜欲”。琴棋书画有影响情感，转移情志，陶冶性情的作用。情绪不佳时，听适宜的音乐，观赏幽默的相声或喜剧，可使苦闷顿消，精神振奋。临床医生更要有针对性地改变患者的心态，对愤怒者，要疏散其怒气；对悲痛者，要使其脱离产生悲痛的环境与气氛；对屈辱者，要增强其自尊心；对痴情者，要冲淡其思念的缠绵；对有迷信观念者，要用科学知识消除其愚昧的偏见等等。

六、运动疗法

运动不仅可以增强生命的活力，而且能改善不良情绪，因为运动也是一种紧张，是以体力上的紧张状态，转移或分散精神上的紧张状态。因此，精神刺激造成的不良情绪，可以通过运动发散出去，也可以转移自己的注意力，使机体达到平衡状态。诸如打球、散步、爬山、打拳、舞剑等，都可以转移或释放精神上的紧张不适。尤其传统的体育运动锻炼，动静结合，能使形神舒畅，对消除不良情绪有效。此外，还可以参加适当的体力劳动，用形体的运动去消除精神的紧张、恼怒和悲伤。

七、暗示疗法

指采用含蓄、间接的方法，对病人的心理状态施加影响，诱导病人不经理智考虑和判断，直觉地接受医生的治疗性意见，主动树立某种信念，或改变其情绪和行为，从而达到治疗的目的。这一疗法包括语言暗示和借物暗示，“祝由”等也可归人其中。

暗示有着惊人的力量，“望梅止渴”的典故，说的就是曹操借梅林之暗示，使行军途中燥渴的将士得以暂时口生唾液而缓解口渴。《道藏精华录》载：某犯被处于死刑，某医云无须显诛，可自然致之死地。因语囚徒云：以针刺汝手，俾血流尽则死期尽。随以布蒙其目，以绳缚其手，针刺其肤，以水滴盆中。使罪人信乎血流出。约三、四时，罪犯死。其实并未刺破其血管放其血。此又是消极暗示的实例。积极的暗示常可用于治疗。语言暗示，即巧妙地运用语言，暗示某些有关疾病的情况，使患者“无意中”加以了解，从而消除心因，树立起战胜疾病的信心，改善不良的情感状态。

暗示用之不当也会产生严重的负效应，故实际应用时须谨慎、灵活，要针对患者的心理活动特点。运用此法的医生必须具备一定的权威性和影响力，且具有较强的分析推理能力，掌握丰富的社会学和心理学知识，以便使暗示更趋正性、稳固、持久和巧妙。同时，对病人也应有所选择，那些文化水准偏低，易受暗示的患者，运用此法往往疗效更佳。

暗示疗法包括以下几种类型：

（一）语言暗示

语言暗示不仅包括词句语言，而且还包括行为语言，如医者的神态、表情、动作等的暗示作用。若能巧妙而综合地加以运用，每可取得更为理想的疗效。如《儒门事亲》载：庄先生治某喜乐之极为病者，切其脉，为之失声，佯曰：我取药去。数日更不来。病者悲泣，辞其亲友曰：病属不治，吾不久矣。庄知此情，再予慰之，喜乐所致之病遂愈。这是行为语言暗示的例子。

（二）借物暗示

借物暗示指借助于一定的药物或物品，暗示出某些现象或事物，以解除患者心理症结的方法。安慰剂的作用就是通过这一途径实现的。进行此术的医家必须认清病情，谨慎从事，切不可令患者看出任何破绽，否则难以收到理想效果。如《古今医案按》载：某男，在姻家过饮醉甚，送宿花轩。夜半酒渴，欲水不得，遂口吸槽中水碗许。天明视之，槽中俱是小红虫，心陡然而惊，郁郁不散，胸中如有蛆物，胃脘顿觉闭塞，日想月疑，渐成痿膈，遍医不愈。吴球诊之，知病起于疑，剪结线红色者如蛆状，以巴豆二粒同饭捣烂，入红线丸十数丸，令病人暗室内服之，又于宿盆内放水，须臾病人泻而坐盆。泻出前物，荡漾如蛆，开窗使亲视之。其病从此竟解，调理后痊愈。这是借物暗示的例子。

（三）古代祝由术

这是中国古代特有的治疗方法。类似的方法还有占梦之类。

所谓“祝由”，是指由一定权威性的人物（在古代通常由巫医担任），在祈祷神灵等的仪式中，讲述患者发病的原由，使病家绝对信从，以致精神内守，情感改善，病态得以调整。《内经》中“先巫者，因知百病之胜，先知其病之所从生也，可祝而已也”，就是对此法的叙述。所谓“占梦”，就是针对病人的不同心理需求，巧妙地利用梦境等，暗示某些情况，从而纠正患者的不良情感状态，调整或改善其心身病变。这些方法往往带有较浓厚的“迷信”色彩，但在心理学的角度上看，确实可以治愈一些心身病症，其机理则与暗示疗法有类同之处。这类方法现已很少用，但在某些经济文化不发达的地区，迷信思想尚有市场的人群中，仍能收到一定的祛病效果。

世界各地的某些传统医学，如印度医学、拉丁美洲医学等，都存在着与中医学祝由、占梦等相类似的疗法，它的存在是有一定社会文化背景的。因此，对此不应一概予以否定。凡有迷信的人群存在，就必然伴有迷信的文化，这种文化具有渗透性，不可能人为地在短时期内消灭。为了提高暗示效果，有时有必要从心理上抓住患者的某些信仰（即使是错误的信仰），并加以利用来治愈病人。这样做常有较强的心理效应，往往能够调动起患者的抗病意志。

（四）转移注意疗法

是暗示疗法的另一种形式。心身疾病病理过程中，一些导致或影响疾病的境遇或情感因素常成为患者心身机能的相对稳定的刺激灶，它反复地作用于心身机能，使之日趋紊乱，而这种紊乱又强化着这类刺激作用，以致形成恶性循环，使病症迁延难愈。对此，可借助转移注意疗法，有意识地转移患者的病理性注意中心，以消除或减弱它的劣性刺激作用。这一方法适用范围较广，凡患者过分关注自己的病痛，以致这一心理活动有碍于疾病治疗和康复时都可选用。如《仪真县志》中记载的明代著名眼科医生李瞻的治例：“李瞻治一肝火上炎之红眼患者，其性素急暴，愈病心切，服药已久却红眼日见加甚，知李医名而求治。李诊毕作曰：君目疾克日可愈，然火毒已流窜至股，旬日内必发脓疮，甚为棘手。患者自此日忧其股，数剂药后眼疾便愈，亦未见脓疮发作。”若患者过分注重躯体的某些部位，从而成为强化了的病态条件反射，亦可试用。如《医学心理学文集》第 1 期记载的病例：汤盛钦等治一男性，22 岁，海员，诊断为神经衰弱。主要症状为胸痛。经了解，患者 12 ~ 13 岁时患支气管炎，当时曾有胸痛现象。痛愈后，父母仍不断嘱咐要多加注意，以免复发，本人也很重视。特别是出海工作时更担心并感到胸痛。经多次治疗无效。遂在催眠状态时将胸痛移到外耳垂，并暗示三天后痊愈，效果良好，解除催眠后只说有耳痛，已无胸痛了。此外，还可用于纠正某些由于过分注意而出现的病态行为。如现代名医蒲辅周治疗一反胃患者，闻药味即吐。蒲老除辨证用药外，特别叮嘱患者，服药后若两脚心发热发烫，则可望治愈。患者服药后便专注脚心，反胃呕吐未再出现，其病症亦随之而愈。

（五）催眠疗法

是应用一定的催眠技术使人进入催眠状态，并用积极的暗示控制患者的心身状态和行为，以解除和治愈患者躯体疾病或心理疾病的一种心理治疗方法。这种疗法运用暗示施加对人体心理生理的影响，是在催眠状态下进行的，这是有别于其他暗示疗法的地方。

中国“祝由科”有着悠久的历史，催眠疗法就是祝由师们常用的治疗方法之一。据两千年前的汉代史学家刘向记载，上古时代的苗黎（中国南方少数民族的统称）人“苗父”是最早的催眠师，他的技艺非常之高，“苗父之为医也，北面而祝，发十言耳，诸扶而来者、舆而来者，皆平复如故”。扶着来的、抬着来的，都能治好。此外，汉代的《五十二病方》、《杂禁方》，隋代的《诸病源候论》，唐代的《千金要方》、《千金翼方》、《外台秘要》，直至宋、元、明、清的大量医书中都有祝由术的运用。只是到了清代，由于政府发布禁令，逐步废除祝由、针灸、按摩三科，祝由科才从医书中消失，但在民间仍然一直流行。

从中国祝由术的治疗方法来看，其原理主要是出于患者对催眠师的信任，出于对超常规治疗方法的依赖，催眠师利用设定的语言、行为、器物、环境来暗示患者，使患者产生特殊的意识状态，病人在这种状态下，根据催眠师的指令调整身体功能状态，从而实现治愈疾病或增进健康的诉求。这与现代心理学所阐明的催眠疗法机理是完全一致的。

催眠疗法的功效是非常显著的，古人把催眠状态当作是“人神合一”、“天人合一”的境界，因为催眠疗法能使人忍受巨大的肉体痛苦（如火灼、创伤、饥饿等），能使疾病霍然而愈。佛教徒感受到的“轮回”、“前世”现象，也只有在催眠状态下才能实现。

催眠术不仅可以治病，对于正常人来说，则有着防病健体的作用。许多僧人、道士日常进行坐禅、练气、胎息的修练，还有中医的气功疗法等等，都包含有大量的催眠疗法成分，都能在自我催眠状态下达到怡心养性，健体强身，益寿延年的效果。

1. 催眠疗法的生理效应 最明显的例证是心理学界经典的“人工烙印”实验。实验是在催眠状态下，把一块邮票大小的湿纸片，贴在被催眠者额部或手臂的皮肤上，并暗示被催眠者被贴的部位将会发热，一定时间后，被催眠者就会产生热的感觉，如果这时揭去纸片，就会发现被贴的皮肤有些发红。同样，用一小块金属片代替纸片贴在被催眠者的皮肤上，并暗示金属片是发烫的，过一会儿被催眠者就会感到被贴的皮肤很烫，揭去金属片后，有时甚至会发现皮肤“烫”起了水泡。

2. 催眠疗法的适应症和注意事项

（1）*神经官能症*：又称神经症。如焦虑性神经症、癔症、强迫性神经症、恐怖性神经症、抑郁性神经症、神经衰弱、疑病性神经症以及其他未确定的神经症等。

（2）*心身疾病*：又称为心理生理障碍，是指那些主要由心理因素引起，与情绪有关而主要表现为身体症状的躯体疾病。如原发性高血压、偏头痛、心绞痛（冠心病）、雷诺氏病、心动过速；消化性溃疡、溃疡性结肠炎、神经性厌食症；各种排尿障碍、阳痿、阴冷、月经失调或痛经；甲状腺机能障碍、糖尿病；支气管哮喘、换气过度综合征、慢性呃逆；周身疼痛症、类风湿性关节炎；以及荨麻疹、斑秃、神经性皮炎等。

（3）*人格障碍*：可分为偏执型、情感型、分裂型、暴发型、强迫型、癔症型和悖德型等几种类型。

（4）性变异：即性变态，也称性倒错，是与生殖没有直接关系，性欲的对象与满足性欲的方式不同于常人，且与当时社会认可的道德标准相悖，对他人有害的性欲异常行为。可以分为异性装扮癖、易性别癖、恋物癖、露阴癖、窥阴癖以及摩擦癖、性施虐狂和性受虐狂、恋童癖、恋兽癖、恋尸癖、吸阳癖、舔阴癖等。

（5）其他：如戒烟、戒酒、开发智力以及防治考试紧张综合征、社交紧张综合征、恐高症等。

在治疗过程中应该注意以下事项：

（1）禁忌症：主要有重性精神病（精神分裂症）和其他各种类型的精神病；脑器质性损伤且伴有意识障碍的病人；严重心血管疾患。此外，对催眠心理治疗有严重恐惧和忧虑心理，经说明解释仍疑虑重重，而不能治疗的病人，也不可用此法治疗。

（2）充分做好患者的心理准备工作。

（3）如产生诸如头痛、头昏、移情等副作用，则应继续和重新让患者进入催眠状态，并把这些副作用当作新的疾患予以消除。

（4）不管成功与否，事后都必须予以解除。

3．催眠的分类

（1）按催眠的手段分类：言语催眠、非言语催眠（声响催眠、触摸催眠、药物催眠）。

（2）按催眠的距离分类：近体催眠、远距离催眠。

（3）按催眠的速度分类：快速催眠、慢速催眠。

（4）按催眠的程度分类：深度催眠、中度催眠、浅度催眠。

（5）按催眠的对象分类：自我催眠、他人催眠。

（6）按催眠的人数分类：个别催眠、集体催眠。

（7）按意识状态分类：觉醒时催眠、睡眠时催眠。

4．催眠诱导、治疗实施　催眠诱导的基本手段是语言诱导。任何一种具体的催眠诱导技术，都离不开诱导性的语言暗示，因而暗示性的诱导语言，在任何时候都必须准确、清晰、简单、坚定，模棱两可、含糊不清、啰唆繁杂、犹豫软弱的诱导语言，只能使被催眠者无所适从而难以导入规定的催眠状态。

进入催眠状态后，便是催眠治疗的实施，实施的方法如下：

（1）直接暗示：通过直接暗示治疗疾病的时候，如消除疾病症状，催眠者的暗示语言一定要清晰、坚定。如消除疾病根源，在催眠前就应该了解被催眠者与所患疾病相关的主观认知态度，以及情绪反应，掌握导致疾病的认知歪曲类型，即导致疾病的认知歪曲类型是属于任意推理（如“我是个无用的人，买同样的菜总比别人买的要贵”），还是过度引申（如“我物理学不好，所以我是个很笨的人”），是属于夸大或缩小（如“我无意之中说过一次谎，说明我是个不诚实的人”），还是思维极端（即“非对即错，非好即坏，没有中间状态”，如“我做不好这件事，说明我能力很差，我是什么事也不可能做好的”），然后在催眠状态下用具有说服力的语言循循善诱，使被催眠者确实感到自己原有的观念或思想是不合理的，从而接受催眠者的合理的观念或思想，并进而转化为自己的新的主观认知态度。

(2) 引发想象：在催眠状态下，催眠者对被催眠者具有绝对的权威，这种权威足以使被催眠者根据催眠者的暗示语言诱导展开与疾病相关联的积极想象，产生治愈疾病情境的幻觉。被催眠者正是通过体验这种情境或在这种情境中通过模拟适应性训练以提高适应能力而消除疾病症状和疾病根源的。

(3) 催眠分析：催眠分析是被催眠者在催眠状态下，催眠者用暗示语言诱导出被催眠者压抑在潜意识内的某些欲望、需求、意念、体验等矛盾冲突或致病情结，把它们带到意识域，使其对疾病根源有所领悟，并在催眠者的暗示下建立正确而健康的心理结构，从而使疾病获得痊愈的一种催眠治疗方法。

在催眠分析过程中一旦找到致病根源，催眠者就应该继续与被催眠者进行深入交谈，或者使被催眠者潜意识中的欲望等得到想象中的满足，或者使潜意识中的情绪得到充分的疏泄，或者对致病原因进行入理的分析，使被催眠者对自己的疾病充分了解，通过发挥主观能动作用对疾病加以自我纠正。

(4) 年龄回归：在运用年龄回归催眠治疗时，一定先要了解被催眠者的病史和生活史，否则心中无数，就难以使被催眠者的年龄返回到引起疾病的关键阶段。在催眠过程中进行年龄回归的语言诱导时，要"循序渐退"，逐年退行，每退行1岁，都要作一次"用力吸气－缓缓呼气－暂停呼吸"的深呼吸运动。当年龄回归到导致疾病的阶段后，就要截止，然后让被催眠者结合当前的疾病尽力回忆这个年龄阶段的主要经历，并抓住要害进行分析、解释，使被催眠者了解疾病的发病原因，同时让其正确对待和处理，予以改正。

(5) 催眠后暗示：理论依据是"催眠后暗示现象"。对被催眠者进行催眠后暗示治疗，暗示语言一定要直截了当、果断有力，不能模棱两可、前后矛盾。

(6) 催眠休息：催眠休息是被催眠者在催眠状态下获得高效休息而治愈疾病的一种催眠治疗方法。

实施催眠治疗后，必须对催眠状态进行解除。解除的方法是：

(1) 要给被催眠者以唤醒后自我感觉良好、心情愉快、精力充沛、头脑特别清醒等舒服的语言暗示。

(2) 要被催眠者忘却在催眠状态下发生的一切事情，以防止由于"催眠后暗示"现象而产生催眠状态中多余的暗示效果。

(3) 唤醒被催眠者不可过于急速，以避免突然地、很快地唤醒被催眠者而使其产生无力、头痛、眩晕、脚酸或心悸等一系列不舒适的感觉。

关于催眠状态难以解除的处理方法：

(1) 再一次运用解除方法，并加强觉醒暗示效果，强调被催眠者一定要醒来，语言果敢坚定，不要拖泥带水；

(2) 再次对被催眠者进行催眠；

(3) 如果上述处理方法仍不奏效，则可能催眠者与被催眠者在催眠过程中失去了感应关系，被催眠者已自动从催眠状态转入了自然的睡眠状态。这时，为了慎重，催眠者可对被催眠者进行转入睡眠状态的语言暗示："你现在从催眠状态转入平时的睡眠状态，你会像以往那样地睡着，你就舒舒服服地睡吧……当你自己醒来时，也就完全从催眠状态中醒来了……

你醒来后会感到非常非常舒服……你睡吧。”然后让被催眠者酣然入睡，睡几个小时都没有关系，直到其自然醒来。

八、色彩疗法

又称颜色疗法。是利用不同的色彩，通过人的视觉器官，从主观上改变居处环境，对人体起一定的调节作用，进而促进人体健康或促使病人身心康复的一种方法。

根据五行学说的基本理论，青、赤、黄、白、黑五色各有其脏（腑）所属，即白入肺、赤入心、青入肝、黄入脾、黑入肾。使用时依据两个原理，一是生化助益：即取不同的颜色对相应脏腑的助益功效，加强相应脏腑的功能，如用青（蓝、绿）色疏肝解郁，用黄（橙、茶）色培益脾土等；二是制约平衡：即根据五行生克理论，通过调配不同的颜色，以调节五脏之间的失衡，如脾虚者用青色以抑其肝郁之强；肝虚病证，可用黑色补其母，以滋水涵木等。

颜色对人体的养生康复原理至今尚未完全明了。有人认为颜色能影响激素分泌，即不同颜色能发出不同的电磁波长，通过神经作用于松果体和脑垂体，使之分泌激素影响全身；有人认为，色彩通过定型性联想来影响情绪（如太阳、炉火为红色，让人感到温暖；月光呈银白色，使人感到清冷、静谧；森林、海洋为绿色、蓝色，让人觉得心胸宽广，心情舒畅；喜事欢乐、激动，用红色；丧事悲痛、抑郁用黑色、白色等。这些现象与颜色之间的关系，被时间凝固成定型性联想），再由情绪影响生理机能，产生生理变化。

色彩疗法的实施，可以通过对居所、环境的颜色加以科学设计，合理调配，如居室、用具、陈设、衣被、窗帘、灯光以及与病人接触的康复医护人员的衣着，按需要的颜色布置和穿戴，或者在医院或疗养院设置色彩疗法康复室进行“色光浴”，或者运用“颜色治疗仪”，将各种颜色的电磁波放大后，通过电线传导到患者体内产生疗效。

色彩及其适应证：

1．暖色　红色、橙色，具有温暖的感觉，有使人兴奋、喜乐的功效。适用于郁证、癫证、嗜睡、痴呆证等。

2．冷色　青色、蓝色、紫色、绿色，任选其中一、二、三色均可。有清凉、镇静、使人抑制的作用。适用于烦躁易怒、失眠惊恐诸证以及狂证、痫证等。

3．喜色　红色、粉红色，使人喜悦，有制悲之效。适用于情绪低落、易悲善泣、抑郁不乐者。

4．悲色　黑色为主，亦可用白色，有制怒之功。适用于易怒、过喜等。

5．恐色　黑色，有制止过喜的功效。适用于狂证、喜笑不休等。

6．思色　黄色、浅蓝色、淡绿色，有制恐和利于思维的功效。适用于惊恐、思想不集中等。

具体应用时可据病情需要适当配伍，或用单色，或用复色，或淡色，或浓色，灵活选择。

无论用什么色调，一般以浅淡为宜。颜色过深，相反会导致异常感觉的产生。如过冷的色调易使人忧郁、苦闷；过暖的色调易使人感到紧张、烦躁等。运用彩色进行养生康复时，忌颜色过多或杂乱无章，否则会使人过度兴奋、烦躁。此外，除了以病情为主要依据外，还应考虑到患者的年龄、喜好等其他因素，如儿童喜欢鲜艳生动的色彩，老人喜欢素净的色彩等。

九、以情制情疗法

是两千多年前《素问·阴阳应象大论》提出的方法。内容是“怒伤肝，悲胜怒”；“喜伤心，恐胜喜”；“思伤脾，怒胜思”；“忧伤肺，喜胜忧”；“恐伤肾，思胜恐”。这种“以情制情”的方法，基于“以偏救偏”的原理。金元医家张子和做了具体的介绍：“以悲制怒，以怆恻苦楚之言感之；以喜治悲，以谑浪戏狎之言娱之；以恐治喜，以恐惧死亡之言怖之；以怒制思，以污辱欺罔之言触之；以思治恐，以虑彼忘此之言夺之。凡此五者，必诡诈谲怪，无所不至，然后可以动人耳目，易人听视。”

中医理论认为，情志活动与其他事物和现象一样，亦有着五行和阴阳属性。某些属性不同的情志活动之间，存在着相互抑制的关系。因此，治疗情志异常引起的心身病变，可以采取激起一种情志以针对性地抑制某种致病性的异常情志，从而改善或克服这种异常情志所导致或将会导致的心身障碍，此即以情胜情疗法。从现代心理学认识来看，情绪反应属于神经系统的暂时性联系，它可以被新的暂时性联系所取代。因此，治疗心身疾病时，以情制情疗法是具有积极治疗学意义的。

1．恐胜喜　是通过恐惧因素来收敛耗散的心神，克制大喜伤心，恢复心神功能的方法。本法常用于喜笑不休，心气涣散的病证以及因过喜而致的情志失调。

2．怒胜思　是通过忿怒因素来克制思虑太多，恢复心脾功能的方法。本法常用于思虑太多，伤脾耗神所致的郁证、失眠、癫痫等病证。

3．喜胜悲　是通过喜乐因素来消除悲哀太过的方法。本法常利用轻松浪漫、妙趣横生的语言和滑稽可笑的表演、说笑话、听相声、观喜剧，乃至医者有意的荒唐诊断来满足患者急切的愿望，以解救患者的困境，从而收到以喜制悲的效果。临床多用于悲哭证、脏躁证以及由悲哀过度所致的病证。

4．悲胜怒　是通过悲哀因素来克制忿怒太过的方法。本法常用于其他病证兼有情绪亢奋者，如眩晕、狂证、痫证等。

5．思胜恐　是通过思虑因素来克制惊恐太过的方法。本法常用于惊恐证的康复医疗，以消除患者的恐惧情绪。

案例

恐胜喜案例：南通张謇，清末民初名人也。考中状元后，欢喜过度，遂得心痛之疾，请假归里。路过兴化，闻赵海仙之医名，求治于赵。赵诊毕曰：“所患为不治之症，决无生还之理，今据脉症，死期当不远，以我之见，不若备置棺衾，随身伴行，以防途中不测。”未处汤药。张闻言怅然而退，赵乃另以一书交张之随从，嘱抵南通后，若张怨我訾言，即以此书示之。张回舟中，忧心忡忡，恐惧万分，寝食俱废，不数日抵南通，心痛若失，不觉哑然笑曰：“赵某名医，胡乃荒唐如此。”随从示以赵书，大意谓阁下高中后，因喜致疾，即喜伤心也。吾以危言耸听，使阁下凭添无限忧愁恐惧，如此自可胜喜愈病而勿药也。此乃《内

经》"恐胜喜"之谓也。张氏阅毕，不觉由衷敬佩之。〔《江苏中医》1961；(6):14〕

怒胜思案例：一女新嫁后，其夫经商，二年不归，因此不食。困因卧如痴，无他病，多向里床坐，朱丹溪诊之，曰：此思男子不得，气结于脾，药难独治，得喜可解。不然令其怒。思属脾志，怒属肝志，怒能克思。其父因此掌其面，呵责之。妇号泣大怒，至三时许。令慰解之，与药一服，即索粥食矣。朱曰：思气虽解，小得喜，庶不再结。乃诈以夫有书，旦夕且归。妇喜，后夫果归，病痊愈。(《古今医案按》)

在运用"以情制情"方法时，要注意情志刺激的强度，使之超过或压倒致病的情志因素。如采用突然的刺激，或是采用持续不断的强化刺激。此外，现代人领会上述方法的精神实质，可以采用其他相应方法，不可简单地生搬硬套。

十、行为疗法

行为疗法就是以心理学中关于学习的理论、巴甫洛夫的经典反射学说、斯金纳的操作条件刺激强化学说和实验心理学为基础，采用经典的或操作的条件反射方法，使病人通过某些特殊的治疗，形成新的条件反射，改变旧的行为反应，以此消除或纠正患者不良或反常的行为和心理活动，从而建立起新的健康的行为反应的一种治疗技术。其基本理论认为：学习的心理学就是改变行为的心理学，行为、习惯或生理功能障碍，是个人在生活经历或精神创伤过程中，通过条件反射即"学习"而固定下来的，因此可以用条件反射的方法予以消除和纠正。因该法适应范围广，效果满意，故运用日趋广泛，已成为心理治疗主要方法之一。其中主要包括系统脱敏法、厌恶法、奖励法、行为指导法、模仿法等。

（一）系统脱敏疗法

此疗法是Wolpe建立的。他发现当人处于全身肌肉松弛状态时，可以减轻焦虑反应，这种现象称为交互抑制。全身肌肉松弛时，心率、呼吸、皮肤导电值等都有着与焦虑状态相反的变化。然而，这种肌肉放松状态并不足以完全对抗能引起显著焦虑反应的强烈刺激。因此，Wolpe将条件反射的方法与逐步肌肉放松技术相结合，建立了系统的脱敏疗法。借助逐步脱敏的方法，即在肌肉松弛状态下，首先只在数秒钟内呈现或让患者回忆引起焦虑或恐惧的事件，使病人只感到轻度焦虑或恐惧，通过此种强度刺激的多次呈现与肌肉松弛状态相结合，以消除任何焦虑或恐惧反应；然后逐步增加现实的或想象的刺激强度，直到极强刺激亦不引起焦虑反应为止；再转移到现实生活中，达到焦虑和恐怖症状的临床治愈。最后随访观察，以巩固疗效。例如，对患有尖锐刀剪恐怖症的患者，先可在肌肉松弛状态下让他想象接触玩弄刀剪，不引起恐惧反应后，可进一步鼓励其将剪刀置于枕下睡觉，平时用手触摸它，或将锐器置于衣袋中，通过逐渐"脱敏"，消除病人已形成的恐惧反应。此疗法常用于治疗性功能障碍、厌食、焦虑症和恐惧症等。中医学中"习以平惊"疗法的机理与之有类似之处。

（二）厌恶疗法

是把患者以前形成的不良行为或习惯的条件反应与某些恶性条件刺激，如电击、催吐、致痛等多次结合，逐步使患者对不良的条件刺激形成厌恶反应，进而起到治疗作用。本法适用于肥胖、酗酒、嗜烟、遗尿、口吃、呕吐、药物瘾癖和性变态等症的治疗。如对于酗酒者，先让患者服催吐药后，或注射吐根碱等，在即将出现恶心时，让患者饮酒，重复多次后，直至病人不使用药物，单纯嗅到酒味亦会出现恶心，此时即对酒产生了厌恶情绪，新的条件反射已充分建立。

此外，有人设计出用想象中呈现的厌恶景象（如恶心呕吐，被人愤怒叱责等景象），与某种不良的冲动或行为相结合（如贪食症、性变态），来达到治病的目的，这又称“内隐致敏法”。此法对于消除那些陷于悲观失望状态的失恋者的痴情，有一定的治疗作用。

（三）阳性强化疗法（奖励法）

阳性强化疗法的目的是要训练与建立某种良好的行为。它利用操作性条件反射原理，在患者出现“合法”行为时给予一种“标记”（筹码、记分等），以后可兑换奖品，给予奖励。而“不合法”行为出现时则给予某种“惩罚”，借此以达到合法行为的强化。事实上，人类社会行为的调节，都带有某种奖惩性质的，因此，此疗法对于强化某些良好的行为，纠正那些不良行为具有重要的治疗学意义。

此法常用于神经性厌食症、肥胖症和遗尿症等的治疗，前两者可以根据摄食量的增减、体重的变化给予各种奖励或惩罚。治疗儿童遗尿症则可在白天让患儿任意饮水或其他饮料，当要解小便时，叫他忍住，坚持3分钟、5分钟、10分钟等，同时给予实物奖励，如此逐步增加患儿忍尿的能力，达到夜间自我控制膀胱排尿的目的。

（四）自我训练法

是一种自我催眠法。令病人按一定的暗示公式进行自我暗示，通过练习，可使病人导入纯粹恍惚或中性催眠状态而达到治疗目的。

自我训练可分为：①自我改变法。即以改变循环、呼吸、消化等特定器官的机能为目的而使用言语暗示的训练方式，和以改变患者的性格、意志为目的而给予言语暗示的训练方式等。②自我性中和法。指通过练习，以恢复混乱了的大脑自我控制机制为目标，激发自主性释放、自我性免疫反应和自主性言语化等机制。其中自主性释放即通过练习时所产生的症状，如抽动、麻木感等，将大脑中储存着的异常能量释放出来；自我性免疫反应指用于治疗目的的自主性释放；而自我性言语化指边自我训练，边说出心理矛盾，而被压抑之能量化为言语释放。

实行自我训练疗法，医生的任务是教会患者掌握自我训练技术。患者在家中进行自我训练，至少一天做1次或2~3次，来医院的次数初期可每周1~2次，随着自我操作的深入，可一两周来院1次。自我训练的方法具体包括姿势的选择、公式的操作等，或进行标准练习，或进行特殊器官练习，可参阅有关专门介绍自我训练的书籍。对自我训练，有的患者容易理解为被动催眠，或有时感到不安，所以，事前须向其作简要说明：自我训练法是自己操作自身，要学会自己控制自己。

自我训练法的临床应用范围很广，主要用于：①消化系统：吞咽障碍、溃疡性结肠炎、过敏性结肠炎、便秘；②心血管系统：心脏刺激传导系统障碍、头痛等；③呼吸系统：支气管哮喘等；④内分泌及代谢系统：脂质代谢障碍、手足搐搦；⑤肌肉骨骼系统：风湿性关节炎、背痛等；⑥神经系统：多发性硬化症、面部痉挛、痉挛性斜颈等。

（五）示范方法（行为指导法）

这是Bandura于1967年建立的，特别适用于集体治疗，也可用于纠正儿童的不良行为。如纠正幼儿怕狗的行为，可将孩子集中起来，编为一组，将一个不怕狗的孩子作为示范者，按程序与狗逐步接近，亲热抚弄3分钟，整个组内同时创造一种良好的气氛以对抗任何焦虑反应，如此反复多次，怕狗儿童就能克服这一不良行为。古代中医学家张子和在治疗某妇人，怒而多日不食者，让两个能食之妇在患妇前畅怀大食，且边食边夸食之精美，遂使病妇亦索食而尝之。此即寓有示范之理。

（六）刺激疗法

此疗法是让受了精神创伤或有病理性持久悲哀反应的病人，主动地、反复地回忆那些可怕的经历、刺激性情境或失去亲人的痛苦场面，重新引起强烈的情绪反应，按照治疗程序一次又一次地重复，如重播哀乐，重述事故经过等等，务必使患者听（看、想）得习惯了，甚至厌烦了，不再伴有强烈情绪反应为止。与此近似的还有暴露疗法（只是反复重现条件刺激物，使原来引起症状的内部动因逐渐减弱，从而阴性情绪状态或症伏也随之逐渐缓和与消失）和逆转意图疗法（如让怕失眠者故意坚持不睡，而白天照常活动，如此数日后，病人无论如何也抵制不了睡眠的需要，经补偿性睡眠后，再让其恢复正常的作息时间）。对于这些疗法的机理，巴甫洛夫学派用超强刺激引起的超限抑制来解释。然而，需要指出的是：此疗法对心身疾病的治疗意义尚有分歧。动物实验性神经症可因重复的创伤性情景刺激而复发。某些慢性心因性反应及心身病症，继续暴露常可促使病情恶化。

（七）消退性实践疗法

此疗法主要适用于克服或纠正患者某些不自主的不良行为，如对于遗尿症患者给予电垫或警铃，以便一俟发生遗尿立即唤醒患者，从而帮助其逐渐形成夜间有便意即醒来自主排尿的条件反射。

以上介绍了几种常用的行为疗法，除此之外，还有诸如放松法、模拟法、效应预防法、调整认识法、恐怖情境法、婚姻协约法和默想敏感法等很多，并在不断地增添和发展。

行为治疗方法虽多，但其基本机理和原则大致相同。它们的主要过程为：①了解患者异常行为产生的原因；②确定患者的主要异常行为，以此作为治疗目标；③记录异常行为的严重程度和出现频度，列出治疗前这些症状的基线，以用作治疗时的对比；④说明行为疗法的目的、意义和方法，使患者充分理解，从而建立起治病的信心，主动与医务人员配合；⑤采用特殊的心理治疗技术、药物或器械进行治疗；⑥根据行为的改变情况，分别给予阳性强化，如表扬、鼓励等，或合并给予阴性强化，如批评、疼痛刺激等，以消除不健康的行为；⑦循序渐进，依次递增，并让患者自己也逐渐能够掌握治疗；⑧根据病情的变化，修订和调整治疗方案；⑨及时巩固治疗室里获得的疗效，并使患者在日常生活境况中，也能应用这种自我训练方法；⑩进行行为治疗时应减少或停用各种镇定药物，因为这些药物可能影响学习过程。

一般说来，行为疗法的治疗目标是直观的、外在的、具体的和近期的，并且常常是可以观察与测量的，这是它们的一个特点。此外，行为疗法又过分注重外部条件对人的行为的决定作用，而忽略个体自身的主观经验和发展潜力，因此，一些无门户之见的行为治疗学家在运用行为疗法的同时，往往结合了其他的心理治疗方法。

十一、生物反馈疗法

又称生物回授，是通过现代电子仪器，将生物体内的生理功能予以描记，并转换为声、光等反馈信号，使受试者根据反馈信号来学习调节自己体内不随意的内脏功能及其他躯体功能，达到防治疾病的目的，因此，它实际上也属于行为疗法之一，与东方气功、瑜伽功有某些相似之处。

具体施行此法时，常将松弛（让患者轮流收缩与放松各组肌群，达到全身肌肉放松）疗法与生物反馈技术相结合。治疗时，一边要求患者肌肉放松，同时将他置于一个由他自己产生的生理反应回路中，治疗者利用专门的设备，对其生理功能进行探查、放大，通过记录和显示系统，将这些信息变为信号或读数，使本人看到、听到或感到这些功能变化的反映。如此反复进行，病人就能把自己的某些感觉与某种躯体功能联系起来，从而学会在一定程度上进行自我调节，达到控制病理过程，改善内脏功能，促使机能恢复的治疗效果。例如，偏头痛发作之前，常先出现手部血管收缩，局部血流减少，肤温下降。这是颅内动脉广泛收缩和颅外血管反跳性扩张的先兆，而后者是引起偏头痛的病理机制。因此，可以借助生物反馈疗法，通过手的温暖训练等加以预防。如采用皮肤－温度反馈（用数字测温仪提示肤温），或给予听觉反馈（手温升高时，音调上升）等，合并某种形式的放松训练，让患者直接觉察手部温度的变化，从而通过多次训练，达到自我控制手部肌肤温度（控制血管收缩与扩张），以阻止和预防偏头痛发作。

常用的生物反馈仪器依次有肌电反馈、温度反馈、皮电反馈、脑波反馈和血压脉搏反馈装置等。

此疗法实施中有着某些注意事项和禁忌症，包括：①治疗的主要目的是躯体肌肉放松和精神状态的松弛，要任其自然，解除某些患者习以为常的警觉过度与反应过度等心身状态。②心理方面要求患者处于此时此地状态，既不要对以往念念不忘，也不应对未来忧心忡忡，不要集中思考某一现实问题，而让思绪自由飘逸。③达到松弛所要求的程度，如四肢沉重感、肢体长度与体积似有变化的感觉、反应迟钝、精神不振等，这些感觉说明副交感神经功能占了优势，交感神经功能受到抑制。④治疗时不宜过早停服药物，特别是高血压、糖尿病等病人。必要时还可考虑配合服用一些与生物反馈疗法有关的药物，如抗焦虑剂等。⑤注意深度松弛时有可能出现血压过低的情况。⑥避免不恰当的训练，如癫痫病人避免用低频脑电波训练等。⑦心功能不全者，须在有心脏监护系统和急救设备的条件下运用此法进行治疗。⑧神志不清者勿用。

生物反馈疗法适应症较广，可治疗因焦虑、恐惧或精神紧张所引起（或伴随的）的多种心身疾病，如高血压、心律不齐、紧张性头痛、偏头痛、消化性溃疡、哮喘、性功能障碍（阳痿、早泄等）、糖尿病，以及一些内分泌疾病、胃肠道疾病、癫痫、皮肤病（如慢性荨麻疹、酒齄鼻）和某些神经系统的功能性与器质性病变所引起的病症等等。如 Sargent Green 和 Walters 分别报道了用生物反馈疗法治疗偏头痛，约 70% 左右的患者获得中等以上程度的好转。经过训练后，不少病人能在有头痛先兆时，使手温在 1 分钟内上升，成功地控制住了头痛的发作。Reading 和 Turin 等还分别报道了有 40 年和 50 年偏头痛史者，服用多种药物无效，此法治疗却效果理想。又如高血压病，Patel 曾以生物反馈加瑜伽术和单纯的放松进行比较研究，疗程为 6 周，结果发现生物反馈组的血压由治疗前的 169/100mmHg 降为治疗后的 141/84mmHg，且效果巩固，一般能维持疗效一年之久；一般放松组仅从 169/101mmHg 降为 160/96mmHg，两组比较，差异极为显著。这些都说明生物反馈疗法对心身病症的治疗效果，是较确凿的。关于这一疗法的具体实施，可参考有关专著。

第二节 针灸疗法

针灸养生康复法是指用针刺、艾灸、拔罐等方法调护保养身体，提高机体的抗病能力，调节脏腑功能，保持身心健康，起到预防疾病、康复疾病和延年益寿的作用。它具有适应范围广泛、有效、操作简便、安全、无毒副作用等优点。针灸疗法在养生康复中占有十分重要的地位，是养生康复的一种重要手段。

针灸用于养生防衰的历史悠久，《素问·刺法篇》云："是故刺法有全神养真之旨也，法有修真之道，非治疾也。"两千年前已经认识到了针刺的保健养生作用。后世医家在此基础上不断发展，如隋·巢元方《诸病源候论》卷四十五载，"河洛间土地多寒，儿喜病痉，其俗生儿三日，喜逆灸以防之，又灸颊以防噤"，是用灸法预防疾病的方法。唐·孙思邈《千金要方》卷二十九载："凡人吴蜀地游官，体上常须两三处灸之，勿令疮暂瘥，则瘴疠瘟疟毒气不能着人也。"说明灸法可以起到提高机体抗病能力的作用。近年来的研究证实，针刺可调节机体多方面的生理功能，增强机体抗病能力等，为针灸养生保健、康复疾病提供了客观依据。

针刺养生重在强壮身体，增进机体抗病能力。通过刺激经络腧穴，调节气血运行状态和机体代谢能力，使气血充盛，阴阳协调；选穴多取具有强壮功效的腧穴，以保健预防强身为主；施术多以补法和平补平泻法和保健灸法为主。如《针灸真髓》云："三里养先后天之气。灸三里可使元气不衰，故称长寿之灸。"并指出："灸后能使体质变强。"

针灸养生还体现在对疾病前的亚健康状态进行调理，使机体在正气未虚，邪气不盛的情况下就得到调整，防止疾病的发生。针灸养生还应与其他自然养生的方法如气功导引、体育锻炼、饮食调整、情志调摄等法相结合，使其相得益彰，发挥更好的作用。

针灸康复则重在调节失常的气血津液和脏腑经络功能，纠正机体阴阳的偏盛偏衰，使之建立新的平衡，恢复缺失的功能。临床需根据其病证的部位和阴阳、表里、虚实、寒热等情况辨证论治；选穴范围广泛，多选取病变经脉的腧穴施术；施术方法多种多样，当补则补，当泻则泻，通过补泻调理，使病人失调的功能得到恢复。

一、针灸养生机理

养生就是调护、保养生命，就是采用各种方法调节阴阳和调整精、气、神这三个生命活动的重要环节。针灸的养生作用是通过经络系统和腧穴来实现的。经络系统具有沟通内外上下，联络脏腑肢节，运行气血，濡养周身的作用。同时还是人体的信息网络。《灵枢·经脉》说："经脉者，所以能决死生，处百病，调虚实，不可不通也。"说明人的健康与经络有着十分密切的关系。腧穴是脏腑经络气血输注于体表的特殊部位，与经络和脏腑有着密切的关系。腧穴是针刺、艾灸、拔罐、按摩等外治法施术的部位，用这些方法刺激腧穴可起到调节经络气血的作用。由于各种针灸方法刺激人体相关腧穴，调动机体潜在的自身调节能力和抗病能力，使正气旺盛，阴阳调和，邪气不能入侵，从而保持形、神的健康。具体作用机理主要有以下几方面。

（一）通经络

气血畅行无阻是健康的基本保证。疾病前机体的不适感、疾病的产生和机体功能的障碍，都是经络气血运行不畅所造成的。当机体某些经脉或局部经络发生阻滞或运行不畅时，针灸相应经络腧穴可疏通经络，激发经气，增强经气的运行，使经络得以疏通，气血流畅，阴阳调和。《灵枢·邪客》说："此所谓决渎壅塞，经络大通，阴阳得和者也。"只有经络畅通，气血运行正常，人体才能保持健康不病。

（二）理脏腑

人体是一个有机的整体，脏腑是这一整体的中心，经络是脏腑的枝叶。保持脏腑的正常功能状态是养生的重要环节。脏腑虽然位于机体深部，但由于经络与脏腑相通，脏腑的健康和病理信息可通过经络传递到位于人体表面的皮部和经络腧穴，当各种针灸方法作用于经络腧穴时，可激发经气，通过经络系统的联系起到调节脏腑功能的作用。如：

心经、心包经腧穴可通调心脉，宁心安神，使心气充沛，脉道通利，血脉通畅，神志安宁，思维敏捷，身心健康。

肺经腧穴能调节肺气，使呼吸畅达，百脉通顺，宣肃有序，水道通利，皮毛腠理致密，病难入侵。

脾经、胃经腧穴可强健脾胃功能，使脾胃受纳、消化、吸收、运化水谷的功能旺盛，气血生化有源，水湿得以运化，机体有足够的气血津液濡养，还能加强脾统血的功能，保证血液在经脉里正常运行。

肝经、胆经腧穴能疏肝理气，通畅肝气，保持其正常的疏泄功能；同时也可调整血液的贮藏和血量调节作用，使气机升降有序，气血津液运行输布畅达，情志舒畅。

肾经腧穴和全身强壮穴能调补肾精，而保持肾脏藏精、纳气、主水的功能正常，骨齿坚固，髓海充盛，身轻脑健，形神不衰。

六腑之气不通会引发或加重诸多疾病，如高血压、中风、冠心病、便秘、胆囊炎、小便不通等。六阳经腧穴可起到通调六腑之气的作用，使饮食物进入体内后的受纳、消化、吸收和排出体外的整个过程通畅，保持六腑功能通降，实而不满，代谢有序，身体安康而不病或少病。

（三）调虚实

针灸调虚实的原则是补虚泻实，使机体达到新的平衡，从而使人体不发生疾病或康复疾病。《灵枢·邪客》云："补其不足，泻其有余，调其虚实以通其道，而去其邪。"针刺调虚实，是机体状态、腧穴作用和针刺手法三者作用的结果；灸法调虚实，是艾灸的温通调补与腧穴的作用协同产生的。针灸养生重在平时和病前调护，调整机体疾病前的不平衡状态，防止疾病的发生和渐进。

（四）扶正驱邪

针灸养生重在扶正，始终保持正气旺盛的状态，体现了中医"治未病"的指导思想。

（五）调和阴阳

阴阳调和是人体健康的关键，也是针灸养生的大法。针灸对阴阳的失衡进行调整，可损其有余，补其不足，使失衡的阴阳建立起新的平衡，达到养生保健防病的目的。由于针灸具有双向调节的作用特点，因此，在调整机体的阴阳失衡方面有其特殊的长处，而少有副作用。

现代研究：

针灸可对人体的多种生理功能起到调节作用，使之得到改善，向健康的方向转化，起到保健防衰的作用。特别是灸法，具有家庭化操作的可能。研究证实，灸法对人体诸多器官和系统均有相应的调节作用，这种调节作用提高了机体对疾病的抵御能力，从而起到了养生保健预防的作用。大量实验研究的结果说明，针灸对人体的免疫系统、神经系统、内分泌系统、血液系统、循环系统、生殖系统、呼吸系统、消化系统均有一定的促进与调节作用，为针灸养生的机理提供了实验研究依据。

1. 调节免疫功能 针刺可使低下的免疫功能增强，使过亢的免疫功能降低。动物实验及临床观察表明，针刺可使白细胞总数增加，网状内皮细胞吞噬机能增强，免疫活性细胞活跃。还可使体液免疫中的各类免疫球蛋白、补体、杀菌素、溶菌素等含量升高。如针刺大椎穴可提高白细胞的吞噬能力；针刺足三里、背俞穴、五脏夹脊穴、太溪、复溜和涌泉等穴，对红细胞免疫功能都有明显的调节作用。

艾灸可增强机体非特异性和特异性免疫，对免疫功能起到双向的良性调节作用。艾灸对免疫功能的调节作用是全方位的，可调节细胞免疫、体液免疫，延缓胸腺的萎缩等。动物实验研究发现，艾灸大椎、百会穴对免疫体的产生有良好的效果。隔药饼灸健康老人膻中穴后CD_3^+、CD_4^+细胞数目增高，CD_4^+/CD_8^+比值也随之升高，而CD_8^+细胞虽有下降但差异不显著，且NK细胞活性明显增高，IL_2含量升高。灸足三里、神阙可显著升高T淋巴细胞的数值，增加免疫球蛋白IgG、IgA、IgM含量和红细胞C3b受体花环形成率。

2．提高新陈代谢　针灸可以提高机体自由基代谢、糖脂肪代谢、蛋白质代谢等新陈代谢能力。在气海、关元隔姜灸，足三里、大椎温和灸，可提高血清超氧化物歧化酶（SOD）的活性，降低过氧化脂质（LPO）水平，提高机体对自由基的清除能力。保健灸可明显增高血清上皮生长因子（EGF）含量，调节机体EGF的合成与释放，促进组织细胞生长增殖，从而起到保健防衰的作用。针灸还可改善机体对糖、脂肪和蛋白质的代谢，降低血糖、血脂、低密度脂蛋白。

3．改善血液循环　针灸可明显改善血液循环和血液的黏稠度。对三期高血压病合并脑血栓形成恢复期的病人，艾灸双侧足三里穴，有降低血液凝聚，预防脑血栓形成再次发生的作用。在足三里瘢痕灸，除血压显著下降外，对改善血液黏度和扩张血管也有作用，减少中风复发的机会。温和灸神阙、足三里可改善全血黏度；灸神阙可使总胆固醇水平下降，对甘油三酯及高密度脂蛋白无明显影响，动脉粥样硬化指数明显降低；灸神阙、足三里可调整老年人的脂质代谢，防止心脑血管病，起到保健防衰的作用。隔药灸肾俞、脾俞、大椎、关元、足三里等，可使老年人心搏出量、心输出量、心搏指数等明显增高，降低外周阻力和血黏度。而且艾灸具有双向良性调整作用，如心搏出量超出正常范围者，可使其恢复正常。

4．加强微量元素吸收　人体本身不能产生微量元素，需从食物中获取。当机体功能低下和衰老时，其含量便会降低，不能满足机体的需要。针灸可提高机体对微量元素的吸收，从而提高微量元素的含量。研究证明，针灸对血清中钙、铜、锌、硒等微量元素的含量均有良性影响。

5．改善内分泌功能　临床及实验研究表明，针刺对垂体分泌的各种促激素都有影响。对正常人肾上腺机能似无明显影响，但对病人则有良好的调整作用，对性激素亦有较明显的影响。直接灸或隔药灸神阙穴可调节老年人睾酮和雌二醇的含量，使之趋于正常。针刺足三里、大椎、内关、外关、三阴交、百会、关元、中极、天柱、风池、神门、大陵、背腧穴等，均有改善内分泌作用，施用毫针刺、电针、三棱针、皮肤针等均可。

6．改善神经功能　针灸可提高神经递质的含量，改善神经系统的功能。如艾灸对血中组织胺含量有明显调整作用，影响组胺合成，增高或降低组胺合成酶和降解酶的活性；影响组胺的释放、组胺的反馈调节；影响丘脑－垂体－肾上腺系统，调节腺苷酸环化酶的活性。长期慢性刺激夹脊穴和足三里可通过调节脑内单胺类神经递质而产生抗衰老作用。隔药灸神阙穴可提高大鼠大脑皮质乙酰胆碱酯酶和单胺类神经递质的含量，改善其功能，起到延缓衰老的作用。艾灸老年大鼠关元穴，可提高其大脑皮质去甲肾上腺素（NE）、下丘脑促甲状腺激素释放激素（TRH）及垂体促甲状腺激素（TSH）含量，提示灸关元的补肾固本、延缓衰老作用与改善下丘脑－垂体－甲状腺轴有关。

7．对血液成分的影响　在大椎穴施灸后可使白细胞数目显著增加，灸后1～4小时为最多，约为平常时的2～3倍，以中性白细胞增多为主。施灸后可使红细胞及血红蛋白渐渐增加，并可维持8～10周。灸治后可明显增加血小板计数。针灸还可使白血球低下的患者得到提高，达到正常水平。

二、针灸康复机理

针灸可通过对经络腧穴的良性刺激来调节经气，从而改善失调的脏腑功能，达到康复疾病的目的。针灸康复治疗是在辨证的基础上进行的，根据老弱病残者机体的虚实状况，针对功能衰退、功能障碍或功能丧失进行的恢复性治疗，在其病变所属经脉或相关经脉上选取腧穴，按照“虚则补之”、“损者益之”的原则，采取适当的补泻手法，调整经络气血的功能活动，调治疾病，从而使脏腑经络的功能得到改善或恢复，促进形神功能的康复，恢复其重新参加社会活动的能力。

（一）通畅经络功能

通过对经络腧穴的良性刺激，使运行气血的功能恢复正常，经气通畅，经筋、皮部及机体各部得以濡养，各组织器官的功能由此得到改善和恢复。如针灸对中风偏瘫、痹证的康复治疗即是通过改善经络系统的功能，来达到肢体功能的康复。

（二）调节脏腑功能

各种疾病导致的脏腑功能障碍，影响患者身心健康。针灸可对脏腑之气进行调节，使其功能得到好转和恢复。如急性心肌梗死的恢复期，虽无明显心衰、心律失常、持续高血压和低血压等合并症，但仍有胸痛、胸闷、心悸、气短和情志抑郁等表现，说明心主血脉和神志的功能尚未完全恢复，可通过针灸心经、心包经、肝经腧穴等，使症状改善或消失，心脏功能得到改善和恢复。

（三）恢复肢体功能

诸多疾病均可能造成肢体功能的障碍，使患者丧失正常活动的能力。针灸可通经活络、舒筋活血、益肾强骨，使肢体的骨骼、经筋得养，功能得以改善和恢复。如坐骨神经痛患者，病变下肢不能正常活动，可通过针灸膀胱经穴和胆经腧穴来减轻和消除疼痛，恢复病肢的正常活动。

（四）康健神志功能

神志功能包括人的精神、意识和思维活动，其正常与否，和心、脑功能密切相关。针灸在调节人的神志方面具有明显的优势，针灸相应的经络腧穴，特别是心经、心包经的井穴，头部和水沟等腧穴，可起到醒脑开窍、健脑益智和宁心安神的作用，使患者的神志功能恢复正常。如失眠、健忘是神志功能的异常，通过针灸心经和相关经脉的腧穴进行调治，可使病人恢复正常的睡眠，改善和消除健忘症状。

现代研究：

针灸疗法是现代康复医学中一门公认的有效技术，现代实验研究也证实，针灸可从多方面改善机体环境，恢复残障功能。

1. 循环系统　艾灸对血压有调节作用，如艾炷直接灸休克病人的百会、气海等穴，可使病人的血压回升。温和灸或温针灸足三里、石门，可对血压起调节作用。针灸曲池、足三里等穴可降压。灸法可促使贫血病人的血色素恢复正常。

2. 呼吸系统　针灸可增强人体的呼吸功能，增加肺活量，增强痰液的排出。

3. 消化系统　可对胃肠功能起双向调节作用，还可调节胃电的活动节律。针灸足三里穴可缓解胃痉挛，也可使扩展的胃得到收缩。针灸天枢穴调节肠的蠕动，既可减缓腹泻病人的肠蠕动，又可加快便秘病人的肠蠕动。针刺阳陵泉可增加胆汁的分泌、加强胆囊的收缩。隔药灸神阙穴可改善肝脏的循环，软化肝脏，治疗肝硬化。

4. 运动系统　针刺脾俞、胃俞、肾俞、气海俞，艾灸大杼、大椎、膈俞、足三里等穴可改善骨质疏松症患者的骨密度。在神阙穴贴敷药物也可明显改善骨质疏松患者的骨密度。在病变局部针灸，可提高关节疼痛大鼠的痛阈，减轻活动功能的障碍，恢复部分或全部关节功能。

5. 神经系统　运用头针刺激小儿脑性瘫痪患者，可增加病灶的血流量，改善大脑皮层缺血的状态，提高脑组织摄氧能力，使处于休眠状态下的脑神经细胞觉醒，促进受损的神经元修复与再生，激发脑的代偿能力，使患儿得到不同程度的康复。针刺百会用补法，可提高实验小鼠的记忆力。

6. 免疫系统　针灸对改善免疫功能有积极的促进作用。艾灸抗感染、抗自身免疫病、抗过敏反应、抗癌、镇痛等作用，都是通过调节失衡的免疫功能实现的。患慢性咳喘病的患者，瘢痕灸大椎、肺俞等穴后，淋巴细胞转化率均明显提高，且绝大部分能转至正常范围，而淋巴细胞转化率正常者，灸后则无明显变化。在硬皮病患者大椎、肾俞、命门等穴施用隔附子灸及隔丁桂散灸，可使淋巴细胞转化率非常显著地提高。灸法可降低实验性变态反应小鼠的死亡率，减轻变态反应症状和肾上腺皮质的肥大细胞数量。有研究发现，施灸部位组织提取物对小鼠移植性肿瘤的生长有抑制作用，提示可预防和治疗肿瘤。

7. 内分泌系统　针刺肾俞、脾俞、足三里、太白、太溪穴，能提高女性血清雌激素水平。针刺大赫等穴可改善女性的黄体功能，促进排卵，治疗月经不调和不孕。保健灸神阙穴还可改善老年人睾酮和雌二醇的水平，使之向正常值的方向转化。隔药灸大椎、肾俞、脾俞、膻中、中脘、神阙、关元、足三里，能增强垂体、甲状腺的合成分泌功能，促进老年机体代谢；还能提高老年人性激素水平，纠正下丘脑－垂体－性腺轴的功能紊乱状况，延缓垂体－性腺轴的老化。

三、针灸方法

针灸养生是以自我调护为主，尽量采取无创伤和非侵入性的针灸方法，如灸法、罐法、指针、穴位贴敷、穴位刮痧、杵针、耳穴压丸等方法，以保证安全性和有效性，并便于长期施行的养生方法，但必须在医生的指导下进行。针灸康复则以医生的康复治疗为主，还需配合家庭化针灸方法进行自我康复训练。所有针灸方法均可根据需要选用。

（一）毫针法

是最为常用的针刺方法。具有通经活络、活血化瘀、扶正驱邪、调节脏腑功能、调节气血阴阳的作用。其法可补、可泻、可平补平泻，故适应范围广。由于毫针刺法需要专门医生操作，一般人群不能自用，故在家庭养生时不十分常用。针灸康复主要用于慢性病证、残疾病证、精神病证、老年病证，以及愈后诸症的康复治疗，如中风偏瘫、截瘫、高血压、糖尿病、心肌梗死、面瘫、痿证、颈椎病、退行性骨关节病、骨折、痴呆、震颤麻痹、脑外伤后遗症、软组织损伤、遗尿、尿失禁等疾患。如中风偏瘫后的肢体功能的康复，通过针刺百会、肩髃、曲池、内关、环跳、足三里、三阴交、血海、肾俞等穴可使其功能得到不同程度的恢复，效果明显者还可完全恢复生活和工作的能力。

（二）灸法

艾灸腧穴具有温通经络、行气活血、除湿散寒、消肿散结、补益气血、回阳救逆、防病保健和益寿延年的作用。灸法作用范围广泛，大多无创伤，病人可自己操作，故既可用于养生，也可用于疾病的康复。灸法多用于各种寒证、虚寒证、气血虚弱证、瘀血证，对某些热证也有较好的疗效。适于长期使用，对养生和康复均有疗效。

灸法养生又称为“保健灸”。不仅可用于强身保健，亦可用于久病体虚之人的康复，是一种中医学独特的养生康复方法。几千年来积累了丰富的经验。《千金要方·针灸上》中说：“凡人吴蜀地游官，体上常需两三处灸之，勿令疮暂瘥，则瘴疠瘟疟毒气不能著人也。”这是预防瘟疫的灸法。《扁鹊心书》曰：“夫人之真元，乃一身之主宰，真气壮则人强，真气虚则人病，真气脱则人死，保命之法，艾灸第一，丹药第二，附子第三。人至三十，可三年一灸脐下三百壮；五十，可二年一灸脐下三百壮；六十，可一年一灸脐下三百壮。令人长生不老。”《医说》卷二也记载：“若要安，三里莫要干。”说明常灸足三里是古代的一种养生保健、预防疾病的方法。这些灸法都被统称为“保健灸”。而《针灸资生经》所记载的“凡饮食不思，心腹膨胀，面色萎黄，世谓之脾肾病者，宜灸中脘”，就是针对疾病的康复灸法。《针灸大成》中记载：“但未中风时，一两月前，或三四个月前，不时足胫上发酸重麻，良久方解，此将中风之候也，便宜急灸三里、绝骨四处，各三壮，后用生姜、薄荷、桃柳叶四味煎汤淋洗，灸令祛逐风气自疮口出，如春交夏时，夏交秋时，俱宜灸常令二足有灸疮为妙。”也是预防中风发生的方法。可见灸法在预防保健中具有十分重要的地位。

1. 灸法的作用与适应证

（1）益寿延年：即“保健灸”法，指无病常灸，有保健防衰、益寿延年的作用。常灸足三里、关元、气海、神阙等具有全身强壮作用的腧穴，可全面改善机体状况，祛病延年。如《扁鹊心书》所言：“人无病时，常灸关元、气海、命门、中脘……虽未得长生，亦可保百余年寿矣。”《类经图翼》卷八曰：“在神阙行隔盐灸，若灸至三、五百壮，不唯愈疾，亦且延年。”适用于所有人群。

（2）保健预防：即“预防灸”法，指根据不同个体、时令、环境等与疾病的关系，在疾病发生之前，选取某些穴位施灸，增强机体的抗病能力，预防疾病的发生和减轻疾病发生程度的方法。《医心方》称为“逆灸”。唐代孙思邈在《千金要方》中记载艾灸足三里、悬钟穴可预防中风的发生，化脓灸足三里可预防瘟疫发生等方法。《针灸资生经》也说：“气海者，元气之海也，人以元气为本，元气不伤，虽疾不害，一伤元气，无疾而死矣。宜频灸此穴，以壮元阳，若必待疾作而后灸，恐失之晚也。”临床上用三伏灸大椎、肺俞、膏肓的方法，预防和减轻冬季慢性咳喘的发作。适用于对各种时令疾病、流行病、老年病、体质虚弱者等的保健预防。多选用全身强壮穴施灸。

(3) 温阳补虚，回阳救逆：用于因阳气虚脱、四肢逆冷之证，如肾阳虚所致久泻、久痢、早泄、遗精、阳痿，脾阳虚所致的中焦虚寒之证，各种脱证、休克等。多选用关元、气海、神阙、涌泉、百会、中脘、足三里等穴。《扁鹊心书》云：“王超者……年至九十精彩腴润……每夏秋之交，即灼关元千炷，久久不畏寒暑，累日不饥，至今脐下一块如火之暖。”《玉龙经》云：“脏气虚惫，真气不足，一切气疾久病老者，宜灸气海。”

(4) 温通经络，除湿散寒：用于各种实寒、虚寒和湿邪为患之症的康复治疗。如外感，脾胃虚寒之呕吐、腹痛、泄泻，中风偏瘫肢冷、痹证、痿证等，多据病位选穴。如《针灸资生经》云：“予冬月膝亦酸疼，灸犊鼻而愈。以此见药与灸不可偏废也，若灸膝关三里亦得，但按其穴酸疼，即是受病处，灸之不拘。”《太平圣惠方》云：“凡人不信此法，或饮食不节，酒色过度，忽中此风，言语蹇涩，半身不遂，宜于七处一起下火，灸三壮，如风在左灸右，在右灸左，一百会穴，二耳前发际，三肩井穴，四风市穴，五三里穴，六绝骨穴，七曲池穴……依法灸之，无不获愈。”

(5) 行气活血，消肿散结：用于因气滞血瘀所致的多种病证，如包块、扭伤后肿痛、外伤血瘀、腱鞘囊肿、胁下包块、动脉粥样硬化、心痛、各种痛证等。多选用病变局部和病变经脉的腧穴施灸。

(6) 补益气血，升阳举陷：用于气血虚弱之证和气虚下陷之证，如贫血、心肌缺血、白血球低下、气虚懒言倦怠、胃下垂、脱肛、疝气、子宫脱垂等。如《针灸资生经》记载：“予旧多病，常苦气短，医者教灸气海，气遂不促，自是每岁须一二次灸之。”

(7) 清热解毒：灸法一般不具有清热的作用，但对某些热证也有较好的效果，多用于治疗外科疮疡初起红肿热痛，多用隔蒜灸和着肤灸的方法。如《千金要方》云：“胃中热病，灸三里三十壮。”

2．灸法分类

(1) 直接灸：有疤痕灸和无疤痕灸的区别。直接灸既有艾火的热作用，又有艾炷燃烧后物质的作用。有人研究发现，艾燃烧后产生的物质具有清除自由基的作用，其作用强于未燃烧的艾。直接灸适用于保健养生、保健预防和多种疾病的康复。

(2) 间接灸：利用燃艾的热作用，结合所隔物体的药性，作用于经络腧穴而达到调节经络气血和脏腑功能的目的。常用隔灸物体有姜、蒜、附子、盐，以及根据病情自制的药饼。此法也可在医生的指导下，在方便的穴位自己施术，保健灸多用此法。

(3) 艾条灸（艾卷灸）：包括悬灸、实按灸和盒灸。操作简便，可在医生的指导下自用。

悬灸：又称为温和灸。是一种无创灸法，具有灸法的所有作用。根据病情确定施灸时间的长短，一般灸15～30分钟。该法操作简便、安全，病人可自用，如可自灸神阙、足三里，起全身强壮作用。

实按灸：是一种源于“雷火针灸”和“太乙针灸”的方法。有活血化瘀、温通经络、祛风散寒的作用，多用于血瘀证和寒证的治疗。

盒灸：适用于治疗面积较大的病变和病位，作用范围较广，适用于养生保健和疾病的康复治疗。艾段的长度以需要灸治的时间来决定。

3. 温针灸 是一种针刺与艾灸相结合的方法，艾灸热度通过针身的传导进入穴位，以宣通气血，温通经络。二者结合可加强通经活络、祛风散寒、温补气血的作用。该法需要医生操作。

（三）拔罐法

拔罐法具有行气活血、通经活络、清热除湿、祛风散寒、消肿止痛的作用，是养生康复不可缺少的方法。多用于有病邪为患的亚健康状态和多种疾病的康复治疗，如湿重倦怠、外感、颈项强痛、肩臂痛、腰背痛、痹证、眩晕、头痛、高血压、不寐、腹痛、扭伤、咳嗽、哮喘等疾病。拔罐法一般用于实证，单纯正气虚弱的病人不宜使用，正气极度虚弱的患者禁用。

（四）三棱针法

三棱针是通过刺血起到泻热、通经活络、醒脑开窍、活血化瘀和消肿止痛的作用，因为需刺破皮肤，使之少量出血，故刺激性较强。常用方法有点刺法、散刺法、挑刺法等。适用于各种实证、热证、闭证、血瘀证和实痛证。在中医康复医疗中，凡是具有较为明显的瘀血内阻，经脉不通的病证都可使用本法。常用于顽固性痹证、中风失语、肢体麻木、顽癣、脱发、银屑病等病证。

使用三棱针须无菌操作，且动作要快，部位要浅，出血不宜过多，勿刺伤大动脉；患者应与医生密切配合，防止晕针；气虚血弱及常有自发性出血或损伤后出血不止者，不宜使用本法。

（五）皮肤针

又称为“七星针”、“梅花针”。是用特制的针具，沿经络或腧穴叩打皮肤，借以激发经气，调节经络脏腑功能而起到养生康复作用的方法。皮肤针根据叩刺的轻重不同，作用也有差异。轻叩至皮肤潮红，可起到补气活血的作用，适用于虚证、久病和体质虚弱者；中等强度叩刺至皮肤明显潮红或少量红点，是一种平补平泻的方法，可起到调理经络气血的作用；重叩至皮肤微出血，是一种泻法，具有清热解毒、活血化瘀的作用，适用于实证、新病、体质强壮者。

皮肤针可用于养生保健和多种疾病的康复，如近视、视神经萎缩、咳嗽、慢性肠胃炎、头痛、失眠、脱发、皮肤病、皮痹等。

使用皮肤针之前，必须认真检查针具；无菌操作；局部皮肤有溃疡或破损者，不宜使用。

（六）耳针

是在耳廓的特定部位用针刺、埋针、电针等方法刺激相应穴位的方法。耳廓犹如一个倒置的胎儿，各内脏、肢体及其他组织器官，在耳郭上一般都有相应的部位，而耳廓穴位的定位及其名称，则多与这一分布相适应，具有一定的规律性。因此刺激耳穴不仅具有调节全身各部功能的作用，还有延缓衰老、养生保健和美容的作用。可用于多种疾病的治疗和康复，如各种痛证、过敏性疾病、咳喘、肥胖、内分泌功能紊乱、心血管疾病的康复及戒烟、戒酒、戒毒等。耳针常常与其他方法配合用于养生康复。

耳针疗法，消毒措施应严密，炎症或冻伤部位禁针，有感染迹象应及时处理；有习惯性流产的孕妇禁用；扭伤及肢体活动障碍的病人，进针后待耳廓有充血发热感，应适当活动患部，以提高康复疗效。

（七）头针

头针又称头皮针。是在头部特殊的穴区进行针刺，以治疗疾病或促使患者身心康复的方法，是一种中西医理论相结合形成的特殊针灸疗法。具有醒脑开窍、镇静熄风、活血化瘀、通络止痛的作用。多用于康复治疗，如中风偏瘫、截瘫、眩晕、震颤、小儿脑瘫、痴呆、失眠、健忘、脱发、各种痛证、外伤后遗症等。对治疗心血管疾病、消化系统疾病以及多种神经痛、遗尿等也有较好的疗效。

头部因长有头发，容易感染，故行头针应严格消毒。中风患者在急性期不宜使用；伴有高热、心力衰竭者，也不宜使用。此外，头针刺激量较大，尤应防止晕针；头皮血管丰富，容易出血，起针时要用棉球按压。

（八）火针

火针是一种特制的金属粗针。使用时将针尖烧红后刺入一定的穴位或部位。火针具有温经散寒、通经活络的作用。常用于痹证、瘰疬、痈疽、痔疮、慢性泄泻、疣、痣、雀斑、痤疮等病变的康复治疗。

（九）电针

是用电针仪输出接近人体生物电的微量电流，通过刺入穴位的毫针作用于人体的方法。具有活血化瘀、舒筋活络、镇静、止痛等作用，多用于疾病的康复，如痹证、痛证、内脏器官功能失调、各种瘫痪、经筋病变等。

在使用电针仪前必须检查其性能是否良好；电针器最大输出电压在40伏以上者，最大输出电流应控制在1毫安之内，避免发生触电事故；电流量的调节应从小到大，切勿突然增加；有心脏病者，应避免电流回路通过心脏；近延髓、脊髓部位电流输出量宜小；孕妇慎用。

（十）水针

又称“穴位注射”。是将药物注入穴位、压痛点或反应点，通过针刺的刺激和药物的药理作用，调整相应脏腑组织的功能，改善病理状态，以促使疾病康复的一种方法。

水针常用药物：中药如当归、红花、川芎、丹参、复方当归、复方丹参、黄芪、鱼腥草等注射液，西药如链霉素、卡那霉素、普鲁卡因青霉素、争光霉素、氯霉素等抗生素注射液；维生素类如维生素 B_1、B_6、B_{12}，复合维生素 B，维生素 K_3、C、E 等注射液。其他类如0.25%～2%盐酸普鲁卡因、25%硫酸镁、阿托品、地塞米松、醋酸可的松、胎盘组织液、利血平、安络血、50%葡萄糖等注射液。

用药的剂量决定于注射的部位和药物的性质及浓度。肌肉丰厚的部位用量较大，一般每穴一次注入 2～5ml；肌肉较少的部位用量较小，一般每穴一次注入 0.1～0.5ml。

水针疗法可用于多种病证，如各种软组织损伤、关节病、神经痛、头痛、失眠、癫痫、哮喘、高血压、胆石症、子宫脱垂、过敏性鼻炎等。

使用水针需注意：①掌握药物的性能、药理作用、剂量、有效期、配伍禁忌、副作用和过敏反应等。可引起过敏反应的药物如青霉素须先做皮试；副作用大及刺激性强的药物应慎用。②在主要神经干旁注射时，要避开神经干进针或浅刺，以免引起不良后果。③药物一般不宜注入血管，不能注入关节腔与脊髓腔。孕妇的下腹、腰部及三阴交、合谷等处，不宜用水针。

（十一）指针

即以指代针。用拇指或食指尖对选用的穴位进行按压、揉动，使之产生酸、重、胀、麻类似针感的反应。是一种刺激比较柔和的非侵入性方法，但作用比针刺要弱，宜于老年及妇儿畏针者，以及日常的养生保健。由于指针具有自用的特点，故多用于自我保健预防，如常指针少海可预防或减少心痛的发生。

（十二）杵针

与指针非常类似，是以特制的针具刺激腧穴以防治疾病的方法。具有疏通经络、行气活血、调和阴阳的作用，可广泛用于养生保健和多种疾病的康复，如美容、延缓衰老、哮喘、胃痛、胸痹、心悸、失眠、中风偏瘫、眩晕、各种痛证、痿证、面瘫、月经不调、痛经、小儿急慢惊风、扭伤、耳鸣、近视等。

四、常用养生康复腧穴

针灸养生康复的作用是与腧穴的作用相结合而产生的。具有养生保健作用的腧穴多为全身强壮穴；而人体的大多数腧穴从不同角度对机体功能均可起到不同程度的康复治疗作用。现将常用养生康复腧穴简要介绍如下：

1．关元　GuanYuan　（RN4）

定位：在下腹部，前正中线上，当脐下 3 寸。

养生康复作用：具有培补元阴元阳、回阳救逆、培元固本、调理冲任的作用，为全身强壮保健要穴，是古代养生家意守之处。可用于日常养生保健，能防治脏腑虚损诸疾，经常灸关元，则可补肾壮阳，抗衰延年。也可用于各种虚弱及生殖、泌尿系疾病的康复治疗，如心悸、阳痿、泻下、月经不调、小便失禁等。

2. 气海　Qihai　(RN6)

定位：在下腹部，前正中线上，当脐下1.5寸。

养生康复作用：具有培补元气，补益强壮的功效。为元气之海，是全身强壮保健要穴。可用于日常养生保健，以及因元气虚弱出现的各种疾病，如咳喘、呃逆，以及生殖、泌尿系疾病的康复治疗。

3. 神阙　Shenque　(RN8)

定位：在腹中部，脐中央。

养生康复作用：为先天之结缔，后天之气舍，为人身之要处。为全身强壮和回阳救逆之要穴。具有培补元气，回阳固脱，健运脾胃之功。常用于养生保健，老年元气虚弱、中气不足所致诸症，止汗止泻，以及生殖、泌尿、消化系疾病的康复治疗。

4. 中脘　Zhongwan　(RN12)

定位：在上腹部，前正中线上，当脐中上4寸。

养生康复作用：具有调理脾胃，补益中气之功。可用于脾胃病的预防保健，以及各种脾胃病，如腹胀、食欲减退、纳呆、腹泻等病的康复治疗。

5. 膻中　Shanzhong　(RN17)

定位：在胸部，前正中线上，平第4肋间，两乳头连线的中点。

养生康复作用：为气会穴，是人身理气要穴，可调理气机。临床上多用于气病或气机逆乱所致病证的康复，如咳喘、胸闷、呃逆、噎膈等。

6. 命门　Mingmen　(DU4)

定位：在腰部，当后正中线上，第2腰椎棘突下凹陷中。

养生康复作用：具有补肾壮阳、强腰健肾之功。为生命之门。可用于腰、肾的养生保健，以及各种虚寒证，虚损证，生殖、泌尿系疾病的康复治疗，如夜尿多、手足逆冷、肾虚腰痛、遗精、阳痿等。

7. 至阳　Zhiyang　(DU9)

定位：在背部，当后正中线上，第7胸椎棘突下凹陷中。

养生康复作用：具有宽胸理气、通络止痛、调理中焦脾胃的作用。可用于心胸和脾胃的养生保健，以及心胸、脾胃、脊背功能失调的康复治疗，如心痛、胃痛、黄疸、脊背痛等。

8. 大椎　Dazhui　(DU14)

定位：在后正中线上，第7颈椎棘突下凹陷中。

养生康复作用：为诸阳经之交会处。具有振奋人身阳气、强壮保健、清热解表、镇静安神之功。可用于日常养生保健、预防疾病；也可用于各种虚寒之证、虚损之证、体虚感冒、流感、发热、骨蒸潮热、颈椎病等的康复治疗。

9. 风府　Fengfu　(DU16)

定位：在颈部，当后发际正中直上1寸，枕外隆突直下，两侧斜方肌之间凹陷中。

养生康复作用：具有祛风解表、泻热和醒脑开窍的作用。主要用于各种表证、神志病的康复治疗，如中风不语、痴呆、眩晕、感冒、颈项强痛等。

10．百会　Baihui　（DU20）

定位：在头部，当前发际正中直上5寸，或两耳尖连线的中点处。

养生康复作用：具有升阳举陷、醒脑开窍、通络止痛的作用。可用于日常养生保健，以及头痛、脑病、高血压、眩晕、失眠健忘、痴呆、瘫痪、内脏脱垂等病的康复治疗。

11．上星　Shangxing　（DU23）

定位：在头部，当前发际正中直上1寸。

养生康复作用：具有镇静安神、醒脑开窍、通经活络的作用。常用于鼻病、头痛目眩、失眠健忘、痴呆、小儿脑瘫等证的康复治疗。

12．孔最　Kongzui　（LU6）

定位：在前臂掌面桡侧，当尺泽与太渊连线上，腕横纹上7寸。

养生康复作用：具有宣肃肺气、解表泻热、通经活络的作用。常用于中风上肢不遂、痹证、咳喘、鼻塞、痔疮的康复治疗。

13．鱼际　Yuji　（LU10）

定位：在手拇指本节（第一掌指关节）后凹陷处，约当第1掌骨中点桡侧，赤白肉际处。

养生康复作用：肺经荥穴，可调理肺气，清泻肺热。多用于咽喉肿痛、咳喘、鼻衄、失音等肺脏病变的康复治疗。

14．合谷　Hegu　（LI4）

定位：在手背，第1、2掌骨间，当第2掌骨桡侧的中点处。

养生康复作用：为大肠经原穴，具有调理大肠经气的作用。具有通经活络、镇静安神、泻热止痛、祛风消疹等作用，是临床退热要穴。多用于诸多疾病的康复，如面瘫、牙痛、面痛、痛经、发热、中风偏瘫、癫痫抽搐、荨麻疹、便秘等。

15．曲池　Quchi　（LI11）

定位：在肘横纹外侧端，屈肘，当尺泽与肱骨外上髁连线中点。

养生康复作用：大肠经合穴，可调节大肠腑气和大肠经气。具有祛风泻热、通经活络及降压等作用，是临床退热要穴。主要用于多种疾病的康复治疗，如外感发热、半身不遂、肩臂疼痛、皮肤病、高血压、肠痈等。

16．肩髃　Jianyu　（LI15）

定位：在肩部，三角肌上，臂外展，或向前平伸时，当肩峰前下方凹陷处。

养生康复作用：具有泻热、调理大肠腑气、通经活络的功能。常用于肩臂疼痛、上肢不举、半身不遂、项背强痛、风热皮肤病等病证的康复治疗。

17．地仓　Dicang　（ST4）

定位：在面部口角外侧，上直瞳孔。

养生康复作用：具有通经活络的近治作用。主要用于面口的功能康复，如面瘫、流涎等。也可用于面部美容保健。

18．下关　Xiaguan　（ST7）

定位：在面部耳前方，当颧弓与下颌切迹所形成的凹陷中。

养生康复作用：以祛风止痛、通经活络的近治作用为主。多用于面部病变、牙病、耳病、下颌关节病变的康复治疗，也可用于面部美容保健。

19．天枢　Tianshu　（ST25）

定位：在腹中部，距脐中2寸。

养生康复作用：大肠募穴。具有通调大肠腑气、调理气血的作用。主要用于腹胀、便秘、泄泻、月经病、肥胖症的康复治疗；对胃肠可起到养生保健作用。

20．髀关　Biguan　（ST31）

定位：在大腿前面，髂前上棘直下4寸，平会阴，居缝匠肌外侧凹陷处。

养生康复作用：以舒筋活络、通经止痛作用为主。多用于下肢功能障碍的康复治疗，如下肢麻木、疼痛、不遂、肌肉萎缩等。

21．足三里　Zusanli　（ST36）

定位：在小腿前外侧，当犊鼻下3寸，距胫骨前缘1横指。

养生康复作用：为养生保健、全身强壮要穴。具有调理脾胃、补益气血、通经活络等作用；灸三里可使元气充盈不衰，延年益寿。可用于日常养生保健防衰，可增强体质，预防疾病，如中风的发生；也可用于各种虚证、脾胃功能失调、下肢功能障碍、高血压、皮肤病等病变的康复治疗。

22．丰隆　Fenglong　（ST40）

定位：在小腿前外侧，当外踝尖上8寸，条口外，距胫骨前缘2横指。

养生康复作用：为祛痰要穴。具有调理脾胃功能，运化水湿的作用。可用于对痰湿体质的养生调理。也常用于因痰湿所致各种病证的康复治疗，如高血压、高脂血症、肥胖、心悸、咳喘、失眠等。

23．三阴交　Sanyinjiao　（SP6）

定位：在小腿内侧，当足内踝尖上3寸，胫骨内侧缘后方。

养生康复作用：为肝脾肾三经交会穴。可调理脾经和足三阳经经气，具有健脾除湿、调理冲任、补肝益肾、调和营血及降压的作用。常用于对生殖系统的保健养生；以及因脾胃功能失调所致的生殖系、泌尿系及风疹湿疹、高血压、失眠心悸等病变的康复治疗。

24．血海　Xuehai　（SP10）

定位：屈膝，在大腿内侧，髌骨内侧端上2寸，当股四头肌内侧头的隆起处。

养生康复作用：具有健脾除湿、调理营血、通利小便的作用。可用于日常膝关节的养生保健，月经病、生殖系病、泌尿系病和皮肤病的康复治疗，如月经不调、带下、小便不利、湿疹、膝关节退行性改变等。

25．少海　Shaohai　（HT3）

定位：屈肘，在肘横纹内侧与肱骨内上髁连线的中点处。

养生康复作用：为心经之合穴。具有降压及通调心脉、宁心安神的作用。可用于心脏病人的日常保健和自我护理，以及冠心病、风心病、失眠、健忘、痴呆、癫狂等病变的康复治疗。

26．后溪 Houxi （SI3）

定位：在手掌尺侧，微握拳，当小指本节（第5掌指关节）后的远侧掌横纹头赤白肉际。

养生康复作用：属八脉交会穴，通于督脉。以通经活络止痛的作用为主。多用于肢体痛证的康复治疗，如中风偏瘫、颈项强痛、耳鸣耳聋、腰痛、手指挛急等。

27．肩贞 Jianzhen （SI19）

定位：在肩关节后下方，臂内收时，腋后纹头上1寸。

养生康复作用：以通经活络止痛的作用为主。多用于肩臂功能障碍的康复治疗，如肩关节疼痛、中风偏瘫、耳鸣耳聋等。

28．颧髎 Quanliao （SI8）

定位：在面部，当目外眦直下，颧骨下缘凹陷处。

养生康复作用：以局部通经活络的作用为主。常用于面部养颜防衰；面部肌肉功能失调的康复治疗，如面瘫、面痛、面肌痉挛等。

29．攒竹 Cuanzhu （BL2）

定位：在面部，当眉头陷中，眶上切迹处。

养生康复作用：具有降压明目和通经活络的作用。常用于眼目和眼睑的日常保养；也用于眼及眼睑功能障碍的康复治疗，如眼睑下垂、目赤肿痛、近视、视物不清等。

30．肺俞 Feishu （BL13）

定位：在背部，当第3胸椎棘突下，旁开1.5寸。

养生康复作用：为肺之背腧穴，有调理肺气、通经活络、泻热止痛的作用。可用于对肺脏的调养；肺功能失调的康复治疗，如咳嗽气喘、胸闷喉痹、骨蒸潮热、痤疮、背脊疼痛等。

31．心俞 Xinshu （BL15）

定位：在背部，当第5胸椎棘突下，旁开1.5寸。

养生康复作用：为心之背腧穴，具有调理心脉、宁心安神、通经活络的作用。可用于心脏的日常调护；以及心脏功能失调的康复治疗，如心痛、心悸、癫狂、痴呆、失眠、健忘等。

32．膈俞 Geshu （BL17）

定位：在背部，当第7胸椎棘突下，旁开1.5寸。

养生康复作用：为血会穴。具有调理心脉和调理脾胃功能的作用。可用于各种血虚、血瘀和出血证的调养康复，以及心、脾胃功能失调的康复，如心痛、呃逆、呕吐、胃痛、食欲不振等。

33．肝俞 Ganshu （BL18）

定位：在背部，当第9胸椎棘突下，旁开1.5寸。

养生康复作用：肝脏之背腧穴。具有调理肝胆、疏肝理气的作用。可用于肝脏的调护保养；以及肝胆功能失调所致的各种病变的康复治疗，如肝炎、胆囊炎、胁痛、黄疸、目视不明等。常灸肝俞穴可使身体健壮，改善贫血症状，使血足眼亮。

34．脾俞　Pishu　（BL20）

定位：在背部，当第11胸椎棘突下，旁开1.5寸。

养生康复作用：为脾脏之背腧穴。具有调脾胃、补气血的作用。可用于日常对脾胃的保健调养，振奋精神，提高记忆力；也常用于因脾胃功能失调出现的各种疾病的康复治疗，如食欲不振、黄疸、腹泻、便溏、水肿等。

35．肾俞　Shenshu　（BL23）

定位：在腰部，当第2腰椎棘突下，旁开1.5寸。

养生康复作用：为肾脏之背腧穴。具有补肾益精、强腰健肾、通经活络的作用。可用于日常养生保健，增强肾气。也可用于因肾虚出现的诸多病证的康复治疗，如遗精、阳痿、月经不调、不孕不育、腰膝酸软、水肿、小便不调等。

36．膏肓　Gaohuang　（BL43）

定位：在背部，当第4胸椎棘突下，旁开3寸。

养生康复作用：为全身强壮穴之一。具有补虚益损、止咳平喘、通经活络的作用。可用于日常养生健体，增强体质；也可用于咳嗽气喘、吐血盗汗、遗精健忘、肩背疼痛等病的康复治疗。三伏灸膏肓可预防哮喘的发生。

37．承山　Chengshan　（BL57）

定位：在小腿后面正中，委中与昆仑之间，当伸小腿或足跟上提时腓肠肌腹下出现尖角凹陷处。

养生康复作用：具有通经活络、通便止血的作用。常用于大便难、痔疮、转筋、下肢病变的康复治疗。

38．昆仑　Kunlun　（BL60）

定位：在足部外踝后方，当外踝与跟腱之间的凹陷处。

养生康复作用：具有调理膀胱经经气、镇静等作用。常用于中风偏瘫，下肢活动障碍，头痛，腰背痛。

39．涌泉　Yongquan　（KL1）

定位：在足底部，卷足时足前部凹陷处，约当足底2、3趾趾缝纹头端与跟腱连线的前三分之一与后三分之二交点上。

养生康复作用：具有补肾填精、回阳救逆、泻热开窍的作用。是养生保健的常用腧穴，多用按摩或灸法；也可用于肾精不足所致的多种虚证，四肢逆冷，热厥，头晕头痛等证的康复治疗。

40．太溪　Taixi　（KL3）

定位：在足内侧，内踝后方，当内踝尖与跟腱之间的凹陷处。

养生康复作用：具有补益肾气、清虚热、调经血之功。临床上多用于肾虚所致的多种病证的康复治疗，如遗精阳痿、耳鸣耳聋、咽喉疼痛、牙痛、头晕疼痛、腰腿痛、跟骨骨刺等。

41．内关　Neiguan　（PC6）

定位：在前臂掌侧，当曲泽与大陵的连线上，腕横纹上2寸，掌长肌腱与桡侧腕屈肌腱之间。

养生康复作用：具有通调心脉、宁心安神、醒脑开窍、调理三焦气机、止呕的作用。可用于对心脏的养生保健；也可用于心脏病、心神病和胃气上逆之证的康复治疗，如各种心脏病、心绞痛、呃逆、呕吐、失眠、健忘等证的康复治疗。

42．支沟　Zhigou　（SJ6）

定位：在前臂背侧，当腕背横纹上三寸，当阳池与肘尖的连线上，尺骨与桡骨之间。

养生康复作用：长于通便，具有调理三焦经气、泻三焦热邪和通经活络的作用。常用于热病、便秘、胁痛、呃逆、耳鸣耳聋、上肢不遂等病的康复治疗。

43．风池　Fengchi　（GB20）

定位：在项部，当枕骨之下，与风府相平，胸锁乳突肌与斜方肌之间的凹陷处。

养生康复作用：是祛内外风之要穴，具有祛风解表、醒脑开窍、镇静安神、通经活络等作用。可用于外感风邪、中风、发热、失眠、健忘、痴呆、偏瘫、面瘫、五官功能障碍、吞咽困难等病变的康复治疗。按摩风池可起到健脑的作用。

44．肩井　Jianjing　（GB21）

定位：在肩上，前直乳中，当大椎与肩峰端连线的中点上。

养生康复作用：具有强壮补益、通经活络的作用。可用于诸虚百损之症，如"堕胎后手足逆冷，灸此穴立愈"，以及"失精劳伤"。多用灸法起补益作用。也常用于疲劳后的恢复及颈肩病变、上肢病变的康复治疗。

45．日月　Riyue　（GB24）

定位：在上腹部，当乳头直下，第7肋间隙，前正中线旁开4寸。

养生康复作用：具有疏肝利胆、和中降逆的作用。主要用于肝胆病变的康复治疗，如胆囊炎、胁痛、呕逆、黄疸等。

46．环跳　Huantiao　（GB30）

定位：在股外侧部，侧卧屈股，当股骨大转子最凸点与骶管裂孔连线的外三分之一与中三分之一交点处。

养生康复作用：具有通经活络、祛风止痛的作用。主要用于腰腿病变的康复治疗，如中风偏瘫下肢不遂、坐骨神经痛、下肢痿证、腰腿痛等。

47．阳陵泉　Yanglingquan　（GB34）

定位：在小腿外侧，当腓骨头前下方凹陷处。

养生康复作用：为胆经合穴、筋会穴。具有疏肝利胆、舒筋活络的作用。主要用于下肢病变、经筋病、肝胆病的康复治疗。

48．悬钟　Xuanzhong　（GB39）

定位：在小腿外侧，当外踝尖上3寸，腓骨前缘。

养生康复作用：为髓会穴。具有填精补髓、疏肝利胆、通经活络的作用。可用于髓海空虚所致的头目疾病的康复，以及肝胆病变、下肢功能障碍的康复。

49．太冲　Taichong　（LR3）

定位：在足背侧，当第一跖骨间隙的后方凹陷处。

养生康复作用：具有疏肝理气、调补肝血、镇静熄风的作用。多用于肝胆病变、头目病变和内风所致抽搐病变的康复，如头痛眩晕、高血压、胁痛、肝炎、胆囊炎等。也可用于美容，治疗面黑。

50．期门 Qimen （LR14）

定位：在胸部，当乳头直下，第6肋间隙，前正中线旁开4寸。

养生康复作用：具有疏肝利胆、理气止痛的作用。多用于肝胆病变的康复治疗。如胁痛、呕逆等。

51．四神聪 Sishencong （EX-HN1）

定位：在头顶部，在百会穴前后左右各1寸处，共4穴。

养生康复作用：具有镇静安神、通络止痛的作用。主要用于头部病变、神志病的康复治疗，如小儿脑瘫、脑积水、大脑发育不全、痴呆、头痛、眩晕、中风、失眠健忘等。

第三节　推拿疗法

推拿疗法又称为按摩疗法，古称按跷、案杌。这是一种用双手在体表和经络腧穴上施行手法来防治疾病的方法。推拿疗法是一种非侵入性的疗法，人们容易接受，适应面广，被广泛运用于养生康复。

推拿运用于养生防病和疾病的康复有悠久的历史。早在《素问·异法方宜论》中就记载："中央者，其民食杂而不劳，故其病多痿厥寒热，其治宜导引按跷。"汉代张仲景在《金匮要略》中说："若人能养慎，不令邪风干忤经络，适中经络，未流传脏腑，即医治之。四肢才觉重滞，即导引、吐纳、针灸、膏摩，勿令九窍闭塞。"推拿作为养生保健法之一。《养性延命录》中引晋代葛洪《按摩导引经十卷》部分曰："平旦以两掌相摩令热，熨眼三过，次又以指搔目四眦，令人目明。又法：摩手令热以摩面，从上至下，去邪气，令人面上有光彩。又法：摩手令热，雷摩身体，从上而下，名曰干浴，令人胜风寒时气、热头痛，百病皆除。"隋唐时期，自我按摩十分盛行，并在施行按摩手法时涂上中药制成的膏，使药物和手法作用相得益彰。《千金要方·养性》中记载："每日必须调气补泻，按摩导引为佳。勿以康健便为常然，常须安不忘危，预防诸病也。"又指出："小儿虽无病，早起常以膏摩囟上及手足心，甚避寒风。"这是一种预防风寒外感的方法。《圣济总录》指出："养生法，凡小有不安，必按摩挼捺，令百节通利，邪气得泄。"充分肯定了推拿的养生保健防病作用。宋代陈直的《养老奉亲书》中提出老年人经常擦涌泉穴，可使晚年步履轻便，精神饱满。后世有关保健康复按摩的著作更为多见，如曹士衍在《保生秘要》中记载的保健推拿方法很为实用："坐定擦手足心极热，用大指节仍擦摩迎香二穴，以畅肺气，静定闭息，存禅半晌；次擦手心摩运脐轮……掌心无事任擦搓，早晚摩两胁、肾俞、耳根、涌泉，令人搓百四十回，固精多效"。徐文弼的《新编寿世传真》中介绍了全身各部位的自我推拿健身法，将自身保健推拿与导引配合，能起到聪耳明目、美容润肺、健步泻火、固肾除积的作用。

推拿疗法具有简便易行、经济的特点，它不需要特殊医疗设备，也不受时间、地点、气候条件的限制，随时随地都可进行；且平稳可靠，易学易用，无任何副作用；由于它的非侵入性和无伤害，非常容易被人们接受；除可由专门医生操作外，有些方法还能自用，为长期使用提供了条件，是一种深受广大群众喜爱的养生健身和康复措施。随着社会的发展和人们对健康重要性的认识，推拿在养生康复中的作用更加受到人们的重视，将更为广泛地为人类健康发挥作用。

一、推拿养生康复机理

推拿养生康复是通过对全身的调整来达到养生康复的目的。它对机体的整体调整作用是通过下列的途径来实现的。

（一）活血化瘀，通经活络

《黄帝内经》说："经络不通，病生于不仁，治之以按摩。"推拿手法作用于经络腧穴，能疏通经络，使气血周流，保持机体的阴阳平衡，所以按摩后可感到肌肉放松、关节灵活，使人精神振奋，消除疲劳。

（二）调和营卫，预防疾病

明代养生家罗洪在《万寿仙书》里说："按摩法能疏通毛窍，能运旋荣卫。"即指调和营卫气血。推拿是以轻和深透之力施术于人体的经络腧穴，通过经气的传导来调和营卫气血。外邪入侵人体多因营卫气血失调所致，故通过推拿手法调和营卫气血，达到预防疾病的目的。

（三）舒筋活络，缓急止痛

推拿可疏通经络，缓解筋肉的紧张痉挛，有利于受损筋肉的恢复。

（四）调理五脏，强化功能

推拿相应的经络腧穴，可对各脏腑的功能起到调节作用。

脾胃功能　通过手法来调畅气机，促进胃肠的通降功能，达到健运脾胃的作用。如按揉足三里、推脾经可增加消化液的分泌；推拿足三里可使胃的运动在增强时减弱，减弱时增强；捏法可使肠蠕动加快，增强小肠的吸收和胃泌素的分泌功能。

肝脏功能　推拿肝经相关穴位能促进和加强肝的疏泄功能，捏脊可提高肝糖原的动用率。

心脏功能　在心经和相关背俞穴推拿可改善心脏功能，加强血液循环，使血液黏滞度和周围血管阻力降低，故可使心脏负担得到减轻。可加快血液循环，扩张血管，使血液动力学发生改变，从而改善心脏的功能；可增强心脏泵血功能，通过增加每搏输出量，达到减少脉搏的效果。推拿心俞、内关等穴，对心脏功能有明显的改善，常用于心血管疾病的保养和康复治疗。

肺脏功能　在肺经、胸部和背部进行推拿按摩，可调整肺脏功能，改善呼吸，促进排痰；捏脊可增加肺活量。

肾脏功能　在肾经和腹部、腰部施行推拿手法，可起到填补肾精、强腰健肾的作用。

（五）平衡阴阳，双向调节

明代《景岳全书·传忠录》云："医道虽繁，可一言以蔽之，曰阴阳而已。"调节机体阴阳平衡是养生康复的根本。通过推拿手法的补泻、调和，可起到调节阴阳平衡的作用，而且大多具有双向调节作用，如在腹部和背部的相关穴位和部位施行适当的推拿手法，可使亢进的肠蠕动减缓，使受抑制的肠蠕动加快而恢复正常。

现代研究：

对推拿原理的现代研究，发现不少养生康复机理，如：

免疫功能　推拿可调节免疫，增强抗病能力，还有抗炎、退热等作用。推拿后血液中白细胞总数，以及白细胞的吞噬能力均有增加，并能增加血清中补体的效价。其作用是通过调节体内神经递质的含量，或改变血液中神经肽的含量来实现的。有人曾在儿童中进行保健推拿，经推拿的儿童发病率下降，身高、体重、食欲等皆高于对照组。推拿对体液免疫功能有双向调节作用，

循环系统　推拿通过刺激末梢神经，可以加快血液循环，改善微循环和淋巴循环；推拿手法的机械刺激还可提高局部组织的温度，促使毛细血管扩张，促进局部的血液循环，增加局部皮肤和肌肉的血液供应，进而改善组织间的新陈代谢，使新陈代谢水平有所提高；推拿可使肌肉放松，其血流量要比肌肉紧张时提高 10 多倍；推拿施术于颈椎病患者，可使血液黏度、浓度和血细胞聚集性得到明显改善。推拿还可消耗和除去血管壁上的脂类物质，从而恢复血管壁的弹性，使血管通畅，避免血管硬化的形成。

代谢功能　推拿手法能改善局部组织的代谢，使供氧量和氮、二氧化碳的排泄量增加。大运动量后造成乳酸大量堆积，人体感到全身疲劳，肌肉疼痛，推拿有利于乳酸的排除和消散，可以使 20%的乳酸氧化成二氧化碳和水，80%的乳酸还原成能量物质，使人尽快恢复体力。在运动前施行推拿，可提高肌肉的耐受力和韧带的柔韧性，加大关节的活动范围，预防疲劳和增强体力。

血液成分　推拿后血液中白细胞总数增加，白细胞分类中淋巴细胞比例升高，白细胞的吞噬能力及血清中的补体效价也有所增加；红细胞总数在推拿后可少量增加，血液中的吗啡样物质（内啡肽）含量升高。

皮肤　被推拿部位皮肤温度升高，说明可使周围血管开放，血流旺盛。推拿的刺激能引起部分细胞蛋白质的分解，产生组织胺和类组织胺物质，加之手法的机械能被转化成热能，共同促使毛细血管扩张，血液循环加速，血流量增加，皮肤供血改善。手法对躯体外表所产生的摩擦力，还可消除皮肤表面的角质层，改善皮肤呼吸，有利于汗腺和皮脂腺的分泌，增加皮肤的光泽和弹性。手法还可使局部皮肤组织的供氧量及二氧化碳的排出量增加，增加局部皮肤的营养供应，促进损伤组织的修复。上述作用可使皮肤柔润，富有光泽，减少皱纹；

还能加快皮肤代谢，减少皮下及腹部大网膜的脂肪，有助于减肥。

运动系统　推拿手法可改善损伤局部的血液循环，使局部组织温度升高，代谢加快，促进损伤组织的修复；并可使损伤后造成的血肿、水肿吸收加快，使软组织的粘连得到松解，提高组织细胞的活力；提高局部组织的痛阈；放松肌肉，减轻或消除疼痛。手法可使一些脂肪、蛋白质分解，产生组织胺和类组织胺物质，加之推拿产生的热能，可使毛细血管扩张，使肌肉萎缩得以改善，并促进损害组织的修复。手法的治疗还能纠正畸形和错位。

神经系统　推拿的止痛效应与神经中枢的作用有关，通过影响皮质、丘脑的电活动，抑制节段性、神经反射性肌电活动，兴奋病变后的神经及肌肉组织，从而促进神经传导功能的恢复。手法的刺激通过神经系统的传导到达大脑皮质，可使疼痛信号减弱乃至消失，产生止痛效果。柔和的长时间推拿手法可使中枢神经抑制，周围神经兴奋；快速、较重的短时间刺激可兴奋中枢神经，抑制周围神经。

二、常用手法

推拿作用的产生主要依靠操作者的手法。熟练的推拿手法是养生康复的基本保证。有效的推拿手法必须具有有力、均匀、柔和、持久、深透的基本特点。

有力　指施行手法时必须用一定的力量作用于人体，要根据不同的病人、病情、部位等因素增减力量，才能保证推拿的有效性。

均匀　指施行手法要平稳和有节奏，幅度、速度适中。

柔和　指施行手法时用力缓和，动作稳健灵活，用力柔而不浮，重而不滞，受术者感到舒适，乐于接受，防止粗暴生硬。

持久　指施行手法要有足够的时间，从而保证手法对机体刺激的累积效应。

深透　指手法动作的刺激感应不只是在体表，而是透达深部，甚至脏腑之中。要使推拿手法的感应深透，是手法技巧综合作用的结果。

以上所述是对所有推拿手法操作的基本要求，在持久、有力、均匀、柔和、深透的条件下，施行不同的推拿手法，使推拿的刺激感应透达于内，并产生效应，达到养生、保健、美容和康复的作用。

（一）摩擦类手法

摩擦类手法是以与肌肤表面摩擦的方式作用于机体各部位的方法，主要有推法、摩法、擦法、搓法、抹法等。

1．推法　用拇指、掌、肘或其他部位着力于患者的一定部位上，作单方向的直线移动，可用于机体各个部位。此手法具有疏经通络，理筋活血，消瘀散结等作用。可加强血液循环，改善呼吸系统功能；缓解肌肉痉挛；增强肌肤的弹性及皮肤的光泽，减少皱纹。

2．摩法　用掌面或指面附着于一定部位，以腕关节连同前臂做环形有节律地抚摩，是一种最轻柔的手法。分为指摩法、掌摩法等。是胸腹、胁肋部常用的手法。具有行气活血，消肿止痛，温经散寒，理气和中，消积导滞，通畅气机等作用。可提高局部皮肤温度，加速血液和淋巴液的循环，增进新陈代谢，调节脏腑功能。

3. 擦法　用大鱼际、小鱼际或掌根附着在施术部位，进行快速往返移动，使之产生一定热量的方法。操作时用力要适中，稳而均匀，动作要连贯自然，切忌用力过大，避免把皮肤擦破。具有温经通络，行气活血，清肿止痛，祛风除湿，健运脾胃，补益气血的作用。能提高局部皮肤温度，改善血流、淋巴液的循环，加速新陈代谢，软化瘢痕组织，改善汗腺与皮脂腺的分泌功能，消耗分解皮下多余脂肪。常用于治疗内脏虚损及气血功能失常的病症。

4. 搓法　用双手的掌面或掌侧挟住一定部位，相对用力作快速搓揉动作，并可同时作上下往返移动的方法。搓法能加速血液和淋巴液的循环，提高局部皮肤温度，消除疲劳，光洁肌肤。适用于四肢及胁肋部。具有温经散寒、祛风通络、舒筋活血、调和营卫、壮阳补虚等作用。

5. 抹法　用单手或双手拇指指腹或大鱼际紧贴皮肤，作上下或左右均匀缓和的往返移动的方法。本法常用于头面和颈项。具有通经活络、醒脑开窍、镇静安神、清利头目、和中理气、调和阴阳等作用。抹法能加强血液循环，改善新陈代谢，扩张血管，调整体液循环和神经系统。

（二）摆动类手法

1. 滚法　以手背近小指侧部位吸附在施治部位，交替进行往返滚动的手法。动作的要点在于滚动时要紧贴体表，动作连贯，节律有序，柔和轻巧，切忌擦、磨。适用于躯干、四肢等肌肉丰厚的部位。具有通经活络，舒筋活血，滑利关节，解痉止痛，调和营卫的作用。能促进血液循环，消除肌肉疲劳，促进组织中组胺和乙酰胆碱的产生，提高痛阈和机体的抗病能力，减肥去脂。

2. 揉法　用手指指腹、鱼际、掌根部吸定于体表某一部位，作缓慢、轻而缓和、深透的回旋揉动，不得在皮肤表面摩擦与滑动。具有祛风散寒，舒筋解痉，活血化瘀，消肿止痛，宽胸理气，消积导滞等作用。可改善血液循环和组织器官的营养，缓解肌肉痉挛，软化瘢痕，提高痛阈，提高机体的抗病能力。是保健推拿的常用手法之一。

3. 一指禅法　用大拇指指端、大拇指桡侧偏峰或指腹着力于一定的部位或穴位，沉肩、垂肘、悬腕，运用腕部摆动带动拇指间关节做屈伸活动，将力量贯注于着力指端，使所产生的力轻重交替，持续作用于施治部位。适用于全身各部。具有舒筋通络、行气活血、调和营卫、健脾和胃、清利头目、镇静安神的作用，能改善血液循环，提高痛阈。

（三）挤压类手法

1. 按法　是以指、掌根、肘或其他部位，在施术部位上逐渐用力向下垂直按压，按而留之，适用于全身各部位。临床上按法又分指按法、掌按法、屈肘按法等。具有通经活络，舒筋解痉，镇静止痛，健脾和胃等作用。按法可缓解肌肉痉挛，提高痛阈，抑制神经兴奋，改善组织的血运和营养，增强机体的氧化过程，改善淋巴管内的瘀滞状态等。

2. 拿法　捏而提起谓之拿。是用单手或双手的拇指与其余四指相对，捏住施治部位，渐渐用力收紧，并做持续的揉捏动作。基本动作是相对挤压，提起揉动，用力要求由轻到重，再由重到轻。是常用保健推拿手法之一。适用于颈项、肩及四肢。具有祛风散寒、舒筋通络、开窍止痛、强健脾胃等作用。拿法能改善肌肉组织的营养，增强肌肤的弹性，增强抗病能力，解除肌肉筋骨的酸痛，调节肠胃的蠕动功能。

3. 捏法 是指与指相对用力捏挤肌肤的一类手法，捏起的是皮肤及皮下组织，用力要协调，对称均匀。分为三指捏和五指捏。适用于颈项、肩部、四肢和脊背等部位。具有舒筋通络，止痛解痉，活血行气，健脾和胃等作用。捏法能加速血流循环，松解关节及粘连，消耗皮下脂肪，增强肌肤弹性和光泽。

（四）叩击类手法

1. 拍法 是直接用虚掌拍打患者体表的方法。适用于肩背、腰臀、下肢。具有活血化瘀，舒筋通络，解痉止痛等作用。拍法能促进血液循环，加强新陈代谢，解除疲劳，消除肌肉酸胀，提高神经的兴奋性。

2. 击法 用拳背、掌根、掌侧小鱼际、指尖或用桑枝棒叩击体表的方法。适用于四肢及躯干部位的肌肉丰厚之处。具有舒筋活络，调和气血的作用。击法能促进血液循环，提高神经的兴奋性，加强新陈代谢，放松肌肉，消除疲劳，营养肌肤。

（五）振动类手法

1. 振法 振法又称颤法，用手指或掌面压在人体的一定部位上，做连续不断的快速颤动，使局部产生振动感。适用于躯干、四肢肌肉丰厚的部位。具有活血祛瘀、舒筋解痉、行气导滞、调节胃肠的作用。颤法能促进血液循环，松弛肌肉，调节脏腑功能，消耗皮下脂肪，增强肌肤的弹性和光泽。

2. 抖法 双手握四肢远端，做摇转导引，稍用力做小幅度的上下连续抖动，使四肢随之呈波纹状起伏抖动，使肌肉关节有松动感。适用于四肢。具有活血化瘀、舒筋解痉、滑利关节的作用。可解除关节粘连。

（六）运动类手法

1. 摇法 以某一关节为轴，做被动缓和的回旋转动，摇动幅度要由小逐渐到大，循序渐进。包括颈项部摇法、握手摇肩法、托肘摇肩法、摇腕关节法、摇掌指关节法、髋关节摇法、膝关节摇法、踝关节摇法等。适用于关节部位。具有舒筋活血、滑利关节、解痉止痛的功能。能加速血液循环，促进关节腔内滑液的分泌，松解粘连，促进关节活动。

2. 扳法 以双手向相同方向或相反方向用力，使肢体关节做被动伸展、屈曲或旋转活动。包括颈部斜扳法、颈椎旋转定位扳法、扩胸牵伸扳法、胸椎对抗复位扳法、腰椎斜扳法、腰椎旋转复位扳法、腰椎后伸扳法等。在颈椎和腰椎应用扳法时，不要一味追求弹响声和增大扳动幅度，避免造成关节、韧带的损伤，产生不良后果。具有活血化瘀，舒筋通络，解痉止痛，滑利关节等作用。能矫正畸形，纠正解剖位置的失常，使骨错位归位，刺激关节腔内滑液的分泌，松解粘连。

3. 拔伸法 即牵引、牵拉的方法。固定肢体或关节的一端，沿肢体的纵轴方向用力做相反方向牵拉、引伸动作，从而使肢体伸展、关节间隙增宽的手法。包括颈椎拔伸法、肩关节拔伸法、腕关节拔伸法、指间关节拔伸法、腰椎拔伸法。操作时动作要稳，用力要均匀、持久，缓慢加大力量，不可一次性突发力。具有舒筋活络、解痉止痛、整复归位等作用。拔伸法能改善关节腔隙的结构异常，增强关节周围组织的弹性，降低椎间盘内的压力。

三、常用养生康复推拿法

（一）头面部

具有通经活络、行气止痛、醒脑开窍、镇静安神、美容乌发、健脑益智的作用。可用于用脑过度、头痛头晕、失眠健忘及预防头发早白、面容衰老和脑力衰退等。常用手法如下：

推摩面额　受术者坐位或仰卧位。施术者一手扶持其后枕部，以一指禅推法推额部，从印堂→头维→太阳→鱼腰→攒竹→印堂的路线，往返推2~3遍。

拿头　五指分开，指端着力，自前向后拿头顶部，如能沿督脉、膀胱经和胆经头部循行路线施术效果更佳。具有通经活络、祛头风、防发白、健脑益智的作用。

栉头　双手十指微屈分开，以十指端用力紧贴头皮并向深部用力，从头前向脑后梳理，反复数次。具有通经活络、祛瘀止痛、祛风明目、乌发、健脑的作用。

击头　双手十指分开微屈，以指端连续广泛地叩击头部，或沿头部督脉、膀胱经、胆经循行路线叩击，约1~2分钟。具有通经活络、健脑醒神、消除疲劳的作用。

摩面　搓手掌令热，用双手从下向上、从内向外轻轻摩拭面部，以面部觉微热为度。具有活血养颜、润泽皮肤、减少皱纹、防衰的作用。

推眼眶　双手拇指指侧用一指禅推法从攒竹向眉尾方向推摩，反复30次。具有明目的作用。

点按穴位　用大指或中指指腹按揉攒竹、阳白、太阳、四白、迎香、地仓、上星、百会、风池、率谷、头维等穴，每穴半分钟。具有祛风清热、清利头目、通络止痛、减少皱纹、美容防衰的作用。

（二）颈肩部

颈肩部是日常生活和工作中活动最多的部位，也是极易受损的部位。颈肩部推拿有助于缓解疲劳，预防和治疗颈、肩部的劳损和颈肩部疾病，同时也有助于缓解头部、面部、上肢部、背部的疲劳。推拿重点是放松颈肩部的肌肉，特别是斜方肌、头夹肌、肩胛提肌等。常用手法如下：

拿头夹肌法　用五指捏拿颈部两侧的头夹肌和斜方肌的上部1~3分钟，从上到下。捏拿产生的力量应深透到肌肉层。

拿斜方肌法　术者用拇指与其余四指捏拿肩部的斜方肌2~3分钟，从脊柱分向两外侧，动作要轻快柔和。捏拿时拇指横放在肩后，四指在肩前。

揉拨肩胛提肌法　以拇指按揉拨肩胛提肌的止点（即肩胛骨的内上角）约3分钟。适用于颈肩部的劳损及颈椎病上肢麻木疼痛的康复治疗。

拔摇头项法　受术者取坐位，术者以双手捧住头部，拇指在后托住后枕部，其余四指在前托住下颈，两手同时用力向上拔伸头部，并在拔伸状态下做缓慢摇颈动作。

点穴　可点按或点揉风池、风府、肩井、曲垣、天宗、肩贞、肩髃、曲池、少海、合谷、支正、后溪、会宗等。每穴点按1～2分钟。

击肩背　术者用虚掌击肩部2分钟。

抖上肢　用双手握住患者手部，抖动患者上肢约1～2分钟。

（三）腰背部

腰背部是保持人体直立功能的主要部分，尤其腰部是主要负重部位和活动部分。腰背部较容易劳损和发生功能障碍。推拿可缓解腰背的劳损，解除疲劳，强腰壮肾，调节脏腑功能。推拿重点是放松竖脊肌、背阔肌、斜方肌下部的肌肉。受术者均采用俯卧位。

推背部七条线　用掌根推法分别推背部督脉，两侧夹脊线，足太阳膀胱经第1、2侧线，两侧共七条线。每条线推3～5遍。

泛揉腰背法　用双掌揉法，广泛深透地按揉腰背肌约5分钟。

弹拨腰背肌　左右拨动腰背肌约5分钟。

按揉髂腰角　髂腰角浅层是骶棘肌的起点，也是髂腰韧带所在之处，以两手拇指重叠按揉或弹拨髂腰角，每侧按揉1～2分钟，弹拨的方向宜从外上到内下，力量应大些。

掌揉臀部　两掌置于臀部，做环旋揉动约1分钟，刺激量中等。

轻拍腰骶部　以虚掌拍打腰骶部10次左右，拍打的力量可大些。

横擦腰骶部　用一掌快速横擦腰骶部约3分钟，使局部发热。

（四）胸腹部

通过手法施术于胸腹部而起到调节脏腑功能的作用。该法可宽胸理气、健运脾胃、舒肝理气、温暖下元、通调腑气，适用于对脏腑的保健。受术者均采用仰卧位。

开胸顺气法　两手五指分开自然微屈，用轻快柔和、自然流畅的力度自胸前正中线沿肋间隙向两边分推5～10遍。

摩运膻中法　以轻手法快速在膻中穴处施摩法约1分钟。本法有开胸顺气的作用。

分推腹部法　以缓和适中的力度，用两手拇指和大鱼际从腹部正中线沿肋弓向两侧分推约1分钟。有健运脾胃、疏肝理气的作用。

摩腹助运法　用双掌摩擦腹部约5分钟。有健运脾胃的作用。

点揉腹部诸穴法　以食指、中指分别点揉腹部的中脘、梁门、天枢、大横、气海、关元、水道、归来等穴，每穴点揉约半分钟，以腹部有温热舒适感为佳。可调理中、下焦脏腑功能。

振颤小腹法　在小腹部施行掌振法，上下快速颤抖1～2分钟。可调理下焦功能。

调畅三焦法　自上而下用掌根推法分别推任脉和足阳明经，每条经推3～5遍。可调理上、中、下三焦功能。

（五）上肢部

上肢是人进行各种活动的主要部位，在上肢部推拿可改善末梢血液循环，缓解上肢的疲劳和肌肉痉挛疼痛。受术者可采用坐位或仰卧位。整个操作从上至下。

拿揉上肢肌肉法　在上肢部做拿揉手法，从肩到手，先内侧后外侧。

拍打舒搓上肢部法　用虚掌或空拳从肩至手往返拍打，然后往返舒搓上肢数遍，并牵抖上肢，并拨极泉穴2~3次。

活动上肢法　运动肩、肘关节，使肩关节充分外展、内收、上举、内旋和外旋，再做肘关节屈伸、环绕等动作。

分推掌心法　用两手拇指桡侧分推其掌心，分推的方向是从掌根向手指方向，分推的力量要大。

捻揉手指法　依次揉捻受术者拇、食、中、无名指及小指，从指根到指尖，捻揉3遍。

拔伸手指法　依次拔伸拇、食、中、无名指及小指。一手拿住受术者腕部，以食、中指轻轻夹住受术者手指，然后迅速拔伸，使患者手指从术者手指中滑出，并发出一声清脆的响声。

环摇腕部法　术者与受术者五指交叉握住，先做掌屈、背伸、尺侧偏、桡侧偏等动作，然后再做腕关节的环旋摇转活动。

（六）下肢部

下肢是人体最重要的负重部位，也是最容易劳损的部位，特别是髋、膝、踝几个负重大关节。下肢部推拿可改善下肢远端血液循环，加快下肢静脉血液回流速度，润滑关节，缓解下肢疲劳，保持关节的正常活动。受术者多采取仰卧位或俯卧位。

揉拿、掌推下肢后侧部法　先在下肢的后侧做揉拿法，同时也可分别在下肢的外侧、后侧、内侧进行操作，使下肢后侧部肌肉充分放松。然后自下而上掌推下肢的后侧，有助于下肢静脉的血液回流。

拍打下肢后侧部法　用虚掌或空拳，自下而上在下肢后部进行有节律的叩击、拍打，反复操作3~5遍。

屈膝屈踝法　用一手压住臀部，另手握住踝前部，握踝手抬足，使受术者被动屈膝和跖屈踝，使足跟部尽量与臀部接触，以拉伸、放松下肢前侧肌肉。

点按、摩擦下肢后面腧穴法　术者用拇指点按下肢部后侧的环跳、承扶、殷门、委中、承山等穴各半分钟，用单手掌擦足底部，大鱼际擦涌泉穴，以热为度。

揉拿、掌推下肢前部法　先揉拿下肢前部3~5遍；再用手掌自大腿向下推下肢前部至足尖3~5遍，大腿以前外侧为主，小腿部以外侧为主。可放松肌肉，消除疲劳。

叩打下肢前部法　用空掌、空拳或侧掌在下肢前部进行有节律地叩击、拍打，反复操作3~5遍。

屈膝屈髋顿拉法　一手扶股部，一手握住踝部，先使膝髋关节尽量屈曲，然后进行内收、内旋、外展、外旋，在此基础上，再做下肢顿拉手法。可活动关节，放松肌肉。

直膝屈髋伸踝法　一手扶住膝部，一手握住足掌，将其下肢伸直抬起，并尽量屈髋伸踝，以牵拉下肢后部的肌肉并使其肌肉疲劳解除。

点按、揉按下肢前面腧穴法　用拇、食指点按、揉按髀关、伏兔、血海、足三里、悬钟、太冲等穴。

（七）全身推拿

全身保健推拿是联合以上各部位手法进行的整体推拿。对整个机体进行放松、调整，达到养生保健、放松身心、消除疲劳和预防保健的目的。操作时本着从上至下、从头至足、先阳后阴的顺序施行推拿手法。具体手法参照上述各部推拿手法。

四、自我保健推拿

推拿养生保健是长期的行为，在身体稍感不适时即进行推拿，是该疗法的最佳治疗时机，因此，自我推拿是最值得推广的方法。自我推拿还可根据自己的感觉随时调整手法的强度和频率，使更适合自身状态。经常进行自我推拿，对于消除疲劳、延缓衰老、强身健体具有不可低估的效果，若常久不废，定有奇功。因受身体生理结构的限制，自我推拿的部位会受到一定限制。另外，推拿疗法有一定的适应症和禁忌症，因此应在医生的指导下进行，以免产生副作用。凡高烧、急性炎症、某些皮肤病、皮肤破损、各种良性或恶性肿瘤、极度疲劳等情况都不宜进行自我按摩。

（一）头部

有通络止痛、醒脑开窍、补益气血、益智乌发、明目醒神的作用。常用方法有：推摩面额、拿头、栉头、击头、推眼眶、揉按穴位。操作部位、步骤、次数等参见本节三（一）。不同的是，头部自我推拿是受术者自己操作，所以多用食指指腹进行。

（二）面部

有通经活络、明目美容、保健防衰的作用。

摩面　将两手掌快速相互摩擦至热，双手掌轻贴面部从下向上、从内向外轻轻摩拭，反复操作，以面部觉热为度。

推摩上下眼眶　用中指指腹从印堂穴开始，沿上眼眶向外至瞳子髎，再从瞳子髎沿下眼眶至睛明、印堂轻轻推摩，往返30次。

推耳前后　将双手食指和中指分开，置于耳根前后，用指腹从下向上推胃经和三焦经，反复20次。

按揉穴位　用食指或中指指腹揉按攒竹、鱼腰、太阳、阳白、迎香、四白、地仓、颊车、耳门等穴，每穴半分钟。

拍打面部　用双手除拇指外的四指指腹，在整个面部轻快地反复拍打1～3分钟。

(三)颈项部

有通经活络、消除颈项肌肉疲劳和预防皮肤松弛的作用。

拿颈肌 拇指和其他四指相对，捏拿颈项部肌肉。

抓肩肌 右手拇指与食、中指配合提捏肩肌，左右交叉进行，各捏提10次。

摩颈项 将除拇指外的四指相并，用指腹面从下向上摩颈项部。

按揉腧穴 用指腹按揉天柱、颈百劳、天牖、天窗、天容、廉泉、扶突、天突等穴，每穴半分钟。

(四)胸部

有宽胸理气、通调血脉的作用，可对心、肺起到保健作用，预防或减少心肺疾病的发生。

揉胸脯 以两手掌交叉按在胸部外上方，旋转揉动20次。

推胸部经脉 用拇指上下来回推任脉、肾经、胃经和脾经。

按揉胸部腧穴 用手指指腹按揉中府、膻中、期门等穴各半分钟。

(五)腹部

有调理三焦气机、健运脾胃、疏肝理气、通调腑气、消脂减肥、强身健体的作用。

摩腹 先搓热双手，然后双手相重叠，以中脘穴为中心，用掌心先顺时针、后逆时针作环形摩法各30次，以腹部觉热为佳；再将手掌置于脐部，绕脐先顺时针后逆时针方向由小到大各转摩30周。具有健运脾胃、通畅腑气的作用。

推胁肋 用指腹从内向外沿胁肋分布方向推胁肋。具有疏肝理气的作用。

擦丹田 用手掌摩擦以丹田穴为中心的小腹部30次，以局部觉热为佳。有培补元气，养生保健的作用。

拿腹部 用拿法拿腹部，反复操作5分钟。有通调腑气、消脂减肥的作用。

揉按腧穴 用食指指腹依次揉按中脘、天枢、气海、关元、归来、大横等穴，每穴半分钟。有调理上、中、下三焦脏腑功能的作用，还可起到消脂减肥作用。

(六)腰部

有强腰健肾的作用。

搓腰 先将两手搓热，将手掌紧按腰部，用力向下搓到尾部30次，左右同时进行。

擦腰部 用掌擦法在腰部快速摩擦30次，使局部觉热为佳。

揉按腧穴 用食指、中指指腹反复揉按肾俞、京门、腰眼各1分钟。

(七)上肢部

有舒筋活络、活血化瘀、消除疲劳的作用。可预防或减少肩臂疾病、心血管疾病的发生。

捏拿上肢　左右手交叉施术，从肩部至手依次捏拿上肢部，反复10次。

拍击上肢　用虚掌或虚拳拍打肩和上肢各部约2~3分钟，以外侧为主。

推心经　用掌跟来回推上肢心经循行部位约3分钟，可用于心脏疾病的预防保健。

揉按穴位　用指尖依次按揉肩髃、肩前、臂臑、臑会、曲池、少海、孔最、内关、神门、合谷等穴各半分钟。

（八）下肢部

有舒筋活络、活血化瘀、强健筋骨、预防下肢病变的作用。

点环跳　以食指、中指端点压双侧环跳穴各半分钟。

擦大小腿　用双手抱紧一侧大腿部，从大腿根部至膝关节部上下来回用力摩擦各20次；再从膝关节至踝关节，来回摩擦各20次。

擦膝关节　双手置于膝关节两侧，一前一后来回摩擦膝关节前部与侧面，以局部发热为度。

拿小腿　依次捏拿小腿后方和前方，各2~3分钟。能通经活络，缓解小腿肌肉疲劳。

擦涌泉　先将两手互相搓热，以涌泉穴为中心快速用擦法，以擦至足心发热为度。可补肾健脑，预防失眠、心悸等症的发生。

揉按下肢腧穴　依次揉按髀关、伏兔、血海、阳陵泉、阴陵泉、足三里、三阴交、承山、昆仑、太溪等穴各半分钟。

五、推拿在康复医学中的应用

推拿可对各科疾病所致机体功能障碍进行恢复治疗，特别是对运动功能障碍的康复有重要作用。推拿对于促进疾病康复，不仅能有效地恢复机体功能障碍，还可充分调动康复对象的主观能动性和包括家庭、社会在内的多种积极因素，最大限度地发挥康复医学的内在潜力，使病人获取重新生活的自信与能力，恢复身心健康。

推拿对疾病和机体功能的康复作用，体现在提高机体免疫抗病能力，调节机体各系统的功能，促进血液和淋巴液循环，消除肿胀，软坚散结，促进创伤修复，改善皮肤营养，通利关节，强健肌肉，松解粘连，防止肌肉萎缩等方面。

（一）神经功能障碍

有通经活络、活血化瘀、醒脑开窍、宁心安神、镇静止痛的作用，用于小儿脑瘫、偏瘫、截瘫、痴呆、失眠、健忘等。如：

中风偏瘫：以舒筋通络、行气活血为治则。多采用推、抹、扫散法、按、揉、滚、捏、搓、拿、拍等手法。取印堂、太阳、百会、风池、风府、肩井、肩髃、曲池、合谷、心俞、肝俞、膈俞、肾俞、环跳、委中、承山、太溪等穴。

失眠：以健脾补血、宁心安神为治则。多采用推、抹、揉、按、拿等手法。取印堂、神庭、百会、安眠、气海、心俞、脾俞、肾俞、足三里、涌泉等穴。

(二) 消化功能障碍

有健运脾胃、调和中焦、疏肝理气、通调腑气的作用，用于胃痛、消化不良、胁痛、腹泻、便秘、慢性肝胆病变等。如：

胃痛：以理气和胃、行气止痛为治则。多采用一指禅推、摩、按、揉等手法。常取中脘、气海、天枢、手三里、内关、合谷、足三里、肝俞、脾俞、胃俞等穴。

慢性腹泻：以健脾和胃为治则。多采用一指禅推、按、摩、揉、捏等手法。取中脘、气海、天枢、关元、脾俞、大肠俞、八髎、内关、上巨墟等穴。

便秘：以调理三焦、通调腑气为治则。多采用一指禅推、按、揉、捏、拿、摩等手法。取中脘、天枢、关元、支沟、胃俞、大肠俞、八髎、上巨虚、承山等穴。

(三) 呼吸功能障碍

有调理肺气、宽胸理气、止咳平喘、调理呼吸的作用，用于急慢性支气管炎、支气管哮喘等。如：

咳喘：以调理肺气、止咳平喘为治则。多采用平推、拿、按、揉、捏等手法。取风池、大椎、风门、肺俞、脾俞、曲池、合谷、中府、鱼际、膻中、大椎、心俞、丰隆等穴。

(四) 心血管功能障碍

有活血化瘀、培补心阳、通脉止痛、调整血压的作用。用于心悸、心痛、高血压、低血压、脉管炎、心律不齐等。

冠心病：以温通心阳、活血化瘀、通脉止痛为治则。多采用抹、摩、揉、按、摄、轻拍等手法。取膻中、鸠尾、心俞、至阳、内关、神门、足三里、三阴交、涌泉等穴。

高血压：以平肝安神、化痰降浊为治则。采用一指禅推、抹、揉、按、扫散等手法。取桥弓、印堂、发际、太阳、百会、风池、风府、头维、公孙、中脘、气海、关元、神门、大椎、肾俞、命门和涌泉等穴。

(五) 精神功能障碍

有疏调情志、镇静安神、疏肝解郁的作用。用于中风后抑郁、抑郁症等。如：

抑郁症：以疏肝解郁、调畅情志为治则。多采用一指禅推、推、摩、揉按、扫散等手法。取百会、风池、神庭、太阳、心俞、肝俞、期门、膻中、内关、神门、丰隆、三阴交、太冲、太溪等穴。

(六) 生殖功能障碍

有调理冲任、补肾益精、疏肝健脾、行气活血的作用。用于月经不调、痛经、带下、阳痿、遗精等。如：

阳痿遗精：以益肾助阳，疏肝健脾为治则。多在小腹部和腰部采用按、揉、滚、擦、平推、振、拿等手法。取神阙、关元、气海、归来、肾俞、八髎、白环俞、三阴交、血海、太溪等穴。

经带病变：以补肾益精、调理冲任为治则。多用平推、按、揉、滚、擦、振、拿等法。取神阙、关元、气海、归来、肾俞、膈俞、肝俞、气海俞、八髎、白环俞、三阴交、血海、交信等穴。

（七）泌尿功能障碍

有调理肾气、疏通三焦气机和调理小便的作用。用于遗尿、癃闭、小便淋漓不尽等。如：

小便异常：以调理肾气、通利小便为治则。多在下腹部和腰骶部采用揉法、按法、摩法、振法、滚法和擦法。取气海、关元、中极、命门、三焦俞、肾俞、次髎、阴陵泉、水泉、涌泉等穴。

（八）运动功能障碍

有舒筋活络、行气活血、化瘀止痛、通利关节、理筋整复的作用。用于因骨折、肌肉肌腱等软组织损伤、骨骼病变等所致的运动功能障碍，如颈椎病、腰椎病变、肩周炎、类风湿性关节炎、痛风、骨关节病、扭伤、网球肘、痉挛性斜颈等。如：

颈椎病：以舒筋活络、活血化瘀、理筋整复为治则。推拿手法以牵拉、拔伸为主，按压、揉、拿捏为辅。取风池、风府、肩髃、肩井、肩中俞、曲垣、天宗、曲池、手三里、小海、外关、后溪等穴。

肩关节病：以活血化瘀、消肿止痛为治则。采用推、揉、滚、按、弹拨、摇和抖法。取肩髎、肩贞、肩井、肩前、肩髎、肩中俞、天宗和曲池等穴。

肘关节病：以舒筋通络、通利关节、活血止痛为治则。多采用滚、揉、擦、按和弹拨法。取肩髃、曲池、手三里、少海、外关等穴。

腰椎病：以舒筋活络、活血化瘀、整骨复位、通络止痛为治则。手法以推、揉、滚、拿、擦、按、拉伸和扳等为主。取命门、腰阳关、肾俞、大肠俞、腰眼、居髎、环跳、承扶、殷门、委中、承山、昆仑等穴。

膝关节病：以舒筋通络、活血消肿、散瘀止痛为治则。手法以推、揉、按、捏、摇为主。取膝阳关、鹤顶、血海、阴陵泉、阳陵泉、曲泉、三阴交、委中等穴。

踝关节病：以活血化瘀、通络止痛、消肿散结为治则。手法以按、揉、捏、拔伸和摇法为主。取悬钟、三阴交、太溪、昆仑、解溪、丘墟、阳陵泉、承山等穴。

足跟痛：以舒筋通络、活血化瘀、消肿止痛为治则。手法采用擦、捏、摩、按、揉和叩击法。取仆参、太溪、照海、昆仑、申脉、金门、中封、太冲等穴。

（九）五官功能障碍

有明目聪耳、宣通鼻窍、通络止痛、通窍开音等作用。用于近视、目赤肿痛、斜视、急慢性鼻炎、耳鸣耳聋等。如：

目疾：以活血润睛、明目为治则。采用推、按、揉、抹手法。取印堂、鱼腰、攒竹、睛明、四白、瞳子髎、太阳、光明、太冲、肝俞、膈俞等穴。

鼻病：以清热除湿、宣肺通窍为治则。手法多采用一指禅推法、按、搓、揉、拿、捏等法。取迎香、巨髎、鼻通、印堂、百会、上星、曲池、合谷、风池、风府、太阳、肺俞、孔最、列缺等穴。

耳疾：以通经活络、益肾聪耳为治则。采用一指禅推、推、揉、按、捏等法。选取耳门、听宫、听会、完骨、风池、天牖、天窗、百会、外关、中渚等穴。

第四节 中药疗法

中药疗法，是指在养生保健、防治疾病或疾病康复过程中，采用制成各种剂型的中药进行内服、外用的一种医疗技术。是中医养生康复技术中最常用、内容最丰富的医学技术之一。

一、中药在养生保健中的运用

中药养生，就是运用具有强身健体、延缓衰老功效的中药，以达到养生防病、延年益寿等目的。我国最早的药物学专著《神农本草经》将药物分为上、中、下三品，其中具有养生保健功能的滋补药品被归属为上品。中药在养生保健、延缓衰老，以及防治心脑血管疾病、肿瘤、各种老年病、自身免疫性疾病方面的独特疗效日益引起人们的重视。

（一）中药养生的应用原则

1. 预防为先治未病 生、长、壮、老、死是一切生物的自然规律。注重养生调养可以促进生长发育，增强体质，延缓衰老，避免夭亡。《内经》指出："圣人不治已病治未病，不治已乱治未乱。"善于养生者，在未发病之前必须先清除发病的隐患，才能确保健康。

"治未病"，包含"未病先防"和"已病防变"两层意思。未病先防，就是在疾病未发生之前，采取各种有效措施，消除致病因素，做好预防工作。一旦发现已病，争取早期诊断，早期治疗，以防疾病加重与恶化，促使其好转。运用中药养生必须遵循预防为先治未病的原则。

2. 补虚泻实重扶正 人体的生理状态不外虚实两大类，应以"虚者补之，实者泻之"的原则予以辨证施治。虚者表现为气血阴阳的不足，当以药物补虚扶正。实者表现为气血痰食的壅滞，当以药物去邪泻实，气滞者理气，血瘀者活血，湿盛者化湿，痰聚者化痰，以达到行气活血、疏通经络、协调脏腑功能的目的。中药养生，应特别重视中药对人体正气的扶正作用。由于发病的根本原因在于正气的虚弱，所以运用中药扶助正气，可调动机体的一切积极因素，增强抗病能力，以防止病邪的侵袭或及早驱邪外出。因此，扶助正气，是中药养生法的主要内容。

无论扶正补虚还是祛邪泻实，皆是运用中药补偏救弊的功效，来调整机体阴阳气血的偏胜偏衰。

3．调整阴阳期平衡 “阴平阳秘，精神乃治。”中药养生的基本原则也在于调整阴阳的偏盛偏衰，使其复归于“阴平阳秘”的动态平衡状态，如《内经》所说的“谨察阴阳之所在而调之，以平为期”。对于阴或阳的某一方过盛有余的状态，可用“损其有余”的方法调治，如阳热亢盛的实热证，可用清热药调治。对阴和阳某一方的虚损不足的情况，可采用“补其不足”的方法调治，如阴虚所致的虚热证，就应选用滋阴药物以达到克制阳的相对偏亢。

4．兼顾三因相宜 三因制宜，既是临床治疗用药的原则，也是养生康复用药的原则。

(1) 因时制宜：《内经》云：“春生、夏长、秋收、冬藏，是气之常也，人亦应之。”中药养生必须注意四时寒温，季节气候的特点，合理选择四时适用药物。《千金要方》说：“凡人春服小续命汤五剂，及诸补散各一剂；夏大热则服肾沥汤三剂；秋服黄芪等丸一两剂；冬服药酒两三剂，立春日则止。此法终身常尔，则百病不生矣。”此即应四时之春生、夏长、秋收、冬藏的自然变化规律而进行的药物养生法。

1) 春季：春季阳气渐升，阴气渐消，万物生机盎然。人体与之相应，处于舒展放松状态，各组织器官功能活跃，新陈代谢日趋旺盛，故在服用养生药物时，可适当运用甘温升提之品，以助升发阳气。特别是在早春时节，春寒料峭，阳气动而未发，药食更应偏温。从药物性味而言，应“省酸增甘”。《素问·至真要大论》说“辛甘发散为阳”，辛甘之物有助于春季人体阳气升发的生理趋势。

春季药物养生需要注意以下事项：①不宜过用“补药”扶正；②需注意抑肝气，养脾气，以防肝气过旺，反伤脾土；③春季患温热病津伤液亏者，已不属养生范围，不能套用甘温原则，而是需要凉补以滋阴生津。

2) 夏季：夏季阳气蒸腾，自然界万物生长最为茂盛。人体新陈代谢亢盛，出汗尤多，多表现为气阴、气津两伤之证。中药养生当用甘平、甘凉性味的药物，以补气养阴、生津止渴。又因为心气通于夏，夏热易煽心火，故多在养生方药中加用清心火之药。

对于某些慢性久病患者，或沉寒痼冷盘踞多年的顽症，如慢性支气管炎、支气管哮喘等病，正可借天时之助，使用热药、补药，配合暑热之气，内外夹攻，祛除寒邪。此即所谓的“冬病夏治”。此外，夏季服用平补肾气之品，还能防治慢性病的复发或减缓病情，延缓衰老，改善虚弱状态。

夏季药物养生需要注意以下事项：①夏日炎热，常恣食寒凉解暑之物。过寒则伤阳，故夏日不仅气阴易伤，也多见脾肾阳虚之病，尤以老人多见。此时则应服用《养老奉亲书》所说的“平补肾气暖药，如苁蓉丸、八味丸之类，以助元气”。②暑必兼湿，脾胃易受其害，导致食欲不振，故夏日中药养生须防止滋腻困脾，宜用清灵轻补之品，并可辅以运脾化湿之品。

3) 秋季：秋季阳气渐收，阴气渐长。因秋燥肆虐，易伤体津，人体常见脏燥津伤之证。故秋季中药养生注重滋润养阴。又因夏季耗气伤津尚未得到恢复，故又需兼顾补气。

秋季中药养生需要注意：①忌用耗气伤津之品。②秋季应“慎药”，不到万不得已之时，尽量不用攻邪伤正的药物，如《摄生消息论》所说：“秋间不宜吐并发汗，令人消烁，以致脏腑不安”。

4）冬季：冬季阳气潜伏，阴气盛极，万物生机闭藏，人体新陈代谢缓慢，精气闭藏，是进补扶正药物，蓄养收藏精气的最好季节。冬季服用补药有两大原则：助阳、填精。辨证选用性温壮阳，味厚填精的药物。这样，既可鼓舞阳气，增强抗寒能力，又可藏精于肾，增强体质，为下一年机体功能奠定物质基础。

冬季中药养生需要注意的问题是：冬季是阳气内蕴的季节，助阳抗寒虽然必须，但不可过服温热之品，以防伤阴。

（2）因地制宜：不同地区的地理环境、气候条件、生活习惯各不相同，人的生理和病理特点也有较大差异，中药养生必须考虑这些因素，因地制宜。如我国西北地区，地高而天冷少雨，故多阳虚畏寒之证，用药宜温补；东南地区，地低而温热，人多阴虚有热之证，用药宜清补；北方人体质刚强，用药宜峻重；南方人体质薄弱，用药宜轻巧。有些地区，因缺少某些物质而易患某种地方病，可用含有相应物质的药物补充之，如山区缺碘，易患地方性甲状腺肿，宜多用含碘药物。

（3）因人制宜：指根据人的年龄、性别、体质等不同特点，分别给予不同的养生方药。

人有少、壮、老、耄的年龄差别。少年儿童，纯阳之体，生机旺盛，但气血未充，脏腑娇嫩，若非先天不足，生长发育迟缓者，不可用补药，否则会有拔苗助长之患。青壮年时期，机体脏腑组织功能已臻成熟，精力饱满，血气旺盛，大多无须进补扶正药物；即使用补，亦以平缓少量为宜。人至老年，形气不充，筋骨懈惰，精血亏耗，阴阳失调，脏腑功能日渐衰退，应经常服用养生药物，但需要辨证施药，少量频用，持之以恒，切忌重剂骤补。

人的体质有强弱之分。素质强壮者可不用扶正药物，而虚弱者最需中药养生。人的体质又有气血阴阳、五脏六腑偏盛偏衰之异，均须明辨而分别处置，给予合理方药。

人的性别有男女之不同，药物养生要注意妇女的经、带、胎、产生理。中医认为“女子以血为本”、“肝为先天”，故妇女的药物养生以滋阴补血、养肝疏肝为主。妇女更年期，则阴血常不足，不能濡养脏腑而出现脏躁之症，则以滋阴养血、补心宁神为主。男性则要注意肾精易虚的特点，尤其是纵欲过度及年老体弱者，往往更为不足，须注意补肾填精。

其他如人的职业、工作环境、生活习惯等，均是需要注意的地方。

5．药补最重脾胃 脾胃为后天之本，为仓廪之官。胃为水谷之海，脾则输布精微，灌溉经络，长养百骸、肌肉、皮毛，荣养五脏六腑。所以，人体功能衰弱总与脾胃相关。再者，虚则补之，但任何补药都必须由脾胃吸收利用，一旦脾胃衰竭，即使起死回生之品，亦无发挥作用的途径。因此，药物养生最重脾胃功能。

（1）五脏皆虚，补脾为主：大病久病之后或年老体弱的虚衰，多见五脏皆虚，气血阴阳俱不足。此时用药，当遵孙思邈“五脏不足，调于胃”之旨。张景岳指出：“脾为土脏，灌溉四旁。”通过补脾胃，使脾气先旺，则气血阴阳化生有源，五脏六腑皆得其养，常用的扶土生金，培土荣木，“假后天而济先天”诸法，都是五脏虚弱，补脾为主的例证。

（2）虚不受补，运脾为先：体质虚弱较甚或阴阳气血俱虚，若脾胃不健，用补药反而可致气机壅滞，加重脾胃之虚，甚至饮食难进，药力难行，体虚愈甚，此即虚不受补。此时用药，当以运脾为先，选用平补不滞之品，如资生丸、香砂养胃汤等补而不滞，运中有补，使脾胃旺盛，再施其他扶正药物补虚。

(3) 补药防滞，调脾为佐：扶正药物多腻滞，尤以滋补阴血之品为甚，往往滞胃呆脾，故在运用扶正药物养生补虚时，常须佐以调理脾胃之品。如理气健脾的陈皮、木香，化湿醒脾的藿香、佩兰，燥湿运脾的苍术、厚朴等，这些不仅能调理脾胃，使脾胃功能健旺，而且还能防补药腻滞之弊，寓通于补。

6. 药补忌偏忌滥 中药养生，重点在于补虚，无虚无病者不提倡使用药物，而是以非药物养生法为主。但即便体质虚损，必须服用中药调理体内阴阳气血，也不能偏执一端，盲目滥补，唯补是务，而应该中和平稳，忌偏忌滥。

用药的目的在于协调阴阳，凡药必有偏性，太偏就容易出现过犹不及的后果。例如，气虚者理当补气，但完全采用补气药组方服用，则涉之太偏。气多则壅，反而阻碍脏腑功能；虽为阴伤，但若一味大剂养阴，阴药滋腻难化，反而遏伤阳气。因此，药物养生疗虚，一方面要辨明虚损病位，熟悉药物偏性，另一方面则要防范可能出现的副作用。中医补益名方中，在补药之外，一定会合理运用少量“泻药”，如六味地黄丸中用茯苓、泽泻，补中益气丸中用陈皮、柴胡等，都有预防补药过偏的作用。

养生需防滥补。世人心理总是喜补不喜泻，认为凡补药一定都是对人有好处、无害处的。因此，滥补的现象非常普遍。形神俱旺的青壮年，生机蓬勃，毫无虚象，却将人参、胎盘、黄芪、枸杞子等当作常规保健品服用。亦有医务人员唯利是图，投患者所好，滥用补品。如此非但无益，反而有害，常致气机闭滞，脏腑生克制化失常，而变生诸症。如补阴药甘寒滋腻，多服易伤阳气；补阳药性偏温燥，常用则助火劫阴；补血药性多黏腻，过服会损伤脾胃；补气药壅滞者多，多用则使腹胀纳呆，痞闷不适。临床常见的“滥用人参综合征”，就是滥用药补的后果。

(二) 具有强壮体质、延缓衰老作用的养生中药

具有强壮体质、延年益寿作用的中药，历代本草及医家著述均有记载。20 世纪 70 年代始，对这类药物的现代研究日益重视，取得了很多研究成果。以下按补气、养血、滋阴、补阳四类，予以举例介绍。

1. 补气类

(1) 人参：味甘微苦，性温。《本经》谓：“主补五脏，安精神”，“开心益智，久服轻身延年”。可大补元气、安神益智、生津固脱、延缓衰老。对年老气虚，久病虚脱者，尤为适宜。研究证明，人参能提高细胞寿命，人参皂苷可通过调节细胞代谢而延缓衰老；还可以促进人血液淋巴细胞的有丝分裂，延长人类细胞的生存期。动物实验提示，能提高动物的整体寿命。早期给予雌性小鼠人参提取物（8mg/kg），可使其寿命延长。人参能改善衰老动物模型的机体状态。人参总皂苷能增加衰老模型小鼠的胸腺、肾上腺、睾丸及卵巢等脏器系数，减少肝脏和脾脏系数，还能明显提高海马和血清中的超氧化物歧化酶（SOD）含量，降低过氧化脂质的代谢产物丙二醛（MDA）含量，提示人参能减少自由基对细胞的损伤，改善免疫及内分泌等多种功能。

(2) 黄芪：味甘，性微温。古人称为“补药之长”。可补气升阳，益卫固表，利水消肿，

补益五脏。久服可壮骨强身，治诸气虚。研究表明，黄芪可延长人胎肾细胞、肺二倍细胞的生长寿命，使后者从自然衰老的61代延长到88～89代。黄芪既能增强T细胞功能，又能延长体细胞的寿命，具有抗衰老延寿作用。对造血系统粒系祖细胞的生长有促进作用，使家蚕生存时限比对照组长，身长体重增加缓慢，食桑量也减少。黄芪液对老年小鼠心脏有保护作用。能使衰老小鼠紊乱的肠道菌群得以调整，使其双歧杆菌和肠球菌水平上升，恢复正常水平。

（3）刺五加：味辛，性温。《名医别录》谓："久服轻身耐老。"能补气益肾，祛风祛湿，强健筋骨，安神益智，延缓衰老。用于风寒湿痹，四肢拘挛及肝肾不足，腰膝酸软。对老年人疲乏困倦，惊悸健忘，头晕失眠，小便余沥，腰痛脚弱，阳痿早泄等症状有治疗作用。临床和实验研究证明，它有增强适应能力，抗疲劳，增强免疫功能，调节中枢神经系统、心血管系统和内分泌代谢系统的作用，能抗辐射，抗氧化，防肿瘤，促进骨髓造血系统功能。临床上对老年慢性气管炎、高血压、低血压、冠心病、性机能减退等均有较好疗效。

（4）灵芝：味甘，性平。有益气补血、养心安神、止咳平喘、健脑益智等作用。灵芝有赤、青、黑、白、黄、紫之分，分别补益五脏之气。《本经》认为不同颜色的灵芝，功能主治有所不同，但均可"轻身不老，延年"。临床实践证明，灵芝制剂具有明显的强心保肝作用，服用后多数患者体质得到增强，睡眠改善，食欲和抗寒能力增强。灵芝制剂还可用于治疗糖尿病、冠心病、风湿性关节炎等多种老年病及慢性病。实验研究还证实，灵芝能延长果蝇的平均寿命，增强机体非特异性免疫力。灵芝多糖对免疫功能的调节和促进作用，是灵芝延缓机体衰老的主要机制之一。

（5）茯苓：味甘淡，性平。《本经》谓："久服安魂养神，不饥，延年。"有健脾和胃，宁心安神，渗湿利水之功用。古籍有茯苓久服令人长生之说。因其药性平和，既能健脾渗湿，又能宁心安神，补而不峻，利而不猛，既可扶正，又可去邪，故为养生佳品。近代研究证明，茯苓含有茯苓多糖、茯苓酸、三萜类化合物等有效成分，能增强人的免疫功能，提高抗病能力，而且具有明显的抗肿瘤作用，还有保肝及调节胃肠的功能，是养生延年的药食两用佳品。

具有延缓衰老作用的补气类养生中药还有：党参、太子参、西洋参、白术、大枣、甘草、山药、人乳、蜂蜜等。

2．补血类

（1）熟地：味甘，性微温。《本经》谓其"久服轻身不老"。《本草纲目》称其"添骨髓，长肌肉，生精血，补五脏内伤不足，通血脉，利耳目，黑须发"。有补血滋阴之功。对年老血虚，肾精不足者，可起到养血滋阴、益肾填精的作用。研究表明，本品有很好的强心、利尿、降血糖作用，在抗氧化，调节免疫功能、神经内分泌和内脏功能方面有明显作用。有抑制脂质过氧化作用，使SOD活性增加，LPO含量减少。并能增强细胞免疫功能和恢复老龄动物IL－2基因表达能力，故具有抗衰老作用。与牛膝、山药、菊花组成的四大怀药合剂，可使家蚕体重增长缓慢，食桑量减少，生长发育期延长。

（2）当归：味甘、辛，性温。功善补血，又能活血调经，祛痰止咳，润燥通便。《景岳全书·本草正》认为本品"补中有动，行中有补，诚血中之气药，亦血中之圣药也。""养营补血，补气生精，安五脏，强形体，益神态，凡有虚损之病，无所不宜。”实验证实：当归能使老年大鼠全血黏度（比）明显降低，使之不易聚集，有利于抗衰老。临床也证明，当归具有扩张冠状动脉，增加血流，营养心肌，扩张周围血管，降低动脉血压等作用。它对老年人心血管疾病的防治作用及在延缓衰老方面的其他作用，如当归中阿魏酸钠抗红细胞膜脂质过氧化作用等，倍受注目。

（3）何首乌：味苦、甘、涩，性微温。《开宝本草》谓其“久服长筋骨，益精髓，延年不老。”本品制后具有补益精血，涩精止遗，补益肝肾的作用。自唐朝以后，诸家本草都称其有延年益寿之功。近代研究认为，何首乌含有的卵磷脂是脑髓的主要成分，也是血红细胞的原料之一，对心脏也可起到强心作用。另外，据报道，何首乌能降低血脂，缓解动脉粥样硬化的形成，有提高机体免疫能力，增强造血功能，增加冠脉流量，营养毛发等诸多作用。在临床上对老年人的冠心病、高血脂等多发病有效。由此可见，何首乌的益寿延年作用是通过益脑，增强心脏机能，降低血脂，缓解动脉硬化，提高免疫功能等综合作用而奏效的。

（4）龙眼肉：味甘，性温。《本经》谓其“久服强魂，聪明，轻身不老，通神明。”《本草纲目》认为能“补虚长智”。有补心脾、益气血之功。可用于老年人心脾两虚，气短心悸，失眠健忘，神疲乏力等症。实验证明，龙眼肉提取液使机体 GSH－PX（谷胱甘肽过氧化物酶）活性升高，使体外肝匀浆 LPO（过氧化脂质）的生成受到抑制；并可使胸腺、淋巴结组织 T 细胞检出率增加。提示龙眼肉有一定的抗自由基作用及提高细胞免疫功能的作用。

（5）阿胶：味甘，性平。《本经》谓其“久服轻身益气”。有补血止血、滋阴润肺、润燥通便之功效。为血虚阴亏之人的补血佳品。实验证明，阿胶对骨髓造血功能有一定作用，能迅速恢复失血性贫血之血红蛋白和红细胞，能够促进机体免疫功能，使肿瘤生长减慢、症状改善、延长寿命；阿胶能够降低氧耗，耐疲劳；对抗出血性休克，使其血压逐渐恢复至正常水平，因而能延长存活时间。因此，阿胶对老年人脏器功能衰退、免疫功能低下、骨髓造血功能障碍或各种原因出血引起的贫血、休克以及对环境的适应能力减退等都有一定的保护作用，有助于养生保健和延缓衰老。

其他延缓衰老的补血类中药还有黑木耳、五味子等。

3. 助阳类

（1）鹿茸：味甘、咸，性温。《本经》认为有“益气强志，生齿不老”的作用；《名医别录》称其“久服耐劳”；《本草纲目》谓其“生精补髓，养血益阳，强筋健骨”。能补肾阳，益精血，强筋骨。适用于老年人阳气衰微，精血不足，形寒肢冷，腰脊疼痛，小便频数者。研究证实，鹿茸能提高机体的工作能力，改善睡眠和食欲状态，消除肌肉疲劳，为良好的全身性强壮药；并使红细胞、血红素及网状红细胞增加。此外，鹿茸有促进细胞转化的功能，可促进创伤、骨折和溃疡的愈合。临床观察，鹿茸制剂对早衰有对抗作用，适用于衰老、衰弱及久病之后的养生康复。

（2）肉苁蓉：味甘、咸，性温。《本经》谓其“主五劳七伤，养五脏，强阴，益精气，久服轻身”。能补肾阳、益精血，温而不热，补而不峻，故有“从容”之名。用于男子肾虚阳痿，女子冲任失调以及老人、产后、病后肾虚津亏、肠燥便秘等证。药理研究证实，肉苁蓉能显著延长家蚕的寿命；不同剂量的肉苁蓉对小鼠红细胞内SOD活性均有明显的增强作用，对小鼠心肌脂褐质含量有明显降低，且剂量越大越好。肉苁蓉还能促进皮质激素的分泌，增强免疫功能，其延缓衰老作用可能与之有关。

(3) 淫羊藿：味甘、辛，性温。《日华子本草》称其治"丈夫绝阳不起，女子绝阴无子，筋骨挛急，四肢不任，老人昏耄，中年健忘"。能补肾壮阳，祛风除湿，对于肾虚阳痿、宫冷不育以及风寒湿痹有明显疗效。实验证明，该药能促进精液分泌，兴奋性神经，具有雄性激素样作用。还有扩张冠状动脉，降低血脂及血压等多种作用，对老年人可产生良好的影响。淫羊藿黄酮能显著恢复造型小鼠T和B淋巴细胞增殖反应的功能，明显提高小鼠肝脏总SOD活性，减少肝组织过氧化脂质的形成，减少心、肝等组织的脂褐素形成。复方制剂"二仙胶囊"混悬液可延长家蚕幼虫期、蛹期、成虫期及总寿龄，可降低小鼠脑、心、肝中的脂褐素含量，增加血中的IgG、总补体水平，增强中性粒细胞及腹腔巨噬细胞吞噬功能。

(4) 菟丝子：味甘、辛，性平。《本经》谓其："补不足，益气力，久服明目，轻身延年。"能补肝肾阴阳，偏于补阳，固精缩尿，又能明目止泻。适用于精神困倦，肾虚腰痛，腰膝酸软，尿频，阳痿，目暗耳鸣。现代研究证明，本药对心肌缺血有明显的预防和治疗作用，可提高机体免疫机能，并认为有延寿的作用。应用浸泡菟丝子药液的桑叶喂蚕，可延长家蚕的幼虫期及生存寿命。

(5) 紫河车：原名人胞，即胎盘。味甘、咸，性温。为益阳气、补精血之上品。能双补阴阳，大补气血，延缓衰老。尤适用于禀赋不足，气血亏损，虚损劳极，喘嗽虚劳，精力不足，头晕眼花，记忆衰退等症。研究证实，紫河车含多种免疫因子，能提高人体的免疫机能；含多种激素，可以促进胸腺、脾脏、子宫、阴道、乳腺、甲状腺、睾丸等器官的发育。近年来，国外专家发现其还含有许多重要的抗病因子，如"抗肝硬化因子"、"抗白血病因子"、"止血因子"以及"抗衰老因子"。其中的"抗衰老因子"、"免疫因子"以及所含的多种激素与酶，可能是其抗衰老的物质基础。前苏联专家对130例45岁以上有衰老表现的病人，采用胎盘提取液治疗十年，认为有助于提高早衰病人的各种生理机能，对于改善早衰病人的血压和耗氧量，提高卵磷脂与胆固醇的比值，改善性机能，治疗老人视力和记忆力减退，改善衰老外貌和步态等，都有一定效果。因此，可以肯定紫河车具有延缓衰老的作用。

其他具有强壮体质、延缓衰老作用的助阳类中药还有杜仲、冬虫夏草、胡桃仁、补骨脂、巴戟天、益智仁、蛇床子、蛤蚧、仙茅等。

4．滋阴类

(1) 枸杞子：味甘，性平。《本经》谓其："久服坚筋骨，轻身不老。"《本草经疏》曰："枸杞子为肝肾真阴不足，劳乏内热补益之要药。老人阴虚者十之七八，故服食家为益精明目之上品。"有滋阴润肺、平肝明目之功效。对肝肾虚损者是有效的滋补强壮并延缓衰老的中药。研究证实，枸杞子具有抑制脂肪在肝细胞内沉积，防止脂肪肝，促进细胞新生的作用；对糖尿病、高血脂均有一定的改善作用；能调节免疫功能，防治肿瘤。枸杞对维护细胞的正常发育、提高DNA的修复能力和促进衰老细胞向年轻化方向逆转都有一定的功效。枸杞多糖能有效地对抗自由基过氧化，使受损膜电学功能发生逆转；老年人口服枸杞后血中SOD和Hb含量升高，LPO则降低。枸杞及其某些复方不仅对性腺轴功能衰退，甚至对全身功能衰老的调节，都具有不可低估的功效。

(2) *石斛*：味甘，性微寒。《本经》载："久服厚肠胃，轻身延年。"能滋阴除热，养胃生津，明目强腰。昔人用以代茶茗，老弱皆宜。清·赵学敏谓其"清胃除虚热，生津已劳损，以之代茶，开胃健脾，功同参芪"。研究证明，石斛能消除自由基所引起的过氧化反应，使由此产生的脂质过氧化物（LPO）下降，其机理是提高体内的SOD水平所致。同时还能降低血清单氨氧化酶（MAO）含量，从而调节神经单氨水平，其作用类似单氨氧化酶抑制剂起到的作用。石斛还可以升高羟脯氨酸（HYP）的水平，也有利于延缓衰老。

(3) *黄精*：味甘，性平。《本经》载："轻身延年。"《名医别录》曰："补中益气，除风湿，安五脏，久服轻身延年不饥。"能滋阴润肺，补脾益气，有延年益寿之功。对老年人心脑血管病、高血压、高血脂症、消化系统病症都有一定效果；产后、病后体虚，五劳七伤，精髓不足以及未老先衰，须发早白，皆可选用。研究证实，黄精可防止实验动物的动脉粥样硬化及肝脂肪浸润，控制肾上腺素引起的血糖过高，降低血脂；黄精还能延长家蚕的寿命(平均延长寿命39.3%±10%)，显著减少实验家蚕的摄食量，延缓其身长和体重的增长。黄精抑制脂质过氧化、增强免疫功能、改善心血管系统和消化系统、降血糖、降血脂以及抗病原微生物、抗癌、抗辐射等作用，对防治老年病和延缓衰老是十分有益的。

(4) *麦冬*：味甘、微苦，性微寒。《本经》云："久服轻身，不老不饥。"能养阴润肺，益胃生津，清心除烦，兼能润肠通便。多用于心气不足，惊悸怔忡，健忘失眠；肺热肺燥，短气虚喘，咳嗽咯血，大便虚秘。研究证实，麦冬改善心肌代谢，保护心肌缺血时的心泵功能，改善血液流变学参数等作用，对防治心血管系统的老化及防治老年冠心病有重要意义。能提高机体免疫功能，抗菌，抗癌。麦冬对胰岛细胞有刺激作用，使血糖下降，治疗糖尿病有显著效果。动物实验证明，能延长实验动物寿命。

(5) *玉竹*：味甘，性微寒。《本经》云："久服去面䵟，好颜色，润泽，轻身不老。"能滋阴润肺，生津养胃。凡肺胃阴虚燥咳、劳嗽、津伤、口渴、消渴等都可使用；对脾肺虚损，食少乏力，耳聋目暗，阴虚久咳，更为适宜。其药力较缓和，适于老年人服用。若熬膏食之大能补益，唯其性纯，功效甚缓，必久服而始奏功。研究表明，玉竹能降血脂、降血糖，可用于高血脂、动脉粥样硬化症以及糖尿病的防治。另外，用玉竹煎剂饲养家蚕，能明显延长其生存期，其增寿率为3%，同时减少家蚕的食桑量约22%。其抗氧化作用，增强免疫功能作用，以及所含黄酮类成分，对于延缓衰老很有裨益。

具有增强体质、延缓衰老作用的滋阴类中药还有：天冬、百合、胡麻仁、南沙参、北沙参、山茱萸、银耳、女贞子、旱莲草、龟甲、鳖甲、蜂乳等。

（三）值得深入研究的养生方剂

历代医籍所载延缓衰老的处方，多以补脾补肾为主。此系根据早衰多由脾肾两虚引起而设。人体的衰老，与脾肾的关系最为密切。肾为先天之本，真阴真阳之所在，脾为后天之本，气血生化之源；故延缓抗衰老方剂多从培补脾肾着手。清代医家程钟龄说："脾弱而肾不虚者，以补脾为亟；肾弱而脾不虚者，则补肾为先；若脾肾两虚，则并补之。”临床所见，如果以气血不足为主者，应侧重于补脾；如果证属真阴真阳不足者，应侧重于补肾。总之，方剂的组成必须以辨证为依据。再者，方剂的运用与单味药不同，药物配伍上有君、臣、佐、使的原则，要求主次分明，协调有度，动静补泻的配合要遵循一定的法度。此外，补与运动、起居、饮食、心理等方面的养生方法相配合，才能收到更好的效果。

1. 延寿丹　（《丹溪心法》）

天冬　远志　山药　巴戟各90g　牛膝　杜仲　苁蓉　菟丝子各120g　赤石脂　车前子　菖蒲　柏子仁　泽泻　川椒　生地黄　熟地黄　枸杞　茯苓　覆盆子各60g　当归　人参　五味子　地骨皮各30g

上药为末，蜜丸如梧桐子大。每次6～9g，1日2～3次，温开水送服。

功效：养心肺，补肝肾。用于心肺肝肾不足，眩晕，乏力，短气，失眠健忘，腰膝无力，阳痿尿频。现代常用于冠心病、老慢支、神经衰弱、腰肌劳损等。

按语：本方由三才汤、定志丸、还少丹、苁蓉丸等加减而成。以益气养阴、补益肝肾为主，使心肺肝肾得养，则身心健康，精力旺盛。方名延寿，意即在此。

2. 长生固本方　（《寿世保元》）

熟地　生地　人参　枸杞　山药　五味子　天冬　麦冬（去心）各70g

将上药放入坛内，加水15kg，用竹叶封住坛口，然后放在锅内用水煮（水不过坛口）；以米百粒放竹叶上，候气熏米熟为度。再将坛埋入土中去火毒，取出。每日早晚各饮少量。

功效：益气滋阴，填精延年。用于气阴不足，少气无力，咳嗽咽干，心胸烦热，腰膝酸软，大便干结；或年老体弱，心肺肾三脏俱虚，脉细弱，舌红少苔者。现代常用于老慢支、肺气肿、肺心病、冠心病、糖尿病等属气阴不足者。

按语：本方所选药物均属益气滋阴、补血填精之品，无温燥伤阴之弊，对气阴不足者甚为适宜。据现代药理研究，以上药物具有促进新陈代谢，增强免疫，以及改善早衰现象的作用。但脘腹胀满，大便稀溏者不宜服用。

3. 还少丹　（《仁斋直指方》）

山药　牛膝　茯苓　山茱萸45g　远志　五味子　巴戟天　苁蓉　茴香　杜仲　枸杞子　枳实　续断　熟地黄各30g

上药为末，蜜丸如梧桐子大。每次30丸，1日3次。温酒或盐汤下。

功效：补虚劳，益心肾，生精血。用于虚损劳伤，心肾不足，症见未老先衰，腰膝酸软，失眠健忘，眩晕倦怠，小便混浊，遗精阳痿者。现代常用于不育症、老年病等。

4. 还精煎口服液　（《卫生部药品标准》）

生地黄　熟地黄　沙苑子　锁阳　菟丝子　何首乌　牛膝　女贞子　桑椹子　川断　菊花　石菖蒲　钟乳石　白术　远志　细辛　地骨皮　车前子

市售成药。口服，1次10ml，1日2～3次。

功效：益肾填精，扶正祛邪，阴阳两补，益元强壮。用于肾精亏虚所致的头晕心悸，腰酸脚软以及中老年原发性高血压。

5. 无比薯蓣丸　又名：无比山药丸（《千金要方》）。

山药80g　杜仲　菟丝子各30g　五味子130g　苁蓉120g　茯神　巴戟天　牛膝　山茱萸　干地黄　泽泻　赤石脂各30g

上为细末，炼蜜为丸，如梧桐子大。每次6～9g，食前温酒送服。

功效：健脾补肾。用于脾肾不足，五劳七伤，头晕目眩，瘦弱无力，腰脊酸痛。现代常用于慢性肾炎、肺结核、白细胞减少症、慢性肝炎、慢性胃炎及肿瘤化疗后辅助治疗和多种老年性疾病的调养。

按语：本方选用温柔之品，补肾健脾，滋阴填精，温中通阳，符合刚柔相济的配伍方法。是除病强身、延缓衰老的理想方剂。《医部全录》谓其："治诸虚伤损，肌肉消瘦，耳聋目暗。常服壮筋骨，益肾水，令人不老多子。"

6．草还丹　（《普济方》）

苍术120g　胡芦巴　破故纸各30g　覆盆子6g　茴香3g　川楝子30g　木香15g　山药　枸杞子　穿山甲　地龙　茯苓　牛膝各9g

上为细末，制成糊丸。每次6g，早晚各1次，温开水送下。

功效：健脾益肾，固齿乌须。用于脾肾虚弱，食欲不振，脘闷不舒，形体消瘦，精神疲惫，畏寒肢冷，腰膝酸痛，须发早白，牙齿松动，耳鸣目糊，脉来迟缓，苔白腻。现代常用于胃及十二指肠溃疡、小肠疝气、风湿性关节炎、老年慢性支气管炎等病。

按语：本方用药特点，不用金石，不用燥热，以草药为方，能壮脾胃，进饮食。老弱之人常服，能悦颜容，乌须发，固牙齿，通窍，令人耳目聪明，延年益寿。

7．不老丹　（《儒门事亲》）

苍术（米泔水制）2000g　何首乌1000g　地骨皮1000g　生地黄2000g　桑椹汁适量

上为细末，用桑椹汁浸泡，使桑椹汁高出药面三指，用纱布覆盖。日晒夜露。干透后研为细末，炼蜜为丸，如梧桐子大。每服60丸，一日2～3次。

功效：燥湿健脾，补肝益肾，乌须驻颜，明目延年。用于老年人脾胃虚弱，肝肾不足，头晕，耳鸣，目眩，须发早白，面色苍白或萎黄，形体消瘦，筋骨酸楚，关节不利者。

8．扶桑丸　又名：桑麻丸、扶桑至宝丸（《医方集解》引胡僧方）。

嫩桑叶（洗净晒干）500g　巨胜子（即黑芝麻，淘净）125g　白蜜500g

将芝麻擂碎，煎浓汁，和蜜炼至滴水成珠，入桑叶末为丸，如梧桐子大。每次6～9g，早晨盐汤下，晚上温酒下。

功效：补肝肾，祛风湿，驻容颜，乌须发。用于肝肾不足，风湿痹痛，羸弱眩晕，须发早白。现代常用于高血压、高脂血症、动脉硬化、脂肪肝、中风后遗症、关节炎等。

按语：本方药性平和，不冷不热，润而不燥。常服能除风湿，起尫羸，驻颜，乌须发，却病延年。《集验良方》再加枸杞子、何首乌、女贞子、破故纸、山萸肉、巴戟天、柏子仁、蛇床子、川椒、金樱子、白蜜，名"扶桑延年至宝丹"。

9．菊睛丸　又名：益寿地仙丹（《太平惠民和剂局方》）。

甘菊花120g　枸杞子90g　肉苁蓉60g　巴戟天30g

上为细末，蜜丸如梧桐子大。每次6～9g，1日2次，温酒或盐汤下。

功效：补肝肾，强目力。用于肝肾不足，眼目昏暗，瞻视不明，茫茫漠漠，常见黑花，多有冷泪。现代常用于青光眼、玻璃体混浊、视神经衰弱，以及高血压等。

按语：本方选用温柔之品，温以通阳振颓，柔以滋阴填精。温而不燥，柔而不腻，则阳气自复，阴精自生。中老年人肝肾亏虚，眼目昏暗者，可常服之。

10．五精煎丸　（《圣济总录》）

生黄精　生地黄各2500g　人参　白术　天冬　牛膝各500g　茯苓　菊花　菖蒲　桂心各120g

将生黄精、生地黄捣取汁，熬成膏；人参、白术、天冬、牛膝各捣碎，以水酒浸3天，绞取浓汁熬成膏；茯苓、菊花、菖蒲、桂心共研细末，与膏混合和丸，如梧桐子大。每次6～9g，1日2～3次，清酒或米汤下。

功效：养心脾，补肝肾。用于心、脾、肝、肾、气、血、阴、阳俱虚，食少无力，健忘少寐，上膈多热，下脏虚冷，皮肤不泽，大便或秘或泄，头眩痰滞，口干舌强。现代常用于慢性胃炎、慢性肠炎、慢性肝炎、中风后遗症、高血压、糖尿病等。

按语：本方由三才丸、定志丸、四君子汤综合化裁而成。诸药合用，配伍得当，功效全面，各方照顾周到。老年及虚弱之人服之，具有强身延年的作用。

11．延龄丸　（《杨氏家藏方》）

肉桂　补骨脂　肉苁蓉　巴戟天　覆盆子　菟丝子　楮实子　天雄　生地黄　枸杞子　牛膝　山药　胡桃仁　黑芝麻　酸枣仁　柏子仁　茯苓　人参　菊花　五味子各30g

诸药共研细末，炼蜜为丸，或以枣肉为丸亦可，每丸重6～9g。每次1丸，1日1～2次，温酒送服。

功效：温肾壮阳，填精补髓。用于肾阳不足，精髓空虚，形体畏寒，腰膝酸软，倦怠乏力，眩晕心悸，失眠健忘，阳痿遗精。现代常用于慢性肾炎、性神经衰弱、不育症、更年期综合征等。

12．斑龙丸　（《医学正传》）

鹿角胶　鹿角霜　柏子仁　菟丝子　熟地黄各240g　茯苓　补骨脂各120g

先将后六味捣末，鹿角胶熔化后拌和药末，加无灰酒打糊为丸，如梧桐子大。每次6～9g，空心盐汤或温酒下。

功效：补肾益精，益气养血，延年益寿。用于虚劳肾亏，真精亏损，精气不足，精神倦怠，筋骨无力，腰膝酸痛，阳痿遗精，盗汗耳鸣，体倦心烦。现代常用于缺铁性贫血、神经衰弱、腰肌劳损、类风湿性关节炎、骨结核、中风后遗症及截瘫等。

按语："斑龙"是鹿的代称。本方以鹿角为主药，能补肾强壮，为"滋补中之圣药"，原书云"老人、虚人常服，延年益寿"。

13．彭祖延年柏子仁丸　又名彭祖丸（《千金翼方》）。

柏子仁225g　蛇床子　菟丝子　覆盆子各150g　石斛　巴戟天各75g　杜仲　天冬（去心）　远志（去心）各90g　天雄（炮，去皮）30g　续断　桂心各45g　菖蒲　泽泻　山药　人参　干地黄　山茱萸各60g　五味子150g　钟乳（炼）90g　肉苁蓉180g

上药为末，炼蜜和丸，如梧桐子大。每次6～9g，1日2～3次，饭前服用。

功效：强心志，补肾气。用于心肾亏虚，眩晕心悸，失眠健忘，腰腿酸痛，形体畏寒，阳痿遗精，肠燥便秘等。现代常用于老年性高血压、冠心病、神经衰弱、习惯性便秘等。

按语：彭祖是传说中的长寿之人，方名“彭祖延年”者，取其长寿之意。

14．延生护宝丹 （《御药院方》）

菟丝子 90g　肉苁蓉 60g　晚蚕蛾 60g　韭菜子 120g　胡芦巴 30g　莲实 30g　桑螵蛸 30g　蛇床子 60g　白龙骨 30g　干莲花蕊 30g　乳香 15g　鹿茸 30g　丁香 15g　木香 15g　麝香 6g

上药为末，制成丸剂，如梧桐子大。每服 30 丸，凌晨时服，温黄酒入盐少许送下。体虚较甚者，临卧时加一服。

功效：温补肾阳。用于肾虚阳痿，滑精早泄，夜尿频多，腰背酸痛。

15．神仙训老丸 （《寿亲养老新书》）

干地黄　熟地黄各 150g　川椒 300g　牛膝 90g　生黑大豆 750g　山药 150g　赤白何首乌各 300g　苁蓉　枸杞各 150g　藁本 300g

先将首乌为末，蒸熟，日晒夜露，九蒸九晒九露，与诸药同捣为末，酒糊为丸，如梧桐子大。每次 9g，空心温酒或盐汤下。

功效：补下元，泽肌肤。用于老年肝肾不足，精血亏损，头晕目眩，面黄憔悴，腰脊弯曲，膝腿酸软，牙齿脱落，须发如霜。现代常用于慢性肾炎、慢性肝炎、贫血、神经衰弱及高血压病等。

按语：本方方名，源于一则美丽的传说：宋代一位宣抚使，在终南山一座村庄的路边，看到一位青年女子正在责打一位白发苍苍的老人，老人看起来有 100 岁了。于是停车询问。青年女子回答：我在教训自己的儿子，这个老头就是我的长子。我责打他，是因为我家有一药，他总是不肯服用。现在刚刚有了一点年纪，便成了这老态龙钟的样子。我责打他，是让他服药而已。宣抚使求药服用，果然益寿延年，气力倍增，齿落复生，发白再黑，面目光润如婴儿。

16．龟龄集 （《何氏济生论》）

鹿茸 125g　补骨脂 15g　人参 100g　附子 90g　熟地 80g　杜仲 10g　急性子 10g　牛膝 20g　蜻蜓 10g　淫羊藿 20g　肉苁蓉 45g　麻雀脑 10 个　海马 50g　石燕 50g　细辛 5g　蚕蛾 10g　锁阳 15g　地骨皮　天冬各 20g　朱砂 10g　菟丝子　枸杞子各 15g　穿山甲 40g　炙甘草 20g

诸药制成散剂，每次 0.5～1.5g，1 日 2 次，温开水送服。

功效：补肾培元。用于劳倦内伤，肾气亏损，腰酸膝软，齿落发白，夜尿频数，视力减退，听力失聪；男子阳痿，遗精，阴寒腹痛；女子宫冷，腹痛带下。现代常用于慢性肾炎、糖尿病、性神经衰弱、甲状腺功能低下、慢性支气管哮喘、不育症等。

按语：本方用料珍奇，工艺精湛，历经四百余年临床实践，验证其疗效确凿，为滋补强身、抗衰老的著名方剂。研究表明，龟龄集可使未成年正常雄性小鼠的前列腺、贮精囊、提肛肌、海绵球肌和睾丸重量增加（$P<0.05 \sim 0.01$），而对去势的成年雄性小鼠的前列腺、贮精囊和提肛肌、海绵球肌的重量无影响；能增加正常小鼠及四氯化碳中毒后小鼠肝脏内蛋白质含量（$P<0.01 \sim 0.001$），并能抑制中毒后小鼠血清谷丙转氨酶的升高（$P<0.001$）；血球凝集实验表明，能刺激小鼠血清特异性抗体的生成（$P<0.01 \sim 0.001$），能延长小鼠游泳时

间（$P<0.05$）。认为龟龄集似有促性激素样作用、强壮作用、保肝作用及对机体免疫功能的刺激作用。

本方药物温热者居多，不可多服，阴虚火旺者及孕妇忌用。

17. 益寿养真膏　（《东医宝鉴·内景篇》）

生地黄8000g　人参末750g　白茯苓末1500g　蜜5000g　天冬　麦冬　地骨皮各250g

七药和匀，入瓷缸内，密封，置于铜锅内煮三日夜，如水减则添暖水低于缸口，日满取出蜡纸封，浸井中一日夜，再入铜锅内煮一昼夜出水气。每服10～20ml。温酒调服，白开水亦可。1日2～3次。

功效：益气养阴，填精补髓。用于诸虚百损，瘫痪，劳瘵，五脏不足，精神不振。现代常用于衰老综合征、慢性消耗性疾病等见有气阴不足者。

按语：本方由琼玉膏加二冬、地骨皮而成。原著云："填精补髓，调真养性，返老还童，调百损，除百病。"是延缓衰老的传统滋补膏剂。现代应用更为广泛。

18. 周公百岁酒　（《饲鹤亭集方》）

党参　白术　麦冬　山萸肉　枸杞　陈皮　川芎　防风　茯神　龟板胶各30g　黄芪60g　生地　熟地　当归各40g　五味子　羌活各24g　桂心18g　大红枣　冰糖各400g　烧酒10000ml

上药浸酒，口服。每次服用30～50ml，每日服用2次，不善饮酒者减半，或兑水冲淡后服用。

功效：调和气血，舒畅经脉，平补三阳。用于气血虚损，心悸气短，喘促多汗，精神倦怠，饮食减少，腰脚无力，脉虚或虚大无力。现代常用于慢性支气管炎、慢性消耗性疾病、白细胞减少症、病后体虚、老年体衰。

按语：本方内含十全大补汤、玉屏风散、生脉散等，具有气血双补，调中益气，养心宁神，益气固表，生津敛汗等功效。全方以温补为主，阴虚火旺，肝阳上亢，外感实热者不宜服用。酒剂对肝、肾疾病患者禁用。

19. 红颜酒　（《万病回春》）

核桃仁　小红枣各60g　白蜜80g　酥油　杏仁各30g　米酒1000ml

先将核桃仁、红枣捣碎；杏仁去皮尖，煮4～5沸，晒干并捣碎，后以蜜、酥油溶开入酒中；随后将三味药入酒内，浸7天后开取。每日早晚空腹饮用，每服10～20ml。

功效：补脾益肾，润燥驻颜。用于脾虚肾亏，纳少神疲，眩晕耳鸣，喘咳气短，腰腿软弱，大便干结。

二、中药在康复医学中的运用

在康复医学领域，合理使用中药和方剂，是不可或缺的重要方面。要以辨证康复观为指导，以促进功能恢复为目标，正确运用中药方剂，减轻和消除病人心理和生理的功能障碍，促进其身心康复。

（一）中医康复的用药原则

1．辨证处方 药物在康复医疗中的辨证运用，和临床医学有其共同之处，也有其特点。首先，康复对象包括病后术后、病残、伤残、老年病、各种慢性疾病，其病理特点是以虚为多，常兼有痰瘀阻滞，故药物内治亦常在补益法的前提下，适当配合疏通祛邪之法。其次，病人不仅有形体之伤，而且伴神情之损，药治自当形神兼顾。如对震颤麻痹综合征的用药，当以熄风止颤、化痰通络、养心安神为处方原则，以使形神功能俱复。再者，康复患者多久病，非旦夕之间能毕其功，只要辨证准确，遣方用药得当，坚持守方，一般都会收到较好效果。此外，汤药虽然效速，但长期服用有诸多不便，往往难以坚持。因此，许多煎剂多可依法制成丸、散、膏剂，以缓缓收功。

2．辨病施药 在辨证施药的前提下，还应结合辨病施药，即根据病种不同而选用不同的方药。药物内服时，要在辨证处方基础上加用特效药物，如高血压病，在辨证处方基础上加用槐米、菊花等降压药；糖尿病，在辨证处方基础上加用金银花、玉米须等降糖药。在康复对象中，有一部分病程久远、病机稳定的病人，可用固定的处方，如震颤麻痹综合征，可长期用定振丸等。在药物外治法中，专病专药则更为常用，如高血压病，可以吴茱萸末醋调贴涌泉穴，或以吴龙散敷脐眼，或以野菊花、冬桑叶等作药枕用等等，无论病机如何，均可使用。

（二）中药康复的应用方式

1．内服 药物内服是根据病人具体情况，辨证处方，合理选用汤、丸、散、膏等剂型内服，以达到协调阴阳，恢复脏腑经络气血功能之目的的一种中药康复方式。其在康复医疗中的应用，主要有两个方面。

首先，是根据康复辨证的结果，针对康复对象的病理特点，选用相应的方药，并在处方时注意补虚祛邪、形神兼顾、耐心守方。

其次，选用合适的单方验方。某些药物对某些疾病具有特殊的疗效，这些药物的专能有些可以从药物性味理论来解释，有些则难以解释。如清代医家徐大椿《医学源流论·药性专长论》指出："如性热能治寒，性燥能治湿，芳香能通气，滋润能生津，此可解者也。……同一解毒也，而雄黄则解蛇虫之毒，甘草则解饮食之毒，已有不可尽解者。至如鳖甲之消痞块，使君子之杀蛔虫，赤小豆之消肤肿，……则尤不可解者。此乃药性之专长。"单方验方就是基于药物专能这一原理而产生的。

2．外治 药物外治是针对患者的具体病情，选择有关的中草药，经一定的炮制加工后，对患者全身或病变局部，或有关穴位施以敷贴、熏蒸、烫洗、熨敷等方式的治疗方法。其应用于康复医疗，主要有以下四种疗法：

（1）**膏药**：古称"薄贴"。现代的膏药制法又有多种，如橡皮膏、软膏等。其于康复医学，根据功效，可分为两类。

1）改善形体功能：这类膏药具有祛风除湿、温经通络、消肿止痛、坚骨续筋、活血化瘀的功能，能消除肢体、关节、筋骨的运动功能障碍。主要用于痹证、痿证、骨折、伤筋等恢复期，促进其运动功能的恢复。例如，风寒湿痹，肢体拘挛麻木、关节屈伸不利者，可选用万应膏、宝珍膏、狗皮膏、温经通络膏、舒筋活络药膏及麝香追风膏等。跌打损伤而致伤筋者，可选用伤药膏、损伤风湿膏、损伤膏、消肿止痛膏、跌打风湿膏等。骨折恢复期，可选用乌龙膏、接骨续筋膏、万灵膏及坚骨壮筋膏等。风瘫、肢体萎废不用者，可选用风痰膏、祛风愈瘫膏及健步膏等。陈旧性损伤所致血脉瘀滞、筋膜粘连、软组织硬化者，可选用化坚膏、膜韧膏等。

2）调理脏腑虚实：这类膏药具有补虚扶弱，或祛除病邪，以协调脏腑气机，消除阴阳偏盛偏衰而恢复脏腑功能的作用。例如，肺热咳嗽，可用清肺膏；心虚有痰火，神志不安者，可用养心安神膏；脾阳不运，饮食不化，或噎塞饱闷者，可用健脾膏；胃寒不纳，呕吐泄泻，痞胀疼痛者，可用温胃膏；男子阴虚火旺，妇人骨蒸潮热者，可用滋阴壮水膏；元阳衰耗，脾胃寒冷者，可用扶阳益火膏。

（2）熏蒸：是利用中药煎煮后所产生的温热药气熏蒸病人身体，以达到康复目的的一种方法。其通过温热与药气共同作用于患者体表，使毛窍疏通，腠理开发，气血调畅，使郁者得疏，滞者得行，而起到散寒、活血通络、化瘀消肿、宣水利湿之作用。周身多处疼痛痿软，可熏蒸全身；某一肢体或局部为患，则宜熏蒸局部。凡有心脏病、高血压、肺结核、肝炎、肿瘤，或孕妇、妇女月经期间，均不宜采用熏蒸疗法。（参见本书上篇第二章第五节“沐浴疗法”）

（3）烫洗：是指选配某些中草药制成煎剂，乘热进行局部或全身浸洗，以促进病人康复的方法。古称“浸渍法”。（参见本书上篇第二章第五节“沐浴疗法”）

本法常趁药液温度高，蒸汽多时，先予熏蒸，然后当温度下降到能浸浴的温度时（一般为37℃～44℃左右）再烫洗。当药液温度低于体温，则应停止。一剂药液通常可反复加温使用5～6次。烫洗时间可视具体病情而定，一般以20～25分钟为宜。常用烫洗方剂及适应证如下：

1）蠲痹止痛类：主要用于慢性风湿病、类风湿性关节炎、慢性腰痛等。如八仙逍遥汤、防风根汤可用于风寒湿痹、软组织损伤后肿痛；乌附麻辛草姜汤、腰伤方，可用于风寒湿痹及慢性腰痛；五宝浴液，可用于风湿性关节炎、坐骨神经痛等。

2）和血理伤类：主要用于软组织损伤所致瘀肿疼痛、筋肉拘挛，骨折或关节脱位后期筋络挛痛等。如散瘀和伤汤、海桐皮汤，可用于跌打损伤瘀痛；化坚汤，可用于陈旧性损伤所致局部软组织粘连，筋膜增厚，或软组织钙化，或骨质增生而出现的筋膜板硬，拘挛不舒，关节僵硬，摩擦弹响，运动障碍等。

此外，还有风瘫方，可用于瘫证、痿证；罗布麻叶方，可用于高血压病。

（4）熨敷：指用中草药熨敷于患部或一定的穴位，在热气和药气的作用下，以温通经脉，畅达气血，协调脏腑，达到康复目的的方法。（参见本书上篇第二章第五节“沐浴疗法”）

其使用方法，一是直接将加热的中草药敷于患部或穴位，外加包扎，如变凉则用热熨斗熨之；二是以两个布袋盛蒸热或炒热的药，一袋温熨之，待冷则换另一袋，两袋交替加热使用。一般每日1～2次，半月左右为一疗程。常用的熨敷方药及适应证有：熨风散，可用于风寒湿痹所致的筋骨疼痛；保元熨风方，可用于寒痹麻木肿痛，或遍身肩背骨节痛；御寒膏，可用于风冷肩背腰膝痛证；葱白方，可用于小便不通；韭菜叶方，可用于胁痛等。

此外，还可采用葱熨法、蚕砂熨法、盐醋熨法等。①葱熨法：取新鲜大葱白500g，捣烂炒热，用布包熨患处或脐、腹、胸等部位。适用于癃闭及痹、瘫等疾病。②蚕砂熨法：取蚕砂适量，分2～3袋，蒸热，以布袋盛装外熨患处，冷即易之。适用于手足不遂、关节不利诸症。③盐醋熨法：先将青盐500g放入锅内爆炒，再将陈醋一碗洒入盐内，边洒边炒均匀，乘热用布包好，外熨患处或脐下。适用于跌打损伤，寒湿痹痛，尤其对烧伤后遗症，筋骨拘挛，肢体不遂者有较好的辅助医疗作用。少腹冷痛、癃闭等亦可用之。

第五节　现代康复疗法和中医运动疗法

康复治疗是以患者身心障碍的康复为主要目标，选择各种康复医疗手段，如物理疗法对全身运动功能的改善，作业疗法对生活与职业能力的提高，听力语言专项矫治，康复工程的替代，心理治疗，康复护理等。上述各种疗法是康复治疗的最基本方法，许多技术要领应该熟练掌握。

一、物理疗法

（一）运动疗法

使用器械、徒手手法或患者自身力量，通过某些方式（主动或被动运动等）的运动使患者运动，从而获得全身或局部的各项功能恢复的训练方法，称为运动疗法。它包括关节功能训练、肌力训练、有氧训练、平衡训练、易化技术、移乘训练、步行训练等内容。随着脑科学基础理论研究的深入和神经生理学的引入，使运动疗法获得极大的发展，形成针对各种运动性疾患如偏瘫、截瘫、脑瘫等具有特色的治疗体系。运动疗法主要采用“运动”这一机械性的物理因子对患者进行治疗，着重进行躯干、四肢的运动、感觉、平衡等功能的训练。同时也促进神经、内脏等组织或系统的功能恢复，因而运动疗法在康复治疗学或物理治疗中均占有重要地位。物理治疗师的主要任务是根据运动处方对患者进行以运动疗法为中心的康复治疗。

1．关节功能训练　关节在人体运动中起“轴”的作用，因而关节活动范围（ROM）的维持和改善是运动功能恢复的前提和基础。

(1) 关节功能训练的基本原理和原则：关节活动范围下降的原因很多。关节部位发生病变、损伤，长期卧床或长期保持某一体位静止不动等原因均可引起关节内外的软组织、韧带和关节囊发生病变，限制了关节的运动，使关节挛缩。目前认为，长期静止不动使关节囊血液循环障碍、浮肿所致的关节挛缩，主要原因可能是组成关节囊的疏松结缔组织中胶原纤维间出现了“桥”样物质而形成网状支架，使疏松结缔组织变厚、变硬，弹性降低，而使关节易于固定为某种姿势（挛缩）；肌肉的各层肌膜的胶原纤维成分架“桥”，变得致密而延展性下降，使肌肉形成肌性挛缩；关节滑液分泌减少，造成软骨营养障碍、萎缩、坏死脱落，滑囊粘连闭合甚至消失，造成关节周围的粘连。以上一系列变化可造成关节活动范围的大大降低。此外，皮肤瘢痕挛缩、肌肉痉挛、骨性强直及骨质增生，也会影响关节的活动范围。而“桥”样物质的出现及疏松结缔组织的变性是可以预防和治疗的：如果在损伤后能早期活动可以阻止其出现；如果在出现后早期训练还可以使其消失，是可逆的；但是如果长期不运动，则这种变化就成为不可逆的现象。

因此，为预防以上变化的发生，在积极治疗伤病的前提下，伤病后肢体制动者应尽量缩小制动的范围和时间，制动的部位应保持于功能位，非制动部位要保持定时的或经常性的各个方向的运动。关节制动解除后，应及时进行关节活动范围训练。长期卧床或瘫痪患者应勤翻身，定时改变体位，肢体保持于功能位，并进行适当的关节活动范围训练。关节活动范围训练，主要分为主动性、助动性与被动性 ROM 训练三种。

（2）关节功能训练的常用方法

1）主动运动训练：用于能完成主动运动的患者，主要为徒手体操。也可借助一些设备进行运动。如采用肩肘关节活动器训练肩肘关节 ROM，用分指板训练手指 ROM，用固定自行车、爬山器等训练膝关节 ROM 等。

2）助力运动训练：用于患肢不能充分完成主动运动者，先做辅助下的助动性 ROM 训练，逐步过渡到主动性训练。治疗师在帮助患者训练过程中，逐渐减少辅助，鼓励患者用自己的力量进行；或用器械给予一定辅助；也可由患者健肢辅助患肢进行训练。训练时也应遵循缓慢、逐渐增量的原则。

3）被动运动训练：被动性 ROM 训练由治疗师或家属对患者进行操作，中国传统的推拿手法治疗中，摇法、抖法、扳法等也属于被动活动训练。上海复旦大学范振华等试用关节系列被动牵伸方法改善关节活动度，取得较好疗效，已广泛应用于临床。具体方法是：在适当姿位固定关节的一端肢体，在另一端肢体上以适当重量直接或通过滑轮按需要方向作持续 20 分钟的牵引，牵引力的大小以引起适度紧张疼痛感觉但可忍受为度。在不同关节不同方向的挛缩时可依次进行牵引。

恢复关节活动度的关键在于牵伸关节内外挛缩和粘连的纤维组织。纤维组织在外力牵伸下发生塑性延长及粘弹性延长。较大力量、短时间的牵伸主要获得粘弹性延长，外力去除后组织可恢复原来长度，中等力量持续较长时间的牵伸则可获得较大的塑性延长，取得较好的疗效。在持续牵引的同时，用辐射或透热等方法使组织加温可以进一步明显地提高疗效。

4）关节松动技术：关节运动包括骨运动和关节囊内运动两种。骨运动指因肌肉收缩或外力引起的骨之间的相对运动，关节囊内运动指关节面的转动和滑动。如骨关节结构发生变化，则关节囊内运动出现障碍，继而骨运动也受到影响。本技术适用于关节术后僵直，关节囊内及周围软组织粘连、短缩，关节的循环障碍、疼痛等。

2．肌力和耐力训练

（1）肌力训练

1）等张性训练：等张性训练是在肌肉收缩做功时，通过关节可动范围抵抗持续不变的阻力或负荷而进行的。如用哑铃等产生关节运动的负重训练。

向心性与离心性收缩：等张性抗阻训练可以是向心性（使肌肉起止点靠近）和离心性（使肌肉的起止点远离）两种，其应用取决于病人的功能需要。

开放链与闭合链性收缩：开放链是指肢体远端自由活动的运动，如手握重物进行肢体上下活动，传统的训练方法均为开放链。

闭合链是指肢体远端固定时身体产生的运动。如脚踏在地上，通过肌肉活动带动关节运动使身体抬高或降低等。它通常在功能位下进行，包括向心、离心、等长性肌肉活动。它伴有一定程度的负重，因此，对关节内或关节周围的机械性感受器的刺激优于开放链性活动。它可以刺激肌肉的共同收缩，增加关节的稳定性。除改善肌力、爆发力、耐力外，还可改善稳定性、平衡能力、协调性和敏捷性。多数闭合链性锻炼与下肢功能有关，但也可改善上肢功能特别是肩周肌肉的稳定性。阻力来源可以是手法的、机械的或只利用体重。闭合链性活动可以作为全面康复的一个重要方面。我们的日常活动有大量的闭合链性活动，如行走、上下台阶、跑跳都是肌肉的闭合链性活动。

2）等长性训练：等长性训练是对抗一定负荷下不产生关节活动时的肌肉收缩，常应用于关节疼痛和关节不允许活动的情况下的肌力训练，且每次收缩应保持若干秒。等长性训练主要是手法施加阻力，阻力的大小以和所收缩肌肉抗衡而不产生关节活动为准。

3）等速性训练：又称等动性训练。需在等动训练器上进行。它的主要特点是由仪器限定肌肉收缩时肢体的运动速度，使其始终保持角速度相等，并使运动中的每一点的肌收缩达到最大，而得到更有效的锻炼。

肌力训练方法选择的原则：

进行肌力训练时要根据肌力测定的结果来选择不同的方法。

1）被动运动：用于0级肌力的患者。方法同“被动性 ROM 训练”，但训练的目的是为了强化患者对运动的感觉，所以动作要慢，要求患者的意识集中于运动。包括采用低频脉冲电刺激、推拿、针灸等方法。

2）助动运动：用于1级及2级肌力的患者。方法是在患者进行自发肌肉收缩的同时，由治疗师辅助或借助器具引起关节活动。与上文中“主动辅助 ROM 训练”方法相同，只是重点不同，前者着重于 ROM 的维持和改善；后者着重于训练肌力、感受肌肉收缩的感觉，要求患者及治疗师的体位、肢位要准确，避免其他肌肉的代偿运动。还应注意遵循在患者能够运动的范围内尽量减少辅助，缓慢进行运动，让患者精神集中等原则。当肌力1～2级时，可以采用肌电生物反馈治疗或肌电生物反馈电刺激治疗。这种肌电生物反馈治疗是运用敏感的电子仪器，引出主动收缩时肌肉的肌电电流，加以放大并转化为一些能被感官所能感觉到的光、声音、颜色的信号。随着肌电电流的增大与减小，这些信号也会显示相应的变化，这样使原来不易觉察到的变化与进步因此而能感觉到，并作为反馈作用而大大提高弱小肌力训练的效果。肌电生物反馈电刺激法在上述肌电生物反馈的基础上，同时引出二路肌电电流，一路转变为声、光、颜色信号，另一路则转变为低频直流脉冲电流，同时又刺激该块肌肉，引起肌收缩，并带动某一关节活动。实验证明，这种训练方法的效果很好。

3）主动运动：用于3级肌力。由患者自己进行运动，治疗师给以适当的指示和必要的监督。要使主要训练的肌肉置于抗重力位，其运动的速度、次数、间隔时间，均需根据患者的具体情况进行。其方法与主动性 ROM 训练基本相同，只是重点在于练习肌力。

4）抗阻练习：用于 4 级及 5 级肌力的患者，多用砂袋、哑铃或弹簧、橡皮条给予一定负荷，或由治疗师或患者本人徒手施加抵抗，使患者主动作肌肉收缩，抵抗负荷，以增强肌力。其特点是大负荷，重复次数较少，即为通常所说的“肌力增强训练”。

肌力训练常用方法有以下几种：

1）渐增抵抗训练（渐进抗阻训练）：其特点是逐步增加负荷量，直至最大的等张抵抗（等张运动是指肌肉收缩时移动负荷作功，此时肌肉张力与负荷的大小相等，方向相反，产生关节活动）。这种训练对于提高肌力和耐力均有效。训练时用滑轮、重锤施加负荷，先测出某一肌群的最大负荷量（指能重复做 10 次的最大负荷），以其为训练的基数，分组进行练习。第一组取其量的 1/2，重复练 10 次；第二组取其量的 3/4 重复练 10 次；第三组取全量，重复练 10 次；每组相隔 1 分钟，每天 1 次。其中前两组可视为最后一组的准备活动，上述训练一周后复查重复 10 次的最大负荷量，作为下周训练的基数。全疗程为 5～10 周，一般在第 5 周出现效果。

2）短暂等长训练（等长抵抗训练）：给肢体以最大抵抗，使承受抵抗的肌群以等长收缩形式（即肌肉收缩对抗负荷，但不缩短长度，也不产生关节活动），维持 5～10 秒，重复 20 次，每次间隔 20 秒。这种训练是短期内最高效地获得肌力增强效果的办法。

3）短暂最大负荷训练：给肢体以从 0.5kg 起达最大抵抗，使肌肉先完成关节运动（等张收缩），并继而即刻维持等长收缩 5～10 秒，只练一遍，每天一次。每天可稍增加负荷量，使所获肌力保持较长时间。

4）等速训练（或称等动训练）：采用等速训练器进行训练，可达到用力愈大，阻力愈大，用力愈小，阻力也愈小，始终保持运动的角速度相等。可以防止肌肉损伤，取得较好的训练效果。

（2）耐力训练

耐力是指肌肉持续完成某种收缩运动的能力。耐力训练是指全身大肌群重复完成并达到中等运动量的周期性运动训练。耐力训练不仅对负重肌群，同时也对内脏各系统有较好的增强耐受力效果。

1）耐力训练的原则：耐力训练的原则是中等负荷量、多次重复，并与肌力增强训练同时进行。耐力训练的强度约为最大耗氧量的 40%～70%（为中等强度），此时体内能量代谢主要以有氧形式进行，故又称为有氧训练法。

2）耐力训练的方法：耐力训练的项目有行走、健身跑、游泳、划船、骑车、爬楼梯等。这类训练以肢体的周期性运动为主，约有 75% 的肌群参与运动，对加强心、肺功能和改善糖与脂肪代谢功能有比较明显的影响，既可健身，又可防治疾病。常用的耐力训练有以下两种方式：

行走：简单易行且卓有成效，强度较小，又便于调节，多用于术后患者的康复及心、肺疾患和代谢障碍疾患的防治。分为慢速（60～80 步/分）、中速（80～100 步/分）和快速（100 步/分以上）三种。行走时宜将患者分为三组，第一组是可参加各种距离和速度行走的患者，第二组是可参加不致疲劳的行走，但不可登高（坡地行走）的患者，第三组是只能进行短距离、慢速行走的患者。

健身跑：运动强度为中等度，大于行走。健身跑时大量肌群参加运动，是提高心肺功能最好的锻炼方法。可慢间歇跑（慢跑与行走交替，或慢跑与快跑交替）或重复跑（跑后有较长时间休息，心肺功能恢复后再跑）。跑步中应穿着合适的运动鞋或球鞋，在平坦路面跑步，跑步与呼吸配合（如两步一吸，两步一呼），防止发生运动创伤（跑前做准备活动，将肌腱韧带活动开以后再正式开始）。

3）运动处方的制定：为了提高有氧训练的效果，要因人而异，确定合适的运动量。通过选择运动处方，进行科学训练。运动处方主要包括：选择运动项目，确定运动强度、运动维持时间与运动频度（也称每周运动次数）等内容。

①运动强度：运动强度是运动处方定量化的核心，直接代表运动中能量消耗的水平，影响着训练效果和安全等问题，它与运动密度、运动总时间构成了总负荷量（又称运动量）。确定运动强度的常用方法如下：

A．心率法：心率和运动强度之间呈线性关系，可用其表示运动强度。为了确定运动中最适宜的心率（又称靶心率或目标心率），通常先测算出本人运动达到最大运动强度时的心率，又称最大心率（HRmax），然后按照一定的关系换算出靶心率（THR）。临床常用下列公式估算运动时的靶心率。

卡翁南（Kavonen）公式：THR =（HRmax - HRrest）（0.6 ~ 0.8） + HRrest

年龄推算公式：THR =（220 - 年龄）（0.6 ~ 0.8）

或者简化为 170 - 年龄（岁）。

B．最大摄氧量（VO_{2max}）百分法：运动中随着运动负荷量的增长，能量需求也增加，耗氧量也加大。当达到最大有氧运动负荷量时，氧的需求量也达到了最大的摄取能力，称为最大摄氧量（VO_{2max}），即单位时间内摄入的最大 O_2 量，通过有氧代谢过程产生了最大能量值。一般运动员 VO_{2max} 较高，长期卧床或有心肺疾病患者较低。VO_{2max} 百分法可采用直接测定和间接推算：

直接测定：采用自动气体分析仪测定出运动极限值，然后取其 50% ~ 70%，因人而异，确定最合适的运动强度范围。该法运动量较大，适合年轻人或健康者，而且需要复杂的设备，所以对于需要康复治疗的患者多采用间接推算法，比较安全实用。

间接推算法：间接推算 VO_2 方法较多，如 Fox（1973）、陈氏（1985）法等。Fox 法用功率车，以 150 瓦特功率骑车 5 分钟，获取最大心率（或亚极量心率），然后按后述公式换算。公式为：

最大摄氧量（升/分）= 6300 - 19.26 × 最大心率（次/分）

C．代谢当量（METs）：用运动时代谢水平为安静时代谢水平的倍数来表示的方法。设定安静时为 1 个代谢当量（MET、梅脱），其热量消耗约每分钟 17 卡/千克体重，耗氧量约每分钟 3.5ml/千克体重。代谢当量换算公式如下：

METs = 运动时 VO_2〔ml O_2/（kg·min）〕/3.5〔ml O_2/（kg·min）〕

METs 的范围在 3 至 20 之间，最适量的运动强度为本人 60% ~ 70% 的最大 METs（最大功能)。

D. 无氧阈值(AT):又称无氧代谢阈值。是指在有氧运动条件下,运动强度逐渐增加,当运动达到60% VO_{2max}以后血中乳酸急剧增加,进入无氧运动。有人把血乳酸变化曲线的拐点称为"无氧阈"(amerobic threshold, AT)。这个点可以反映运动中达到代谢性酸中毒时的摄氧量水平及氧的最大利用能力,把其作为运动强度的指标利用,比较安全准确,适用于老年人、青年人及训练有素的人。

②运动持续时间:运动持续时间指每次运动连续的时间。运动产生的效应与运动强度和持续时间有关。换言之,运动强度越低,运动持续时间愈长才会产生同样的运动效果。对于体质虚弱的病人、心肺功能差的病人可采用低强度长时间的运动。除准备活动之外,运动持续时间可以为15~60分钟。一般,第一周中等强度训练20~30分钟,第二周如身体无不适应反应,则可延长到40~50分钟。每次训练可采用持续或间歇等方式进行。持续方式适用于体质较好者,优点是改善心血管功能快。间歇方式为运动和休息交替进行,但其运动总时间不能少于规定的时间,适用于中老年人或术后卧床病人。

③运动频度:指每周运动的次数,每周3~5次。运动频度的确定要考虑运动强度和每次运动的持续时间。间隔时间过久,会使运动蓄积作用减弱。

④每次运动程序的安排:每次运动训练分为准备、训练和整理三个步骤。由于选择了不同的运动项目,要因人而异,各部分时间所占比例也不相同。每次运动前准备5~10分钟,是建立每次运动时的生理和心理的适应性过渡阶段,以避免突然的大强度运动而导致内脏器官不适应、软组织及关节的损伤。整理是训练恢复到安静状态的阶段,每次5~10分钟。因为运动状态中血液多集中在四肢,如果突然停止运动,回心血量减少,易导致心脑暂时性缺血(又称重力性休克),甚至出现心脏骤停死亡,所以整理部分是不可缺少的。

⑤总体训练程序的安排:指整个运动目的确定之后,为实施而制定的全过程训练计划和方法。分为开始期、改善期、维持期三个阶段。

4) 耐力训练中的注意事项:在医务人员的指导下,因人因病制定相宜的运动处方,循序渐进,重在坚持,注意观察反应,及时调整运动量。

(二) 物理因子治疗

应用电、光、声、磁、温热等物理因子的疗法称为物理因子治疗,具有无痛苦、不良反应少、操作简便等特点。对某些急性炎症和许多慢性疾病的康复疗效较好,常与其他疗法联合应用。

物理因子治疗的禁忌证:恶性肿瘤、发热、活动性肺结核、出血性疾病、孕妇等,体内有导热的金属物的患者也不能运用物理因子治疗(除光疗外)。治疗时一般须避开眼睛与生殖器部位。

1. 电疗法

(1) 直流电疗法:能扩张毛细血管和促进局部血液循环,加速代谢致炎物质的消散和吸收;通过节段反射使相应节段深部脏器的血循环加速,从而有利于改善器官的活动能力。

1) 治疗机理:①兴奋和镇静作用:能调整中枢神经和周围神经的功能状态。可使兴奋性降低而产生催眠、镇痛和缓解痉挛的治疗作用。对器官功能低下、神经麻痹、知觉障碍则起兴奋作用。②直流电的反射作用：对植物神经失调、内分泌腺体等起调整作用。③改善组织渗透性和血液循环：使血管扩张，改善组织代谢，以达到消除炎症，加速组织愈合，促进溃疡愈合。

2）使用方法：根据病情，将电极板、衬垫放置于身体局部，导入电流。电极板一般用铅板或导电橡胶材料制成，要求质地柔软，可塑性大，导电性能良好。衬垫则是用软绒布制成，厚度1cm左右，吸水性好，能吸附电极板下的酸性或碱性电解产物，以免其对皮肤引起化学性灼伤。电极通过衬垫能与体表紧密接触，电流分布才能均匀。为避免金属电板直接接触皮肤，要求电极板应比衬垫面积稍小些。

电极和衬垫的放置方法，有对置法和并置法二种。对置法，适用于局部和深部病灶；并置法，治疗范围大，适应于神经、血管、肌肉等病灶。要求作用极电极面积比非作用极小，易使电流密度大，能发挥治疗作用（主电极），而非作用极电极面积大，只作电流的一个通路（副电极）。作用极可直接置于病灶区，而非作用极置于相应的位置。

3）治疗剂量：按电流密度计算，即每平方厘米衬垫面积上的电流，一般以作用极面积为依据，约0.05～0.1mA/cm^2。但有时也视电极面积的大小而异，如电极面积>200cm^2，其电流密度可达0.03～0.06mA/cm^2。小儿的电流密度一般为0.02～0.03 mA/cm^2，黏膜或面颊部位及反射区疗法时电流密度应减小为0.02～0.05mA/cm^2。一般头面部总量为3～5mA；眼部1～1.5mA/一只眼。

（2）直流电离子导入疗法：通过直流电将药物离子导入体内治疗疾病的方法，称直流电药物离子导入法。主要根据直流电场内同性电荷相斥，异性电荷相吸的原理将药物导入体内。将带正电荷的药物离子放在阳极下，带负电荷的离子放在阴极下，通以直流电，药物离子即可通过皮肤和黏膜进入体内。通过直流电可将药物直接导入治疗部位，并在局部保持较高的浓度，适用于表浅部位的病灶；将导入皮下的药物“离子堆”，通过反射途径到达靶器官起到治疗作用；不损伤皮肤，易被患者所接受。离子导入与电流强度的大小、通电时间的长短有关，如果电流强度过大，通电时间过长，会破坏药物的有效性。故每次治疗20分钟为宜。

药物：选择能够电离成离子的药物。必须明确导入药物的极性，如带正电荷多的药物从阳极导入，反之从阴极导入；药物离子易溶于水，不易被酸、碱所破坏；药物溶液的pH值应适合。从阴极导入的药物pH值不宜<6；从阳极导入的药物pH不宜>8。

直流电离子导入疗法的适应症为：周围神经性麻痹或损伤，植物神经失调性疾病，软组织、关节疼痛等疾病，以及深部脏器性疾患，如肠炎、慢性鼻炎、中耳炎、咽炎、附件炎等。

（3）低频脉冲电疗法：用每秒钟频率1000Hz以下的脉冲电流治疗疾病，称为低频脉冲电疗法。电流的种类：有感应电流、三角波、梯形波、方波、锯齿波、脉冲减幅正弦电流和调制电流。

感应电频率在60～80Hz之间，周期在12.5～15.7ms之间，有效波宽1.57～2.5ms左右，其波形为高尖正波，也有将频率50～100 Hz，有效波宽0.1～1ms的三角波或锯齿波统称为感应电流者。感应电流能兴奋正常的神经和肌肉，对废用性肌萎缩能引起节律性、强直性收缩，从而有效地防止肌肉萎缩，恢复肌肉的生理功能，但对失神经支配肌肉无治疗作用。对感觉神经能产生兴奋或镇痛作用（取决于刺激强度）；对局部血循环和淋巴回流有促进作用；对植物神经及全身有兴奋或继发性抑制作用；能提高平滑肌的张力，并使其收缩。因此，可用于肌萎缩、神经失用症、肌无力、术后知觉缺损、表皮神经痛、癔病、急慢性腰扭伤、声带麻痹、胃下垂等病症。

治疗剂量分强、中、弱三种；调制频率控制在 15～20 次/分左右。

治疗方式有肌群刺激法、神经传导刺激法、单极法、毛刷刺激法和空位刺激法 5 种。

【神经肌肉电刺激疗法】 应用低频脉冲电流刺激神经或肌肉，使其产生被动性收缩，保留肌肉的功能和促进神经的再生，称为神经肌肉电刺激疗法，或称为电体操疗法。这种疗法能延缓肌萎缩，调节神经营养代谢；改善肌肉血循环，促进淋巴回流。抑制肌肉纤维化，刺激病变神经使其产生节律性反应，有利于再生，故适用于各种神经痛、关节痛、颈椎病及术后痛，各种神经源性或废用性所致的肌肉萎缩，习惯性便秘等。

使用时的调制频率为 15～50 次/分。治疗方法分两种：

①单极法：作用极（阴极）作用于神经肌肉运动点，非作用极置腰骶或背部（面积 $100cm^2$）。

②双极法：两个电极板置于病肌上。治疗时每块肌肉收缩 10～15 次为宜，休息 3～5 分钟，再刺激，如此反复 4 次。仪器上的调制频率为 15～50 次。

【经皮神经电刺激疗法（TENS）】 是利用低频脉冲电流来控制疼痛的一种疗法。治疗时，将频率调到 100Hz，波宽调到 0.1ms，波型调到方波处，波宽 100ms；用直径 2～3cm 的直流电电极，电极可置在触发点上、穴位上或痛区的神经干上，两极间距 2～3cm 为宜；电流强度调到病人有明显的振颤感为止（15～30mA 左右）。治疗灼性神经痛 2～3 分钟，治疗其他神经痛可持续 20 分钟以上。

（4）**中频电疗法**：应用频率 1000～100000Hz 的正弦电流治疗疾病的方法。中频电流的生物物理特性为：对机体组织有兴奋作用，单一周期不能引起组织兴奋；无极限区别，当电流过大时有不舒适感；对肌肉可引起收缩反应，但不引起疼痛，不同的频率，对镇痛、扩张血管、调节植物神经等作用不同。中频电疗法的适应症为：非感染性炎症疼痛、软组织损伤后修复期、术后疤痕与组织粘连等。电流形态有干扰电流、正弦调制中频电流、等幅正弦电流三种。

（5）**高频电疗法**：应用频率＞100000Hz 的电流治疗疾病的方法，称为高频电疗法。根据波长分为超短波、微波、毫米波等多种电疗法。

高频电流有如下物理学特征：高电压、小电流；热作用不明显；有独特的火花放电性机械性刺激和化学性刺激作用；有热效应和非热效应二种。对人体作用的特点为：对神经无刺激作用；能降低神经系统的兴奋性；改善局部血循环；长波电疗法具有脱敏、抑菌及皮肤内脏反射等治疗作用。可用于深层组织的非感染性炎症疼痛、术后创面、皮肤黏膜瘙痒症等。

使用玻璃真空电极，有固定法与移动法二种，分别采用强、中、弱三种剂量。

2．光疗法 利用各种光辐射能作用于机体，以达到治疗和预防疾病的方法。

(1) *红外线疗法*：应用波长范围0.76～1000nm，取其温热效应，以改善局部血液循环，促进机体代谢和局部渗出物的吸收，止痛及缓解肌紧张。适用于各种软组织损伤修复期、末梢神经炎、非炎性创面等。

辐射源有红外线灯、白炽灯、石英红外线灯，灯距40cm左右；每次照射30分钟。病灶深的选用短波红外线。

(2) *可见光疗法*：用波长范围为400～760m的可见光，其生物学特性、治疗作用及方法、临床适应证基本同红外线疗法。

(3) *激光疗法*：激光是一种受激而发射的光。目前临床使用的激光器有气体激光器（He－Ne、氦－镉、氩离子、CO_2激光）、固体激光器（半导体）和液体激光器三种。分为强激光和弱激光，康复治疗主要用弱激光，又称低能量激光。

激光的物理特性为：单色性好、相干性强、方向性准、能量高。对人体具有光效应、热效应、机械效应和电磁场效应。可用于疼痛、非感染性炎症、疮面、脑梗后、软组织及周围神经损伤后修复期等的康复。

通常采用点照射的方式，每点5分钟，20次为一疗程。或采用血管内照射等。治疗时应注意眼睛的保护。

3．超声波疗法 利用频率2000Hz以上超声波的物理能，以各种方式作用于人体，达到治疗疾病目的的方法，称超声波疗法。

超声波能加速细胞新陈代谢，使细胞膜通透性增高，能减轻急性炎症伴有的酸中毒及疼痛；超声波具有机械作用、温热作用和化学作用，能使局部组织细胞受到微细按摩，局部组织分层处温度升高，细胞胶体弥散过程加强，细胞功能受到刺激，血液循环增强，pH值发生变化等，并通过神经－体液而产生生理效应和治疗作用。适用于疤痕、粘连、软组织损伤后各种疼痛等。但大剂量超声波对各种组织器官均有破坏作用。

最常用的治疗方法为直接接触法，另有水下辐射法、辅助器治疗法，但不常用。治疗时固定法每次为2～5分钟，移动法每次为5～10分钟。治疗剂量：应趋向于小剂量，以0.5～1W/cm^{2}为低强度；1～2W/cm^{2}为中强度；2～3W/cm^{2}为高强度。采用水下法治疗时剂量可稍大些。10～15次为一疗程，每日或隔日一次。

4．磁场疗法

利用磁场作用于机体治疗疾病的方法。主要用于疼痛、局部肿胀、非感染性炎症、失眠症等。磁场类型有恒磁场、交变磁场、脉动磁场、脉冲磁场。康复医学采用的磁疗法有两类：

恒磁疗法：主要为磁片贴整法、直流电磁法、磁针法。

动磁疗法：包括旋磁疗法、交变磁疗法、磁按摩、电磁等。

治疗时的场强最重要。场强一般分弱、中、强三级。弱磁场强度在0.1～50mT以下，中磁场强度在50.1～150mT之间，强磁场＞150.1mT。应用场强度的大小应视病情而定，如治疗部位大小、场型、梯度、时间、间隔等，并不是磁场强度越大越好。

5．石蜡疗法 石蜡是一种多分子的碳氢化合物，有较高热容量，由于导热系数小，能较长时间保持蜡温。石蜡有很好的可塑性、黏稠性及延展性，其溶点为54℃～56℃，在常温下为固体，加热至一定温度时便成液体。该疗法以传导热的方式直接作用于人体，借蜡温热的刺激达到治疗疾病的目的。临床上应用半固体的蜡饼或液蜡浸泡局部病变区。同时由于石蜡在冷却过程中体积逐渐紧缩，因而有收缩性的机械作用。

石蜡疗法的温热作用有利于促进血液循环，提高新陈代谢，润滑及软化结缔组织，有镇痛作用，故可治疗神经炎及疼痛等病症；蜡在冷却过程中的机械收缩，对皮下组织有压迫作用，可促进渗出液的吸收，因此对扭挫伤，腰肌劳损，疤痕，肿胀等有治疗作用。

每次治疗30分钟，每日1～2次，20～30次为一疗程。

注意事项：①液蜡中不能混有水分；②蜡因其热容量大，易引起烫伤，所以在盘蜡法中应掌握好蜡的凝固程度，如果内有液体在治疗过程中易发生烫伤。

二、作业治疗

作业治疗（occupational therapy，OT）是应用有目的的，经过选择的作业活动，包括日常生活活动与部分劳动技能活动，对康复对象进行评估和治疗，以便使患者掌握良好的生活能力、劳动技能和职业能力，预防病残发展，帮助患者回归社会。是康复治疗的重要手段之一。

作业治疗的基本思想是："人有工作是最好的医生，人的工作与其幸福是分不开的。"作业治疗是通过各种活动（如日常生活、工艺活动、生产性活动）对患者进行训练，以克服、适应和代偿其生理、心理功能的障碍，最大限度地发挥其残存能力，使患者积极承担和参与人生的基本内容和活动，以适应居家生活及新的环境条件下的工作。

作业治疗的主要内容有：

1．日常生活活动　包括穿脱衣服、厨房操作和盥洗室使用。训练时可先完成分解动作，再完成完整动作；并应尽量按照患者回归家庭的实际生活环境和情况，布置一间具有日常生活用具包括具有各种把手、按钮的柜子、水池及水龙头、食具、厨具、厕所的模拟家庭环境的训练室进行训练。

2．工艺活动　手工操作及工艺品制造，如拼图、插片、编织、刺绣、泥塑、粘贴、剪贴、木刻、园艺、制作电子贺卡等，可帮助病人练习工作能力，加强手及上肢的肌力，关节活动度，手的精细动作和操作准确度，双手协调性及手眼协调性，上肢耐力，坐位平衡等，可对运动功能障碍起到有效的治疗作用。由于这些活动多采用色彩鲜艳的材料，能制作出美丽的成品或艺术品，比较切实可行，并能引起患者的兴趣，故对患者的心理障碍有治疗和感情寄托的作用。

3．教育性活动　如科学、历史、绘画、外语学习等，可取游戏或竞赛形式。

4．职业训练　与职业有关的活动。如打字、钟表修理、缝纫、金工、木工等。可购置与以上工作有关的工具及材料，根据患者自身的功能及将来拟做的工作，进行有针对性的从易到难的训练，以达到重返社会的目的。

5．娱乐活动　在节假日前组织一些娱乐活动，鼓励病人参加准备工作（如会场布置、节目准备、奖品制作）及活动本身，利于改善情绪，促进病人间交流，接触社会，提高病人的社会活动能力。参见本书上篇第二章第四节娱乐疗法。

三、言语治疗

因言语治疗所涉及的交流障碍的种类很多，在此仅介绍失语症和运动性构音障碍的治疗方法。

（一）失语症的治疗

一般认为正规的语言训练应在疾病的急性期过后，患者身体及精神状态稳定，至少能耐受集中训练30分钟以上时开始。因为失语症的恢复随着时间的推移呈负性加速，恢复最明显的时期为病后头3个月至6个月，尽管早期语言训练可获得较好的效果，但发病2~3年的病人也不可轻易放弃治疗。据报道，有的病人在发病数年后仍可有不同程度的恢复。

1. 失语症训练目标的制定 依据失语症评价的结果，结合患者的欲望等条件制定训练目标和计划。首先据评价的结果进行预后预测，设定长期目标，如轻度失语者通过改善语言障碍而恢复工作，中度失语者通过充分利用残存功能，促进实用交流能力的提高达到日常生活自理，重度失语者尽可能发挥残存功能，可进行最简单的日常交流以便回归家庭。为实现长期目标，根据患者失语症的类型与程度等设定短期目标，并制定相应治疗计划。

2. 失语症的训练形式

（1）个别训练：即在一个安静稳定的环境中由治疗师以刺激法为中心内容有针对性地进行一对一的训练。这种训练有利于患者注意力集中、心理稳定且可以控制刺激条件。

（2）自主训练：患者已充分了解语言训练的方法与要求后，进行自主训练。训练内容由治疗师设计制定，可选择图片、文字、卡片、书写练习，利用录音机复述、听写及电脑训练系统等。

（3）集体训练：是个人训练效果实用化的训练。治疗师可根据病人的不同情况把病人分成小组，开展有针对性的多种活动。

（4）家庭训练：即治疗师把有关的治疗计划、训练技术等教会患者家属，在家属帮助下在家庭进行训练，治疗师定期评价指导。

3. 失语症的训练方法

（1）Schuell刺激法：是语言治疗中最常用的方法，通过反复的语言刺激促进脑内语言模式的组织、储存和提取。本刺激法的原则是：①给予适当的语言刺激，即使用患者容易接受的和蔼的语气、语速、语言长度、难度和音量；②给予集中的强有力的多种方式的语言刺激，即在给予集中的听觉刺激的同时，辅以视、触、嗅等刺激和读与写的练习；③给予反复刺激，即一次刺激得不到正确反应时，反复多次刺激以提高反应性；④每次刺激应引起相应的反应，患者对刺激反应产生诸如用手指、复述、读音、说话、写字等反应，如不能激起反应，则说明给予的刺激不恰当应该调整；⑤对患者正确的反应，通过鼓励、赞许等进行强化，对错误反应可以沉默或改变刺激内容，不应强调矫正。

（2）阻断去除法（deblocking method）：此方法认为，损伤造成某种语言功能的障碍即“阻断”，并发现用其他一种语言材料进行练习，不仅可使患者对该语言材料出现正确反应（恢复），而且可使患者对相似内容或结构的语言材料做出正确的反应。因此可以利用未受阻断的较好的语言形式中的语言材料作为“前刺激”，来引出对另一语言形式中有语义关联的语言材料（被阻断者）的正确反应，从而去除阻断。在此过程中，在内容设计上要求前刺激的语言材料和要去除阻断的语言材料在语言功能上有某种关联，并且要求作为前刺激的语言形式，应是完整保留的。例如：对有呼名障碍而听理解相对完好的命名性失语者，将练习呼名的目标词（如钥匙）夹在一系列的单词（苹果、钥匙、椅子）中进行听理解练习后，诱使患者将以前不能呼出的目标词（钥匙）呼出。

（3）*功能重组法*（reorganization）：Luria所提倡的功能重组法系试图通过对功能系统残存成分的重新组织或再加上新的成分，以便产生出一个适合于操作的新的功能系统，从而达到语言能力改善的目的。分为系统内重组和系统间重组二种。例如：言语失用症患者用手指敲打，作为促进流畅言语产生的方法；对于单音构音困难（传入性失语）的训练，加强一对一对话和患者对镜训练，可利用模仿治疗师的口形和镜中自己的口形等手段，让患者记住目标音的口形、舌位等。

（4）*补偿技术*：失语症的恢复是有限度的，为使失语症患者具有日常生活中所必需的实用的交流能力，必须让患者充分利用残存的语言功能并结合日常生活反复操作，反复强化，学会一些实用的、基本的、适合自身水平的交流技术。如利用文字及图画卡片、画图、手势语等。

（二）构音障碍的治疗

首先要通过了解病史、查体、构音障碍评价等，明确构音障碍的病因、类型、程度等，以便选择有针对性的训练方法。部分病人需配合应用药物及手术治疗等方法。常用的训练方法如下：

1．放松训练 目的是通过随意肌群的放松，使非随意的咽喉肌群的肌紧张松弛。按脚趾屈曲、踝旋转、跖屈、膝伸展、髋伸展、收腹深吸气、握拳、上肢前伸、耸肩、颈屈伸旋转、皱眉闭目、用力咬牙闭唇、下颌上下左右移动旋转及舌用力抵硬腭的顺序，每个动作保持3秒，然后放松，重复10次。从足部放松开始依次至口面部肌肉放松。

2．呼吸训练 目的是改善呼气的气流量和气流的控制。改善呼气的训练可参见呼吸的训练部分。气流的控制训练包括鼻吸气、嘴呼气。呼气时尽可能长地发“S”、“F”等摩擦音并变换摩擦音的强度、长短。尽可能长时间交替地发元音、摩擦音。低声一口气数1、2、3……进一步改变数数时发音强度等。

3．发音训练 目的是改善声带和软腭等的运动。如：深吸一口气，呼气时咳嗽，然后将这一发音动作改为发元音“O”，大声叹气，促进发音启动；一口气尽可能长地发元音，由发单元音逐渐过渡到一口气发2～3个元音，进行持续发音训练；数数、发元音并不断变化音量练习音量控制；按3～8个音度（音阶）唱“ma ma ma”等，练习音调控制；深吸气，鼓腮维持数秒，然后呼出或发双唇音及摩擦音练习控制鼻音。

4．发音器官的运动功能训练 目的是改善发音器官的肌肉力量、张力、协调性及速度等。如下颌的上下左右运动；口唇的前突、收拢、左右运动，鼓腮；舌伸缩、抬高抵腭、左右及环形运动及用力叹气，重复发元音、爆破音使软腭抬高等，可配合应用冰、毛刷快速刺激，压，牵拉与抵抗等。

5．韵律训练 目的是改善说话时的速度、抑扬顿挫、重音等韵律，使言语更自然更清晰。强调关键词前后停顿，关键词重读，保持正常的间歇。练习各种语调的语句，如疑问句、命令句、感叹句等及表示不同感情的语句。重读句子中的一个词，使语义改变，如“我今天去上海”，“我今天去上海”，“我今天去上海”。

四、康复医学工程

对于训练后仍不能恢复正常功能的肢体（尤指上肢及手），则需采用矫形器、支具来代偿其功能，用生活辅助用具来协助或代替完成一些日常生活动作。

（一）假肢

假肢是为了恢复原有四肢的形态或功能，以补偿截肢造成的肢体部分残损而装配的人工肢体，使截肢者恢复一定的生活自理和工作能力。

1．上肢假肢

（1）假肢的分类

1）按假手的功能分类：有机械手、外部动力手（电动或气动）、工具手和装饰手指4种。

2）按截肢部位分类：有假手指、掌骨截肢假肢、腕关节离断假肢、前臂假肢、前臂过短假肢、肘关节离断假肢、上臂假肢、上臂过短假肢、肩关节离断假肢9种。目前国内能装配装饰性上肢，主要有塑料制作的上臂、前臂筒和装饰手。

由于上肢截肢部位不同，相应装配的假肢也不同。

（2）装配要求

1）长度的确定：从医学角度看，假肢的长度，应在穿戴时保持两肩水平的状态下，使假手拇指末端或钩状手的末端与健手拇指末端平齐。从假肢装配角度看，在前臂假肢中，自肘关节到假手拇指末端的长度，应比健侧短1cm；在上臂假肢中，肘关节轴与肱骨外上髁的位置一致，上臂长度比健侧短1～2cm。

2）接受腔及取型：接受腔即臂筒中包容残肢的部分，对悬吊和支配假肢有重要作用，除了装饰手对其接受腔要求不严外，各种安装能动的上肢假肢，其接受腔必须与残肢很好地契合，而且要符合运动解剖学要求。

2．下肢假肢

下肢假肢用于补偿因截肢而失去的站立和行走等功能。

（1）假肢的分类

1）按截肢部位分类：踝部假肢、小腿假肢、膝部假肢、大腿假肢和髋部假肢等。

2）按装配时间分类：有术后即装的临时假肢和长久性假肢等。

3）按接受材质分类：有木腿、皮腿、铝腱玻璃钢腿等。

4）按结构和制作方法分类。

（2）各部假肢特点及取型

1）踝部假肢：对施行踝关节附近截肢患者适用。

假半脚：适合脚拇趾截肢、全部足趾截肢、跗部截肢、跖跗骨平面截肢的患者。假半脚都不设踝关节，有带支架和不带支架（称靴形足套）两种。后者适用于足部截去较少部位的患者；前者适用于跖部截肢，跗骨平面截肢和跖跗关节离断患者。

赛姆假肢：对于施行踝离断和跗部截肢的患者可以装配赛姆假肢。

2）小腿假肢：适用于膝关节间隙下8cm到内踝上7cm范围内截肢的患者。

3）大腿假肢：适用于从坐骨结节下10cm至膝关节间隙上5cm范围内的截肢患者。一般由假脚踝关节、小腿、膝关节、接受腔、悬吊装置等几部分组成。

4）髋关节假肢：适用于股骨粗隆以上的截肢，髋关节离断和半侧骨盘切除的患者。有传统型结构和骨骼型结构两种。

安装假肢的患者在安装假肢前、后均必须在康复专业医师或治疗师的指导下进行训练，包括肢体残端处理、残肢训练和安装后肢体功能训练。假肢安装后使用一段时间假肢承受腔必须做适当的修正。

（二）助行器

是辅助人体稳定站立和行走的工具，对于各类截瘫患者和下肢肌肉功能损伤以及肌力衰弱的老年人，如果下肢长期不活动，将导致肌肉萎缩，影响血液循环及其他生理功能。为使他们能自由地站立和行走，助行器是不可缺少的康复器具。使用助行器可使身体的支撑面增大，重心摆幅减小，借助上肢力量稳定重心，因此在站立和行走过程中可增加身体的稳定性。

1．类型

（1）杖：又分为手杖、臂杖和腋杖（拐杖）3种类型。其中手杖和臂杖又有单脚和多脚之分。

为适应不同身高患者，应做成高度可调的杖。但市售的手杖高度是不可调的，因此在选用时，应注意选用合适的长度。选择固定性手杖时，应将上臂自然下垂，屈肘45°，掌心至地面的垂直距离，即为所选手杖的长度。选用长度可调的手杖时，其长度也应按此距离进行调节。

腋杖和臂杖适用于下肢功能损害较重的患者。选择方法：自然站立，小趾前外侧15cm到腋窝的距离，即为腋杖的长度，屈肘30°，腕背处为把手位置。

行走时腋杖承担部分体重，以代替失去的下肢或减轻患肢的负荷，同时也扩大了支撑面，增强了身体的稳定性。但由于腋下承重，故有必要先训练胸大肌、背阔肌，有利于避免压迫腋下神经。

臂杖是以前臂和手共同承重，在其上端部有臂托，中部有柄杖，柄杖与臂托之间的一段向后倾斜以使臂托承受一部分体重，柄杖与臂托之间的距离应小于患者前臂的长度，即应小于掌心到肘关节的长度。

对于年老体弱者，为加强杖的稳定性，应选用多脚杖。

（2）移动式助行架：可分为步行式助行架和轮式助行架2类。

1）步行式助行架：用铝合金管制造，有折叠式，高度可调。它适用于下肢功能有轻度损害的患者。四条腿的长度应根据患者的身高随意调节。

2）轮式助行架：适用于上下肢功能均较差的患者，行走时助行架始终不离开地面，且轮子的摩擦阻力小，易于推行移动。选用时患者应先在康复医师的指导下，确定选择助行器的种类。有些助行器在使用前需进行调整，康复医师或工程人员对患者先进行检查，再开出适宜的助行器处方和训练方案，有利于使患者尽量做到独立站立和行走。

（3）轮椅：是使病残者得以自理的一种重要的康复工具，随着社会文明的进步与发展，轮椅已不仅是肢体伤残者的代步工具，也可使他们借助轮椅进行身体锻炼和参与社会活动。不但使他们在生活和工作中实现了自理，而且有助于心理方面的平衡。

轮椅的选择，主要应考虑到轮椅的尺寸，因为乘坐轮椅者承受体重的主要部位为臀部坐骨结节周围、股骨周围、腘窝部周围和肩胛骨周围，如果轮椅尺寸不适合于患者，特别是座位宽窄、深浅与靠背的高低以及脚步踏板到座垫的距离不适合于患者，都会使乘坐者有关着力部位的血液循环受影响，易发生皮肤磨损，产生皮肤擦伤甚至压疮。其座位宽度为，乘坐者坐好后，臀侧与轮椅座位两内侧面之间的距离应各有2.5cm间隙为宜。座位长度为，当乘坐者坐好后，腘窝部与座位前缘的间隙以6.5cm为宜。座长过短，会使坐骨结节承重太大，易在坐骨结节处产生压疮。座长过长，又会使座位前缘压迫腘窝部和小腿的上端而影响血液循环，并易擦伤皮肤。靠背的高度，应根据乘坐者的坐高及上半身机能情况而定。靠背越高，乘坐者越稳定。靠背越低，上半身及双臂的活动越方便。若患者上半身机能是好的，则靠背上缘高度应在乘坐者腋下约10cm为宜。座垫与脚踏板之间的距离为，乘坐者坐好后，双脚放在脚踏板上，腘窝部与座位前缘的间隙约有4cm不接触座垫。这样既可使大腿底部与臀部同时承受体重，而又不压迫腘窝的血管与神经，同时还要使踏板与地面之间保持一定间隙，既要使乘坐者双脚能踏上踏板，又保持膝关节屈曲90°左右。

另外，在选择轮椅时要考虑到患者的操作能力，患者必须无智能障碍，至少有一侧上肢功能正常，经训练后能较熟练地操纵轮椅，安全性也必须要考虑。所以要选用刹车可靠、不易倾倒的安全轮椅。

普通轮椅的适用范围非常广泛，但对于生理功能条件不同的患者，其要求不同。

1）脊髓损伤者，因损伤部位高低不同，决定了愈后肢体功能的恢复水平。因此对轮椅提出了不同的要求。颈4损伤者，由于已丧失了自主呼吸功能，所乘用的轮椅必须是电动式并配有手提式小型呼吸机；对于脊髓损伤部位较低，而且上肢功能健全者（特别是年轻患者），应努力训练好使用轮椅的技能，增强康复后独立生活的能力。

2）颅脑疾病患者，乘坐的轮椅必须配有适当的托板靠垫（据乘坐者体态要求配制的表面包有软泡沫塑料等衬垫材的靠垫）。配制这种托板靠垫一定要根据试用情况认真修整，否则乘坐者会出现压疮。

（三）矫形器

矫形器是为提高运动功能和减轻疼痛，从外部支持身体某一部位的器具。如支具、支架、夹板等。使用矫形器的目的是保护关节、限制异常活动、矫正或预防变形、代偿功能、增强能力。装配矫形器时，必须弄清障碍的表现及程度，制造矫形器的材料特性（重量、韧度、寿命、加工难易度、能否引起皮肤过敏等）、价格及美观程度等。一般使用金属、皮革、布料制作，近年来低温热塑材料也逐渐得到推广应用。

1．矫形器分类及适应症 根据使用部位分为上肢、下肢和脊柱矫形器三类。装配适应症如下：

（1）需要对某个（或数个）关节加以制动，如踝足矫形器（AFO）可抑制足下垂。

（2）代偿身体某个部位失去的功能。

（3）矫正身体某部位的畸形，如用密尔沃基支具（CTLSO）矫正T7以上的脊柱侧弯。

（4）协助下肢，改善异常步态。

（5）减免肢体承重为目的，如截瘫病人使用的膝踝足矫形器（KAFO）。

（6）骨折愈合不良，术后需对肢体保护固定。

（7）为减少长期卧床而导致的各种并发症或择期手术前短期内的使用等。

2．上肢矫形器 上肢矫形器分为稳定（或保护）关节的固定性矫形器和协助肢体发挥功能的技能性矫形器二类。常用的有肩关节矫形器、肘关节矫形器、腕关节矫形器和手指矫形器。

3．下肢矫形器 常用的下肢矫形器分为：踝足矫形器（AFO）、膝踝足矫形器（KAFO）和髋膝踝足矫形器（HKAFO）三种。也有把矫形鞋归为矫形器类者。

4．脊柱矫形器 常用的有颈椎矫形器（CO）、躯干矫形器和脊柱侧弯矫形器。

五、中国传统运动健身康复法

我国各种传统运动形式，在古代都包含在“导引按跷”之内。所谓“导引”，是肢体运动、呼吸吐纳相结合的养生康复方法，是包含气功、武术内容的运动形式，目的是舒畅气血，伸展肢体，祛除病邪，强身健体，延年益寿。所谓“按跷”，即如今所说的按摩。在古代，按跷多指自我按摩，且将这些自我按摩的动作和导引结合在一起。如清代郑文焯《医故》中说：“古之按摩，皆躬自运动，振捩顿拨，按捺拗伸，通其百节之灵，尽其四肢之敏，劳者多健，譬犹户枢。”所以并称为导引按跷。

（一）中国传统运动健身康复法的特点

中国传统运动对人体有着运行气血，协调脏腑，疏通经络，强健筋骨，宁神定志，激发潜能的作用，目的是养生康复，延年益寿。与现代运动方法相比，它有两大特色：

1．注重体验，不求争先 中国传统的运动方式，大多不是竞技型运动，没有争取第一、夺取冠军的目的。例如太极拳、易筋经、六字诀之类的导引方法，注重的是自身的精神状态、形体动作与自然界融为一体，讲究的是身体内部功能的融和圆通。因此，从外表上看，它不似现代体育那样激烈勇猛，争先恐后，而是表现为祥和安坦，从容不迫。这就从本质上决定了这样的运动方式和养生康复的学科目标是一致的，所以，它也顺理成章地成为养生康复的重要方法。

2．三才兼修，融会贯通 中国传统运动具有浓烈的历史文化背景和深厚的古代哲学基础，凡是学习和研习传统运动的人，如果不领会其中的深切内涵，其结果只能是只练皮毛，难得精髓。其表现在运动方面，就是三才兼修，融会形神，神在形先，意领气行，贯通百脉。

首先，中医天人相应的理论要求修习传统体育者要将自己的个体放在天、地之间，个人的形体、精神、气息都要和自然界进行信息交换，以达到信息互通，状态同步，形成天、地、人三位一体，以天地之精华充养人体。

就养生康复的目的而言，是要达到身心状态的协调和完好。构成人体生命活动的三要素是精、气、神，修习中国传统运动不仅仅是锻炼形体，也要养精、调神，达到身体、心理的最佳状态。

就传统运动的方式而言，也不仅仅是形体的动作，而是要练形、练气、练意。即：运动肢体、自我按摩以练形；呼吸吐纳、调整鼻息以练气；宁静思想、排除杂念以练意。就其每一种具体的方法而言，又总是形、神、息并调，精、气、神并练。

练神：人处于情绪稳定，精神饱满状态时，精力就会充沛，脑力和体力劳动效率也高，机体内外环境易于协调，人的身心愉快健康。相反，当人处于消极、不安的情绪状态时，人的中枢神经功能状态不良，心理活动失常，植物神经系统功能紊乱，因而易诱发或加重病情。中国传统运动方法要求精神放松，入静，意念集中，排除杂念干扰，做到这一点，就可以直接作用于中枢神经及植物性神经系统，使情绪改善，心神宁静明智。这正是《内经》所云“主明则下安，以此养生则寿”。

练形：通过运动肢体、自我按摩的练形活动，可以行气活血，疏通经络，滑利筋骨，消除疲劳，而肌肉、骨骼的放松，又有助于中枢神经系统，尤其是交感神经系统紧张性的下降。练形时必须集中注意力，宁静思想，这对大脑皮质也起着自我抑制的作用，可使过度兴奋而致功能紊乱的大脑皮质得到复原，对外来有害刺激产生保护作用，以此实现形神统一。

练气：通过呼吸吐纳，调整气息，配合精神引导，形体运动，可使气血流通，潜藏内气。调整气息时，或采用自然呼吸，或采用逆呼吸，或采用胎息（亦称丹田呼吸），既能按摩内脏，促进血液循环，增进器官功能，又能兴奋呼吸中枢，从而进一步影响和调节植物神经系统，使机体进入心神宁静、真气内守的“内稳定”状态。这对增强体质，防治疾病是十分有益的。

（二）中国传统运动健身康复法的运用原则

中国传统运动的方法甚多，应用亦广，其流派、功法及作用特点各异，因此，在研习过程中，必须遵循因人而异，因时制宜，循序渐进和持之以恒等原则。否则不仅不会收到预期的效果，还会带来比较严重的副作用。

1. 因人而异　研习传统运动以养生时，要根据人的禀赋强弱、体质差异、年龄大小、性别区分、职业不同以及身患疾病的情况等，有针对性地选择相应的方法，谓之因人而异。禀赋强者，应学会形神并练，充分运用先天禀赋上的优势，运启先天旺盛的精气，以不断培壮后天，从而达到益寿延年的目的。禀赋弱者，则宜选择对脾肾有益的强壮健身运动法，借以固本补虚，强身健骨，裕气全神。

肥胖人多属痰湿体质，身重懒动，稍劳即疲，畏热怕冷，应以练形为主，兼顾练神的运动，如五禽戏、八段锦、易筋经等。形瘦者多属阴虚体质，肝火易亢，情绪急躁，五心烦热，应以练意为主。如放松功，内养功，强壮功等。

青年人可以选择运动量较大的练形为主的运动法，有助于保持旺盛的生命力；中年是机体渐衰的时期，应以能协调阴阳、和畅气血、提高脏腑功能而有一定运动量的健身运动法为主，有助于激发潜在机能，延缓衰老；老年人则要注意固护气血，养神敛精，应以运动量较小、怡养精气神的方法为主，切忌运动量过大，劳伤筋骨，并注意不要屏息练气，以免损伤心肺。同时，老年人大多上实下虚，头重脚轻，步履不稳，锻炼时应注意引导气血下行，强壮肝肾，以逐步调整上下虚实失衡的状态。

脑力劳动者，应以放松性运动为主，适当增加一定的运动量，以调节阴阳平衡，畅通经络气血，激发潜在智能；体力劳动者，则以休息调整强壮一类的方法为主，如内养功、强壮功等。

疾病康复期，对运动方法的选择更为重要。一般静功运动量较小，适宜阴虚者用；动功运动量较大，适宜阳虚者用；松静功、内养功、周天功等，重在调整阴阳，练养精气神。放松功、鹤翔桩、保健功等，可宣畅经络、调和气血；易筋经、五禽戏、太极拳等，对锻炼筋骨，调整脏腑功能较为有利；各种禅定、静坐等，有助于强记益智。对于不同的康复对象，则应根据病情、体质、年龄等因素的不同，有针对性地选择不同功法进行锻炼，如体质虚弱者，宜选内养功，且多取卧式、坐式；体质较强者，可选站桩功、行功等；心血管系统疾患，应以练放松功为主；慢性消化系统及呼吸系统疾患，宜选内养功、简化太极拳等；神经衰弱、阳痿、早泄者，则可选强壮功、固精功等。

2．因时制宜　《内经》云："智者之养生也，必顺四时而适寒暑。"研习传统运动必须顺应四时的自然变化，使人体生理功能与自然环境互相协调，加强人体适应自然的能力，促进健康，康复疾病。

春季阳气升发，运动应在户外进行，有利于人体吐故纳新，采纳真气，振奋人体初升之阳气，化生气血津液，充养脏腑筋骨。一般选择具有一定运动量的、能够活动筋骨、畅达气血的项目，如五禽戏、易筋经、八段锦、太极拳等。但要注意不要进行高强度的剧烈运动，以防阳气发泄太过。但是情绪急躁，肝火易旺之人，要以轻柔舒缓的传统健身运动法为主。

夏季气候炎热，运动应以练气为主，使体内阳气宣发于外，保持体内津液的充盈，与阳盛的自然环境相适应。应选内养功、十六字诀、太极拳、站桩功等，防止运动量过大，出汗过多，消耗人体阴津而引起中暑。时间上应选在晨起凉爽之时，于荫凉处锻炼。

秋、冬季节，阴气渐盛，阳气渐衰，应选择收敛神气，敛阴护阳，益肾固精功效的运动法。秋季以静功为主，如十六字诀、内养功、放松功等，配合一些具有一定运动量的传统健身运动法，如太极拳、八段锦。冬季则以动功为主，运阳气以抗御外界寒气，如五禽戏、八段锦、太极拳、易筋经等，配合强壮体质类的导引法如强壮功、固精功、内养功等。还要谨避阴寒之邪，不要在大风、大雾、大雪中锻炼；室内锻炼时又要注意勤开门窗，使空气流动，不要生炉闭窗锻炼。

因时制宜还应注意一日之中昼夜晨昏的变化。晨起可增强一定的运动量，以运布阳气，滑利关节，户外锻炼为宜；日中以练息为主；晚餐后不作大的运动，而以吐纳练息，内养调神，固藏精气为主，或可按跷揉腹，健脾和胃，以利消化。

3．循序渐进　进行传统健身运动，切忌急于求成，而应循序渐进，特别是其中有一些是属于气功锻炼方法，不是短时间内能够奏效的。如果急于求成，盲目增加运动量，或是强行闭息吞气，过于凝神静思，则容易导致损伤肢体，诱发痼疾，甚至走火入魔，即使练之日久，亦是一无所得。

在功法的选择上，应先简后繁，从易到难。用于康复医疗时，要制定适合个人的阶段性训练计划，有步骤地分段练习，切忌好高骛远，急于求成。若操之过急，"练形"，难以保证动作的准确性，出现呆板、紧张的现象，强度太过，还会导致肌肉疼痛，倦怠无力；"调息"，会使呼吸不畅，胸胁闷胀，甚至憋气心慌，头晕，四肢麻木；"调意"，则会杂念丛生，心急浮躁或心意散漫，出现心悸、失眠，甚至精神错乱。

传统运动方法的练习，应顺其自然，轻松愉快，才能从中获益。执意追求所谓"内气运行"、"外气发放"等，会使精神紧张、形体疲劳；盲目追求脱离实际的目标或所谓神功异术，预执妄念，最终除了导致偏差的产生外，必定是一无所获。

4. 持之以恒 传统运动方法要求锻炼者树立坚定的信心和毅力，长期不懈，持之以恒，这不仅是身体的锻炼，也是意志和毅力的锻炼。

初学者,不应朝三暮四,只有当一种运动方法练得十分娴熟时,才能进一步深入研习。对于已经熟练掌握各种锻炼方法者,也应在相对稳定的时期内,以练某种健身运动法为主,辅以其他。

但持之以恒并非刻板机械，不可变通，若患急性感染病如感冒等，则应暂停，俟疾病愈后再行锻炼。另外，如在锻炼过程中产生了某些副作用时，则也应减少锻炼量，或更改训练计划，甚至暂停锻炼，待机体恢复正常后再进行。

5. 遵循宜忌 锻炼前，要平定情绪，放松精神，排净二便，宽衣松带；先作几节徒手操及筋骨肢体关节的热身活动。切忌在思未静，体未松，肢未动的情况下，便立即进入运动状态。锻炼后，依次放松意念和肢体。此外，每次锻炼之后应以机体舒适自然为度，不应产生胸闷、头晕、疲乏、食欲不振、睡眠不安等现象。

（三）古典运动养生康复法举例

1. 练形为主的运动

（1）**五禽戏**：是三国时代著名医家华佗模仿熊、虎、猿、鹿、鸟的动态创编的。随其模仿禽兽的动作不同，意守、调息、动形的部分即有所不同，所起的作用亦有所区别。

虎戏：为模仿猛虎善用爪力和摇首摆尾、鼓荡周身气血等威猛刚强的动态。意守命门，内壮真元，增强体力。

鹿戏：为模仿鹿善运尾闾，活动腰胯的动态。能沟通任督二脉气血，活跃盆腔的血液循环，具有益肾强腰之功，人练之犹如鹿，心静体松，性灵寿高。

熊戏：为模仿熊的动态。身形沉稳，外静内动，意守中宫（脐内），调和气血，有助于增强内脏器官功能。

猿戏：为模仿猿的动态。敏捷机警，形动神静，肢体运动迅速轻捷，灵活自如，但意守脐中，思想清虚静达。

鸟戏：又称鹤戏。为模仿鹤的动态。动作轻翔舒展，昂然挺拔，悠然自得，意守气海。

五禽戏的每一种动作各有侧重，但全部练完，又是一个整体。常练则有宁心神、增体力、调气血、益脏腑、通经络、活筋骨、利关节等作用，是中老年人防老抗衰和老年病康复的理想运动项目。

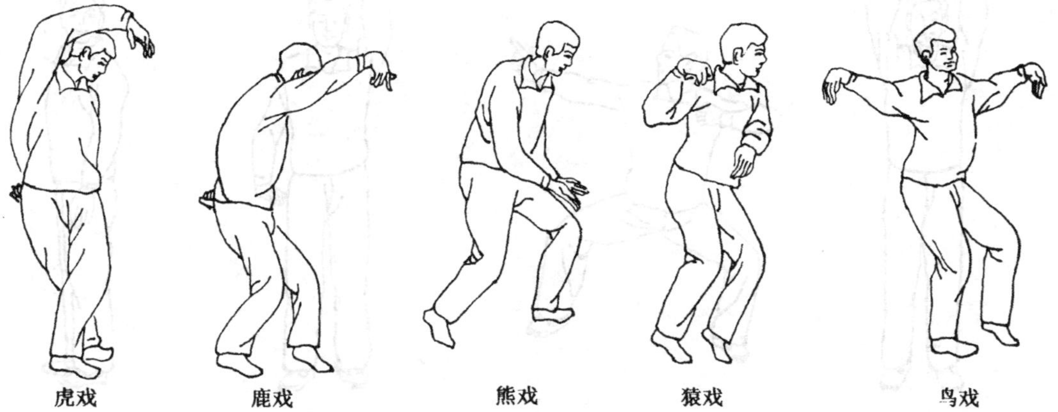

图3-1　五禽戏图

(2) 八段锦：已有八百余年历史。古人将其比作美丽多彩的锦段，又因整套动作按八套图势依次连贯进行，如锦缎般连绵滑利，遍及周身，故名“八段锦”。

其特点：动作简单，功效全面，能加强臂力和下肢肌力，发达胸部肌肉，防治脊柱后突和圆背等不良姿势，调形与调息结合，行气活血，周流营卫，斡旋气机，调养脏腑，舒展筋骨。如曹廷栋说：“八段锦之类，不过宜畅气血，展舒筋骸，有益无损。”是适应于中老年人及肌肉不发达或身姿不正的青少年锻炼的保健操。根据八段锦的功法和作用特点，清光绪初期曾有一无名氏用七言歌诀加以总结：

双手托天理三焦，左右开弓似射雕；

调理脾胃单举手，五劳七伤往后瞧；

攒拳怒目增气力，两手攀足固肾腰；

摇头摆尾去心火，背后七颠百病消。

从歌中基本可以理解它的八种动作要领（见图）及其作用特点。

(3) 太极拳：是我国传统的健身运动项目，以“太极”为名，系取我国古代《易经》哲学理论为指导思想，采太极图势之圆柔连贯，阴阳合抱之势为运动原则。运动中，手、眼、身、步法动作协调，与呼吸吐纳，神意内守有机结合。活动时形体外动，意识内静；动静结合，以静御动；内外兼修，以内制外；虚实相间，虚中求实；以意导气，以气动身；身动圆活，如环无端。以此达到经络疏通，气血流畅的目的。

太极拳的锻炼要领有：

一要神静体松，以静御动。切忌精神和躯体肌肉的紧张，要始终保持神静，排除思想杂念，使意识内守，全神贯注；形体放松，上身要沉肩坠肘，下身要松胯宽腰，以使经脉畅达，气血周流。

二要全身协调，以腰为轴。要求全身协调，浑然一体，以腰部为轴心运动，做到定根于脚，发劲于腿，主宰于腰，形动于指，神注于眼，手动于外，气动于内，神为主帅，身为神

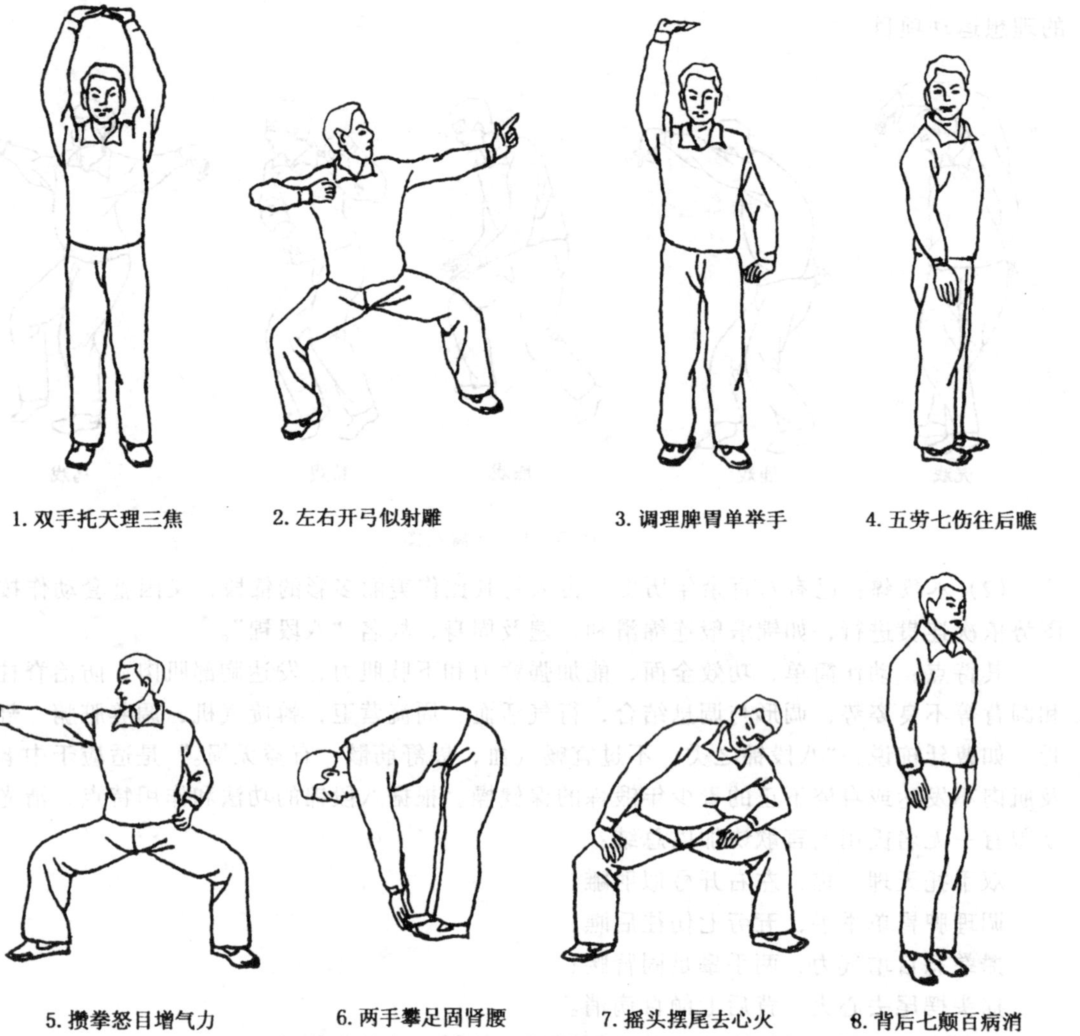

1. 双手托天理三焦　2. 左右开弓似射雕　3. 调理脾胃单举手　4. 五劳七伤往后瞧

5. 攒拳怒目增气力　6. 两手攀足固肾腰　7. 摇头摆尾去心火　8. 背后七颠百病消

图 3-2　八段锦图

使，做到手到、意到、气到，而眼神先至。

三要呼吸均匀，气沉丹田。以腹式自然呼吸为主。呼吸之深长均匀，与动作之轻柔圆活相应。一般说吸气时，动作为合，气沉丹田，呼气时，动作为开，气发丹田。

太极拳流派众多，主要有陈式、杨式、武式、吴式和孙式等五大流派，各派架式各有特点。建国后，国家体委编有“简化太极拳”，通称“太极二十四势”，比较适用于强身健体。

研究证实，太极拳能使脊柱周围的软组织和韧带保持旺盛的血液循环，从而减少和推迟骨质与韧带的硬化、钙化，阻止退行性变化的发生，防止或延缓驼背、关节不灵活等衰老现象的出现。此外，还可使机体的新陈代谢得到改善，提高消化功能，增强免疫能力，调节血压、血糖、血脂，防止高血压、高血脂、动脉硬化、糖尿病以及肥胖症等老年常见病的发生。

(4) 易筋经：相传易筋经是南北朝时期达摩和尚创造，并从少林寺流传出来的一种动功。“易”，变易、改变；“筋”，筋骨、肌肉。可知本法主要作用是锻炼筋骨，使之柔韧。正如《易筋经》所云：“易筋以坚其体。”

相传古代十二式易筋经中，所有动作都是由各种劳动姿势演化而成的，如舂米、运载、进仓、收囤等，后被寺庙僧人加工提炼而成。易筋经的锻炼要领是动静相谐、松紧结合、刚柔相济。其特点是全身自然放松，动随意引，意随气行，紧密配合呼吸，全身进行静止性用力（即发暗劲），通过意念、气息，来调节肌肉、筋骨的紧张力。易筋经以形体屈伸、俯仰、扭转为特点，可达“伸筋拔骨”的效果。除了能使筋骨强壮，肌肉韧带富有弹性，收缩和舒张能力增强以外，更重要的意义在于内练丹田之气，宣通脏腑气血。持之以恒，使人精神饱满，增进食欲，旺盛性功能，还可使肥胖者消除腹部过多的脂肪，强腰固肾，解除腰腿酸痛，使步履稳健有力。

易筋经共有十二式（见图）：

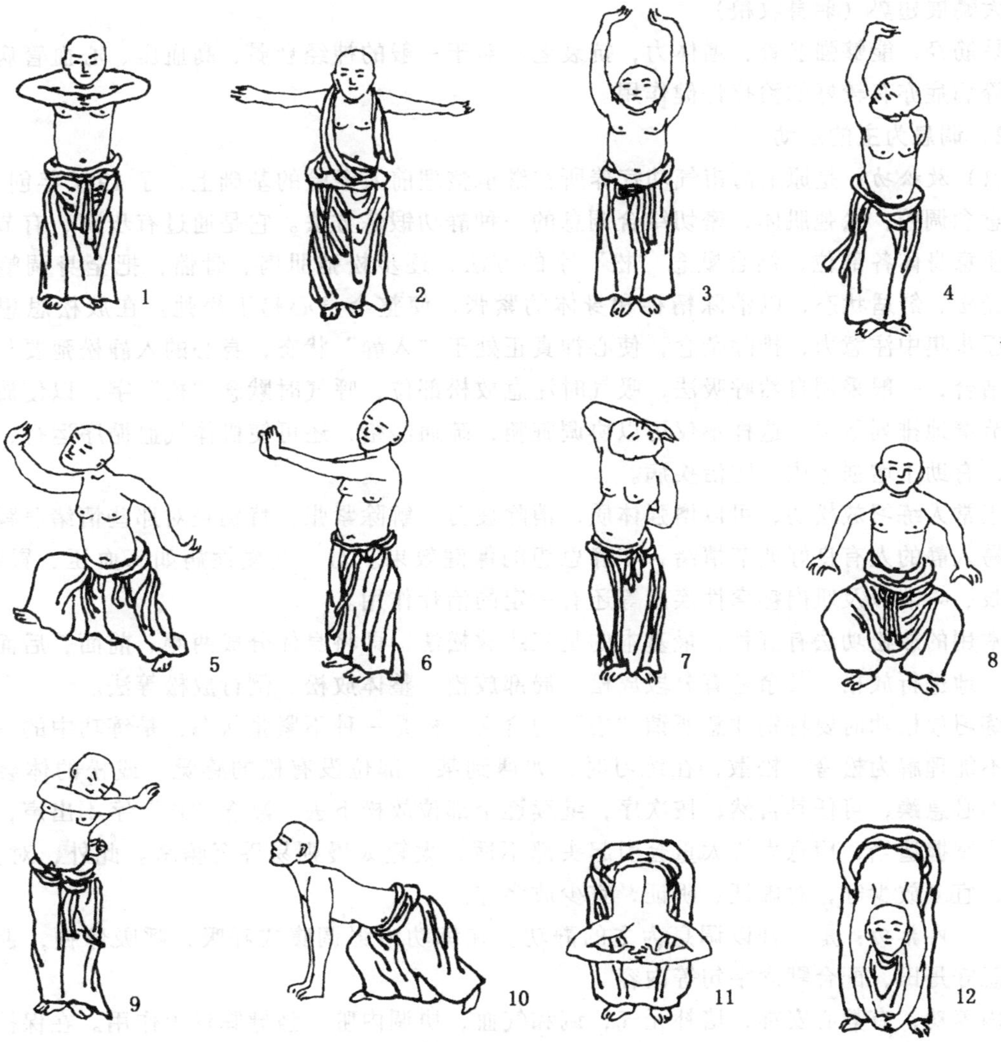

图 3-3　易筋经图

韦驮献杵第一势（揭杵舂粮）
韦驮献杵第二势（扁担挑粮）
韦驮献杵第三势（扬风净粮）
摘星换斗势（换肩扛粮）
出爪亮翅势（推袋垛粮）
倒拖九牛尾势（牵牛拉粮）
九鬼拔马刀势（背牵运粮）
三盘落地势（盘箩卸粮）
饿虎扑食势（围穴囤粮）
打躬势（扑地护粮）
躬尾势（屈体拣粮）
大鹏展翅势（躬身收粮）

易筋经，能够强筋骨，增体力，抗衰老。对于一般的神经衰弱、高血压、心血管病、关节炎等病症亦有较好的治疗保健作用。

2．调息为主的运动

(1) 放松功：是原上海市气功疗养所在继承整理前人经验的基础上，于1957年创立的。是以意念调控，松弛肌体，密切结合调息的一种静功锻炼方法。它是通过有步骤、有节奏地依次注意身体各部位，结合默念“松”字的方法，逐步松弛肌肉、骨骼，把全身调整至自然、轻松、舒适状态，以消除精神和身体的紧张，使整个身心趋于松弛。在放松思想的同时，逐步集中注意力，排除杂念，使心神真正处于“入静”状态，身心的入静松弛要与调息紧密结合，一般采用自然呼吸法，吸气时注意放松部位，呼气时默念“松”字，以使放松部位有节奏地排列下去。这样不仅可以协调脏腑，疏通经络，还可使机体气血循序运行，周流不息，有助于增强体质，防治疾病。

正常人练习放松功，可以增强体质，消除疲劳，解除紧张，特别是对那些情绪急躁，思想不易入静的人有良好调节情绪，宁静思想的保健效果。对一些慢性病如高血压、胃肠病、青光眼、哮喘以及肌肉痉挛性疾患等还有一定的治疗作用。

常用的放松功法有五种，最基本的是三线放松法，即将身体分成两侧、前面、后面三条线逐次地进行放松。其余还有分段放松、局部放松、整体放松、倒行放松等法。

练习放松功时要特别注意所谓“松”的含义，松是一种不紧张状态，是练功中的一种体会，不能理解为松垮、松散，在练习时，如遇到某一部位没有松的感觉，或松的体会不明显，不必急躁，可任其自然，按次序，继续逐个部位放松下去。默念“松”字不出声，快慢轻重，掌握适当，用意太快太重会引起头部不适，太轻太慢则易昏沉瞌睡。此外，对实证、阳证，宜多放少守；对虚证、阴证，宜少放多守。

(2) 内养功：是一种以调息为主的静功。在练功中强调腹式呼吸，呼吸停顿，舌体起落，意守丹田，配合默念字句等内容。

内养功，有静心安神，培补元气，调和气血，协调内脏，强健脾胃等作用。在保持精神与机体松弛的状态下，用意念导引进行不同种类的呼吸锻炼，使腹腔内压产生周期性变化，从而活跃腹腔血液循环，促进胃肠蠕动。此法对神经系统、呼吸系统和消化系统有较为显著的保健作用，对精神不安、情绪急躁、宗气不足、脾胃虚弱之人有一定治疗强身作用。

练功姿势，通常以侧卧位为主，亦可坐位或仰卧位，练功后期还可采用半卧位以增强体力。胃紧张力低下，蠕动力软弱及排空迟缓者，则宜选用右侧卧位，尤其饭后更应如此。但对胃黏膜脱垂症患者，则不宜选用右侧卧位。

练功时的呼吸吐纳方法，常用的有三种：吸－停－呼；吸－呼－停，吸－停－吸－呼。一般多用前两种，后一种较少用。第二种呼吸法与平时的呼吸形式变化不大，故易于掌握。精神紧张，胃肠功能低下者宜采用第一种呼吸法。内养功的呼吸吐纳还需配合默念、舌动、意守诸项动作，这样有利于安定情绪，排除杂念。意守丹田时，一般多意守下丹田（气海），但如患低血压或月经量多时，可守中丹田（膻中）或上丹田（两眉间），有高血压头痛或经闭等时，可守下丹田或足趾，不论意守何处，都应做到似守非守。

(3) 强壮功：是通过对传统的释、儒、道各家练功方法的整理综合而成，是一种在自然舒适的体位下，通过调整呼吸、意守、入静以达到强壮机体的一种静功功法。

练强壮功的体位要求自然舒适，一般采用以下几种体位，即单盘式、双盘式、自然盘膝以及站式。练功时，头部要正直，下颌回收，眼、口微闭，舌抵上腭，面带微笑，脊柱直立，腰椎微向前方，臀部坐实着床，下放一垫，胸部内含，垂肩坠肘，腹部平直，两手轻握，放于小腹前方或两侧膝盖上，全身轻松，毫无束缚之感。练强壮功时呼吸要柔和自然，随着练功的进度，呼吸由细缓渐至顺畅、深长、均匀，然后意守呼吸，“意气合一”，以一念代万念逐渐入静，可用意守丹田法、听息法、数息法、默念法，进入似睡非睡，似醒非醒的忘我状态，并将这种静态维持 30～40 分钟，然后收功。

强壮功对冠心病，高血压，神经官能症，神经衰弱，植物神经功能紊乱等慢性疾病均有一定防治效果。

(4) 保健功：是一种由外及内的功法，是根据经络理论，循经取穴，以自己双手在头、颈、躯干、四肢等部位进行按摩，辅以身体各部位伸屈旋转活动的保健功法。

功法如下：

第一法：静坐　闭目盘膝，含胸，四指握拇指置两侧腿上，舌抵上腭，意守丹田，自然或腹式呼吸，排除杂念，放松全身。

第二法：耳功　手摩耳轮，然后用鱼际掩耳道，食指压中指并滑下轻弹后脑。可解除头昏疼，防治耳鸣耳聋。

第三法：叩齿　上下齿轻叩。可坚固牙齿，防牙痛。

第四法：舌功　舌在口腔内牙齿外，先向左旋，然后右旋。

第五法：漱津　将唾液鼓漱 36 次，分三次咽下。上述两功可增进食欲，助消化，防止口苦口臭。

第六法：擦鼻　拇指指背擦鼻翼。可防感冒，治鼻炎。

第七法：目功　闭目，屈拇指，两拇指中节轻擦眼皮，再用拇指指背擦眼眉，然后眼球左右旋转。防治目疾，增进视力。

第八法：擦面　两掌搓热，由额擦至颌，再由下向上。可改善面部血液循环，少生皱纹。

第九法：项功　手指交叉抱后颈争力，前俯后仰。去肩疼、目昏。

第十法：揉肩　掌揉对侧肩。防治肩周炎。

第十一法：夹脊　屈肘半握拳，前后摆动，带动胸胁扭转。可改善肩部血液循环，增强内脏功能。

第十二法：搓腰　两掌搓热，分搓腰两侧。可防治腰痛、痛经、闭经。

第十三法：搓尾骨　两手食指、中指分别搓尾骨部骶椎两侧。可防治脱肛、痔漏、便秘。

第十四法：擦丹田　先将两掌搓热，绕脐分别顺时针划圆摩腹。可助消化，治便秘腹胀；然后一手兜阴囊，一手擦丹田，左右手各81次。可防治遗精、阳痿、早泄。

第十五法：揉膝　掌揉膝关节。防治关节病。

第十六法：擦涌泉　两手食指、中指相并分别摩擦对侧脚心。可调节心率，治头目眩晕、失眠。

第十七法：织布式　正坐，两腿伸直并拢，手心向足前推，上身前俯，呼气；手心向里返回，吸气。防治腰背酸痛。

第十八法：和带脉　盘坐，两手胸前相握，上身先左转，然后右转。

保健功动作舒缓柔和，功法简便易行，男女老少咸宜，特别适用于老年人和慢性病患者，如能持之以恒，可以收到祛病延年之效。颜面诸功还是美容良法。如孙思邈《千金要方·调气法》所云，可以使“身体悦泽，面色光辉，鬓毛润泽，耳目精明，令人食美，气力强健，百病皆去”。

练保健功，要掌握由轻到重，活动幅度由小到大的原则，以练后感觉舒适轻快为度。保健功或可作为其他功法的辅助，按病情需要选其中的某一节。

(5) 站桩功：原是武术中作为腰腿锻炼的基本功夫，亦称“马步”、“地盘”。是一种形、神同练的静气功。特点是以站桩为主，练功之人犹如树大根深，站立挺拔，配合意念和呼吸练功，使躯干四肢保持一定的姿势，肌肉呈持续性的静力性紧张，思想集中。

站桩功一方面能使中枢神经得到休息，另一方面能促进血液循环，增强各个系统的新陈代谢，使五脏六腑、四肢百骸之功能得到协调，最终达到全身润泽、生机旺盛、祛病延年的目的。

在站式为主的基础上，根据上肢和下肢的姿势及体位高低，可分为提抱式、扶按式、撑按式、分水式、休息式数种。

提抱式　两足分开与肩齐，膝微曲，体直头正，两手臂如抱一大气球，面呈微笑。

扶按式　两臂稍抬，双手位于脐际，如扶按漂浮水上的大气球。余同提抱式。

撑按式　两臂抬至胸前，松肩，肘关节稍下垂，双手与胸间隔一尺，手心向内作抱球状，或手心向外作撑物状。余同提抱式。

分水式　两臂稍弯曲，并向左右侧自然伸展，两手保持在脐横线以下，手心向下犹如分水。余同提抱式。

休息式　即如平时站着休息的各种方式，或反手贴腰，或扶物而站，或手插衣袋而立，或左右足前后分开，呈似走未走状。

练功时必须注意：每日练功 2~3 次，开始每次 10 分钟左右，以后逐步延长至 40 分钟左右。站桩过程中，如发现头晕、恶心、出虚汗时，必须停止练功，适当休息一会。站桩结束后，可自由活动一下，如感到全身酸麻时，可进行四肢自我按摩或拍打，站桩时的意守和呼吸，一般任其自然。

健康人练站桩功有增强体质的作用，慢性病患者则有治疗效果，尤其是高血压、神经衰弱、慢性胃肠炎、胃溃疡、关节炎等患者更为适宜。

(6) 十六字诀：是通过吸气后气沉丹田，用意提引的静功锻炼方法，出于明初冷谦的《修龄要旨》。功法概括为十六字口诀："一吸便提，气气归脐；一提便咽，水火相见。"故名"十六字诀"，也称"十六锭金"，以示其功法甚妙，养生价值甚高。

此法特点是至简至易，一日十二时中，略得空闲，行立坐卧，意一到处，即可行功，久久练之，能使耳目聪明，记性增强，不饥不渴，安健胜常，宿疾可疗，未病可防，绝感冒痞积，逆滞不和，收却病延年之效。

具体练功方法是：口中先须漱津三五次，舌搅上下腭后，仍以舌抵上腭，满口生津，连津咽下，汩然有声；随于鼻中吸清气一口，以意念直送至脐下丹田之中，稍存，谓之一吸。随用下部，轻轻如忍便状，以意提起使归脐，连及夹脊双关，肾门，一路提上，直至后项玉枕关，透入泥丸顶内，直升而上，亦不觉气之上出，谓之一呼。一呼一吸，谓之一息。气即上升，随又似前，汩然有声，咽下，鼻吸清气，送至丹田，稍存片刻，又自下部如前轻轻提上，与脐相接，所谓气气归脐，凡咽下，口中有液愈妙，无液亦要汩然有声，咽之如是，一咽一提，或三、五口，或七、九口，或十二或二十四口，要行即行，要止即止，只要不忘，作为正事，不使间断，就能精进。

第六节　康复护理

护理工作贯穿于康复的全过程。在心身医学的时代，康复护理具有其他医疗活动不可替代的作用。由于对象存在着躯体和心理双重残障，他们不仅需要药物和仪器的治疗，更需要精神和心理上的护理。在康复过程中，对患者按程序给予系统化的护理，有助于减少后遗症，防止并发症，调动患者以最佳状态配合治疗，促进功能尽早恢复。

中医护理，传统习称"养护"、"摄护"等中医康复护理，是利用各种养生护理的技术方法，配合康复医学手段，帮助患者恢复衣食住行的生活能力和社会适应能力，以促使患者身心康复的专门护理措施。

康复护理有别于其他护理内容，其护理对象主要是针对智残、身残等各种残疾，老年病、慢性病以及瘥后诸证等患者，尤其重视老人及小儿的残疾护理。它与康复治疗法的区别主要是侧重于护理技术的操作方面。例如康复治疗法常称"调摄法"，而康复护理则称为"调摄之技"。它又不同于中医临床护理，临床护理多需要依靠药物、医疗器械及各种设施才能发挥操作技术，而康复护理多具有"看护"、"养护"、"教护"、"防护"的特点，适宜于配合自我康复训练，可因地制宜地开展家庭康复病房和各级基层康复护理。

中医康复护理可以为病人提供清洁、安全、舒适的康复环境，促进各个康复医疗环节有规律地进行，及时动态地反映病人的病情变化和康复效果，实施各种康复医疗技术的具体操作，可提高康复效果，避免并发症的发生。康复护理应与康复治疗紧密配合，而且还要根据病员的具体情况，从病人的实际困难出发，进行恰当的护理。其特点如下。

一、整体护理

中医康复学的整体观念包括人与自然一体观，人与社会一体观，人身形神一体观三部分内容，护理工作同样应具有整体系统观，而不应将病人与环境割裂。目前，整体护理工作作为一种全新的护理概念和临床实践在我国大力推行。

“整体观”是中医学的理论核心，它主张人体是一个有机的整体，在生理上以心、肝、脾、肺、肾五脏为中心，通过经络，联系皮、肉、筋、骨、五官、九窍，共同完成人体的机能活动。病变时脏腑功能失调，通过经络反映于体表，体表有病，也会影响脏腑；在心理上强调喜、怒、忧、思、悲、恐、惊七情变化与疾病、健康的关系；在人与自然的关系上，有“天人相应”等理论，特别注意自然界中一年四季气候差别以及不同地区地理环境变化和生活习惯不同对人体的影响。护理病人时，要注意护理对象的整体性，考虑环境、气候、季节、人际关系的影响，同时还强调“辨证施护”，“防重于治”。

现代整体护理是以现代护理观为指导，以护理程序为框架，根据病人身心、社会、文化需要，提供优质护理，必须整体地对待各系统内部与各系统之间的关系。护理的对象是人，人作为自然系统中的次系统，又有许多的次系统，如神经、循环等系统。每个人与周围环境交换着物质、能量和信息，特别是与周围其他人相互作用，以及受更大的超系统，如家庭和所在群体的控制。因而，要想维护机体的平衡，或在失去平衡时恢复平衡，不能只限于对机体内各系统或各器官功能的协调平衡，还要注重环境中其他人、家庭、社区甚至更大的群体等对该机体的影响，只有这样才能使个体或某一群体等的整体系统功能更好地运转。如此整体地对待人体内部与周围环境的关系，正是现代护理学所要遵循的一大准则。

（一）因自然条件施护

“人以天地之气生，四时之法成”，一年之中的季节变化，寒来暑往，雾露雨雪等都不可避免地影响人体的阴阳升降，气血周流及脏腑虚实。护理工作必须顺应自然规律。如康复病室应四季如春，清爽宜人。夏季炎热，要通气降温；中等亮度，光线柔和，使人愉快恬静，宜用蓝绿色光，冷色窗帘，给人以凉爽舒适的感觉；冬季则要加温保暖，用较强灯光，换暖色窗帘；长夏暑湿，应通风去潮；秋冬干燥，应喷雾洒水。春夏宜发散阳气，让病员多做户外活动；秋冬阳气敛藏，多在室内活动为要。疾病亦有旦慧昼安、夕加夜甚等时辰变化，每种病又有季节性的多发与加重等不同情况，护理皆应顺应四时，主动施护。还可利用本地区自然条件，充分开展自然疗法，洗温泉，闻花香，听鸟语，游山玩水，钓鱼荡舟，都能使患者心旷神怡，筋骨舒通，利于康复。

（二）因社会环境施护

人与社会有千丝万缕的联系，社会环境的各种因素都能直接刺激人的感官，影响人的情志而加重疾病，如杯弓蛇影、杞人忧天等皆是典型病例。良好的环境因素和舒畅的情志，自会促使病人早日康复。护理人员必须熟悉患者的社会地位、婚恋、家庭、朋友等人际关系，经济条件，爱好厌恶等，做细致的思想工作，解除不良心理状态。即使疾病大致相同的人，由于社会条件不同，对待疾病的态度也大相径庭，因此必须综合各方面条件而施护。

（三）因整体之人施护

人本身是一个不可分割的整体，形存则神存，形谢则神灭。五脏六腑，四肢百骸，无论在生理上，还是在病理上，都是紧密联系，互相影响的。精神状态正常，有利于机体处于协调状态，能适应四时环境的变化，不易受邪气侵袭；精神崩溃，七情内伤，则有碍健康。护士必须经常观察患者的精神状态，设法避免和消除使患者紧张、恐惧、忧愁、绝望等一切不良的精神因素，掌握心理护理知识。人的形体亦是统一整体，如眼疾多有肝气不舒、肝血亏虚等全身病变，护理应侧重养肝明目，舒调情志；瘿瘤患者多有胃热阴伤、能食易饥的症状，护理则应给予丰富营养，三餐之间还要配合滋阴清凉饮料。要防止头疼护头，脚疼护脚的局部观点。

二、辨证护理

疾病是非常复杂的，同一种疾病，因不同的发病阶段，或不同的患病个体，其症状表现千差万别；不同疾病，不同个体，在发病的某一阶段还可能出现相同的证候。护理人员必须知常达变，因人因证而施护。

（一）因人异护

每个人的先天素质不同，后天教育条件不同，个人实践和主观能动性不同，心理活动也各不相同。同住医院，却来自四面八方，有老有小，有男有女，有城有乡，有工有农，有经济条件好的，也有条件差的，有公费医疗的，也有自费的，病人的文化水平、思想品德、道德风尚、行为习惯、病情轻重，各不相同。这些不同使他们动机有别，要求不一，对医院的适应能力不同，对待疾病的态度亦大不相同。如两例喉癌患者，一位农民，思想负担轻，情绪波动小，对医护高度信任。另一位大学教员，查资料，翻医书，自开药方，惊恐万状。结果前者手术后顺利康复；后者手术后肝胃不和，频频呃逆，食眠俱差，体质大衰。造成病人差异的因素不胜枚举，只有靠护士具体分析、具体对待。

（二）因证异护

同一病证，可以从辨证分为若干证型。证型不同，应采取不同的护理措施。例如，肺结核、消渴等阴虚为主者，护理应重在养阴防燥；久病水肿、痹证、鹤膝风等阳虚湿重者，护理应重在温阳除湿。又如气虚病人的护理应以清心静养为主，避免劳累过度，避免感受外邪；气郁病人的护理应以开怀舒畅为主。病证不同，应采取不同的护理措施，不能千证一律，照章办事。如尽量让病员有适当的娱乐活动，听音乐，看电视，玩游戏等，对于忧郁证患者尤应如此，但心绞痛、癫痫、有抽搐发作史的患者则常因声响而诱发，又宜将他们安置在隔音比较好，环境安静的病室之中。痹证、濡泄患者宜居处干燥，而阴伤燥咳的患者则宜居处潮润。肥胖证、消渴证宜活动量大，而心悸怔忡患者活动量大则有危险。因悲伤而生病者，应使之喜由衷发；因愤怒而疯癫者，则应使之沉思忧虑，等等。中医康复护理必须因病而异，因证而异。

（三）因病程异护

不同疾病的同一康复期常采用相同的护理措施，如哮喘、心痛、消渴、肝病患者同样需要戒烟酒，远房室，少肥甘，淡滋味，忌恼怒，避免一切刺激性食物及精神因素；外伤、烧伤、脑病后遗症康复期同样需要功能训练护理。但同一疾患的不同康复期却需要不同的护理措施。

如必须截肢的患者，手术之前，应该帮助他消除恐惧、悲观、绝望的情绪，引导他正确对待手术；手术之后，则宜照顾生活，特殊护理，还要帮助他摆脱因职业、家庭及外形缺陷所引起的自卑、羞惭、不愿见人等不良心理状态；而伤残后期，则重点是护理其肢体功能恢复，训练其生活自理能力。

三、综合护理

康复期病情很复杂，很多患者常留下终身残疾，慢性病患者随时可能发生并发症，有的因疾病影响而心理不健全。护理必须综合各种因素和疾病的各种情况，了解病人的情绪，根据病残部位，预防挛缩和畸形，预防各种并发症，将多种护理措施综合使用。

（一）一般护理与特殊护理相结合

康复期患者除常规护理外，对于特殊情况还应结合特殊措施。如偏瘫、截瘫等长期卧床的患者，应抓住预防并发症这一重要环节，尤其二便护理更要仔细。瘫痪常便秘，而便秘努挣会致血络破裂，加重病情，因此宜按时给服润肠丸之类药物，或中药灌肠；小便不通，易发生膀胱、肾脏的并发症，应服利尿药物，或导尿、热水熏蒸等配合进行；亦可用针刺、按摩、点穴、耳针、热熨等方法进行护理，保持大小便通畅。呼吸系统的疾患，除常规护理外，还要密切注意咳喘情况，一般凌晨容易出现呼吸急促，痰涎壅盛，喘息难卧，应及时给患者翻身、拍背、抹胸、指压、针刺，帮助咳出黏痰；哮喘发作则要紧急护理，药雾吸入，针刺、热熨均可使用。无论何种疾患，只要出现发烧，呕吐，出血，头痛，失眠，眩晕，腹泻等严重症状，都要采取特殊护理。神残、智残等病人，在常规护理的同时，更要合理安排好精神娱乐护理及作业护理。

（二）多种护理方法相结合

康复期患者多采取综合治疗法，因此也要采取相应的综合施护。如饮食护理、心理护理、运动健身等。如神经系统疾患常有失语、吞咽困难、二便秘塞、瘫痪等，残疾带来身体痛苦，同时留下精神创伤，因此首先要重视心理护理，适当安排他们的娱乐活动，增加生活的情趣；注意皮肤清洁的护理，长期卧床，气血周流受阻，极易产生褥疮，要常翻身擦澡，更换内衣；二便也应特别注意，以免并发其他疾病。另外，注意饮食护理，由于活动量少，宜饮食清淡，多吃蔬菜瓜果，但也应合理营养，增强体质。吞咽困难者，还要耐心喂给流食、羹汤、藕粉、肉粥等康复食品；要配合适当功能训练，按摩患肢，防止萎缩，练习起坐，教习康复操、太极拳等；或恰当选用艾灸、热敷、药熨、拔罐、耳针等各种辅助护理手段。

（三）自我护理、家庭护理与医院护理相结合

自我护理，对促进患者早日康复有重要作用，主要内容为外避虚邪贼风、内重恬淡冶心、注意饮食起居、加强身体锻炼等。如《素问·上古天真论》云："虚邪贼风，避之有时；恬淡虚无，真气从之；精神内守，病安从来。"是自我护理的指导方针。

家庭护理，护理人员主要是病人的家属。如宋·陈直《养老奉亲书》提出，老人住室、床褥、起居、饮食安排、行动须人照顾，元·邹弘《寿亲养老新书·卷二》的古今嘉言善行七十二事，清·石光樨等《仁寿编》中有关对父母、叔侄、兄弟、夫妻等在疾病恢复期的相互照顾和护理等，大多属于中医康复护理的范畴。

医院护理，主要由护士担任。康复护士须经过一定的专业训练，掌握一定的特殊技能，如各种功能训练、特殊疗法、按摩等等。康复护士负责各种康复方法的实施，提供各种并发症的预防措施，动态反映病情变化，从护理技术操作、功能运动训练，到精神饮食调养等各方面进行综合护理。康复效果不但与医生的诊断、医疗有关，而且与护理工作的优劣也有密切的关系。将自我护理、家庭护理与医院护理有机地结合起来，相互配合与补充，是中医康复护理的特色之一。

四、心身并重护理

（一）心理护理要点

1. 具备心理学知识 康复护理应具备广博的社会知识，一定的文化素养和扎实的医学基础，也应掌握情志致病的特点，以情制情的方法，心理护理的知识与技能，本人还应具有良好的心理品格，要有敏锐的观察力，准确的记忆力，温柔的性格，热情乐观的情绪，要锻炼自己的表达能力和语言技巧，才能和来自社会上各个行业的不同文化水平的患者融洽交往，做好心理护理工作。

2. 建立良好的护患关系 护士要有高度的同情心与责任心，取得患者信任，与患者亲密无间的相处，是心理护理的先决条件。对待患者要真挚、耐心、热情、严肃——真挚：介绍病情要谨慎中肯，不要搪塞，使之生疑，不可随意告诉病情恶化，有人死亡等不幸消息；耐心：康复病程一般较长，想通过一次谈话解决思想问题是不可能的，患者情绪常会有反复，护士不可焦躁；热情：为患者服务要诚心诚意，要认真解决患者的实际困难，尽量满足

其提出的合理要求；严肃：不可拿伤残患者取笑，严格为患者的隐私保密，越是患者难以启齿的秘密越是疾病的症结所在，要取得信任，才能有的放矢地进行心理护理。

3. 争取患者与家属的合作 对患者进行的各种医疗、检查、护理措施，要尽可能向患者讲解清楚，并适当向患者介绍病情及预后，减少其恐惧心理，提高其认识自身疾病的自觉性，患者便能主动讲出真心话，反馈疾病的信息，变被动为主动，自觉地接受治疗，主动忍受痛苦，坚持康复训练等等。也必须事先向患者家属介绍病情及治疗需要，以免探视时语言不当，影响患者情绪。还需要争取家属的认真配合，尤其对精神病、老年病、痴呆、伤残等失去生活自理能力的人，更需要让他体会到亲人的温暖。

（二）心理护理方法

1. 根据心理需要施护 疾病的折磨会使人感情脆弱，感觉过敏，容易疑心、激怒，因此需要更多的关怀、同情与安慰；生病卧床，也会无休止地猜想、思考，会感到烦闷、无聊，产生与世隔绝的孤独感，极需要与人交流。护士应每日适时与病人交谈，帮助解除思想上的困扰。对于丧失生活自理能力的病人，要帮助他们解决困难，如帮助洗脸、擦浴、洗脚、上厕所等等。至于病人对医疗、护理、饮食等方面提出的种种要求，若合理而有条件能做到的，应该尽量予以满足；对于不合理的或现有条件不可能办到的事情，应给以耐心的解释和说服。

2. 根据不同心理施护 病证不同，心理变化的差异很大。如突然失明，对病人来说是晴天霹雳，性情会古怪暴躁起来；耳聋患者听不到声音，性格孤僻，却经常暗自猜测别人的意思，总怀疑别人议论自己，很容易激怒；失语患者常以眼神、面部表情表达他们的想法和要求；妇科的残疾，尤其是患有不能生育的疾患，病人自责自怜，背上了严重的负罪感，未婚女子则会陷入更大的痛苦之中；癌症则使患者悲伤苦闷，有的甚至会消极等死，想到自杀；肢体伤残、烧伤毁容更给患者带来巨大的精神创伤。所有这些，都要护理人员区别揣摩他们的心理状态，分别给以不同形式的理解、支持、安慰和切中要害的疏导，因证而施护，才能稳定患者的情绪。

3. 根据不同心理特点施护 不同患者，由于文化素养、社会地位、人际关系、经济状况、婚恋家庭、性格特点、习惯喜恶等等不同，发病以后的心理变化差异极大。儿童期、青春期、更年期、老年期的心理状态各不相通，必须根据具体情况选择易被接受的方式。即使是同一病证，心理变化亦相差甚远。同属精神疾患，癫狂患者，大多心胸狭窄，性格怪僻，护士要语言谨慎，严防刺激患者而诱发狂躁；而惊恐忧郁患者，又疑神疑鬼，怵惕不安，护士宜用暗示、宽慰、释疑的语言和行为消除之；脏躁患者，委屈欲哭，喜怒无常，又宜投其所好，使之喜由衷发，摆脱悲伤情绪。护士必须要掌握中医情志致病的特点而因人施护。

4. 根据不同病程变化施护： 同一病人在发病的不同阶段所遇到的实际困难不同，故心理变化各异。如癌症患者，疾病初期，未确诊之前，是疑癌阶段，不安和焦虑情绪非常明显；一旦确诊，病人感到震惊，又怀有侥幸心理，要求反复检查，总希望诊断是错误的。当不得不承认事实后，则感到大祸临头，是情绪最恶劣的时刻，表现出埋怨、沮丧、忿怒、哭泣，寝食俱废，对医护人员易生气，甚至拒绝治疗；随着病情进展，病人失眠、乏力、浑身不适，有的不得不忍受手术、毁容、放疗等痛苦，情绪变得抑郁、孤独，不愿再与人谈预后病情；死亡逐渐逼近，就会变得丧失信心，厌世轻生，产生绝望的心理，有的人则安排后事，准备默默告别人生。护理人员必须随着病程掌握他们的情志变化，在不同的情绪波动中，给病人以不同形式的安慰和支持，帮助他们做好应有的思想准备，能平稳、毫无遗憾地渡过人生最后历程。

（三）身体护理

对于康复病员行走、活动的护理，应按照康复治疗的需要进行。护理要点：合理安排休息与活动，掌握动静结合的原则。

1. 动静结合 病员应以休息为主，可保持体力，有助于恢复健康；而适当的体力活动可使经络通畅，气血流通，增强抵抗外邪的能力，因此，中医护理强调动静结合。要根据每个病员的病情轻重，体质强弱，个人爱好，适当安排其休息与活动。不宜过分强调休息，毫不活动，也不可过分劳累。一般情况下，老年体弱及手术以后等重病人应卧床休息，一切生活活动均由护士帮助；大病初愈也应避免劳累；体虚者，可多休息，适当做轻度的娱乐性质的活动；慢性病患者，每晨应做体操、打太极拳、散步等；心脏病人要规定适度的活动量，避免剧烈活动。

2. 运动健身 根据疾病的特点和功能情况，在护理下选择适当的健身运动。传统的气功、体疗等运动要求形神合一，意气合一，将意念内守、呼吸调节和形体运动有机结合，这是中医康复体疗的独特风格。各类疾病在康复期均可配合健身运动，而护士应掌握不同患者的运动种类、运动时间、运动强度和注意事项。

（1）运动种类：运动种类的选择，要因人、因病而异。肥胖证、消渴证、心痛证、老年病患者皆可选用耐力较强的项目，如步行、慢跑、爬坡、上下楼梯及羽毛球、桌球等运动。其中体弱者可以选择做太极拳、五禽戏、八段锦、气功，或游戏活动，慢跑400米左右。高血压、眩晕、神经衰弱失眠患者则应选用放松性运动，如散步、钓鱼、气功、太极拳等。

（2）运动时间：宜在早晨起床后，选择空气清新的地方进行1小时左右。要注意每日定时、定量，有规律，常坚持。突行突歇的锻炼方法对身体反而有害。某些活动不宜在睡觉前进行。

（3）注意事项：运动疗法是治疗糖尿病的有效方法，但患者运动稍久容易虚脱，护士常应备有少量糖果食物，运动后安排适当进餐；心痛证患者不宜在运动前后1小时内进餐，运动前不可吸烟、饮酒，运动后不能洗热水澡，高温季节适当减少运动量，以免诱发心悸怔忡；老年人应注意防止跌仆，运动完休息半小时再进餐。以上均宜在护士严格监护下进行。应避免参加竞技性运动。若患者出现心悸、气短、疲劳等副作用时则应减少活动量。运动后护士应帮助做适当的按摩，以放松肌肉。

3. 康复功能训练护理 无论何种训练，均应在康复护士的护理下有程序、有规律地进行，应循序渐进，不能操之过急，根据患者的具体情况，既可单独教练，也可他人辅助下进行。护士辅助动作要柔和，切忌粗暴，给病人带来痛苦。

针对性训练护理：对不同的伤残应采取不同的护理训练。偏瘫康复期应护理学习起坐、站立、扶持行走（教护使用支架、拐杖、轮椅等）、独立行走、平衡功能等。训练前应给患者按摩肢体，放松肌肉，促进训练效果。训练时不可生拉硬拽。每次训练后，辅以针灸、按摩、热熨等方法，使之尽快消除疲劳。对于外伤，伤后3～4周、肿胀疼痛消失后便可开始锻炼，主要是握拳和各个关节的屈伸运动，辅以舒筋活络按摩手法，护士用手沿血脉回流方向轻轻揉搓患肢，再用轻柔和软的动作帮助患者活动关节，范围由小到大，可避免关节挛缩及肌腱粘连。烧伤康复期可将患部浸在38℃～39℃的温水中活动，每次浸泡半小时左右，着重活动每个关节，亦可用推揉提捏按摩法，要不断变换按摩部位，切忌在一个部位长时间按摩。痹证，关节已经僵化者可选用医疗体操、气功、太极拳、五禽戏，尤其八段锦中的“两手托天理三焦，左右开弓似射雕，两手攀足固肾腰”等几个动作，最利于恢复各个关节的功能活动。按摩时宜取推背、推穴位、摇动关节等手法。呼吸系统疾患，应教护呼吸吐纳法、呼吸体操法、腹式呼吸法、吹笛状呼吸法等；气功可选用松静功、强壮功，要求意守丹田，腹式呼吸，或用纳气静功来锻炼；按摩则用对症方法，痰堵呛咳按天突穴，哮喘发作按哮喘穴，咳嗽剧烈按丰隆穴，呼吸胸闷可以抹胸、捶背、按摩膻中穴等。聋哑人，进行手语、口语训练等。

日常生活能力训练护理：从每件生活小事入手教起。内容包括起床卧床，洗脸漱口，脱衣穿衣等。先将每件事分解成若干个小动作，待分解动作熟练后，再将一系列动作做连贯性练习，练熟后，再用实物，如筷子、饭碗等。衣服应该不用纽扣，根据体态缝制合体服装。配装假肢者，则需教护他们穿戴假肢和习惯训练。

职业训练护理：应按照残疾人的身体功能状态，和将来可能承担工作的类似环境来护理，重在进行复业前的训练。训练范围应由小到大，由少到多，由简单到复杂，由短时间到长时间逐步进行。在正常人看来是极其容易的事情，在病残人就显得十分困难，因此教护需要耐心，长时间反复教练才能成功。我国传统的各种艺术性的职业训练，如工艺品制作、刻字、刺绣、缝制、编织、剪纸等，皆适宜于下肢伤残者训练，可使他们手指灵敏，操作准确。智力教育性的职业训练如阅读、书写、绘画、打字等则能训练患者思维条理，记忆精确。各种娱乐性职业训练如琴、棋等，可以陶冶情操，训练思维与技巧。

（四）褥疮护理

瘫痪、痿证及其他重病、慢性病人极易发生褥疮。因此需要护士以高度的责任心和警惕性，预防褥疮发生。一旦发生褥疮，应及时采取积极有效的医疗护理措施，促其尽快痊愈。

1. 褥疮的预防 局部予以衬、垫、包、温水洗等方法加以保护。衬：各种被服及衬垫类衣物均需柔软干燥，平整无皱折，床单各层要铺得紧而平；垫：常用气垫、海绵垫、软枕等；包：瘫痪肢体远端的关节如膝、肘、踝关节和枕骨粗隆等部位，可在受压部位用厚纱布垫予以包扎，以保护局部；温水洗：每天用温水洗涤受压部位，除能保持局部清洁外，还可促进局部血运。

用纱布蘸75%酒精或中药红花酒精做局部环形深按摩；搬动病员时，需将病员先抬离床面，不要拖拉，以免皮肤损伤。勤而有效的翻身、改变体位以及应用各型气垫床等，均可取得良好效果。

除此以外，耐心做好精神护理，鼓励病员增加营养，配合医疗，指导家属做好护理，都有助于预防褥疮的发生。

2．褥疮的处理

瘀血红润期：①按摩：受压部位的皮肤每日先用热水浸湿的软毛巾轻轻擦洗，再用纱布蘸10%樟脑酒精或50%酒精或当归红花酊在局部做按摩，每日2～4次，重症病人每4小时按摩1次。②红外线照射：受损局部每日照射1次，每次10～15分钟。③中草药外敷：用如意金黄散加浓茶和醋或香油调敷，每日1次，促其消散。④针灸：一般在褥疮周围或邻近部位取穴，每日1次，留针15分钟，用补法。也可用艾灸局部，每日2次，以温通气血。

水泡形成期：关键是处理好水泡，防止破溃感染。可在无菌操作下抽出水泡内液体，表皮不要除去，留以覆盖创面，防止感染。如皮肤已擦破而尚未化脓时，可用生理盐水棉球擦净，涂2%龙胆紫，或用如意金黄散调敷。硬结部位定期按摩，并保持局部干燥。如创面湿润，可每日照射红外线两次。

浅度溃烂期：应强调创面换药，有针对性的抗感染，以促进局部组织的生长。在全身治疗的基础上，清除创面的分泌物及坏死组织；难以清除时可撒去腐生肌散2号，注意保持引流通畅。在清洗时，可用生理盐水、0.2%呋喃西林液或复方秃毛冬青溶液清洗创面和周围皮肤，洗后外敷生肌玉红膏，以去腐生肌。待创面肉芽生长无分泌物时，改用生肌橡皮膏，隔日1次，可促进肉芽和皮肤生长。

深度溃疡期：此时如治疗不及时或护理不周，可引起败血症，甚至危及生命。故要注意处理好局部和整体、内治与外治的关系。①选择换药：创面脓性分泌物多，伴有炎症反应时，用复方秃毛冬青溶液清洗后，外敷鱼肝油纱条或涂鸡蛋黄油，每日1次。坏死组织清除后，有肉芽生长时可用白糖胶布或白糖纱布外敷局部，每日1次。肉芽组织生长接近表皮时，局部可用蛋壳内膜覆盖，隔日1次。有窦道者可用中药捻引流，窦道口撒生肌散。②红外线照射。③支持疗法。④及早植皮。

（五）外治护理

1．热熨法的护理　热水袋的温度不宜超过60℃～70℃，年老、体弱者以50℃左右为宜。热熨前局部可先涂上一层凡士林以保护皮肤。用热熨法时要随时观察所熨部位的皮肤颜色，以防温度过高烫伤病人。

操作方法、部位和时间应严格掌握。术者要耐心、细心。术前向病人解释治疗的目的和注意事项，以取得病人的合作。热熨时间一般为15～30分钟。

操作中不宜过多暴露病人的肢体，以防感受外寒而加重病情。此外，凡热证、实证、局部知觉迟钝者，不宜用热熨。

2．熏洗法的护理　操作时要关闭门窗，注意保暖，暴露部位用毛毯盖好。熏蒸时药液不可太烫，以防烫伤。

对包扎部位熏蒸时，应揭去敷料，熏洗完毕，有伤口者换药后再行包扎，或者更换消毒敷料后再包扎。

此外，凡孕妇、月经期及产后二周内的病人禁用坐浴法。

3. 贴药法的护理 烘烤膏药不宜太热，以膏药柔软能揭开不烫手为度，防止粘贴时烫伤皮肤及药膏外溢。掺有麝香、丁香等辛香药物时，更不宜多烤，以免失去药效。敷贴膏药周围皮肤如发红，起疹，起水泡，痒痛，为过敏所致，应随即取下，暂停敷贴。除去膏药后，局部可随即用汽油擦拭干净，以免弄脏衣服。

第四章　养生、康复禁忌

第一节　戒　烟　酒

一、吸烟有害健康

吸烟有百害而无一利。烟草里含有尼古丁、氨、氰化物，燃烧时产生一氧化碳。尼古丁的急性毒性不亚于氢氰酸，20支烟的尼古丁可使一头牛立即死亡。烟草中的烟焦油对肺的刺激性很大，使肺组织和呼吸道黏膜损伤，并降低肺上皮细胞的保护功能和巨噬细胞的吞噬功能，为慢性感染和癌变提供了基础。烟油中含有致癌物质，主要是一些多环芳烃化合物。这类物质在烟草燃烧时生成。此外，所含亚硝氨等亦是致癌物质。吸烟时吸进去的一氧化碳进入血液，取代了氧气的位置，妨碍了血液输运氧气的功能。并且高浓度的一氧化碳还会损害心血管系统，使心肌梗死和动脉粥样硬化发病显著增加。吸烟时产生的氨，能刺激口腔、咽喉、肺和胃黏膜，引起食欲不振、呼吸不畅，严重者口腔牙龈萎缩、出血、牙齿松动。可见，吸烟可影响到人体各系统的功能活动，是疾病发生的一个促进因素，同时也是许多病证经久不愈难以康复的主要原因之一。

吸烟不仅对吸烟者自身有害，还对吸烟者周围的人有害。据测定，在吸烟者吐出的烟气里，烟油和尼古丁的浓度是吸烟者吸进去烟气里含量的2倍。因此，吸烟不仅危害本人健康，而且还造成“公害”，所以，为了自己和他人的健康，劝君不要吸烟或尽早戒烟。

戒烟时，除了个人的决心和毅力外，还要讲究方法。如吸烟由多到少，逐步戒除，并尽可能将自己置身于禁止吸烟的环境中，对吸烟感到羞愧、惧怕，可以抵消吸烟的欲望。再如通过某些方法，使吸烟者在吸烟时或吸烟后感到轻微不适，甚或产生厌恶之情，然后得以顺势戒除。如在香烟中加入性缓无毒的催吐药人参芦，使其吸烟后有恶心欲吐之感。此外，以针灸戒烟，也有一些成功的报道，如在列缺穴与阳溪穴之间的陷处，用毫针刺入3mm，留针15分钟；在耳廓上取心点或脑点埋针，想吸烟时按压数次，也有一定的效果。

二、饮酒与健康

自古以来，酒与人类生活有着密切的联系，在中医学中，酒被当作一种药物来使用。认为酒为百药之长，适量少饮，有通经活络，促进气血运行，增进食欲，消除疲劳，使人轻快的作用。酒中主要成分是乙醇，饮后有兴奋作用，可使血管扩张，血液循环加快，故能兴奋神经，解除疲劳。酒对味觉、嗅觉的刺激，可反射性地增加呼吸量和消化液分泌。所以，饭前饮少量酒，可健胃，增进食欲；晚上睡前小啜，可消除肌肉紧张所致的疲劳，有助于睡眠；白天少量饮酒可兴奋神经，使工作精力充沛。近年来研究发现，喝少量的酒能预防心肌梗死和脑血栓形成，减低心脑血管病人的死亡率。

古今中外大量资料表明，少量饮酒对人体有益，但若饮酒过多，嗜酒成瘾，则会变利为害，导致多种疾病的产生或加重原有的疾患。因为胃长期受酒精刺激可造成慢性胃炎，引起营养不良；由于酒精在肝脏分解，长期空腹饮酒会造成脂肪肝和肝硬化；慢性酒精中毒者还可使心脏发生脂肪性变，降低心肌的弹性和收缩力，促使血管硬化和脑血管发生意外。慢性肝病、慢性支气管炎、支气管哮喘、肺气肿、慢性胃炎等病患者，大量饮酒，可加重原发病，甚至使病情恶化，不利于疾病的康复，使人难登寿域。

第二节 戒偏嗜

偏嗜，是指过于嗜好某种食物或调味品，超过了机体的承受能力，结果给机体带来损害。

饮食提供人体生长、发育及进行各种生理活动所必需的营养物质，维持着人的正常生命活动。食物的种类多种多样，所含的营养成分各不相同，而构成人体以及维持人体新陈代谢过程所需营养物质的种类十分庞杂，不可能在一种或几种食物中样样俱全。此外，人体所需的各种营养物质之间在量的比例上也有一定的要求，若机体内某一种物质的含量太多或太少，都有可能影响到其他物质的吸收及其作用的发挥。因此，饮食应该提倡科学进食、合理搭配，使各种食物中的营养成分彼此取长补短，相互补充。提倡杂食和轮流交替的饮食方法和全面膳食的思想，对中医养生保健和康复医疗具有重要的指导意义。

食物主要有酸、苦、甘、辛、咸五味，有寒、热、温、凉四性，不同性味的食物，其功能各异，因此在选择食物时，既要结合体质特点，又要考虑病证的性质，不能过于偏嗜某种食物，否则，偏嗜成性，久则必致疾病发生，或不利于疾病的治疗和康复。如素体阴虚或阴虚病证者，应选用甘润或甘凉的食物以养阴清热，若进食或偏嗜温补之品，不仅难以恢复气血阴阳之间的平衡，而且还会因滋补之物助生内热，更加损耗阴精，加重原有病情；相反，若素体阳虚或阳虚病证者，应选用甘温补益之品，偏嗜寒凉之物，势必使阳虚阴寒更甚，病变加深。同样，嗜好五味，如过食辛辣可动火伤阴，过食甘味壅滞气机，过咸伤骨耗气，过于苦燥伤耗胃津，过食酸敛则令肝气郁滞、脾气受伤等等。所以，中医历来主张“谨和五味”，五味调和，才能使人体全面地摄取营养物质，才能增进健康，有利于疾病的治疗和身体的康复。

第三节 戒过劳

过劳包括三方面的内容，一是形体的过劳，二是心神过劳，三是性生活过劳。劳和逸是相对的，有劳必须有逸，有张必须有弛，只有劳逸结合，才能保证身体健康无病，或有利于病体的康复。

一、戒神劳

神劳，即用脑过度，精神过度疲劳。在日常的学习和工作中过于辛苦，不注意适当的休息，是导致神劳的主要原因；对生活中的某些事物或现象缺乏正确的认识，所欲不遂，思虑不解，或对外界各种刺激的适应能力较低，常因此而感到焦虑不安等，久之也可导致神劳。临床实践证明，长期的精神紧张，用脑过度，对冠心病、高血压、脑血管意外、癌症、溃疡等疾病的康复极为不利，而且这些疾病的加重或恶化，与繁重的脑力劳动、经常性的焦虑过度有着密切的关系。

戒神劳，一是要避免工作和学习过程中的用脑过度，尤其在康复疗养期间，应抛开原有的工作、学习，让大脑得到充分的休息。二是要正确对待所患的疾病。有些病人面对终身性的或危害性大的疾病，如外伤性截瘫、癌症等，承受不住病残的打击，心理严重失衡，长时间处于焦虑、痛苦的心境中，结果使疾病加重。对这类病人，医护人员要给予积极的开导，有针对性地进行心理治疗。三是要正确对待生活中可能发生的各种不愉快的事情，凡事从长远着想，清心寡欲，不斤斤计较个人得失。另外，要合理安排各种用脑的娱乐活动，既不能因此而影响到休息，更不能过于计较输赢。

二、戒体劳

“流水不腐，户枢不蠹”。劳动及适当的体育锻炼，有助于气血流通，增进食欲，增强体质，是人类生存和保持健康的必要条件。但如果劳动或运动的时间过长，负担过重，不注意应有的休息，超过了机体的耐受能力，久而久之，就有可能使无病者积劳成疾，有病者疾病加重。如各种伤残和慢性病患者，虽然极需要参加力所能及的劳动及运动，但这类病人对劳动和运动的耐受能力一般较健康人低，很容易因形体过劳而使病情加重或恶化。如冠心病、心肌炎患者本身就有不同程度的心肌缺血缺氧，如果对劳动或运动的量和时间不加限制，过于疲劳，就会因过多增加心脏的负担，诱发心绞痛、心力衰竭，甚至导致突然死亡。又如糖尿病患者，若在治疗期间体劳过度，极易发生低血糖反应。

为了让患者坚持劳动或运动锻炼而又避免体劳过度，必须注意以下问题：一是对劳动或运动的量，应严格遵照医嘱进行。一般应从小到大，循序渐进，逐步增加。二是对劳动或运动种类的选择和运动时间、强度的确定等方面，应以科学的态度，在医护人员的指导下进行。运动的种类最好能科学性和趣味性结合起来，运动的时间以清晨或早饭 1～2 小时之后为好；运动强度总以感到发热、微微汗出，运动后感到轻松、舒适、食欲及睡眠均好为度。三是对劳动或运动过程中出现的异常感觉，如头痛、头晕、心慌、食欲减退、睡眠不好等，应及时向医护人员汇报，引起充分的注意，定期做健康检查，必要时，根据病情，随时修改锻炼计划。

三、戒房劳

房劳，即性生活过度。戒房劳，既是养生防病的重要措施，也是病后康复的客观要求。

性行为是人类的本能，是生活的重要组成部分。从医学的观点看，适当的性生活是人体生理和心理的需要，独身或禁欲并不利于健康长寿。但也不可纵欲无度，必须有所节制。房事不节制，必然耗伤肾精，损及元气，给人体健康带来损害。

对于病患者来说，由于精气亏损，需要静心休养，以使气血得充，体虚得复。若恣情纵欲，房事不节，则更耗其精，则有可能致使疾病发展到无法挽救的地步。比如肺结核患者，素体阴虚精亏，当滋养阴精，若性生活仍不节制，反复泄其精，极易导致病情恶化。再如肾脏疾病、高血压病和冠心病病人的病情，也可因性生活过度而加重或恶化，甚至导致脑出血、心肌梗死等生命危象。所以，在日常保健或康复医疗中，都应节制性生活，病情较重者，则应暂停性生活。

第四节　戒情志偏激

正常的情志活动，是机体对外界刺激因素的保护性反应，于身心健康是无害的。乐观的情绪、饱满的精神，对身体健康、祛病延年有重要的意义。但情志偏激，则可成为致病因素，导致疾病发生或加重。常见的精神致病因素主要有两种情况：一种是情绪波动太大，过于激烈，如狂喜、盛怒、骤惊、大恐等，往往会很快致病伤人，如突然遭受精神创伤引起的精神病，大怒伤肝突发中风等。另一种是情绪波动虽然不甚，但持续时间太长，如积忧、久悲或思虑过度，长期处于不良的心境，亦很容易致病成疾，如神经衰弱、溃疡病、高血压病、癌症等疾病的发生和发展，都与慢性精神刺激有一定关系。

在生活及临床实践中，戒恼怒、忧郁，需注意以下几个方面：①培养良好的道德修养，宽以待人，淡泊以待事。在日常的生活和工作中，要主动地去创造欢乐的环境，要心胸宽阔，与人为善，处理好与邻里、同事的关系，不争名利，不患得失，只有这样，才能使情绪稳定，气血调和。②消除因疾病带来的精神压力。有些患者因为对自己所患的疾病丧失了治疗的信心，常因此而郁郁不乐，或因一些小事就烦躁发怒，对这些病人，医护人员在取得病人信任的前提下，以科学的道理及具体实例，帮助其树立战胜疾病的信心，去除不良情绪产生的根源。③对已产生的不良情绪，医护人员必须设法求得患者的合作，采取科学的、适宜的办法进行疏解开导。调摄情志的方法有顺情法、情志相胜法、暗示法、开导法等。

中　篇

中 医 养 生

第五章　因人制宜

第一节　体 质 养 生

一、体质的概念

体质，是人群及人群中的个体由于先天禀赋、后天生活方式、生存环境等多种因素的影响，在其生长发育和衰老过程中，在机体形态结构、功能活动、物质代谢、心理活动等方面固有的、相对稳定的特征。

中医理论认为，在不同的先天禀赋基础上，人的五脏六腑、阴阳气血、经络输转、水谷代谢、七情活动等方面存在着生理性差异。体质由“形”与“神”两方面组成，“形”指形态结构；“神”指功能活动、物质代谢过程、心理活动等。体质“形神合一”，缺一不可。

体质决定了机体对于某些疾病的易感性、表现形式、预后转归和治疗反应等，是产生不同疾病的决定因素之一，也是辨证施治、辨体施养、辨残康复的前提之一。体质是“证”的形成基础。对于体质的充分把握，是养生康复、疾病治疗的关键。

二、体质差异的形成原因

体质是有差异的，有的甚至很明显。中医养生重视的是个体体质的差异，非常强调个体化的养生和治疗。因此体质养生必须“因人而异”，即如何根据个体体质决定养生策略。而地域、种族所决定的人群体质差异，则作为辅助的参考因素。

个体体质的差异由先天禀赋和后天因素诸如生存环境、饮食习惯及生活方式等所决定。

1. 先天禀赋　《灵枢·寿夭刚柔》载：“人之生也，有刚有柔，有弱有强，有短有长，有阴有阳。”父母素体强盛，其禀受多强，反之则多弱；父母素有痰湿，其子女因先天禀受而痰湿与之俱生，常表现为痰湿体质。《泰定养生主论》曰：“父母俱有痰疾，我禀此（进），则与生俱来也。”又如父母一方为阳盛体质，子代中也极有可能表现为阳热体质。朱丹溪在《格致余论》中记载：“余之次女，形瘦性急，体本有热。怀孕三月，适当夏暑，口渴思水，时发小热，遂教以四物汤加黄芩、陈皮、生甘草、木通。因懒于煎煮，数帖而止。其后此子二岁，（阳盛发病）创痍满身。”

此外，母体妊娠时的状况也影响着子代的体质，如过食辛辣燥热，烦躁不宁，则可能使胎儿形成阳盛体质；营养不足，思虑过度，气血亏虚，则可能使胎儿形成气虚或血虚体质；过食肥甘厚腻则胎儿可能形成痰湿体质。先天禀赋是体质差异的基础，是决定与影响体质形成和发展的内在因素，也是体质保持相对稳定的重要条件。先天获得的体质，如果后天的各种因素没有特殊的变化，则这种体质特征往往伴随终生。体质出现明显变异，往往是可变因素即后天因素出现问题，需要针对后天因素加以调控，使体质保持在最佳状态，因此体质养生重在后天。

2．后天因素 生存环境对于人的体质有极大的影响，现代的环境污染对体质的影响越来越引起人们的关注。环境中的污染物相当于中医所说的“毒”。“环境毒”长期作用于人体，会对人体产生恶劣的影响。如在空气中二氧化硫、总悬浮微粒和降尘长期偏高的污染环境中，阴虚燥热的体质较为常见；长期接触噪音，会呈现出阴虚体质特征，尤以肝阴亏损为明显；全球变暖、温室效应、臭氧洞扩大等，使气候的变化以“天以常火”为特点，人体常处于阳热的环境，易于形成阳热体质。

社会环境对体质有不可忽视的影响。在战乱频繁，颠沛流离，饮食失节，劳役过度，情志内伤之时，易脾胃虚弱，元气内伤，以虚性体质为常见；和平盛世，生活稳定，肥甘少动，则以湿热体质、阳热体质、痰湿体质、瘀血体质或痰瘀互结体质为常见。

饮食结构和习惯是体质构成的重要组成部分。现在，中国传统的素淡饮食习惯已经被打破，大量摄食肥甘厚腻、强食过饮成为普遍现象。过食肥腻则生热，过饮甘甜则生湿，湿热积久必然导致体质的变异。“三高饮食（高脂肪、高糖、高热量）”是导致湿热、痰湿体质的重要成因，提高了高脂血症、糖尿病、高血压、肥胖症的发病率。嗜酒者，酒为熟谷之液，“气热而质湿”，过饮则“生痰动火”，长期饮酒会出现湿热体质的典型特征。嗜烟者，“烟为辛热之魁”，极易损伤肺阴，形成内热。同时肺为水之上源，肺失宣肃，痰湿内生。因此长期嗜酒吸烟往往形成燥热、痰湿互见，虚实并现的较为复杂的体质类型。随着生活水平的提高，人们崇尚进补，但是存在不少补益误区。保健补益产品多为温热或滋腻之品，如不辨季节、体质而妄补、蛮补，也是引起现代人实性体质或本虚标实体质常见的原因之一。

现代人生活方式的改变，如长期的紧张竞争、思虑过度、起居不规律、缺少活动等，都不可避免地影响到脏腑功能、形神协调、气血运行、阴阳平衡，使体质发生变化。

三、体质的分类

根据人体脏腑、阴阳、气血、津液的盛衰偏颇和气化代谢的强弱，人类体质大体可分为平和质、阴虚质、阳虚质、气虚质、痰湿质、瘀血质、湿热质、阳热质等八种基本类型。在实际生活中，更为常见的是兼挟体质，即同时具有两种或两种以上体质特征的体质状态。常见的兼挟体质有：痰湿兼瘀血、痰湿兼气虚阳虚、阳盛兼阴虚、气虚阳虚兼瘀血痰热、阴虚兼瘀血、气郁血瘀兼痰湿等。但是有轻重、标本的差异。

四、不同体质的养生方法

1. 平和质　肥瘦匀称，健壮有力，毛发润泽，目光有神，精力充沛；既耐寒又耐热，对环境的适应性强；胃纳佳，没有特殊的饮食嗜好；二便正常规律；淡红舌，薄白苔，脉率匀整。性格平和，情绪稳定，睡眠良好。

形成原因：往往有良好的遗传背景，有长寿家族史。自幼成长环境宽松、稳定。有良好的生活起居习惯，饮食结构合理。

养生原则：协调阴阳，畅通气血，促进代谢。

饮食宜忌：没有品种上的禁忌，但不能自持体格健壮而烟酒无度，暴饮暴食，可以根据不同的季节进行适当的饮食调养。

生活起居：保持原有的良好生活习惯。如工作、学习等原因，长期不能规律地生活起居，可能引起体质的变化。

四季养生：以进食应时应节、新鲜食物为宜。生活起居遵循“春夏养阳”、“秋冬养阴”的原则。

春季宜食用荠菜、鲜韭菜、竹笋、芫荽、新茶等有助于阳气升发的食物。增加户外活动，庭院散步，郊游踏青，使情绪心态舒展畅快。

夏季谨记饮食卫生，防止病从口入。不可过食冰凉冷冻的饮食。适当食用绿豆、西瓜、冬瓜、苦瓜、丝瓜、黄瓜、番茄、菊花等清解暑热的食物，同时也可以视具体情况选食西洋参、太子参、鸭肉、马蹄、白扁豆、莲子等益气养阴去湿之物。避免在烈日酷暑环境下剧烈活动，以及过度贪凉。

秋季适当进食红萝卜、桂花、秋梨、红枣、银耳、百合、葡萄、龙眼、花生等应时食物。“春捂秋冻”，锻炼耐寒。可登高远望，旅游远足，调整心态。

冬令是进补的好时机，可适当地进食核桃、阿胶、人参、鸡肉、龙眼肉、羊肉、狗肉、海参、牡蛎等滋阴壮阳的食物。同时要适当运动，振奋阳气。衣服、居室均不宜过暖。

2. 阴虚质　易感温热之邪，病证多化热化火，常见瘦小或瘦长体形，怕热，手足心热；皮肤偏干或偏油，肤色苍或赤，面部偏红或颧红，常有烘热感；眼睛巩膜红丝较多，浑浊，目干涩，视物昏花；唇红微干，咽喉干燥，口臭口疮；不耐夏热；大便偏干或秘结，小便短黄。容易早衰。舌体瘦小，色红少苔，脉细数。性格急躁易怒，情绪波动或敏感压抑；睡眠质量差或经常睡眠时间短。

形成原因：先天禀赋；经常熬夜，性格内向压抑，五志化火；房劳过度；长期服用利尿药、清热利湿药；过食辛辣燥热食物，吸烟，妄投温补；环境污染。

相关脏腑：肝肾阴虚、肺肾阴虚、肺胃阴虚。容易阴虚火旺。

常见兼挟体质：气阴两虚、阴虚兼瘀血、阴虚兼痰湿。

易感疾病：不寐、便秘、眩晕、咳嗽、喉痹、消渴、目疾、温病、肺痨等，患病易于化热。

养生原则：养阴降火，镇静安神。以饮食调理、心神调养为主。

饮食宜忌：不宜温燥、辛辣、香浓的食物，如辣椒、花椒、胡椒、八角、茴香、韭菜、香菜、葱、生姜、蒜、鲫鱼、扁豆、酒、咖啡、红茶、鹌鹑肉、雀肉、狗肉、羊肉、虾等。不宜经常用炸、煎、炒、烘、烤等烹调方式。宜食寒凉清润的食物，如葡萄、西瓜、梨、香蕉、枇杷、罗汉果、绿茶、菊花、西红柿、甘蔗、芹菜、菠菜、苋菜、丝瓜、苦瓜、黄瓜、山药、莲藕、马蹄、绿豆、百合、黑芝麻、豆腐、鸭肉、螃蟹、田螺、淡菜、牡蛎、海参、桂鱼、银鱼、鲍鱼、墨鱼、龟肉、鳖肉等。可常食用百合粥、桑椹粥、山药粥。

生活起居：熬夜、工作紧张、剧烈运动、酷热环境均会加重阴虚体质，应尽量避免。适宜太极拳、气功、八段锦等传统静神动形的健身术。不宜温泉或桑拿泡浴。起居规律，情绪平和，工作有条不紊，对阴虚体质的养生保健非常重要。应保证充分的睡眠。

常用中药：西洋参、沙参、麦冬、天冬、黄精、百合、白芍、玉竹、石斛、山药、地黄、枸杞子、旱莲草、女贞子、五味子、冬虫夏草、龟板等。

常用方剂：六味地黄丸、杞菊地黄丸、知柏地黄丸、天王补心丹、首乌延寿丹。

四季保养：冬寒易过，夏热难熬，易感温热之邪。

春季容易阴虚火旺，肝阳上亢，引起失眠、痤疮、口臭等。宜进食清凉滋润的食物，如百合、鲜莲藕、新鲜水果蔬菜、菊花茶、绿茶等，多饮水；不宜海鲜、虾、香菜、鲫鱼、春笋等“发物”以及温补之品。高血压病患者当心血压上升，减少食盐，平稳情绪，确保睡眠。可练习养肝功：大嘘三十遍，细嘘三十遍，一切热者，数数嘘之，绵绵不绝为妙。亦可用太极拳、气功、八段锦等传统健身术，不宜剧烈运动。

夏季不宜食热性食物，否则内热难耐，或引起痔疮出血，甚至中风。食用鸭肉与冬瓜、芡实、薏苡仁、绿豆，有清暑滋阴健脾化湿之功。乌梅汤或以甘蔗汁、西瓜汁、萝卜汁配以少量菊花煮水饮用。尽量避免日晒。有条件可去避暑胜地过夏。

秋季多食新鲜水果、黑芝麻、百合、杏仁、芦笋、山药等，切忌辛辣燥热、煎炸动火之物。研习咽津功：全身放松，心平气和，自然呼吸，口唇微微闭合，用舌在口腔牙齿间内外上下搅动，津液满口时，分三次慢慢咽下。

冬季可进食厚味滋补肝肾之品，如熟地、黑芝麻、沙参、麦冬、石斛、黄精、龟板、鳖甲山药、枸杞子、牡蛎、海参、鲍鱼等。一般冬令进补的膏方中多有人参、黄芪、肉桂、鹿茸等温热之品，此为阴虚体质的大忌，不宜食火锅，如吃火锅也应以清汤、豆腐、菠菜、芹菜、海带、番茄等锅料为主，不用姜葱提味，仅用麻油即可。冬令应避免伤精之举：过于温补、房事过多、运动剧烈，否则“冬不藏精，春必病温”。

3. 阳虚质 胖瘦之人均可见，中年常有发胖；乳房发育不佳；毛发易于脱落，面色晄白不华，目光清澈，口唇色淡，肢体不温，经常感到背部和膝关节以下怕冷；耐夏不耐冬，喜温热食物，大便偏溏，夜尿多，小便清长，容易水肿，舌体淡而胖嫩，苔白水滑，脉沉细。性格多沉静，容易神疲倦息，消沉，悲观；不喜运动；缺乏性欲。

形成原因：先天禀赋；色欲劳伤；大病之后或慢性病；常服苦寒清热之药；过食生冷寒凉之品；老年人。

相关脏腑：脾胃虚寒，脾肾阳虚。

常见兼挟体质：阳虚瘀血、阳虚痰湿、阳虚痰瘀互结。

易感疾病：肥胖、阳痿、不孕、痹证、感冒、胃痛、腰痛、腹痛、腹泻、痰饮、水肿、胸痹等。

养生原则：温补脾肾，温化水湿。以饮食调养、运动健身为主。

饮食宜忌：不宜多食生冷、苦寒、黏腻的食物，比如梨、李、西瓜、香蕉、枇杷、马蹄、甘蔗、柿子、冬瓜、黄瓜、丝瓜、苦瓜、芹菜、茄子、蚕豆、绿豆、百合、甲鱼、鸭肉、田螺、蟹肉、绿茶、冷冻饮料等。尤其不宜多饮清热泻火的凉茶。低盐饮食。

宜食温热、甘缓的食物，比如荔枝、龙眼、樱桃、杏、胡桃仁、栗子、韭菜、芥菜、香菜、胡萝卜、洋葱、香菇、黄豆芽、黑豆、山药、雀肉、牛肉、羊肉、狗肉、鹿肉、鸡肉、鹌鹑肉、黄鳝、草鱼、海虾、饴糖、酒、咖啡、红糖、生姜、辣椒、胡椒、糯米等。进补之品适合蒸、焖、煮、炖等烹调方法。

生活起居：常年坚持体育锻炼，如跑步、跳舞、爬山、体操等。多晒太阳，进行日光浴。不可久居阴暗潮湿之处。可经常泡浴温泉、洗热水澡。

常用中药：威灵仙、仙茅、肉苁蓉、巴戟天、杜仲、鹿茸、补骨脂、益智仁、胡桃肉、菟丝子、沙苑子、人参、黄芪等。

常用方剂：参茸丸、金匮肾气丸、济生肾气丸、龟鹿二仙膏等。

四季保养：耐春夏之热，不耐秋冬之寒，易感寒邪，得病容易寒化而成寒证。重在“春夏养阳”。

春季适当进食升阳之品：陈皮、谷芽、韭菜、花生、葱、姜等。慎脱衣减装，要适当“春捂”，先减上衣后减下衣。

夏季避免长时间在空调环境中生活、工作。不可在室外、树阴、过道等风口之处露宿。尽量少食菊花、绿豆等清热降火的药食。阳虚明显者可以在“三伏天”进补温热之品，如羊肉、狗肉、童子鸡等，或艾灸足三里、气海、关元、肾俞、命门等穴位。春夏季宜多晒太阳。

秋季不可“秋冻”。注意保温，尤其腰部和下肢脚部，先穿棉裤。宜食偏温的水果，不宜食生冷瓜果。

冬季宜进食温补的羊肉、狗肉、鹿肉、童子鸡、虾、鹿茸、蛤蚧、紫河车、菟丝子、核桃肉、栗子、胡萝卜等。谨避寒邪，有条件者可以到温暖的南方过冬。秋冬季要保证积极的运动锻炼，振奋阳气。

4. 气虚质　肥瘦之人均可见。四肢倦怠，肌肉松软，不喜运动；面色白，口唇淡；稍活动即汗出，头晕眼花，腹部下坠，寒热耐受力较差，冬怕寒，夏怕热，易于感冒；食少不化或喜食甜食，大便正常或不爽；舌淡嫩，边有齿痕，脉虚缓。性情多柔和，喜静懒言，目光少神。

形成原因：先天禀赋；少时脾胃受伤，气血不足；长期患有慢性消耗性疾病，大病久病之后；长期过度劳累或思虑过度，营养不良；月经过多；房劳过度；过度减肥。

相关脏腑：脾胃气虚、肺脾气虚、肾气虚。

兼挟体质：气虚阳虚、气虚痰湿、气虚血瘀、气虚血虚。

易感疾病：感冒、腹泻、营养不良、中暑、汗证、惊悸、胃下垂、脱肛、子宫下垂、肾下垂等。

养生原则：补益脾肺，升举清阳。以饮食调养，慎避风邪为主。

饮食宜忌：不宜多食生冷苦寒、辛辣燥热等寒热偏性比较明显的食物；少食油腻，不易消化的食物；平时应注重饮食调理，适当进补，宜缓补而忌滥补、呆补。

宜食性质平和而偏温的食物，比如：山药、龙眼肉、莲子、藕粉、大枣、鹌鹑肉、母鸡肉、羊肉、栗子、粳米、糯米、胡萝卜、南瓜、黄鱼、苹果、葡萄干、红茶、香菇、蜂蜜、饴糖、蜂王浆、黄鳝等。

生活起居：注意季节转换、气候变化，谨防呼吸道疾病和过敏性疾病。平时坚持轻度运动锻炼，如散步、慢跑、太极拳等。避免疲劳。气虚体质多与血虚并见，过度思虑，过久看书、看电视，均会劳伤心脾，耗气伤血。平时经常按摩，艾灸大椎、风池、气海、关元、脾俞、肺俞、肾俞。

常用中药：人参、白术、茯苓、黄精、党参、山药、黄芪、鸡内金、当归、大枣、扁豆等。

常用方剂：薯蓣丸、补中益气丸、八珍丸、玉屏风散、香砂六君丸、归脾丸、生脉饮等。

四季保养：气虚体质既不耐寒又不耐热，稍不注意即易感冒，以致终年难清。

春季少用辛温之品，“减酸增甘以养脾气”，以防肝木横克脾土，如山药、大枣、莲藕、饴糖、糯米等。阳气升发不足，低血压、低血糖、头晕、倦怠、内脏下垂等可以用补中益气丸等。适当增加运动。

夏季不宜大运动量及曝晒，要保证睡眠，避免伤暑。倦怠少气多汗者可以适当进补，如党参、西洋参、麦冬、百合、葡萄干等。

秋冬季适合温补，如大枣、龙眼肉、人参、党参、黄芪、山药、牛肉、羊肉、母鸡、胎盘等，但是不可过于温燥，可以稍加白芍、麦冬、熟地等。

5. 痰湿质 肥胖者较多见，腰腹部肥满，肢体沉重倦怠；肤色白滑；口干而不喜饮水，口中经常黏腻，喜食肥甘厚味香浓，经常胸闷或腹部胀满；大便溏烂，或后重黏滞；白带多；舌体胖大，舌苔白腻，脉濡或滑。经常神昏、头重，反应较慢，嗜睡，打鼾。

形成原因：先天禀赋；慢性消化道炎症；长期多食肥甘厚腻及寒凉生冷之品，饮食过咸，常饮凉茶；暴饮暴食，进食速度过快；嗜酒；用药不当，过用滋补；过度安逸，缺乏运动；夏季长期在空调环境中生活、工作；久居潮湿之地。

相关脏腑：脾虚生痰、肝脾不和、脾肾阳虚、肝胆郁滞。

兼挟体质：中老年多偏于气虚阳虚；年少者多偏于阳热。痰瘀互结、气虚痰湿、阴虚痰湿、阳虚水泛。

易感疾病：肥胖、失眠、痰饮、胸痹、眩晕、中风、消渴、癫、狂、痫、带下症、不孕症。

养生原则：健脾化痰，疏理气机。以饮食清淡、运动锻炼为主。

饮食宜忌：控制饮食量，不可多食多饮，最忌暴饮暴食和进食速度过快。限制食盐摄入量。

不宜多食水果及油腻、肥甘、滋补、酸性、收涩以及寒凉、苦寒的食物，如醋、芝麻、核桃、百合、银耳、燕窝、西瓜、李、梨、板栗、桃、杏、橘、香蕉、枇杷、马蹄、甘蔗、猪肉、桂鱼、鳖肉等。

宜食清淡、稍偏温燥或有去湿作用的食物，如山药、薏苡仁、扁豆、赤小豆、白果、锅巴、黄豆芽、陈皮、辣椒、咖喱、白萝卜、葫芦、豆角、冬瓜、鲫鱼、鲤鱼、鲈鱼、羊肉等。

生活起居：中年人定期检查血脂、血糖、血压。多户外活动，晒太阳和日光浴。坚持运动，每次运动需全身汗出、面色发红为宜；运动后不宜马上洗澡，可先用干毛巾擦干全身，待汗出明显减少之后洗澡。平时坚持洗热水澡，经常热水泡浴至全身微微发红。嗜睡者应减少睡眠时间。衣着宽松，并用棉、丝、麻等透气散湿的天然纤维制作。避免久居潮湿之处。

常用中药：陈皮、半夏、薏苡仁、山药、茯苓、赤小豆、冬瓜皮、威灵仙、白术、鸡内金等。

常用方剂：绞股蓝总苷片、通泰胶囊、陈夏六君丸、排毒养颜胶囊、金匮肾气丸。

四季保养：痰湿体质由于体内多湿，易感内外湿邪为患，得病多缠绵难愈。春夏最易生湿生痰，春因肝木克脾土，夏因暑湿困脾胃，脾胃受伤则痰湿内盛。要注意春季防肝旺，夏季防暑湿。

春季不宜进食发物，以免扰动伏痰宿饮。不宜进食生冷黏腻等助湿生痰，妨碍阳气升发的食物，如动物脂肪、糯米甜点心、水分多性寒凉的水果蔬菜。南方梅雨季节湿气重，应多运动。

夏季饮食要温暖，不可冷冻寒凉；生冷瓜果不可多食，尤其是清凉饮料及西瓜、甜瓜等。不可长时间直吹风扇，空调温度过低等；宜洗热水澡。夏季保持正常通畅的汗出非常重要。

秋季空气干爽，虽然利于痰湿体质，但是水果仍不宜多食，尤其是李、柿、石榴。

冬季可食温热麻辣的火锅消散痰湿，不宜大枣、阿胶、蜂蜜为主的冬令蜜膏。

6. 湿热质　肤色偏黄，有“浊”而不清爽之感；经常胸脘痞闷，口苦口臭，唇红，龈齿发黄；不耐热；喜食肥甘油腻之品；大便燥结或黏滞不爽臭秽难闻，小便黄赤，带下经常色黄有味；舌质红，舌苔黄腻；脉滑数。性情多急躁易怒，烦闷懈怠。

形成原因：先天禀赋；嗜烟嗜酒，恣食肥甘厚味；滋补不当；情志抑郁。

相关脏腑：脾胃湿热、胃肠湿热、肝胆湿热。

兼挟体质：湿热体质多属过渡性体质。由于湿热体质往往感到多种不适，经常会服用清热利湿的中药或抗菌消炎的西药，随着时间的推移常向阴虚或痰湿、气虚转化。

易感疾病：肥胖、湿温、暑湿、腹泻、痢疾、淋证、疮疡、带下症、带状疱疹、黄疸、肝炎、感染性疾病。

养生原则：健脾去湿、疏肝利胆、通腑泄热。

饮食宜忌：少食性热生湿、肥甘厚腻的食物，如烟酒、奶油、动物内脏、辣椒、菠萝、橘子、芒果、山楂、柿子、石榴、猪肉、羊肉、狗肉、燕窝、银耳、甲鱼、海参等。

宜食清淡去湿的食物，如冬瓜、苦瓜、丝瓜、黄瓜、西瓜、绿豆、赤小豆、芹菜、莴笋、荠菜、鲜藕、扁豆、薏苡仁、豆角、绿豆芽、豆腐、萝卜、田螺、鲫鱼、鲤鱼、海带、蚬肉、泥鳅、葫芦、大麦、蚕豆。

生活起居：不宜熬夜及过度疲劳；注意个人卫生，加强锻炼，增强体质。

常用中药：薏苡仁、赤小豆、陈皮、杏仁、茵陈、滑石、车前草、淡竹叶等。

常用方剂：清开灵口服液、君泰口服液、清热去湿冲剂、溪黄草冲剂。

四季保养：春季气温回升，注意清热，谨防温病；夏天谨防暑湿为患，注意清热祛湿。多饮水，保证大便畅通、小便清利，保持皮肤清洁。秋冬不可妄进温补、滋补之品。

7. 瘀血质 面色晦暗，易生色斑及生黑眼圈，口唇色暗，皮肤干燥，瘙痒；口干，但欲漱口不欲咽；时有疼痛（如头痛、胸痛、胃脘痛、腹痛、痛经等）；月经不调；舌质瘀暗或暗淡，有瘀点或瘀斑，舌下静脉曲张；脉涩。七情长期压抑不得舒展，较少运动，表情抑郁或呆板。

形成原因：先天禀赋；长期七情不调，生活不规律；慢性疾病；久服寒凉的药物或食物；长期生活在寒冷的环境中（包括夏季过于贪凉）；小儿少见，中老年增多。

相关脏腑：肝郁气滞血瘀。

兼挟体质：阳虚血瘀、气虚血瘀、痰瘀互结、瘀热内结。

易感疾病：肥胖、黄褐斑、痤疮、胸痹、肝硬化、消化道溃疡、痛经、脱发、肿瘤、郁证。

养生原则：疏肝理气，活血化瘀。以情绪调节、运动锻炼、避免寒冷为重点。

饮食宜忌：不宜多食寒凉、温燥、油腻、收涩的食物。

宜食具有健胃、行气、活血作用的食物，如：鸡内金、陈皮、玫瑰花、茉莉花、山楂、黑木耳、黑豆、薤白、韭菜、酒、醋、红糖、红花油、桂皮、茴香、椒盐桃仁、糖醋大蒜、柠檬、洋葱、韭菜、蘑菇、香菇、刀豆、茄子、藕、螃蟹等。可适当饮酒。如属瘀久化热、瘀热在内，则要避免温热燥火。

生活起居：多做户外活动，坚持运动，运动量可以适当加大，跑步、登山、游泳、打球等较为合适。

常用中药：山楂、桃仁、红花、穿山甲、当归、田七、川芎、丹参、益母草等。

常用方剂：逍遥丸、血府逐瘀口服液、生化汤、复方丹参片等。

四季保养：重点在春季和冬季。春季从情绪、饮食、运动等方面疏发肝气，促进气血畅达；夏季不可贪凉饮冷；冬季谨避寒邪，注意保暖，加强运动，鼓动血脉，减少怫郁。

8. 阳热质 体格壮实，面色红润，声高气粗，喜凉怕热，大便干结熏臭，小便黄赤，易生口气、体气，易生疮疡，舌质红，舌体老，苔薄白。性情急躁或情绪活跃，外向。

形成原因：先天禀赋：母亲妊娠时过食辛辣燥热，肥甘煎炒，或情志不宁。气候变暖，温室效应，气候变化以“阳热”为主。饮食辛辣燥热，肥甘厚味，热量过高。七情抑郁，五志火；过于温补，多食参、芪等。以小儿、青少年多见，中老年减少。

相关脏腑：脾胃积热、心肝火旺、肺胃热盛、肝火旺盛。

兼挟体质：痰热、湿热、平和质兼内热、阴虚内热。

易感疾病：急性喉痹、热病、肺痈、便秘、淋证、失眠、癫狂、肥胖、疮疡、痤疮、感染性疾病。

养生原则：清热泻火，生津养阴。饮食调理为主。

饮食宜忌：不宜辛热之品，如生姜、辣椒、茴香、胡椒、韭菜、奶酪、烟酒、羊肉、狗肉、鹿肉及油煎、烧烤、厚味甜腻食品等。

宜多食水果、蔬菜，尤其是黄瓜、冬瓜、苦瓜、丝瓜、西瓜、绿豆芽、绿豆、绿茶、菊花、藕粉、芹菜、梨、苹果、橙子、杨桃、马蹄、冰糖等。

生活起居：生活规律，坚持运动锻炼，不使阳气内郁化热，以较大运动量为宜。

常用中药：火炭母、木棉花、苦丁茶、鸡蛋花、鸡骨草、芦根、菊花、夏枯草、决明子、淡竹叶、金银花、连翘。

常用方剂：导赤散、五花茶、龙胆泻肝汤、清胃散等。

四季调养：春季和冬季是养生的重点。因春季阳气回升，容易感受热邪；冬季伏热在里，容易热自内生。阳热体质四季均易上火，饮食要偏于清凉甘寒，不宜随意进补，尤其不宜温补。

春季阳气升发，带动伏热，衣装不宜“捂”，饮食宜清凉；夏季重在清解暑热，宜绿豆、海带、西瓜、菊花茶、五花茶等；秋季易出现肺与大肠燥热不通，宜梨、香蕉、猕猴桃、麻子仁、杏仁、蜂蜜等以宣泄燥热；冬季寒冷，毛孔闭塞，食欲旺盛，伏阳在里，不宜过于保暖。

第二节 胎教与儿童养生

一、胎教与养胎

胎教是指有目的、有计划地创设和控制母体内外环境，依据胎儿身心特点，采用科学的方法，对胎儿实施各种有益刺激，如音乐、触摸、语言等，促进胎儿的发育的活动。胎教能够为后代的发育，尤其为智力开发提供极为有利的帮助。

胎教学说是建立在“形象始化，未有定仪，因感而变，外象而内感”理论基础之上的。中医认为，妇女怀胎，胎儿逐渐生长，与母亲共为一体，休戚相关，母体的一切变化均会直接影响胎儿。广义的胎教，即是在精神、饮食、寒温、劳倦等方面，对母亲和胎儿实行的保健措施，以促进胎儿的智力和体格的发育，包括养胎、护胎的全部内容。胎养是胎教的先决条件，是影响胎教效果的重要因素，是胎教的物质基础。狭义的胎教，是使孕妇加强精神品德的修养和教育，保持良好的精神状态，以期“外感而内应”，促进胎儿的智力发育。

胎养与胎教的目的都是优生。胎养的任务使母体处于物质的、精神的、身体的最佳状态，为胎儿身体的发育提供优越的环境；而胎教是通过孕母的精神品德修养，使胎儿外感而内应。所以，养胎、护胎与胎教是不可分离的。

我国古代胎教内容丰富，现代胎教就是在继承发展古代胎教理论、技术的基础上，结合现代医学、心理学、教育学研究成果，利用现代科学技术手段，通过大量科学实验以及推广实践活动而发展起来的。

3000多年前，殷周时期就有了胎教的记载；春秋战国时期已经比较成熟，湖南长沙马王堆3号汉墓出土的帛书《胎儿产》中，要求孕妇要注意自己的视听言行和交往接触，远侏儒沐猴，见君公大夫。这是医学文献中胎养、胎教的最早记载，并成为后世胎教理论的渊源。司马迁在《史记》中记载："太任（周文王之母）有娠，目不视恶色，耳不听淫声，口不出傲言。"汉代贾谊《新书·胎教》曰："周后妃妊成王于身，立而不跛，坐而不差，笑而不渲，独处不据，虽怒不詈，胎教之谓也。"中国古代伟大的思想家孟子的母亲倪氏亦非常重视胎教，她在孕育孟子期间给自己订下了"四不戒律"："目不视恶色，耳不闻恶声，心不妄想，非礼勿视。"战国时期，齐稷下唯物派曾对胎儿的形成、发育过程作过精辟的论述：胎儿是男女精气相合之后，由于气化作用，形成五脏、九窍，经十月而生，生而能目视，耳听，心虑。南北朝大教育家颜之推在其名著《颜氏家训·教子》中指出："古者圣王有胎教之法，怀子三月，出居别宫，目不邪视，耳不妄听，声音滋味，以礼节之。"唐代孙思邈认为，优生必须注意孕期房事的环境和时间，以及性交的生理心理卫生等，能避免胎儿先天"癫痴顽愚，瘖痖聋聩"。他提倡胎教胎养，继承并发展了北齐徐之才的《逐月胎教法》，在《千金要方·养胎》中提出了"弹琴瑟，调心神，和性情，节嗜欲，庶事清净"的胎教胎养原则。宋代朱熹在其《小学集注·立教》中指出，人受教育应从胎儿开始，"古者妇女妊子，寝不侧，坐不边，立不跸，不食邪味，割不正不食，席不正不坐，目不视邪色，耳不听淫声……如此则生子形容端正，才过人矣"。清末康有为也十分强调胎教的重要性，他在《大同书》中说："天下之人皆出子胎，胎生既误，施教无从。然者胎教之法，其为治者之第一要欤。"主张建立胎教院，以培养聪明后代，提高人口质量。可见，中国是胎教学术的策源地。

（一）中国古代胎教学说的特点

1．"外象内感"理论，强调孕妇精神品德修养对胎儿的影响 隋代巢元方《诸病源候论》指出："妊娠三月，名始胎，当此之时，血不流行，形象始化，未有定仪，因感而变。……欲子美好，宜佩白玉；欲子贤能，宜看诗书，是谓外象内感也。""外象内感"理论是中国古代胎教学说的核心思想，古代所有的胎教措施都是围绕着这个思想而产生的。如，"文王设胎教之法，使孕妇常观良金美玉，……又听讲诵经史传集，而使秀气入胎，欲其生而知之"（《泰定养生主观·论孕育》）。又如《诸病源候论》中主张，孕妇"不欲令见伛偻侏儒丑恶形人及猿猴之类"。《寿世保元·妊娠》记载："……欲令子美好端正者，数观白璧美玉，看孔雀，食鲤鱼；欲令子多智力者，则啖牛心，食大麦；欲令子贤良盛洁者，则端心正坐，清虚合一。……是治外象而变者也。"《钱氏儿科学》指出："欲子女之清秀者，居山明水秀之乡；欲子女之聪俊者，常资父学艺书。"而《妇人大全良方》则对"外象内感"理论做了阐释："夫至精才化，一气方凝，始受胞胎，渐成形质，子在腹中，随母听闻。自妊娠之后，则须行坐端严，性情和悦，常处静室，多听美言，令人讲读诗书，陈礼说乐，耳不闻非言，目不视恶事，如此则生男女福寿敦厚，忠孝贤明。不然则男女既生，则多鄙贱不寿而愚，此所谓因外象而内感也。"

近代胚胎学研究表明，受精后15～56天是胚胎器官、组织形成和高度分化时期，也是致畸的高度敏感期，故要慎重护胎，避免淫邪、行凶、秽臭、噪音、邪念、丑陋等恶性刺激的危害；怀孕4个月后，胎儿对外界音响刺激有一定反应。这是“外象内感”理论的科学基础。

2. 养胎护胎措施，强调孕期良好身心环境的综合性作用　中医胎教学说要求重视孕期保健，将胎教与养胎、护胎有机地融为一体。包括合理营养，保持良好心理卫生，避免病毒、细菌感染，谨避寒暑，节制性欲，审慎用药，适度劳逸，以及避免接触放射线、有毒化学物质和噪音等。加上孕妇有意识地加强自身精神品德的修养和感化，多方位地“外象而内感”。

南北朝名医徐之才的“逐月养胎法”阐述了怀孕妇女在妊娠期间的注意事项，包括适应环境、增加营养、戒房事、稳定情绪、注意劳动、穿衣、洗浴、散步、晒太阳、睡眠以及为分娩做好必要的准备等：

孕一月，称胎胚，要“寝必安静，无令恐畏，饮食精熟”。

孕二月，称胎膏，要“居必静处，慎戒房事”。

孕三月，为始胎，要“居必静坐，清虚如一，坐无斜席，立无偏倚，行无斜径，无妄喜怒，无得思虑”。

孕四月，要“静体和志，饮食节调，洗浴远避寒暑”。

孕五月，要“卧必晏起，洗浣衣服，深其居处，厚其衣裳，朝吸天光，以避寒殃，无大饥大饱劳倦”。

孕六月，要“身欲微劳，无得静处，出游于野，调五味，食曰美，无大饱”。

孕七月，要“劳躬摇肢，无使定止，无言哭号，无薄衣、洗浴和寒饮，居处必燥”。

孕八月，要“无使气极，无食燥物，无辄失食，无忍大起，和心静息”。

孕九月，要“饮醴食甘，缓带自持，以待之”。

孕十月，要“五脏俱备，六腑齐通，关节精神皆备，候时而生”。

清代女医家曾懿也在其《女学篇》中指出，孕妇宜运动肢体，调和饮食，居室面东南，日光和煦，空气流通，时或散步园林，或遐眺山川，呼吸空气，以娱心目。曾氏所提出的运动肢体、调饮食、适居处，侧重于养胎护胎；而娱心目、益神智，则侧重于胎教。

为了实现胎教目的，必须要有一套科学的胎教方法。由诸多古代胎教方法的论述中可以看出，中国古代胎教方法主要有：合理营养、调和情志、谨避寒暑、适度劳逸、审施药治、节制性欲。重视孕妇的身心健康，不但可养胎预防妊娠病，还能使后代优生、优形、聪慧。

那么，在现实中我们怎样才能作到胎教与养胎、护胎融为一体，使后代具有良好的体质及优良的遗传素质，真正做到优生、优育、优教呢？这就要求我们在胎教和养胎两方面加以重视。

（二）胎教的方法

关于胎教的时间，国内外许多专家学者所持的观点，不尽相同。有认为应从婚前开始，包括婚前优生优育的教育和指导；有的认为从妊娠第一天就开始进行；但多数都认为应从怀孕中期（5个月左右）开始，这是因为从胎儿发育过程看，5个月的胎儿，脑细胞已处于迅速发育的高峰，并且偶尔出现记忆痕迹，胎儿已有触觉功能。所以这个时候进行胎教是适宜的。

1. 胎教

(1) 乐观豁达：要胸怀开阔，乐观豁达，无私心杂念，不患得患失。生活上知足，待人宽厚，助人为乐，处事无妒忌之心，言行举止端庄大方。这样胎儿禀气纯正，有助于良好气质与性格特征的形成。

(2) 怡情养性：可适当地参加文体活动，培养多方面的兴趣和爱好，以丰富自己的生活，通过琴棋书画、诵读诗歌及旅游等途径陶冶情操。

孕期情绪过度紧张，会使肾上腺皮质激素分泌过多，引起胎儿发育畸形。情绪过于紧张或焦虑则胎动剧烈，胎儿出生后也往往多动，容易激怒，好哭闹。所以要采用各种措施调节孕妇情绪。

(3) 远避邪恶：中医认为，多接触美好的事物，可使秀气入胎，回避淫邪、行凶、丑陋等不良刺激，以免影响胎儿发育。

(4) 胎儿辅导：应在胎儿感觉系统机能发展的最佳期，及时对胎儿进行有计划、有步骤的感觉功能与动作辅导，有助于出生后婴儿智力与行为的发展。

1) 动作刺激：每天临睡前，孕妇躺在床上，双手放在腹部，用手指轻轻地压抚或拍打胎儿，使胎儿出现蠕动。这样可激发胎儿运动的积极性，使站立行走早于未受过训练的婴儿。此法动作要轻柔，宜经常施行，怀孕末期更为重要。但有早期宫缩的孕妇忌用此法。

2) 听觉训练：包括音乐及语言。从妊娠的第13周开始，坚持有计划地对胎儿说话、诵读诗歌，为其唱歌或放录音磁带，让胎儿听悠扬动听的乐曲或歌曲。此外，母亲与别人的谈笑声、林间鸟语、昆虫啼鸣及潺潺的流水声，都是促进胎儿听觉和神经系统发育的良好信息。研究发现，孕妇多听轻快悦耳的音乐，胎儿躁动减少，生长发育良好；如果孕妇经常听嘈杂震耳的摇滚乐，会使胎儿躁动增加。

音乐是胎教不可缺少，又无法代替的重要内容。妇女对声音的感受比较敏感。怀孕后，机体不仅承受着养育胎儿的物质消耗与体力的负担，而且精神上也易受激素变化的影响，情绪易波动。此时，选择一些轻松愉快的音乐，对调节孕妇的情绪会产生积极效果。

音乐对胎儿是不可缺少的精神乳汁，在这个时期，胎儿在智力、情感、行为方面都处于发育的启蒙时期，胎儿的一切发育都离不开环境的刺激，而音乐无疑是对其最有益的刺激。当然，给胎儿听的音乐，必须有所选择，绝不能用噪音太强的音乐，否则会适得其反，这一点从胎儿对不同音乐的反应实验中，也得到证实。

胎教音乐分为孕妇音乐和胎儿音乐两类。前者为胎儿创造发育条件，避免各种损伤智力的因素对胎儿造成伤害；后者则直接用于促进胎儿的智力发育。

适合于孕妇听的音乐，要选择充满诗情画意、幽雅抒情、委婉柔和的乐曲。如中国古典乐曲《梅花三弄》、《平湖秋月》、《渔舟唱晚》；西方音乐则应选取古典音乐，如《A大调抒情小夜曲》、《仲夏夜之梦》。现代音乐，宜选用《啊！莫愁，莫愁》等。根据生活规律，随时听取，但不宜戴耳机，音量应控制在45～55分贝之间。孕妇不宜听节奏强烈、音色单调的音乐，如迪斯科音乐等，也不宜听有庸俗色情成分的音乐。前者会造成烦躁和疲劳，对胎儿不利；后者往往会引发邪念，对胎儿的性格产生不良影响。

适宜于胎儿听的音乐，是让胎儿直接受益于音乐。方法是将收录机的耳机对准腹部胎头部位，每次 20～30 分钟。凡 4 个月以上的胎儿都可以听音乐。目前市场上有不少专门的录音磁带可供选用，如《胎教音乐》、《小神童》、《我将来到人间》等等。4～5 个月以上的胎儿一般每次听 15～20 分钟左右，并可适当配合腹部抚摩。

在胎儿期对后代进行音乐教育，对胎儿大脑右半球的发育是有益的。因为：遗传因素很难改变，但环境因素却可以改变。对胎儿来说，母体便是他最初的生活环境，音乐胎教是利用人的能力改变环境的重要措施。由于胎儿"听"到的大都是母亲传入子宫的声音，所以年轻的母亲应该不厌其烦地早些对胎儿说话、唱歌，为了下一代而选听适宜的音乐，这些措施还会使婴儿出生后母子关系更加和谐融洽。

胎教音乐的内容，具体没有什么规定，只要符合以下要求就可以了：节奏清楚、旋律优美、低音明显、与母体的某些生理节律（如呼吸、心跳等）不冲突。其中要求低音要明显，这是因为：母体对声音来说，是一个声音的屏障体，对高音衰减的作用很大，胎儿很难听到 2000Hz 以上的高音和泛音。

值得提出的是：胎教音乐不仅在母亲怀孕时使用，即使孩子出生后，还可以一直使用到 3～4 岁，让孩子不断重温这"天伦之音"。

3）情感信息交流：胎儿时期，母子之间不但有血脉相连的关系，而且还有心灵情感相通的关系。母亲与胎儿分别通过不同的途径彼此传递情感信息。母亲的情感诸如怜爱、喜悦、悲伤，以及恐惧、不安等信息会通过有关途径传递给胎儿，进而发生潜移默化的影响。因此，孕妇要时时刻刻想着这个未曾谋面的"腹中密友"，与其进行情感的交流。

2. 养胎　养胎是指供养、营养胎儿生长发育，保护胎儿健康成长不受侵害。"养胎"一词，在汉代张仲景所著《金匮要略》中就已提到，到了北齐时期，名医徐之才总结出了"逐月养胎法"，为后世养胎护胎奠定了基础。

（1）心志祥和：对于胎儿来说，母体是他在世间最初的生活环境，母体精神状态的好坏，决定了胎儿生活环境的优劣。母体情绪等变化造成生理状态的改变，通过神经内分泌的影响与作用，改变胎盘的生理功能，间接地影响胎儿生长发育，从而影响胎儿神经与心理的发育。母体情绪稳定安详，胎儿就能生长在稳定、良好的环境里；反之，孕妇情绪波动大，经常受到惊吓、痛苦、悲伤或恐惧的刺激时，血压不稳定或持续升高，血中激素和多种调节因子波动剧烈，必然影响胎盘的活动与功能，使胎儿被动地适应母体变化，表现出心跳加快、胎动增加、体重偏低，严重时可致胎儿发育不良，甚至发育畸形。因此，母体的精神状态，是养胎首先要注意的问题。

（2）饮食调养：孕妇的饮食当以新鲜清淡、富有营养、易于消化、饥饱适中为原则。明代万全在《妇人秘科》中指出："妇人受胎之后，最宜调饮食，淡滋味，避寒暑，常得清纯和平之气，以养其胎，则胎元完固，生子无疾。"

孕期每天膳食的基本构成是：

粮谷类（最好有米、面、小米、玉米等多品种）400～500g；

豆类及豆制品 50～100g；

肉、蛋、禽、鱼、虾等（经常有肝脏）100g左右；

蔬菜（其中一半为绿叶菜，有时用些蘑菇、海带）500g；

油脂40g；

水果100g；

牛奶200ml。

由于孕妇不同时期身体变化以及胎儿发育对营养的要求不同，膳食安排也应有所不同。

孕早期（自受孕至妊娠3月），胎儿发育缓慢，加上妊娠反应，饮食宜少而精。可选择适合自己口味的食品及略带酸味的开胃之品，以新鲜蔬菜瓜果为佳，忌食腥辣刺激之品，以免加重恶阻。

孕中期（妊娠4~7月），胎儿增长加快。孕妇宜摄食富有蛋白质、钙、磷的食品。稻谷、豆类及肉鱼蛋类含有丰富的蛋白质。钙含于蛋黄、乳类、虾皮、动物骨骼及绿叶蔬菜中，磷存在于黄豆、鸡肉、羊肉中。食用这些食品，可以生肌壮骨、益髓补脑，有助于胎儿发育。

孕晚期（妊娠8~10月），胎儿生长发育特别迅速，又是大脑发育的关键时刻，要储存的营养也特别多，应多吃优质蛋白，注意动物蛋白与植物蛋白的搭配食用，少吃盐和碱性食物，防止水肿。

孕妇当忌食辣椒、胡椒等刺激性食物、螃蟹等易过敏之食物以及獐兔野味，戒烟酒，勿饮浓茶，以免出现流产、早产、死胎、畸胎和先天性疾病。

有关文献中孕妇禁食、慎食的食物举例如下：

过于辛温燥热：羊、牛、鹿、兔、犬、雀、鳝鱼、姜、椒、葱、芥、韭等；

过于寒凉滑利：龟、鳖、螃蟹、海藻、海蜇、荸荠、麦芽、梅、李及生冷瓜果等。

（3）劳逸适度：孕妇应劳逸适度，“不可过逸，逸则气滞；不可过劳，劳则气衰”。适当运动能促进孕妇血液循环，有利于胎儿发育，减轻腰酸腿疼、下肢浮肿等症状，还可增强孕妇腹肌力量，在分娩之时还可避免难产。《万氏妇人科·胎前章》说：“妇人受胎之后，常宜行动往来，使气血流通，百脉和畅，自无难产，若好逸恶劳，好静恶动，贪卧养娇，则气停血滞，临产多难。”

孕早期，由于妊娠反应，只可做一般的家务劳动，切勿搬抬、举重。晚间工作、重体力劳动均不适宜。应常出户外散步，呼吸新鲜空气，接受阳光。

妊娠中期，不可过于安逸，应从事一定的体力劳动和适量的运动，如太极拳、旅游等，但应避免登高涉险、骑马、骑自行车、游泳、跑步等剧烈运动。避免仰卧运动，以防沉重的子宫压迫下腔静脉使回心血液流动受阻；起床或运动时应避免迅速改变体位，以防发生体位性低血压。

妊娠后期，应当以逸为主，但不宜久卧贪睡，可常散步，适当活动，俟时而生。

孕妇要有充足的睡眠，每晚应保证8小时的睡眠时间。妊娠后期，中午应卧床休息1小时。临产前数周，应再增加睡眠时间，睡姿宜取左侧卧。

（4）起居适宜：妇女怀孕以后，外邪容易乘袭致病，导致各种胎病，甚至流产。因此要谨慎起居，科学地安排作息时间，早起早睡，规律地工作、学习与生活。要顺应四时气候的变化，增减衣衫，以避寒暑。《大生要旨·胎前节养六条》说："慎寒温，胎前感冒外邪，或染伤寒时证郁热不解，往往小产坠胎。"孕妇不宜烈日曝晒或淋雨涉水，慎防外邪侵袭。

孕期衣着宜宽大适体，腰带不宜过紧，以免气血流通不畅，影响胎儿发育或难产。

孕妇动作不宜过大，《产孕集》提出：孕妇"毋登高，毋用力，毋疾行，毋侧坐，毋曲腰，毋跛倚，毋高处取物，毋向非常处大小便，毋久立久坐，毋久卧，毋犯寒热"。谨防碰撞腹部，避免接触铅、汞、苯、砷等有害物质和放射线辐射，不宜经常往来于公共场所，以防患传染病，导致伤胎或流产。

孕妇应保持二便通畅，若便秘不得缓解或排尿困难，应及时去医院治疗。

（5）审慎用药：孕妇无病，不可乱服药石，以免妄伐无辜；过服补药，可引起胎大难产。孕妇患病，应及早治疗，既不要为妊娠用药禁忌框框所缚，也须慎重从事。《育婴家秘·胎养》说："妊娠有疾，不可妄投药饵，必在医者审慎病势之轻重，药性之上下，处以中庸，不必多品，视其病势已衰，药宜便止，则病去于母，而子亦无殒矣。"西药中有些药物对胎儿影响更大，如安定、阿司匹林、四环素、抗癫痫药等，一般情况下不用这些药，必须使用时，可按医嘱服用。

妊娠期患病，针灸疗法也应慎重。《万氏妇人科·胎前章》说："孕妇有疾，又不可轻用针灸，以至堕胎。"更应避免腹部用针。

（6）房事有节：妊娠头3个月里要避免性生活，因为此时胎盘还没有完全形成，胚胎组织在子宫壁上附着还不够牢固，性交可引起盆腔充血、机械性创伤或子宫收缩而诱发流产。中医认为，相火妄动，损伤肾气，耗劫真阴，使胎儿不能固养，导致流产、早产，还会造成胎毒，导致胎病。历代医家把节欲、绝欲当作养胎护胎的第一要务，主张孕妇清心寡欲，分房静养。

妊娠中期可有性生活，但要有节制，动作不可粗暴。因这段时间内胎儿相对比较稳定，流产机会减少，但胎儿发育快，羊水量增多且张力加大，过多或粗暴的性交可使胎膜破裂，羊水流出而流产。

妊娠后3个月应避免性交。特别是最后1个月内应绝对禁止同房。因为越接近预产期，产道血液供应越丰富，阴道内原本寄生着多种细菌，性交时又会带进外来细菌，可能引起感染。近宫颈口处的胎膜首先受累，弹性减弱，出现胎膜早破。

有过流产、早产史或宫口松弛的孕妇，应在整个孕期内避免性交。

二、儿童养护与早期教育

儿童一般指4～14岁这一年龄阶段。这一阶段养生保健的特点是养教并重，保养元真，教子成才。

儿童处于生长发育的初期，在生理上，既有生机蓬勃的一面，称"稚阴稚阳之体"，或称"纯阳之体"；又有形气未充的一面，抗病力低下，易于发病，病情发展迅速，但因为脏气清灵，患病容易康复。小儿的心理发育也未臻完善，易受惊吓致病，情志不稳，可塑性大，易于接受各方面的影响和教育。

（一）儿童养护

古代的养子十法，首载于宋代陈文中的《小儿病源方论》中，千百年来皆相沿习，是中医学中有关小儿抚养保育的重要内容。内容为：要背暖；要肚暖；要足暖；要头凉；要心胸凉；勿令忽见非常之物；脾胃要温；儿啼未定，勿便饮乳；勿轻服轻粉、朱砂；宜少洗浴。这些内容至今仍有可借鉴之处。

1. 饮食喂养 6个月以下，提倡母乳喂养。母乳喂养有非常明显的优点，除容易消化吸收，蛋白质、脂肪、糖的比例适当外，还具有缓冲力小、对胃酸中和作用弱、有利于消化、在胃内停留时间较牛奶为短等优点。因此，母乳是最理想的天然食品。若无母乳，可采用牛奶、羊奶、奶糕、豆浆等代乳品人工喂养，鲜牛奶可作首选。

儿童时期易于缺钙。正常人每天每人需要800mg钙，而一般饮食中仅有500mg左右的钙，如果每天饮用一袋牛奶，即可满足需要。二次世界大战后，日本政府给中小学生每人每天免费供应一袋牛奶，多年来，使日本人身高一代超过一代，现在超过了中国人。日本人称此为“一袋牛奶振兴一个民族”。英国专家连续15年观察，每天饮用一袋牛奶的儿童身高高出不饮用者2.8cm，每天两袋者高出4.8cm。

因为生长激素是在夜间分泌，因此儿童睡觉前饮用牛奶最好。

儿童不同阶段的食品应以营养充足，适应并促进发育为原则。

幼童的肾气未充，牙齿、骨骼、脑髓均处于发育中，因而不要忽视补肾食品的供给，如动物的肝、肾、脑髓及核桃仁、黑芝麻、桑椹子、黑豆等。少食或忌食温补滋腻厚味的食品，如羊肉、鸡肉、火腿、海参等。以下食物，较适宜少儿食用。

（1）鱼类：各种鱼都对大脑发育有促进作用。鱼和贝类含有较多的不饱和脂肪酸，是制造神经细胞的原料。蛋白质、维生素、微量元素的含量也很高，可以促进智力活动。

鱼鳞中所含的健脑成分高于鱼肉，尤其是无机元素如钙、磷的含量更高。鱼鳞含有较多的卵磷脂，可增强记忆力，并控制脑细胞的衰退。鱼鳞的吃法是：刮下鳞片，洗净，捣碎，用文火熬成胶状，切成块，食用时加醋、葱、姜等佐料拌和，味道很鲜美。

（2）金针菇：又称金菇、朴菇。因为它的菌柄细长，呈鹅黄色，所以用“金针”来形容。其肉质脆嫩，营养丰富，高蛋白，低脂肪，多糖，富含钙、铁、磷等微量元素和维生素。氨基酸中的赖氨酸和精氨酸有加强记忆，开发智力的作用，所以被称为“增智菇”。金针菇可炒，可烧，可凉拌，滑嫩爽口，因此，是儿童保健和开发智力的必需食品之一。

（3）木耳：木耳有白木耳与黑木耳之分。《神农本草经》称其“益气不饥，轻身强智”。其中所含的营养成分主要有蛋白质、脂类、糖类、钙、磷、铁、胡萝卜素、维生素 B_1、维生素 B_2、烟酸、卵磷脂、脑磷脂、鞘磷脂和甾醇等。其中，卵磷脂等不饱和脂肪酸、维生素、无机元素是主要的健体、益智成分。儿童食用，以白木耳为佳。

（4）牡蛎：药用时，用壳；作食物时，则用其肉。每100g干肉中含糖原63.5g、各种氨基酸1.3g，另含维生素A、B_1、B_2、D和亚麻酸、亚油酸、甾醇等。尤其是含有极为丰富的微量元素（铜、锌、锰、钡、磷、钙、碘等），含量高达17.6g/100g。此外，还含有1.3%的牛磺酸和极为丰富的谷胱甘肽。

牡蛎肉的食用方法是：洗净，放滚开水中煮一滚后捞出，然后可用来炒鸡蛋，或作汤，或加姜醋等凉拌。

(5) 牛肉：是能使人强壮的食品。每100g牛肉中含有蛋白质20.1g，脂肪10.2g，钙7mg，磷170mg，铁0.9mg，维生素 B_1 0.07mg，维生素 B_2 0.15mg，烟酸6mg。其中的蛋白质是牛肉的主要滋补成分，组成牛肉蛋白质的氨基酸种类多，结构合理，为完全性蛋白质食品。凡身体虚弱而智力发育较差的儿童，吃牛肉最为相宜。

牛心是传统的益智食品，古代认为黄牛心作用最好。

(6) 大豆：具有益智、抗衰老、美容等功效。中医古籍记载，常食大豆可以“令人强壮，容貌红白，永不憔悴”。一般来说，平时食用以黄豆最普遍，黑豆较少食用，但黑豆入药较多，其强壮益智作用在某些方面超过黄豆。

大豆中所含的蛋白质，不仅量多，而且质好，其中氨基酸的组成与人体的需要比较接近，组成比例类似于动物蛋白。所含氨基酸与谷物所含氨基酸有所不同，如谷类中较缺的赖氨酸，在大豆中的含量却很高。因此，儿童应提倡米豆或面豆混合食用，起互补作用。

大豆脂肪中，亚麻油酸和亚麻油烯酸最为丰富，还含有1.64%卵磷脂等，对少年儿童的大脑、神经系统发育具有重要意义。大豆的含铁量也较高，并且容易消化吸收，对贫血的儿童来说是较适宜的益智食品。制成豆腐后，因为加入了盐卤或石膏，增加了钙、镁等无机元素的含量，更适合于儿童食用。

豆类的食用方法非常多，豆制品就有水豆腐、老豆腐、豆腐干、腐乳、腐竹、油豆腐、豆浆、豆芽、豆腐脑等等。无论哪种食用方法，都要求充分加热煮熟后食用，否则会造成腹泻。这是因为大豆中有一种抗胰蛋白酶因子，能抑制胰蛋白酶的消化作用，使大豆中的蛋白质难以分解而影响消化。煮熟后，这种因子就会被破坏，蛋白质就能被吸收。

(7) 蜂蜜：主要成分是果糖、葡萄糖、蔗糖、麦芽糖、蛋白质和氨基酸。还含有转化酶、还原酶、氧化酶、过氧化氢酶、淀粉酶等酶类。另含有机酸类，乙酰胆碱，维生素A、B_1、B_2、B_6、C、D、K，尼克酸，泛酸，叶酸，生物素及铜、铁、锰、镍等微量元素。从智力饮食的五大营养素来看，蜂蜜是一种天然的益智佳品。

食用蜂蜜，可以兑开水冲饮，也可以做成各种饮料饮用。对于少年儿童，最好不要食用蜂乳、蜂王浆及其制剂。因为它们所含的激素类成分较多，其中的促性腺激素会导致儿童性早熟，因此不宜食用。

小儿脾胃发育未全，饮食又不能自节，喂养稍有不当，就会损伤脾胃，影响生长发育。因而，幼儿的喂养应着眼于保护脾胃。饮食以易于消化吸收为原则，应随时观察孩子的大便来了解消化吸收的情况。现代儿童要防止营养过剩，注意节食。即：“忍三分饥，吃七分饱，频揉肚”。

2. 起居养护　顺应天时寒温变化增减衣衫，以小儿的手足暖而不出汗为标准。保暖要点是头宜凉，背、腹、足宜暖。小儿衣被忌厚热，平时穿衣不宜过多。

睡觉时被子不宜过重、过厚、过暖。仰卧、侧卧均可，不宜俯卧。要帮助孩子经常调换睡眠姿势和侧卧的方向，以免颅骨畸形发育。枕头不宜过高。

经常梳头，有健脑作用。按中医的经络学说，头部为“诸阳所会，百脉相通”之处，头顶正中的穴位叫“百会”穴。经常梳理头发，会使人感到神志爽快、头脑清醒，还能消除疲劳。梳头的过程，实际上是在对头部各个穴位进行按摩，通过按摩的刺激，可以调节大脑皮层的兴奋和抑制过程，促进血液循环和皮下腺体的分泌，改进营养代谢。即中医所说的流通气血，散风明目，荣发固发，提神醒脑，改善睡眠。

梳头宜早上、晚上各1次，由前到后，再由后到前；由左向右，再由右向左。如此循环往复，梳数十遍至百余遍，以头皮出现发热和紧缩之感为止。

头发宜多梳，但不宜多洗。古书上说：“除夏以外，五日一沐。”尤其注意不能洗头后受风受凉，否则容易患头痛症。此外，女孩子不宜烫发，更不能戴着卷发筒或发夹睡觉，以免发根被压迫，影响血液循环。

3．安全防护 小儿胆小怯弱，易受惊吓，大惊卒恐可致疾病。对外界危险事物没有识别能力，容易发生意外事故，故必须谨慎看护，事事留意，正面引导，切勿以粗暴态度或恐吓手段对待。

4．体格锻炼 要充分利用大自然的日光、空气进行体格锻炼。10岁以内儿童，每天至少2~3小时的户外活动。以体操、游泳、游戏、短跑、武术、跳绳和球类运动为宜。儿童还应多做益智游戏，以促进智力的发育。如：

（1）屈指：左右双手同时做屈指运动，左手屈拇指，右手同时屈小指；或左手屈食指，右手屈无名指。动作由慢到快。做一段时间后，左右手交替再做。

（2）指鼻子指眼：家长握住孩子一只伸开的手掌，用另一只手拍打孩子手心，孩子的另一只手用食指按在鼻尖上，其余四指握拳。家长每打孩子手心一次，嘴里同时喊出“鼻子”、“眼”、“嘴巴”、“耳朵”等各种指令，除喊“鼻子”时手指不动外，其余所喊指令的瞬间，孩子要迅速地将食指指向所喊指令的部位。由于喊指令与手指移动几乎同时进行，所以孩子往往会乱指一气，逗得旁人哈哈大笑。这种游戏对训练孩子反应能力、判断能力、应变能力最有帮助。

（3）摩膝敲膝：左手伸开，手心紧按在左膝头；右手握拳，拳头搁在右膝头。喊“开始”后，左手沿大腿前后摩擦，右手同时用拳头上下敲打右膝头。这个游戏开始做的时候，左手总是不自觉地变成与右手一样的敲膝动作，或右手变成与左手一样的搓膝动作。当逐渐习惯后，双手就会逐渐适应各自的动作，这时别人可以大喊一声“换”，要求左右手突然变换动作，变换之初，将又是一次手忙脚乱，引起旁观者哈哈大笑。

5．免疫防病 定期定量做好预防接种，定期体检。

（二）早期教育

早期教育是指对自出生至幼童期儿童进行的适时而恰当的教育与训练。包括德行教育与健康心理的培养、智力开发、健康教育和美学教育。

1．早期教育要点

（1）全面发展：在孩子的成长过程中，应当注意德育、智育、体育、美育四者兼顾，相互促进，相互渗透，使孩子的身体与心理得以统一和谐地发展。

（2）适时恰当：教育过早过深有损孩子的健康，教育过晚过浅，会推迟、耽误甚至阻碍幼童的成长。2～3岁是儿童口头语言及计数能力发展的关键期，出生到4岁是形状知觉发展的关键期；4～5岁是开始学习书面语言的关键期；5～6岁掌握词汇能力发展最快，又是数概念发展的关键年龄。教育与训练的内容与要求，应与幼童成熟的程度速度相适应。五六岁以前的孩子，一般不宜进行大量的识字与计算活动。上述时机把握适时与恰当，才能收到最佳效果。

（3）方法合理：坚持正面教育，直观教育，对孩子不应冷漠无情，也不能溺爱、百般迁就，而应给以足够的爱抚，并给以始终如一的严格要求。

2．早期教育的内容

（1）感知能力训练：感知训练主要以刺激小儿听觉和视觉为主。人体的活动通常需要多个感觉器官参与，身体多个部分的协调配合才能完成。比如捉迷藏，既要眼看、耳听，又要做手、脚等全身运动。只有通过综合训练，才能使小儿感觉器官的功能全面完善。6个月以后的小儿活动能力已增强，应注重综合训练。游戏玩耍是综合训练小儿感官的极好方法，应尽量为小儿创造条件，在游戏玩耍中得到充分锻炼。

自然界是综合训练小儿感官的最好场所，让小儿多到大自然中去，看红日、白云、蓝天、绿树等五彩缤纷、变化无穷的自然景观，听虫鸣、鸟语、禽畜啼叫等充满生机的自然声音，嗅各种花草的芬芳，体验四季温度的变化，接受阳光的照射……让大自然成为训练小儿感官的最好场所。

（2）动手能力训练：中国自古有“心灵手巧”的说法，手的灵巧与大脑聪明与否有密切关系。儿童出生后3～4年内，大脑发育特别迅速，手的功能也迅速得到加强，此时对手进行恰当的运动训练，可促进大脑的发育，提高智力。

进行手的运动训练，必须遵循小儿手功能的自然发展规律，循序渐进，才能收到良好的效果。要注意让小儿早动手、勤用手，可以在游戏、折纸、“涂鸦”和吃饭中训练手，逐渐做到体勤脑灵。

（3）运动能力训练：不同年龄的儿童运动能力和特点并不一样，小儿的运动训练必须适合各个时期的能力，才能收到良好的强身健脑作用。6个月以内的婴儿，运动能力较弱，只能作不规则的运动和哭喊，应充分给予随意运动，略为提前帮助进行相应的运动训练，例如抬头、翻身、爬行等。6个月至1岁，逐渐训练坐、爬、站立、行走等等。1岁以后，已学会走、跳、跑等运动，此时游戏和玩耍是其运动形式，应尽量创造安全的游戏、玩耍场所和设备。随着年龄增大，体操和舞蹈也很适合进行运动训练。3～4岁时，做一些自我服务性的活动和简单劳动，如穿衣、洗脸、收拾碗筷、扫地等。

（4）语言能力训练：可以从食物开始，指物说物，在游戏玩耍中学习语言，并且正确发音。应为孩子创造丰富的学习语言的环境。小儿接触的事物越多，学到的词汇就越丰富。除了在家庭中创造各种训练语言的环境条件外，还应尽量让小儿走出家门，到社会、到大自然中学习语言。城里的父母应注意多带小儿到野外、郊区游玩，以弥补城市生活的不足。看图说话、念儿歌、讲故事等也是训练儿童口头表达能力的好方法。

（5）良好性格的培养：中国独生子女的性格偏差越来越多，已经成了一种社会现象。不良性格会导致不良情绪，会阻碍儿童的智力成长，导致儿童人际关系的恶化，影响儿童良好自我意识的形成。

培养儿童良好性格，要从以下几方面入手：①营造和谐的家庭氛围，建立协调的亲子关系。②鼓励孩子充分表达情感。增加孩子表达情感的词汇和表达的方式；通过游戏、运动等方式疏泄不良情绪。③教会孩子控制情感。④净化生活和学习环境。环境会潜移默化地影响儿童个性的形成。应重视生活学习环境的净化，如选择适合的电视、电影节目及画册等，多接受和模仿正面人物的形象。

(6) 早期健康教育

1) 卫生习惯的培养

睡眠卫生　从小养成按时睡觉、起床的习惯，不要养成抱睡的习惯，入睡前勿逗引玩笑，不讲恐怖故事，不做兴奋游戏。

身体卫生　6个月左右，应该开始训练定时大小便的习惯。周岁左右，要养成饭前便后洗手的习惯，睡前洗脸、洗脚，女孩每晚洗外阴。定期洗头洗澡，衣服勤洗勤换，常剪指甲。饭后漱口刷牙，不可含着糖块入睡。到了4岁，要逐渐培养自理能力，注意培养正确的姿势，讲解卫生保健常识，预防龋齿、近视眼、沙眼、脊柱变形、扁平足和传染病的发生。

生理卫生知识　认识自身器官组织的名称和功能。懂得人体由头、躯干和四肢组成，心、肺是人体的重要脏器；懂得五官的作用；学会保持正确的坐、立、行、走姿势等。

饮食卫生　用自己的餐具，进餐定时、定量，不要过饱；不挑食，不偏食，不吃不洁的食物，不暴饮暴食；不要过多吃糖；养成饮水的习惯，不喝生水；饭前饭后不作剧烈的活动等。

公共卫生　不乱扔果皮纸屑，不随地吐痰，不随地大小便，保护环境清洁卫生，不在墙壁家具上乱涂乱画，爱护花草树木，遵守公共规则，爱护公物，培养公共道德。

2) 安全教育：让幼儿懂得意外事故可以损伤身体，甚至可以丧命。教导幼儿在生活中，在游戏、锻炼和活动时要注意水、电、火、锐器、药品等的安全。要懂得并遵守交通规则；不跟生人走等。

3) 疾病预防：教给幼儿一些预防保健的知识，如身体测量和健康检查是为了发现疾病；预防注射可以增加身体的抵抗力等。逐步树立预防和自我保健的意识，乐于接受一些检查和注射。让他们懂得吸烟和被动吸烟的危害，以便长大后自觉选择不吸烟的生活方式。告诉他们经常锻炼身体的好处，从小养成爱运动的习惯。

4) 心理卫生：学前儿童的心理健康教育应与德育教育相结合，培养幼儿是非、美丑、善恶的辨别能力。教导他们尊重父母和师长、热爱集体、关心别人、助人为乐，培养克服困难和独立生活的能力，使幼儿的心理健康地发展。

5) 性教育：进行适宜的性教育。如知道自己的性别；认识动植物的雌雄；在游戏和生活中扮演正确的性角色；教导幼儿不与生人乱接触，树立性保护意识等。这对于树立正确的性观念和为青春期性教育奠定基础十分重要。

6) 保护环境：树立保护自然生态环境的观念。懂得空气、土壤、水和噪声污染对人体有害。从小培养保护环境、节约资源的责任感和意识。

第三节 青春期养生

按世界卫生组织对年龄段的划分，15～44岁这一年龄段为青年期，而15岁至24岁这一阶段，称青春期，即习惯上所说的青少年时期。具体可分为青春发育期（12～18岁）和青春期（18～24岁）。

一、生理和心理特点

青春发育期是人一生中生长发育的高峰期。其特点是体重迅速增加，第二性征迅速发育，生殖系统逐渐成熟，其他脏器亦逐渐成熟和健全。机体精气充实，气血调和。随着形体的迅速发育，心理行为也出现变化，如思想活跃，充满幻想，追求异性，逆反冲动，渴望独立等等，表现为半幼稚、半成熟以及独立性与依赖性相交错的复杂现象，具有较大的可塑性。青春期，身体发育基本成熟（以恒牙长出为标志），是人一生中发育最旺盛的阶段。但是，人生观和世界观尚未定型。青春期的生理、心理特点告诉我们，这一时期的养生保健，应按照身心发育的自然规律，注意体格的保健锻炼和思想品德的教育，为一生的身心健康打下良好基础。

二、养生指导

（一）心理养生指导

青少年时期是一个心理充满矛盾的时期：热情奔放，积极进取，却好高骛远，毛躁冲动；对周围的事物有一定的观察分析和判断能力，但情绪波动较大，缺乏自制力，看问题偏激，有时不能明辨是非。他们对自身第二性征的迅速发育感到不解，随之则对异性生理充满好奇，他们仍需依附于家庭，但独立愿望日益强烈，却又缺乏社会经验，极易受外界环境的影响，容易误入歧途。针对这些心理特征，培养其健康的心理素质极为重要，可从以下三个方面着手。

1. 引导为主，环境为先 转变青少年在家庭、在社会中的角色，把他们当大人看，当朋友看，另一方面，注意净化青少年周围的环境。这是根据他们的心理发育特点决定的。灌输式、强迫式的教育，效果适得其反。要用形象影响青少年，要尊重他们独立意向的发展和自尊心，尊重他们的正确意见，逐渐给他们更多的独立权利，还要为他们创造一个愉快的、愿意讲话的环境，以便了解孩子的交友情况及周围环境的影响，探知他们的心理活动与情绪变化，从而有的放矢地予以教导和帮助。要创造条件发挥他们的兴趣与爱好，教育他们慎重择友，避免与坏人接触。对于他们的错误或早恋等问题，不能采取粗暴、压制及命令的方式，要正确诱导。

2. 加强修养，接触社会 青少年的身体发育虽已接近成人，可是对环境、生活的适应能力和对事物的综合处理能力仍然很差，应加强思想意识的锻炼和修养，力求养成独立自觉、坚强稳定、直爽开朗、亲切活泼的个性。遇事冷静，言行适度，文明礼貌，切忌恃智好胜，恃强好斗。正确地对待各种社会不良现象，明确自己在不同场合所处的不同位置，善于角色变换，采用不同的处事方法，从而有利于社交活动，促进人事关系的和谐，有益于身心健康。

3. 两性知识，教育须早 青春期的最大特征是性器官的迅速发育。男女青年，肾气初盛，天癸始至，具有了生育能力。心理方面，性意识萌发，对异性充满好奇和探求欲望。由于青年人的情绪易于波动，自制力差，若受社会不良现象的影响，常可使某些青年滋长不健康性心理，以致早恋早婚，荒废学业，有的甚至触犯法律，走上犯罪道路。因此，青春期的性教育尤为重要。

青春期性教育，包括性知识和性道德教育两个方面。传授足够的性生理知识，以解除好奇、困惑、羞涩、焦虑、紧张的心理。对于手淫带来的困惑，要从科学原理上做出解释。女青年更要充分了解经期卫生保健知识。要注意隔离和消除可能引起他们性行为的语言、书籍、画报、电影等环境因素。安排好他们的课余时间，把他们引导到正当的活动中去，鼓励他们积极参加文体活动，把主要精力放在学习上。另外，帮助他们充分了解两性关系中的行为规范，破除性神秘感。正确区别友谊、恋爱的关系。提倡晚婚，力戒早恋，宣传优生、计划生育以及性病（包括艾滋病）的预防知识。

（二）饮食调摄

青少年时期人体新陈代谢旺盛，消耗的热量多，因此对饮食的需要量要求也高。营养素供给不足，就会影响生长发育，甚至营养不良，抵抗力下降。

1. 必须的营养素

（1）*热量*：根据世界卫生组织推荐的热量标准，青少年每天所需热量为8368～12552千焦耳（2000～3000千卡），轻体力劳动的成年人为10042～10878千焦耳（2400～2600千卡）。热量主要来自谷类食物。如热量摄入不足，则容易疲劳，影响体力。

（2）*蛋白质*：必须保证充足的优质蛋白质，每天每千克体重供给蛋白质1.5～2g，应多吃瘦肉、鱼、蛋、奶、动物内脏和豆制品等。若摄入不足，可致发育迟缓，抵抗力下降。

（3）*矿物质和微量元素*：特别要注意钙、铁、碘、锌和镁的补充。含钙丰富的食物有海带、芝麻酱、绿叶蔬菜、山楂、牛奶、虾皮和豆制品等；含铁丰富的有动物的肝、肾、瘦肉、血液及豆类、红枣和黑木耳等；含碘丰富的有海带、紫菜；含锌丰富的有瘦肉、牡蛎、豆类等。

（4）*维生素*：维生素种类甚多，各有其特殊生理功能。维生素A、D存在于动物肝、蛋黄、牛奶、奶油中；维生素 B_1、B_2 存在于动物肝、牛奶、瘦肉、粗杂粮中；维生素C存在于新鲜蔬菜和酸性水果如酸枣、山楂和柑橘等食物中。

2. 合理膳食制度 规定进餐的次数、时间及各餐的热量分配。这可使胃肠负担均衡，大脑皮层形成动力定型。将进食时间作为条件刺激，容易产生良好的食欲，促进食物消化、吸收。

含蛋白质和脂肪丰富的食物（肉、鱼、蛋、豆类和豆制品等）应安排在早餐和午餐。尤其是早餐对青少年的健康十分重要。理想的早餐应该是有粮食（主要含淀粉）、足量的蛋白质和脂肪，干稀搭配，有鸡蛋、牛奶、肉、豆浆之类食品。

三、青少年健康教育

1. 人体解剖生理知识 对人体运动、循环、呼吸、消化、神经、泌尿、内分泌、免疫、生殖九大系统的发育特点、结构与生理功能建立基本的认识，了解人体生长发育的一般过程和规律，以及影响生长发育的各种因素。

2. 青春期生理卫生知识 了解和掌握男女少年在青春期的差异，青春期男女生理发育特点，身高、体重、胸围、肩宽、皮下脂肪、肌肉等方面的变化及男女差异，生殖系统的发育特点；女性月经和男性遗精的形成及卫生措施，第二性征的出现。

3. 个人卫生知识 讲授青春期卫生知识，注意男女外阴部清洁；学会正确对待第二性征（如不束胸、不穿紧身裤、不拔胡须、保护声带等）；注意睡眠卫生，生活要有规律；建立良好的生活习惯；了解吸烟、酗酒对健康的危害，并学习劝阻吸烟和拒绝吸烟的技巧；了解不良生活方式与疾病的关系以及疾病的预防措施。

4. 合理营养与健康 了解蛋白质、脂肪、碳水化合物、无机盐、微量元素、维生素、纤维素和水等营养素对人体的主要作用，各类食物的营养价值，常见的营养缺乏症和营养过剩对人体的影响；了解合理膳食的构成，考试、运动、劳动等过程中的合理饮食与营养，学会选择有益于健康的饮食。

5. 学校生活卫生 含教学卫生与环境卫生。了解学习过程中大脑的活动特点，注意用脑卫生，合理安排学习和休息的方法；了解睡眠的重要意义和中学生每日睡眠的需要量等等。

6. 常见疾病的预防 了解健康的定义。了解与学习相关的疾病（如近视、脊柱弯曲异常、神经衰弱）及预防，了解青春期常见病，了解性病、艾滋病预防知识。

7. 心理卫生 了解青春期的心理特点，如与性发育伴随的性意识产生；独立意向的发展与认识能力的不足；青春期常见的心理卫生问题。学会调节自己的情绪。进行正确的性道德教育；学会如何顺利地渡过青春期。

8. 体育锻炼与健康 了解体育锻炼对运动、循环、呼吸、神经等系统的作用，体育锻炼的卫生与安全，体育锻炼的基本原则，锻炼项目的安排应适合年龄、性别和健康状况。学会运动前后的准备活动和整理活动；预防常见的运动损伤如肌肉撕裂伤、扭伤、骨折等。

第四节 中老年养生

按照世界卫生组织对年龄段的划分，中年是指从45岁到60岁这段时期，但传统的认识，是从35～60岁；60岁以后，进入老年期。《景岳全书》强调：“人于中年左右，当大为修理一番，则再振根基，尚余强半。”说明中年养生至关重要。如果调理得当，可以防止早衰，预防老年病，延缓老化的来临。而老年人的养生关键，则在于保持健康的生命状态，减少疾病，延年益寿。

一、生理和心理特点

中年时期是生命历程的高峰期，也是人生重要的转折点。在生理上，中年开始由生命活动的巅峰转向稳定和衰减，逐步向老化发展。但是，这个进程是漫长而缓慢的。同时，中年是心理成熟阶段，情绪多趋于稳定状态，社会经验、生存能力、经济收入也都处于一生的最佳状态。中年后期，脏腑生理功能衰减明显，心理会出现相应的变化，例如，对生理老化缺乏应有的认识和理解，常有不同程度的疑病倾向。同时，中年还是人生压力最重的时期，要承担来自社会、家庭等多方面的压力和重任，心理负担沉重。衰变、嗜欲、操劳、思虑过度，是促使早衰的重要原因，也是许多老年慢性病的起因。

人到老年，生理特点表现为脏腑气血精神的自然衰退，生理功能和形态学方面出现退行性变化，机体调控阴阳协和的稳定性降低。如肺活量下降，动脉弹性减低，血压升高，流向脑部和冠状动脉的血流量明显减少，消化道的蠕动和分泌功能减弱，膀胱括约肌和尿道括约肌萎缩，抗病能力减弱等等，导致冠心病、高血压、糖尿病、关节炎等疾病大量发生。生理、社会的原因又带来心理上的变化，如失落感，忧郁感，遗弃感，孤独垂暮，多疑，烦躁易怒等心理状态为常见现象；甚至产生性格变异，自我封闭意识增强，表现为固执、刻板、保守和易猜疑等。若遇不良环境和刺激因素，易于诱发多种疾病，患病后较难恢复。

二、心理保健

中年时期负担着社会、家庭的众多压力，面临激烈的竞争，容易出现抑郁、焦虑、紧张的状态，以致耗伤精气，损害心神，早衰多病。《养性延命录》强调“静神灭想”，要求中年人要畅达乐观，不要为琐事过分劳神；不要强求名利。应注意合理用脑，保持良好的性格，工作、学习之余，可以听音乐、看电视，与子女嬉笑谈心，共享天伦之乐；也可以浇花养鱼、作画习字、美化仪容仪表，以振奋精神，增添生活乐趣；或宁心静坐，使大脑得以充分休息。当情绪不佳时，可对亲朋好友倾吐苦闷，或参加文体活动，使不良情绪释放出来，缓解心理上的压力。以良好的心境来调整神经系统功能，从心理上防止早衰。

进入老年期后，性格会出现分化，表现为多种类型，主要有：①成熟型：有充实感，以积极的态度面对人生，兴趣广泛，与他人关系良好，积极参加社会活动；②安乐型：对自己的处境十分适应，在精神和物质上期待别人的帮助；③装甲型：自我封闭意识较强，不承认、回避年老体衰的现实，对恐怖、苦恼都用很强的防御机制来对付，对工作有过分义务感，因而嫉妒年轻人；④自我谴责型：认为自己的一生是失败的一生，责备自己，情绪悲观，把死亡看成是自己悲惨现实的一种解脱。可知，老年心理养生要达到的目标，是成为前两种类型的人。实现的途径有：

更加热爱生活，保持自信，勤于用脑，多做好事、善事，处世宜豁达宽宏、谦让和善，有益于身心健康。中医认为，“内无思想之患”，“以恬愉为务”，是延年益寿的重要途径。

应回避各种不良环境、精神因素的刺激。尽量避免丧葬凶祸、悲哀忧愁的环境和场面，狂欢妖艳、轻薄淫秽的场所更不相宜。老年人应根据性格和情趣怡情悦志，如澄心静坐、益友清谈、临池观鱼、披林听鸟等，使生活自得其乐，有利康寿。应树立乐观主义精神和战胜疾病的信心，参加一些有意义的活动和锻炼，积极主动地配合治疗，定期进行体检，及早发现一些不良征兆，及时进行预防或治疗。

三、劳逸结合

中年人年富力强，工作任务重，又担负着赡养老人、抚养子女和家庭生活安排等多项任务，要避免长期过度劳累，积劳成疾。要善于科学合理地安排工作，学会休息。睡眠是重要的休息方式，中年人必须保证睡眠时间，不可因工作繁忙经常开夜车，切忌通宵达旦地工作。

对于老年人而言，重点则是防止社会角色转换后出现的过度安逸，要学会用体育、娱乐等方式替代在职时的工作。当然，过度疲劳也是不利于健康的，因为老年人机体功能逐渐减退，容易疲劳，只能做些力所能及的体力劳动或脑力劳动，切勿过度疲倦，以免“劳伤”致病，尽量做到“行不疾步、耳不极听、目不极视、坐不至久、卧不极疲”，“量力而行，勿令气之喘，量力谈笑，才得欢通，不可过度”（《寿亲养老新书》)。《保生要录》指出：“养生者，形要小劳，无至大疲。……欲血脉常行，如水之流……频行不已，然宜稍缓，即是小劳之术也。”这些论述都说明了劳逸适度对老年保健的重要性。

四、合理饮食

1. 食宜多样　摄食多样饮食，做到营养丰富全面，以补益精气，延缓衰老。要适当补充机体缺乏的营养物质。中老年人容易缺钙，因此要在饮食中选用含钙高的食品。乳类及乳制品、大豆及豆制品是理想的食物钙来源，芹菜、山楂、香菜等含钙量也较高。此外，可经常食用莲子、怀山药、藕粉、菱角、核桃、黑豆等补脾肾益康寿之食品。

2. 食宜清淡　原则是“三多三少”，即蛋白质多、维生素多、纤维素多；糖类少、脂肪少、盐少。该原则的关键便是“清淡”。中年人消耗量大，要多吃米谷类、蛋类和动物蛋白类食物；老年人脾胃虚衰，运化力弱，要多吃鱼、瘦肉、豆类食品和新鲜蔬菜水果。中老年都要限制动物脂肪，宜食植物油，如香油、玉米油。在清淡的基础上，老年人的食物要温热熟软，勿食或少食生冷，以免损伤脾胃，但亦不宜温热过甚，以“热不炙唇，冷不振齿”为宜。老人牙齿松动脱落，咀嚼困难，故宜食用软食，忌食黏硬不易消化之品。粥是老人最宜之物，不仅容易消化，且益胃生津，对老年人的脏腑尤为适宜。

3. 食宜少缓　中老年人进食均不宜过饱，中年应做到八分饱，老年人尽可能少食多餐。进食不可过急过快，宜细嚼慢咽，这不仅有助于饮食的消化吸收，还可避免“吞、呛、噎、咳”的发生。

五、节制房事

人到中年体力下降，加之工作紧张，家务繁忙，故应节制房事。如果房事频繁，势必使身体过分消耗，损伤肾气。中年人应根据各人的实际情况，相应减少行房次数，以适应人体脏腑功能。《泰定养生主论》指出：“三十者，八日一施泄；四十者，十六日一施泄，其人弱者，更宜慎之"，"人年五十者，二十日一施泄，……能保持始终者，祛疾延年，老当益壮"，这是经验之谈，可以参考。

老年人的肾气逐渐衰退，房室之事应随增龄而递减。年高体弱者要断欲独卧，避忌房事。体质强壮有性要求者，不要强忍，但应适可而止。

六、谨慎起居

中老年人的居住环境以安静、清洁、空气流通、阳光充足、湿度适宜、生活方便为好。

保证良好的睡眠，中年人要避免熬夜，老年人气虚喜睡，但不可嗜卧，熬夜、嗜卧均损伤神气，影响人体气血营卫的健运。宜早卧早起，以右侧屈卧为佳。注意避风防冻，但忌蒙头而睡。

老年人气血不足，护持肌表的卫气常虚，易致外感，当谨慎调摄生活起居。《寿亲养老新书》指出："凡行住坐卧，宴处起居，皆须巧立制度。"老年人的生活，既不要安排得十分紧张，又不要毫无规律，要科学合理，符合老年人的生理特点，这是老年养生之大要。

慎衣着，适寒暖。要根据季节气候的变化而随时增减衣衫。要注意胸、背、腿、腰及双脚的保暖。

保持良好的卫生习惯。面宜常洗，发宜常梳，早晚漱口。临睡前，宜用热水洗泡双足。要定时排便，经常保持大小便通畅，及时排除导致二便障碍的因素，防止因二便失常而诱发疾病。

七、娱乐运动

中年人工作繁忙，要善于利用各种机会进行适当地运动。如做工间操、上楼下楼、骑车走路、室内踱步等等，做一些叩齿、咽津、提肛等锻炼。也可以采用脑力劳动与体力劳动交替的方法，或定时改变姿势，坐、站交替。体育锻炼、文娱活动同样是积极的休息方式，如太极拳、八段锦、五禽戏等中国传统健身功法以及游泳、登高、对弈、垂钓等，既可怡情养性，又可锻炼身体，如能持之以恒，必收益无疑。

对于老年人来说，积极的体育锻炼可以促进气血运行，延缓衰老，并可产生一种良性心理刺激，使人精神焕发，对消除孤独垂暮，忧郁多疑，烦躁易怒等情绪有积极作用。要遵循因人制宜，适时适量，循序渐进，持之以恒的原则。参加锻炼前，要进行全面体检，了解身体健康状况及有无重要疾病。在医生的指导下，选择恰当的运动项目，掌握好活动强度、速度和时间。运动量宜小不宜大，动作宜缓慢而有节律。适合的项目有太极拳、五禽戏、八段锦、慢跑、散步、游泳、乒乓球、羽毛球、老年体操等。每天 1～2 次，不能在恶劣气候环境中锻炼，更不能在饥饿时锻炼。

八、谨慎用药

中老年人保健用药宜多进补少用泻；药宜平和，药量宜小；注重脾肾，兼顾五脏；辨体质论补，调整阴阳；多以丸散膏丹，少用汤剂；药食并举，因势利导。如此才能收到补偏救弊，防病延年之效。

第五节　妇 女 养 生

女性和男性在养生方面的差异主要在性别造成的生理功能差异上。维护健康的妇女性功能和由此而产生的生殖功能，就是妇女养生的重点。

“生殖健康”是近10年来在医学和社会学领域中出现的新概念，它强调在生命所有阶段的生殖功能和过程中的身体、心理和社会适应的完好状态，而不仅仅是没有疾病和虚弱。中医对女性生殖功能的认识及其传统的妇女养生保健方法，在确保妇女生殖健康方面具有重要意义。

妇女生殖基于其经、孕、产、乳等特殊的生理功能。冲、任、督、带四脉及脾、肝、肾三脏与女性生殖功能关系最为密切，养生就要围绕着四脉、三脏着手。刘完素在《气宜保命集》中说：“妇人童幼天癸未行之间，皆属少阴；天癸既行，皆属厥阴；天癸已绝，乃属太阴。”生殖功能尚未成熟之前，养生重在肾；生殖功能成熟之后，养生重在肝；绝经之后，养生重在脾。

女子一生以阴血为本。阴血充盈畅顺是经、孕、产、乳的基本条件，如果由于各种原因导致脏腑、经脉失调，阴血或虚或瘀，均会严重影响妇女的生殖功能。与男性相比较，妇女素体阳气偏虚，七情不展，易被情志所伤。阳虚气血运行缺乏动力，抑郁，则伤及肝脾，肝郁则气滞血瘀，脾虚则气血不足，因此女性容易血瘀、血虚。调理肝脾肾与冲任督带失调，促进阴血的充盈畅顺是妇女养生的重点。

一、月经期保健

正常而有规律的月经不仅是妇女具有孕、产能力的重要标志之一，也是妇女全身脏腑、经络、气血功能正常的反映，对于防止妇女体内瘀血形成及及阴血亏虚具有重要意义。但是，在日常生活中有许多因素可以使气血发生盈虚畅滞的变化，从而引起月经异常，不畅通或量过少则瘀血内存，过多则阴血暗耗，对妇女的生殖健康产生较大的影响。防寒、防热、防虚、调神、卫生是月经期养生的五个重要方面。

一般月经期无特殊症状。但是由于月经期盆腔瘀血及子宫的血流量增多，有些妇女可以表现为少腹或腰骶部及外阴下坠，轻度的神经系统不稳定症状（头痛、忧郁、易激动），胃肠功能紊乱（食欲不振、口苦口臭、便秘、腹泻等）以及鼻衄、皮肤痤疮等，但是一般并不影响生活工作。

（一）调适寒温

月经期间应避免过寒或过热，过寒则血脉拘急不畅，过热血热妄行或煎熬阴血而成瘀。《女科经纶》云：“寒温乖适，经脉则虚，如有冷风，虚则乘之。邪搏于血，或寒或温，寒则血结，温则血消，故月经乍多乍少，为不调也。”相对而言，应保暖避寒，尤其是素体阳虚、血瘀、痰湿、气虚之人，不可涉水、淋雨、游泳、冷水浴、水中作业、坐卧湿地、空调温度过低、直吹风扇等，秋冬谨防下身受寒。但必须避免过热，应注意不要在高温、烈日环境下劳作运动，尤其是素体阳盛、湿热等热性体质之人。

（二）饮食起居

月经期间避免辛辣燥热、动血耗血之品，尤其是阳热体质、阴虚体质；避免冰冻、生冷、寒凉的食物，尤其是阳虚体质、气虚体质。吸烟及被动吸烟是引起月经周期异常或痛经的不可忽视的因素，香烟中的尼古丁、镉和多环芳烃类可使女性卵巢受到毒害，使成熟的卵母细胞减少，性激素分泌异常，进而导致月经周期异常等功能失调，因此均应避免。不可过量饮酒，以免刺激胞宫，扰动气血。多吃绿叶蔬菜、豆制品对于正常的月经周期具有一定保护作用。用药不宜大热大寒或活血破血之品，

戴思恭曰："年十四而经行，至四十九而经断，可见阴血难成易亏如此。"素体气虚、血虚、阳虚之人，在月经过后可适当进食以熟地、当归、阿胶、红枣、葡萄干、龙眼肉、红糖、枸杞子等为主的药膳。

起居运动：月经期间气血相对虚弱，抵抗力低下，不可剧烈运动、过度疲劳。

（三）调和情志

妇女月经期，在机体生理变化的同时也关联性地产生了心理感应上的不适和疾病状态。这主要是由于"下丘脑-垂体-卵巢"调节轴周期性地影响着体内各种性激素的分泌，由于缺乏相关的生殖生理知识，不能正确地解释和应对体内性激素变化带来的心理上的兴奋和冲动，不是压抑就是过于冲动地对待经期的身体变化，故而产生了副作用，影响了正常的心理健康状态。

女性七情活动不同于男性，《千金要方》说："女人嗜欲多于丈夫，感病倍于男子，加以慈恋爱憎嫉妒忧恚……所以为病根深，疗之难瘥。故养生之家，特须叫子女学习此三卷妇人方，令其精晓。"月经期间，经血下泄，阴血偏虚，肝失于濡养，容易肝气横逆或肝阳上亢，每易出现烦躁易怒紧张的情绪变化以及乳房胀痛、少腹坠胀、口苦纳差等肝强脾弱之象。尤其平素性格忧郁、焦虑、偏执、人际关系敏感的女性更易出现情绪波动。女子以肝为先天，肝之为病则经、带诸患蜂起。因此，月经期间重在调理肝脏。其方法是：饮食方药养肝柔肝，避免七情过度，保持心情舒畅，尤其要避免恼怒、抑郁、忧伤、紧张的情绪。选用合适的娱乐活动，如音乐、弈棋等。

（四）清洁卫生

月经期血室空虚，邪气容易乘虚而入，必须保持外阴、内裤、卫生巾的清洁卫生。禁止性交、盆浴、游泳、阴道检查。不穿紧身内衣内裤。

二、产褥期保健

产妇分娩后到全身器官（除乳房外）恢复至未孕状态的一段时间，称产褥期，时长约6~8周。产褥期妇女体质与产前相比有很大变化。由于在分娩过程中体力消耗很大，汗出

多失血多，再加上忧、惊、劳、倦，致使气血暴虚。在“虚”的基础上，气血不畅而生“瘀”。因此产后多虚多瘀。“产前一盆火，产后一块冰”，很形象地说明了妇女生产前后的体质变化。

《千金要方·求子》云：“妇人产讫，五脏虚羸。”“所以妇人产后百日以来，极需殷勤、忧畏，勿纵心犯触，及即便行房，若有所犯，必身反强直，犹如角弓反张，名曰蓐风。”产后调摄对于产妇身体的恢复、婴儿的哺乳具有积极意义。严用和说：“产后则扶虚、消瘀，此其要也。”补虚和去瘀是产后调养的两大原则。

（一）劳逸适度

妇女产后家人要给予关心体贴，令其情怀舒畅，抑郁、忧思、恼怒会影响恶露的排出，引起腹痛，不利于乳汁分泌。产后必须保证充足的睡眠。只有这样产妇才能保证良好的食欲以补虚，条达的肝气以利于去瘀。

产妇体力消耗大，正气不足，卫表不固，百节空虚，抵抗力下降，因此居室要通风良好、空气清新、清洁安静、温度适宜。注意避风辟邪，既不可受寒又要避免伤暑，伤寒则遍身疼痛，过热可致中暑。

产后24小时必须卧床休息，以恢复分娩时的疲劳及盆底肌肉的张力。不宜过早操劳，尤其负重、努责，避免发生血崩、子宫脱垂等。不宜长时间仰卧，要经常变换体位，以免子宫后倾。除难产和剖腹产外，一般顺产可以在产后24小时起床活动，并逐渐增加活动范围，比如在室内随意走动，产后健身操，这样有助于体力、体形恢复，排尿排便以及避免静脉血栓的发生，而且能使骨盆底以及腹肌张力恢复，避免腹壁过度松弛。产后健身操应包括能恢复腹肌张力的抬腿、仰卧起坐和能锻炼骨盆底肌及筋膜的提肛运动。产后适当的活动还可以促进恶露排出、子宫恢复以及肠蠕动，令二便通畅。

（二）营养有节

产后不宜食肥甘油腻或生冷寒凉之物，以防止损伤脾胃和恶露不下；也不宜辛辣燥热，以预防便秘以及恶露过多。饮食以大补气血为先，宜清淡可口，温热熟软，营养丰富，易于消化吸收，可多进汤水；要少吃多餐，不要过饥过饱。脾胃虚弱可服食山药扁豆粳米粥，肾虚腰痛可食用猪腰菜末粥，恶露不畅可服当归生姜羊肉汤或益母草红糖水、醪糟米酒。

食疗举例：

蜂蜜芝麻粥：蜂蜜40g，芝麻20g，粳米60g。将芝麻碾碎与粳米同煮粥，待粳米将熟时调蜂蜜，煮沸即成。健脾补中，润肠通便。用于产后肠燥便秘。

黄芪生姜羊肉汤：羊肉500g，黄芪30g，党参15g，当归10g，生姜6g。将羊肉洗净切大块，过滚水去血沫，清水煮汤去肉，以羊肉汤煮黄芪、党参、当归、生姜。补益气血，温通血脉。用于产后自汗、身体疼痛。

（三）清洁卫生

产后恶露排出，汗出较多，且血室开放，胞脉空虚，易感邪毒，故要注意外阴卫生，常用温开水清洗外阴，并确保会阴垫、底裤的清洁消毒。产后百日之内严禁性交。产后4周不能盆浴。会阴部产创可以用温开水擦洗，使用消毒敷料，或用药液熏洗。

产褥期是妇女体质调养的好时机。产褥期的精心调养，非常有利于虚弱体质的改善，某些原有慢性疾病的康复。其中最重要的原因，就是根据产后多虚多瘀的特点改变了原有的体质，而产后养生得当，又纠正了虚和瘀的现状，从而使体质得到比较彻底的改善。

三、哺乳期保健

哺乳期是指产妇用乳汁喂养婴儿的时期，通常为10个月。哺乳期是妇女处于产后身体康复的时期，又要承担哺育婴儿的重任，因此，该期的养生保健对于促进身体恢复，确保乳汁喂养十分重要。

健康妇女分娩后开始分泌乳汁，产后睡眠规律，营养充足，情绪平稳，以及婴儿的吸吮和哭声等刺激，可促进乳汁分泌；反之则使乳汁分泌减少。

（一）饮食营养

《类证治裁》云："乳汁为气血所化，而源出于胃，实水谷之精华也。"食用高营养又清淡的饮食，易于消化吸收而化生乳汁。乳汁不足可多进汤水，如鱼汤、鸡汤、猪蹄汤等。忌食辛辣燥热刺激性食物。不可滥用补品以及肥甘厚腻，尤其是痰湿体质，常引起形体肥胖，反而减少乳汁分泌。

食疗举例：

涌泉猪蹄：王不留行15g，母丁香6g，漏芦15g，天花粉15g，僵蚕10g，穿山甲15g，猪蹄1对。水煎前六味药3次，每次去渣留汁。将药液煮猪蹄到烂，食肉饮汤。功能理气活血，通络下乳。用于血气盛实，经脉阻塞，乳房胀满，乳汁不下。

归芪鲤鱼汤：大鲤鱼1尾，当归15g，黄芪50g。将鲤鱼洗净去内脏和鱼鳞，与当归、黄芪同煮。用于气血虚弱，乳汁不足。

（二）哺乳卫生

产前就应做好乳头的清洁工作，产后及时将乳头用清水洗干净，如乳头有积垢或痂皮，可先涂抹植物油，使之软化。产后8~12小时即可开奶。每次哺乳前，乳母要洗手，用温开水清洗乳头，避免奶头污染，婴儿吸入不洁之物。不要让婴儿含着乳头入睡。每次哺乳应让婴儿充分吸吮，完全吸空，或哺乳后用吸奶器吸空，以防乳汁淤积发生乳痈。刚开始哺乳时，有时发生蒸乳反应，乳房胀硬疼痛，可作局部热敷，使乳汁畅通，也可以用中药通乳。若出现乳头皲裂或乳痈，应及时就医。

哺乳要定时，这样可以预防婴儿消化不良，有利于母亲休息。一般3~4小时哺乳一次，哺乳时间为20分钟左右。哺乳至10个月左右即可考虑断奶。

（三）情绪和睡眠

疲劳、失眠、起居不规律、焦虑烦躁等，均严重影响乳汁的分泌。乳母必须保持心情舒畅，起居有时，劳逸适度。还要注意避孕，用延长哺乳期的方法来避孕是不可靠的，亦不宜服用避孕药，以免抑制乳汁分泌。最好用避孕工具。

乳汁分泌不足，除运用食疗、药物外，还可以采用音乐疗法。人们注意到经常给奶牛、母鸡播放优美抒情的音乐，其出奶量、产蛋量有很大提高。日本科学家对音乐催乳的效果进行测试，有120位喂奶的母亲参加实验，一组收听古典音乐，一组收听爵士音乐。测试结果，收听古典音乐的妇女，奶量比平时增加了20%，而且乳汁质量有所提高；而收听爵士音乐的妇女，奶量却比平常减少了20%～50%。提示缓慢悠扬，使人心旷神怡的乐曲可使泌乳增加，而节奏感强，使人兴奋激动的音乐则使泌乳减少。

（四）慎服药物

许多药物可以经过血循环进入乳汁。例如乳母服用大黄可使婴儿腹泻。阿托品、四环素、红霉素、苯巴比妥以及磺胺类，都可以从乳汁排出，对婴儿产生影响。因此哺乳期应谨慎用药。

四、围绝经期保健

绝经是女性生命过程中必然发生的生理过程，提示卵巢功能衰退，生殖功能终止。卵巢功能衰退是渐进的，逐渐消退到完全停止其内分泌功能的变更时期叫做围绝经期，又叫更年期，是指从接近绝经与出现绝经有关的内分泌、生物学和临床特征起，至绝经一年内的期间。包括绝经前期、绝经期和绝经后期。我国城市妇女的平均绝经年龄为49.5岁，农村妇女为47.5岁。围绝经期女性生殖机能逐渐衰退乃至丧失，可表现为不同程度的内分泌、躯体和心理方面的变化，对于女性的身心健康影响很大。部分妇女能够通过神经内分泌的自我调节达到新的平衡而无自觉症状，大部分妇女则可出现一系列性激素减少所引起的症状，比如：月经改变、潮热、汗出、面部烘热、泌尿生殖器萎缩、阴道干涩、情绪不稳定、抑郁、烦躁、失眠、头痛、血压波动等等，称为围绝经期综合征。其发生常和性格、敏感度、心理承受力、体质特点有关，有一定的家族遗传倾向。中医认为，围绝经期妇女变化主要是因于肾气渐衰，天癸将竭，冲任虚损，阴阳失衡，寒热不调。围绝经期反应的轻重因人而异，如果调摄适当，善于养生，则可以减轻、避免反应或缩短反应时间。

（一）稳定情绪

由于卵巢性激素的减少，往往使围绝经期妇女情绪波动、焦虑不安，睡眠及记忆力也受到影响；她们在社会家庭的地位决定了该年龄段的妇女承受着一生中最大的心理压力；对于围绝经期生理卫生知识的缺乏，使许多妇女对于围绝经期的变化过于紧张、敏感，造成反应加重或主观放大。因此围绝经期的妇女心理有较大的变化，承受着较大的心理压力。针对形神失调，可采取以下方法：①加强围绝经期生理卫生知识的宣传教育工作，使妇女对之有正确、客观、科学的认识，消除不必要的思想负担、恐惧心理。②药物干预，比如在医生指导下，适当补充雌激素，对症治疗；用中药、推拿、针灸等方法辨证调神。③增加社会交往，培养兴趣爱好，转移注意力，避免过大的精神压力和激烈的竞争，节制房事。④家庭、社会对于围绝经期妇女要予以关心和理解。

（二）定期体检

妇女围绝经期由于性激素水平的变化，对于内分泌、代谢、心脑血管系统等都会有较大的影响。因绝经后妇女雌激素水平低下，常出现血胆固醇水平、甘油三酯、低密度脂蛋白升高，高密度脂蛋白下降等血脂代谢紊乱的改变，容易发生动脉粥样硬化、心肌缺血、心肌梗死、高血压和脑卒中。围绝经期也是妇科肿瘤的好发年龄，应注意少腹部、乳房的肿物包块以及绝经后阴道出血。因此定期体检对于及早发现上述病变非常重要。

（三）适当运动

健身运动具有改善身体机能，提高免疫水平，协调内分泌激素水平，防治各种心脑血管疾病、骨质疏松症，延缓衰老的作用。

妇女45岁以后体脂明显增加，非常容易发胖。肥胖容易引起糖、脂代谢紊乱，是引起心脑血管疾病的重要因素。体重控制主要是针对脂肪，长时间、低强度有氧运动，如步行、慢跑、跳舞、骑车、游泳、划船等最利于脂肪的消耗。有氧运动在运动中平均心率应在135次/分左右，运动时间全身约30分钟，局部肌力练习约25分钟，以配合音乐的有氧健身操为好。

在低强度有氧运动的同时，还要适当加强肌肉的力量练习，这对于促进体内的糖、脂代谢具有重要意义。肌力增强，提高身体密度，对于预防骨质疏松症具有积极意义。通过锻炼对于骨骼施加机械作用，可以长久地保持骨密度。

（四）饮食保健

补充钙质、补充雌激素、饮食营养而清淡，是妇女围绝经期膳食的原则。经常食用豆类食品（含植物雌激素较高）的人，血管舒缩症状和生殖器萎缩症状的发生率低于不经常食用者，心血管疾病、骨质疏松症的患病率下降。而经常食用肉类食物的人，血管舒缩症状的发生率高于不经常食用者。奶制品则是较好的天然钙源。由于肾气渐衰，月经量或多或少，经期或短或长，往往容易出现贫血，可选食鸡蛋、动物内脏、瘦肉、牛奶等高蛋白食物以及菠菜、油菜、西红柿、桃、橘等绿叶蔬菜和水果纠正贫血。患有阴虚阳亢型的高血压患者，可摄食粗粮（小米、玉米渣、麦片等）、蕈类（蘑菇、香菇等）、芹菜、苹果、山楂、酸枣、桑椹子、绿叶茶等。少吃盐，不要摄食酒、咖啡、浓茶、胡椒等刺激性食品。

食疗方举例

清蒸杞甲鱼：甲鱼1只，枸杞子15g。先将甲鱼去内脏洗干净，再将枸杞子放入甲鱼腹内，加少许葱、姜、盐、糖，放锅上清蒸，待熟后食肉饮汤。滋补肝肾，清退虚热。用于阴虚内热。

鲜百合汤：鲜百合50g，枣仁15g。先将百合用清水浸一昼夜，枣仁水煎去渣取汁，将百合煮熟，连枣仁汤一起服用。清心养阴安神。用于心烦失眠。

第六节　脑力劳动者的保健

脑力劳动者，是指较长时间使用大脑进行精神思维活动的人。这类人经常昼夜伏案，缺少肢体运动；姿势单一，部分肌肉处于持续紧张状态，气血容易瘀滞，产生四肢关节病。尤其是过度使用大脑，脑部缺血缺氧，会产生头晕、头痛、心悸、失眠等症状。因此，脑力劳动者养生的重点是运动肢节、养心健脑、心身兼顾。

一、科学用脑

大脑不宜过用，过用就会耗气损血。因此，每次伏案工作不应超过2小时，最好是每小时休息一次，每次10～15分钟。休息的方式，可以运动肢体，也可以连续进行深呼吸，或者闭目冥想。长时间进行脑力劳动时，应注意交替变换工作内容，如阅读、朗读、听录音、看图像等活动交替进行，还可以选用轻柔舒缓的音乐作背景，以平衡左右脑的活动，减轻思维中枢的压力。

二、保护目力

脑力劳动者在用脑的同时，也会长时间使用眼睛。中医认为，长时间用眼会耗损肝血。应在眼睛感到疲乏时停下来闭目养神，或“运睛”，运睛结束后眺望远景。

三、居处适宜

大脑的耗氧量十分巨大，因此居处环境需要空气流通，保证充足的氧气供应。其次，工作环境最好具备明暗适中的自然光线，光线过强或过弱会对视力产生损害。工作场所要保持安静，杜绝噪音。当噪音超过60dB时，大脑就会受到伤害。此外，16℃左右的室温最利于大脑保持清醒状态。

四、食物补脑

脂肪、糖蛋白、钙、磷等物质是大脑活动时必不可少的，补充这些物质最简单的途径，是从食物中摄取。核桃是传统的健脑食品。中医认为核桃性温，味甘，无毒，有补血养神、延年益寿功效。核桃中的磷脂，对脑神经有良好保健作用。核桃油含有不饱和脂肪酸，是脑组织的重要组成成分，且能防止脑动脉硬化。核桃仁中还含有锌、锰、铬等大脑活动不可缺少的微量元素。鱼和贝类含有较多的不饱和脂肪酸，而不饱和脂肪酸是制造和维护脑细胞的重要原料，应该多食。红萝卜含有丰富的维生素 B_1，而缺乏维生素 B_1 的人，会发生思维迟缓和忧郁症状。菠菜含维生素 A、C，尤为重要的是它含有对大脑记忆功能有益的维生素 B_6 和 B_{12}。缺乏维生素 B_6 和 B_{12} 会导致神经炎、神经传导受阻，出现健忘和不安症状。此外，菠菜中还含有叶绿素和钙、铁、磷等矿物质，也具有健脑益智作用。海带含有丰富的人体必需的矿物质营养，如磷、镁、钠、钾、钙、碘、铁、硅、锰、锌、钴、钼等，有些是陆生蔬菜所没有的物质，而且它还含有丰富的牛磺酸，对保护视力和维护大脑功能有重要的作用。茼蒿营养成分丰富，茎与叶均可食，含丰富的胡萝卜素，每100g含2.54mg，是黄瓜、茄子含量的15～30倍。此外，坚果仁、牛奶、蛋类、鲜鱼、动物内脏及海产品中，含有神经活动不可缺少的钙、磷、镁，缺少时将发生神经过敏、失眠、记忆力减退、焦躁和痉挛症。鲜奶、鲜蘑、鲜肝、味精及其他鲜味食品中含有大脑思维活动所必需的谷氨酸（智慧酸）。叶菜、粗粮、麦胚、豆类、酸奶、啤酒中富含对大脑物质能量代谢有催化作用的维生素 B_1、B_6、B_{12}，可增加脑力。

五、护眼药食

脑力劳动者过度使用眼睛，易产生视力疲劳，表现为眼睛干涩，视物稍久则模糊，有的甚至无法写作或阅读，头昏头痛，严重时可出现恶心、呕吐。保护眼睛宜常食以下食物：富含维生素A的食物，如蛋黄、牛奶、羊奶、动物肝脏、绿叶蔬菜、玉米等，这类食物可防止角膜干燥退化；含胡萝卜素较多的食物，如胡萝卜、玉米、南瓜、红薯、绿叶蔬菜、青豆、西红柿等；含维生素 B_2 较丰富的食物，如面粉、花生、鸡蛋、瘦肉、牛奶、绿叶蔬菜等。

简易食疗方：

1．黑豆粉15g，核桃仁15g，牛奶250ml，蜂蜜19ml。黑豆炒熟后磨成粉，核桃仁炒微焦，去衣，待凉后捣如泥。取以上两种食品各15g，冲入煮沸过的牛奶，加入蜂蜜。早晨服。

2．枸杞子10g，桑椹子10g，山药10g，红枣10枚。水煎两次，药汁混合后分两次服。

六、健脑益智药物

脑力劳动者宜常服健脑药物。经常头晕、健忘、失眠者尤其必要。以下方药可纠正用脑过度而产生的低血压、低血糖、心肌营养不良、心绞痛等病症，对于老年人可防治反应迟钝、记忆力减退的老年痴呆症。

1．养神汤 天冬、麦冬、当归身各3g，丹参1.5g，贝母3g，黄连1.5g，白术3g，知母（酒炒）、陈皮各3g，菖蒲1.5g，五味子9粒，加生姜3片，水煎，半空腹时服。

该方养心阴，兼清虚热。其功用，原书谓之“勤读诵劳苦者，服之清爽精神”。可作为脑力保健药物长期服用，一般不会有副作用。但脾胃气虚，大便溏泻者，不宜久服。

2．大益智散 熟地黄、人参、白茯苓、肉苁蓉各60g，菟丝子、远志各25g，蛇床子7.5g。上为细末，每服3g，饭后用米汤调下，1日2次。亦可按比例减量，煎汤服用。

该方有补肾气、益肾阴之效。对头晕耳鸣、反应迟钝、健忘愚钝等症状尤为适宜。对兼有遗精、头晕乏力、浑身疲软、精神恍惚者也有较好疗效。据原书记载，服本方期间应忌兔肉和猪肉，供参考。

3．开聪明方 荷花梗、何首乌各适量。将荷花梗晒干为末，与何首乌一道用滚水冲泡，当茶频饮。

此方以荷梗为主，有升清气之效。清气一升，痰饮自化，心窍遂开。故“久服则令人聪明，虽至愚者亦心灵生慧也”。

市售成药中，天王补心丹、孔圣枕中丹、归脾丸、六味地黄丸等，均有脑力保健作用，可对证选用。

七、运动按摩保健

体育运动 跑步是最常选用的锻炼项目，有助于改善血液循环状态和内脏功能，从而保证大脑充足的氧气供应。乒乓球、网球等球类运动可以提高大脑信息传导、反馈的速度，从而增强大脑反应的敏捷性。可根据兴趣和特长选择。

倒立与倒行 倒立可以有效地增加脑血流量，消除耳鸣、眼花及脑缺氧状态；倒行则活动背部的肌肉韧带，调节脊神经功能，可以防治脑力劳动者的常见病，如颈椎病、腰腿关节病、肩周炎等。

脑部按摩 头顶按摩：以两手搓头皮，从前发际到后发际作梳头动作。头侧按摩：用两手拇指按住太阳穴，其余四指从头两侧由上至下做直线按摩。再按揉太阳穴，顺时针与逆时针方向各数次。浴面摩眼：两手搓热后，从上至下，从内至外摩面数次，然后做眼部保健操，此法用于工作后大脑疲劳。

第七节 体力劳动者的保健

体力劳动者以筋骨肌肉活动为主，其特征是消耗能量多，体内物质代谢旺盛。不同工种的劳动者往往采取某个固定姿势或重复单一的动作，局部筋骨肌肉长时间处于紧张状态，可能引起劳损。《内经》有“久视伤血，久卧伤气，久坐伤肉，久立伤骨，久行伤筋”之说。此外，某些体力劳动者长期接触噪声、放射性物质、高温以及铅、汞、苯、甲醇、乙醇、有机磷、粉尘等危害因素，常导致职业病的发生。

一、平衡肢体

长时间处于站立姿势，腰腿肌肉紧张疲劳，常感精疲力竭，腰腿酸痛，还容易发生驼背、腰肌劳损。又因重力作用，血液循环回流不畅，容易发生下肢静脉曲张。因此，平时可多做些散步、慢跑、打拳、摆腿、体操等活动。长时间坐姿工作，可选择全身性活动，如球类运动，可增强手指、手腕的灵巧、敏感度，并可健脑益智，改善微循环。

从事高温作业者，体力消耗大，可多散步、慢跑、击剑，多做保健体操等，以提高机体对高温的适应与耐受力。从事技术性强，既耗体力又费脑力的工作者，如司机、纺织挡车工、缝纫工人及连续流水作业工人，此类人员大脑高度紧张，易患失眠、头痛、神经性高血压等病，宜选择运动量小、动作柔和的运动，如太极拳、八段锦等中国传统健身运动。能起到静息、安神、动形作用，既可放松精神，又可行气舒筋活血。也可参加一些球类及器械体操运动，以提高身体快速灵巧的反应能力。

二、调节膳食

体力劳动者的膳食，首先要保证足够热量的供给。其次要根据不同工种，选择能抵消或解除有害因素的食物。从事高温作业者，要补给含盐饮料及维生素 B、C 等，以补充因出汗损失的无机盐和水分。在冷冻环境下工作的劳动者，应增加脂肪的比重。在矿井、地道、水下等缺少阳光环境下作业的人员，要注意补充维生素 A、D。长期接触苯的劳动者，膳食中应提高蛋白质、碳水化合物和维生素 C 的摄入量，限制脂肪的摄入量。

（一）壮骨药膳

1．归参山药猪腰 当归 10g，党参 10g，怀山药 10g，猪肾 2 只（剔去筋膜、杂质），适量调料（酱油、姜、葱、蒜、醋、香油等）。将当归、党参、山药装于纱布袋内，加适量水先煮 30 分钟，捞出药袋。再以少量醋、葱与腰子同入锅内，以文火煮熟，冷后切薄片，放入归参山药汤内，再煮片刻。食法：将腰片捞出，放在盘中，拌入调料食用，喝归参山药汤。或将猪腰片存于汤内，加调料于汤中服用。

2．杜仲炒腰花 杜仲 12g，猪肾 2 只（剔除筋膜，切片），调料（酒、姜、葱等）适量。先将杜仲加清水煮 30 分钟，约至 50ml，然后加料酒适量、芡粉 15g、盐适量，调和后再拌入腰花，放锅内拌炒，将熟时，入调料即成。

3．骨髓牛膝汤 猪骨（腿骨中带骨髓者最好）500～1 000g，怀牛膝 20g，清水 1 000ml。将骨头与牛膝同时入水，煮沸后加黄酒 50ml，再用小火煮 30 分钟，入姜、葱、精盐少许。本方可代饮料，既可解渴，又能强壮筋骨。

（二）壮肌药膳

1．小麦米粥 小麦 150g，糯米 60g，龙眼肉 15g，红枣 10 枚，白糖 60g，清水 1 000ml，共煮成稀粥，温服。

2．参药红枣粥 党参 20g，怀山药 30g（研粉），红枣 30g，糯米 50g，水 1 000ml。先将党参入水煮 30 分钟，捞出，再入红枣、糯米同煮，沸后小火再煮 15 分钟左右，调入山药粉，再煮片刻即可。食时加适量白糖。

（三）强筋药膳

1．蹄筋膏 猪筋或牛筋 500g，温水泡 1 昼夜，小火煮至糜烂，加适量盐，待冷如胶状。每次服 2～3 匙，开水冲服。

2．杜仲酒 杜仲 50g，切片，浸泡于 500g 红葡萄酒内，密封，每日振摇 1 次，7～15 天即可服用。每服 20～30ml，每日 1～2 次。

三、合理用脑

体力劳动者也要勤用脑，做到体、脑运动的平衡。要培养自己的学习兴趣，结合职业特点选修不同的课程。如学习园艺、烹调、缝纫、绘画等，并有意识地锻炼记忆力，下班后多读书看报，也可以参加一些动脑筋的游艺活动，如弈棋、猜谜语等。

第八节 残疾人群的养生

残疾人是指因为心理、生理或人体结构上某种组织功能丧失或不正常，从而部分或全部失去个人生活能力或社会生活能力的人。

一、视力残障

（一）情志保健

视觉障碍者容易出现紧张、急躁、抑郁、悲观等消极情绪，可采用说理开导、情志相胜、暗示等方法，消除不良情志反应。也可采用音乐、歌咏、戏剧等娱乐方式，怡心悦志，以安定情绪，改善生活质量。

（二）锻炼形体

导引：闭眼，双手手掌依次轮流对准眼睛，即先右掌张开，掌心对准右眼，默想光明由掌心透入眼球。再用左手做同样动作。交替导引，作7~8分钟，一般不超过10分钟。然后“运睛”。若眼睛有轻微酸、麻、胀、痒等感觉，都属正常反应。

每天练习八段锦或太极拳。一般可选简化太极拳。若体力较好者，可练四十八式太极拳或杨氏太极拳。

（三）饮食康复法

视力残障者一般多选用具有明目作用的食物，如百合、菊花、动物肝脏等。

1．枸杞菜 又名枸杞头、枸杞苗、枸杞叶。为枸杞之嫩叶，炒菜、泡茶、煮粥、作羹均可。味苦、甘，性凉。入肝、肾经。有清热补虚，养肝明目之效。对于视力减退、夜盲等，可用枸杞菜60g，决明子30g，夜明砂9g，猪肝120g，水煎，服食猪肝。

2．鲍鱼 又名九孔鲍、鳆鱼。味咸，性温。入肝经。功效养血柔肝，滋阴清热，益精明目。含蛋白质及20余种氨基酸等营养成分，另含鲍灵素Ⅰ、Ⅱ等。能抑制癌细胞、链球菌、葡萄球菌、流感病毒、单纯疱疹病毒、角膜炎病毒、腺病毒等。鲜肉可制成鲍鱼干供食用，为名贵珍肴，亦为眼科及高血压病患者的适宜食品。

3．胡萝卜 性味甘平。功能益气生血，健胃消食，明目养肝。视力不佳者可常食。

4．枸杞子酒 家中自酿米酒时，在糯米中兑入适量干枸杞子（约为米的1/10）。酒酿成后，每天晚餐或睡觉前饮用20ml左右。适用于肝血不足所致的视力减退，视物模糊。

5．枸杞叶煲猪腰 取枸杞叶100~150g、猪腰1对（去筋膜，洗净，切成小块），加水适量煲汤，调味食之。有补肾益精、聪耳明目之效。适用于老年肾精亏虚之视力残障。

6．枸杞炖牛肉 牛腿肉250g，怀山药10g，枸杞子20g，桂圆肉6g，料酒、精盐、味精、葱段、姜片、生油各适量。将山药、枸杞、桂圆肉洗净，放入盅内。将牛肉放入沸水锅中氽约3分钟捞起，洗净后切成直径约4cm的肉片，铁锅烧热，下花生油，倒入牛肉片爆炒，烹料酒，炒匀后放进盅内，姜、葱放在上面。白开水、盐、料酒共倒入盅内，隔水蒸2小时，至牛肉软烂取出，去掉姜、葱，加入味精即成。有补肾益精，益气益血，补肝明目之效。适用于肝肾不足，气血虚弱所致的视物模糊。健康人食用能抗衰、强筋、明目。

7. 首乌肝片 猪肝250g，何首乌10g，水发木耳75g，青菜50g，酱油25g，料酒10g，味精1g，水淀粉15g，葱5g，姜5g，清汤适量。将首乌切片，按水煮提取法，提取何首乌浓缩液100ml。将猪肝切成柳叶片，葱切丝，姜切片，水发木耳摘干净，青菜洗净切成片，用开水焯一下。用木耳、青菜、葱丝、姜片、酱油、料酒、味精、盐、醋、水淀粉、何首乌提取汁和适量的汤，兑成芡汁。锅内放植物油，旺火上烧至七、八成熟，先把猪肝在热水中焯一下，控净水分，下油锅内一过，熟透后倒漏勺里，锅底留油，用旺火，把猪肝倒回炒锅，随即把芡汁烹入，搅拌均匀，淋入少许明油即成。本方养肝明目。适用于肝肾亏虚所致的早衰，夜盲症，视物昏花等。

（四）药物保健

1. 明目地黄丸（《医略六书》） 熟地黄150g，山萸肉60g，泽泻30g，丹皮45g，茯苓60g（去木），山药90g，当归60g，川芎30g，麦冬90g（去心），石斛90g。上为末，炼蜜为丸。每次9g，用温开水送服。本方滋阴补血，养肝明目。可用于肝肾阴亏所致的羞明畏光、迎风流泪，视物昏花等症。球后视神经炎、视神经萎缩、中心性视网膜炎、慢性青光眼等眼底病所致视力缺失者可常服。

2. 胡麻延寿丹（《扶寿精方》） 胡麻120g，秋石120g，何首乌120g，白茯苓120g，甘草30g。上为细末，用炼蜜500g为丸，如梧桐子大。每服5g，1日3次，米酒送下。本方有乌须黑发，聪耳明目，保生延年之效。可作为视力残障者的夏日保健药物。

二、听力残障

（一）调摄情志

耳聋影响正常的生活和工作，病人容易产生心理障碍，表现为急躁易怒和消极悲观，使病情加重。有些患者发病本身就与情志因素有关。因此，养生应重视调摄情志。

语言开导：对病人及其家属做好解释工作，使他们了解耳聋的发病和预后。对急躁易怒患者，当告之本病病程及康复医疗的长期性，嘱其涵养精神，戒躁戒怒，耐心坚持医疗。对消极悲观患者，应给予积极鼓励，唤起信心，振作精神，消除不必要的思想负担。欣赏音乐、书法绘画、观鱼养花等娱乐活动，能舒畅病人心情，消除不良情绪。

（二）运动导引

1. 耳聋导引法（《诸病源候论》） 坐在地上，交叉两脚，用两手从脚弯中伸入，低头把手交叉放在项上，每日2次，每次5～10分钟。

2. 太极拳和八段锦　可分别安排在每天早、晚进行，运动量逐渐增加，旨在增强体质，怡养精神。

3. 自控疗法　早起后，晚睡前，站立于空气新鲜之地，闭目凝神，舌尖抵上腭，意念集中耳内。腹式呼吸，静默2分钟，然后搓两手使热，用手掌按住外耳道顺时针方向旋转100次。又用两手中指各按耳廓贴盖耳道，用食指从中指上弹滑下来敲打耳根乳突部100次，能听见"咚、咚"的声音透达耳鼓膜。最后将口中唾液徐徐咽下，用意念引至丹田。

（三）自我推拿

采用鸣天鼓、按摩耳廓等。另可揉按听宫，即两手食指在听宫处揉按，并以中指叠加其上，以感到耳内有隆隆声为宜。吸气时向后向上揉按，呼气时向下揉按，连做8次。

对鼓膜内陷者，可施窝耳拔气法。即两手掌心分按两耳，掌根向前，手指贴后发际，两手掌先向耳内慢压用力，随即迅速向外拔起，计5～10次。然后，可加用自身鼓气法。即让病人捏鼻闭口，用力鼓气，每日1次，以促使内陷鼓膜向正常位变化（患感冒及鼻炎者忌用）。

（四）饮食保健

耳聋患者，宜多食乌骨鸡肉、动物肾脏、黑豆等补肾食物。

1. 验方　猪肾1对（去膜，切），粳米200g，葱白2根，薤白7根，人参5g，防风3g为末，同煮粥食。尤适合虚证耳聋。

2. 鹿肾粥（《太平圣惠方》）　鹿肾1具，肉苁蓉30g，粳米100g，葱白、胡椒粉、食盐各适量。将鹿肾去除筋膜，冲洗干净切碎。肉苁蓉用黄酒浸泡一宿，刮去皱皮，切碎。粳米淘洗干净，放入锅中，煮至半熟，加鹿肾、肉苁蓉、葱白、胡椒粉、食盐，再煮至粥成。本品有补肾壮阳、益精填髓功效。适用于虚弱劳损，耳聋耳鸣。

耳聋患者应做到饮食有节，忌暴饮暴食。饮食宜清淡，多食瓜果蔬菜，少饮酒，宜戒烟。

（五）药物保健

常服以下验方，对听力有较好的养护作用。

1. 黄芪30g，白蒺藜15g，羌活15g，附子10g，羊肾1对。诸药焙干，研为末，蜜丸如梧子大，每服3g，食前服，煨葱盐汤下。适用于肾虚耳聋。

2. 蚯蚓、川芎各45g，为末。每服6g，麦冬汤下。服后低头伏睡，一夜一服。用于兼有瘀血征象的耳聋。

（六）起居护理

保持环境适宜，作息有常，充分睡眠。注意锻炼，增强体质。老年性耳聋，更要避免疲劳。噪音性耳聋，则应尽量减少或限制噪音，以免加重病情。禁止挖耳，保持耳道清洁。对药物中毒性耳聋，应尽可能避免再次使用耳毒性药物。

三、语言残障

语言功能障碍，包括失语（如中风后的语言功能丧失）和聋哑两大类。聋哑多系先天因素或婴幼儿时期多种原因使双耳发生重度耳聋，致无法学习言语，造成既聋又哑状态。两者关系是以聋为主，因聋而哑。又可分为先天性聋哑和后天性聋哑。先天者，有遗传、孕期和产期三类因素。后天者，则是由于传染病、药物中毒，或某些意外而失去听觉功能，变成聋哑。

（一）调摄情志

失语患者由于语言交流功能的丧失，容易产生急躁易怒或消极悲观的不良情志反应。聋哑患者容易出现自卑心理。因此，应采用手势和其他形象化手段来实施开导。平时的生活学习要多用奖励、表扬等鼓励方法，以消除抑郁悲观等不良情绪。组织患者经常参加游戏、舞蹈、钓鱼、放风筝活动及观赏书画等，使其心情愉快，增强生活乐趣。

（二）运动导引

1．中国古籍中的“咽唾法”对失语者有较好的保健效果，每天早晚各练一次。其方法是：①身体直立，两脚与肩同宽，膝稍曲，项直，沉肩，含胸拔背。左手里，右手外，相叠置于脐下1寸半（气海穴）处，闭口，舌抵上腭，微闭眼，自然呼吸，入静，排除一切杂念，意守丹田。②将舌在口中不停搅动，此谓“赤龙搅海”，使口中唾液不断增生。待唾液满口，分三口随气徐徐咽下，用意送到丹田。连做6次。③双手合十置于面前，以两手大拇指扣住下巴，微张嘴，放松下颌，意念从丹田移守涌泉穴，然后双手向前上方不停颤动，使放松的下颌随手的颤动一松一合，带动下齿叩击上齿，发出“叩叩”声响，一般以每分钟120次左右为宜。待唾液满口，则分三口随气徐徐咽下，用意送到丹田。连做3次。④用双手搓面、摩头各36下后结束。

2．太极拳和八段锦 可分别安排在每天早、晚进行，运动量逐步增加，一者调畅情志，二者以增强体质。

聋哑患者的运动保健，可用“自控疗法”（参见本节“听力残障”）。

（三）饮食养生

失语患者的饮食以清淡为宜，应避免油腻厚味、肥甘助湿生火之品。宜多食山楂、苹果、香蕉等水果，多食芹菜、萝卜、冬瓜、西红柿等蔬菜。戒烟酒。

1．二母元鱼（《妇人良方》） 元鱼（鳖）1只（约重500g），贝母、知母、前胡、柴胡、杏仁各5g，黄酒适量，食盐少许。宰杀元鱼，去头、内脏，洗净切块，加入贝母、知母、前胡、柴胡、杏仁及适量黄酒、少许食盐，加水没过肉块，置蒸锅中蒸1小时，于蒸熟后趁热食用。适用于肝肾阴虚型失语患者。

2．桃仁粥（《多能鄙事》） 黄芪15g，桃仁10～15g，粳米100g，先把桃仁捣烂如泥，加水研汁去渣，同粳米煮为稀粥。适用于气虚血瘀型失语患者。

聋哑患者宜多食补养肝肾之品，如动物肾脏、海参、鳝鱼之类。食疗方参见本节“听力残障”。

（四）药物保健

日常保养宜常服六味地黄丸、解语丹之类补养肝肾、活血开窍成药。

（五）起居护理

参加适合的体育活动，增强体质，并注意劳逸结合，避免过分疲劳。饮食宜选易消化、富有营养之品。生活中注意其心理动向，以保障安全。

四、肢体残障

肢体因伤、因病导致功能障碍或丧失，如偏瘫、截瘫、骨折、截肢等，均属此列。此外，多发性神经炎重症、脊髓炎、进行性肌萎缩、肌营养不良症、癔病性瘫痪等，中医称为“痿证”者，在此一并论述。

肢体残障可发生于身体诸多部位，如四肢、脊椎、躯干等，应根据病理部位的不同，灵活处理，采用合适的养生方法。

（一）调摄情志

由于肢体残障而功能缺失，患者易产生悲观、忧郁、急躁等不良情绪，应根据病人精神状态，选择适当的心理养生法，如书法、绘画、弹琴等有利于平静心情，同时可促进上肢功能的恢复。各种玩具是少年儿童肢体残障者适应的娱乐方式，也有利于手足功能的康复。此外，室内色彩、景物、气味、光线、声音的合理搭配，也能起到潜移默化的心理养生作用。

（二）运动保健

根据残障部位的不同，适当采用拍打健身的方法。如：拍打上肢，可由患者或医者，用右掌或握拳拍打左上肢的四面，从上而下，前后左右，每面拍打25下（分5次，1次5下）。然后用左掌或握拳拍打右上肢，方法同前。拍打下肢，亦可由患者或医者进行。用左手掌或握拳拍打左侧大腿和小腿，从上往下拍打，一次5下，拍打上、下、内、外四面，每面打5至10次；然后右手拍打右侧大腿小腿与前同。

除截肢者外，若上肢活动障碍者，采用写字、投掷、接球、拨算盘、弹琴、编织等；下肢活动受限，采用踏三轮车、缝纫机等方法运动。

此外，还可结合病人具体情况，如病情、兴趣及个人条件等，采取其他传统体育养生法。锻炼时要注意循序渐进，量力而行。

（三）沐浴养生

泉水浴较适宜，可采取泉饮与泉浴双管齐下的方法。泉饮以甘泉水为宜，泉浴则以低温度水浸浴为宜，并结合浴中按摩，以流通气血，促进肢体功能。一般而言，食盐泉或碳酸泉，水温宜39℃～42℃，浸浴20～30分钟；硫化氢泉或氡泉，水温宜38℃～40℃，浸浴15～20分钟，每日可烫浴3～4次。浴摩法多由医者在浴中施行按摩。患者可利用水的浮力活动病肢。无泉水的地方，可用热水代替。

此外，尚可酌情选用热砂疗法、日光疗法、空气疗法等。

药浴也是肢体残障者常用的养生康复措施。用苍术、黄柏、牛膝、首乌、黑小豆、桃仁、红花、当归煎水，局部熏蒸、洗浴，亦可全身洗浴。每日1～2次，每次15～20分钟。

（四）药膳食疗

烤干牛骨髓粉300g，黑芝麻300g，略炒香，研末，加白糖适量合拌，每服9g，每日2次。或取新鲜猪骨髓200g，黄豆30g，粳米100g，煮食。也可取猪或牛脊髓，烤干研粉，拌入炒米粉中，加白糖调服。并可用紫河车粉，每服3g，每日2次。

此外，气血虚弱证，可食用当归炖母鸡、黄芪大枣粥等。瘀血阻滞证，可食用桃仁粥、山楂粥等。

（五）药物保健

鹿角片300g，酒浸一夜，熟地120g、附片45g，蒸熟，焙干为末，大麦粥和为丸，每日3次，每次7g，米汤送服。适用于肝肾亏损证。

（六）起居护理

卧床患者可采用卧位被动形体训练，随时变换姿势，防止畸形发生。继则采用主动训练，如坐、立和步行练功。

卧床者要注意保暖，避免冷风外邪的侵袭。经常翻身，改变体位，以防并发肺炎及褥疮。

五、智力残障

智力残障，是指患者的智力（包括观察力、记忆力、注意力、理解力、判断力、定向力、计算力、想象力等）衰退，甚至完全丧失，难以胜任工作、家务，生活自理困难。同时伴有人格改变，表现为抑郁寡欢，生活刻板怪异，或情绪急躁，易因小事与人冲突，或善疑多虑，语言增多、啰嗦而重复。最典型的症状为弱智、痴呆。

智力残障，除少部分是先天导致，大部分是因为脑外伤、脑卒中、缺氧性脑损害、中毒性脑病、老年变性脑病等所致。

（一）调摄情志和娱乐养生

家人和医师对待智力残障患者应采取体贴、关心的态度，生活中多采用安慰、鼓励的方式，诱导患者产生康复的积极愿望，在此基础上进行智力的康复。应尽量发现患者尚存智力的因素，采用行为疗法，反复予以强化，以延缓或纠正智力的继续衰退。音乐等艺术形式是改善患者情志的很好方式，某些智力残障者往往具有艺术方面的超常才能，应注意发现并加以培养。

1．音乐养生　音乐对促进智力有较好的效果，可在日常生活中经常使用。对以抑郁为主的病人，可选用抒解心情、激昂情绪的乐曲；对急躁易怒的病人，则选用镇静安神、轻松悠扬的乐曲。对老年人，应采用患者幼时与年轻时熟悉和喜欢的歌曲，可以减缓记忆力的衰退，推迟智力老化，有助于老年性痴呆病人的康复。对儿童，则应选择符合儿童心理特点，浅显易懂、轻松活泼的儿歌类乐曲。

2．观赏或表演戏剧　戏剧有音乐舞蹈，还有情节、角色，能感人肺腑，引人思考，因而能调节患者情绪，减缓大脑功能的衰退，中老年人应经常观赏戏剧，有条件者还应当组织患者排练、表演戏剧。

3．书画弹琴弈棋　从事书画弹琴弈棋等活动，务必全神贯注，集中发挥大脑的思维创造能力，追求美的意境，因此能促进智力发展，还能锻炼手的精细动作，是较好的智力养生手段。部分智力残障儿童在艺术方面有超常的才能，也可以通过日常训练而发现。

（二）冥想和健身

1．冥想　对促进智力活动有肯定的效果。其原理，是通过心理学上的自我暗示，以达到改善生理功能的目的。做法为：排除头脑中的一切杂念，暗示自己的头顶有一轮红日照耀，头顶渐渐发热，热流进入大脑，进入大脑的每一个部位，再进入四肢，乃至全身。

脑血流图的检测表明，经常练习冥想的智力残障者，大脑皮层的供血量有较大幅度的增加，表明大脑的血液循环得到了改善。

2．健身球　适用于伤残、病残导致的智力残障。锻炼的方法，可由单球正反旋转等运动逐步向双球双手旋转、里外跳跃旋转、多球互绕旋转、三带一旋转等高难动作发展，使玩球的花样不断翻新，以达到得心应手的境界，这样便会有效地延缓大脑的衰退。左右手锻炼健身球要注意平衡，交替使用，尤其不要忽视左手玩球，以保证大脑两个半球的功能水平得到均衡发展。

此外，还可选练简化太极拳、八段锦及五禽戏等。游戏也是智力残障者的适宜锻炼项目。

（三）食疗养生

健脑茶：荷梗、何首乌、淡豆豉、花椒、枸杞子、大枣、冰糖，平时作为饮料服用。该茶有独特的口味，可作为日常饮品常用。

补脑粥：核桃仁、莲子、枸杞子、杏仁、桃仁、柏子仁、枣仁、菖蒲等研碎，与麦片一起熬成粥，作为早晚主食服用。

心髓汤：用猪心、猪脊骨熬汤，加适量生地黄，也可以加少量西洋参。佐餐用。

以上食疗用品，可以补充体内的微量元素，有助于大脑的乙酰胆碱代谢，使乙酰胆碱在大脑内的浓度增高。

按照中医“肾主骨，生髓，通于脑”和“齿为骨之余”的理论，加强牙齿的咀嚼运动，提高口腔的咀嚼能力，是改善大脑供血，促进大脑功能的辅助措施，应鼓励患者多吃、常吃粗硬的食物。

（四）药物保健

1．灵芝片或灵芝糖浆。每次4片或5ml，每日3次。

2．参茸精。每次3~5滴，每日3次。

3．桑椹子、黑芝麻、胡桃肉、乌枣（去核）各等份，研末。每次3g，每日3次。

4．益肾宁心方：党参、黄芪、生地、熟地、山萸肉、茯苓、怀山药、远志、枣仁、龙骨、龟板、泽泻、五味子、菖蒲，服用2~3个月。适用于正虚挟痰者。

（五）养生护理

平时护理人员应多与患者交流，鼓励患者多说、多听、多动。讲故事，背诵短文，读书看报，并复述所读内容，逐步增加其识别、记忆、判断的能力。

浓郁的花香有醒脑作用，因此居处环境中可陈设玫瑰、茉莉、水仙等花草。

六、精神残障

精神残障主要是指精神分裂症、躁狂抑郁性精神病、更年期精神病等精神病，中医称为“癫狂”。是一类精神错乱、神志失常的疾病。“癫”表现为抑郁状态，“狂”表现为兴奋状态。

（一）调摄情志与娱乐养生

应根据患者情绪状态的不同，抑郁者予以兴奋，亢奋者予以镇静。原则是使其精神轻快、开朗、恬愉、平静，以保持其情绪稳定，切忌大怒、大喜、大惊。可采用多种方法，如居处环境的色彩以淡蓝色、青色、粉红色为宜。室内外花草，以淡雅悠远的兰草、菊花、梅花等为宜。有条件的可经常更换环境，前往山区、森林，取其幽静宁神。也可以根据病人的情况，适当安排学习、工作和劳动，以转移情志，从中获得乐趣。

针对致病的精神因素，心理疏导也是经常性的养生措施，尽量解除心头死结，使其心情舒畅，精神愉快。其家属及周围人员对病人切不可歧视、冷漠、嘲笑、嫌弃。

心理养生主要注重其娱乐功能，如听音乐、歌咏、看电影、看电视、跳舞、做游戏、下棋、阅读书报杂志等。在保证安全的情况下，还可以游览公园和名胜古迹。以提高病人对现实生活的爱好和兴趣，增强其对生活的信心和勇气。

（二）体育健身

癫证患者以八段锦、五禽戏为宜，旨在流畅气血，增进胆识。狂证则以轻慢活动为宜，先练单式太极拳，以后再练半套或全套太极拳。

各种球类运动、田径运动等活动也可酌情安排。

（三）食疗养生

中医认为精神残障的病位在心，故平时宜多食入心经的食物，如莲藕、绿豆、赤小豆、瓠瓜、小麦、荷叶、百合、桃仁、西瓜、甜瓜、龙眼肉、酸枣仁、莲子、猪皮、海参等。

驴肉与豆豉合煮，加入调味品常食，有宁静安神、益气定惊的作用，可常食之。

在药膳方中，甘麦大枣汤、人参粥、苡米粥、百合粥、桃仁粥、山楂粥等粥类，也是精神残障者适合的养生食品。

精神病人的饮食，要求松软可口，无刺激性。在分配食物的时候，要防止偷食、饱食、藏食、漏食。宜多食新鲜蔬菜、水果，禁食辛辣、肥甘、炙煿食品，以免生痰。

（四）养生护理

单人单间住宿，室内光线宜偏暗，陈设宜简单、实用，尽量避免存放一切可以打伤人的物品，并要注意保持病室内外环境的安静和清洁。同时要避免各种精神刺激，以免加重病情。

第六章 因时制宜

第一节 春季养生

春三月，从立春到立夏前，包括立春、雨水、惊蛰、春分、清明、谷雨六个节气。春为一年四季之首，乃万象更新之始，是生发的季节，春回大地，阳气升发，天气由寒转暖，自然界各种生物萌发生育，一派欣欣向荣的景象。如《素问·四气调神大论》云："春三月，此谓发陈。天地俱生，万物以荣。"因此，春季养生在起居、情志、饮食、运动锻炼诸方面，都必须顺应春天阳气升发，万物萌发向上的特点，以保持内环境的相对平衡。

一、起居调养

《素问·生气通天论》曰："春三月……夜卧早起，广步于庭，被发缓形，以使志生……此春气之应，养生之道也。"指出人们春季起居养生，应该晚睡早起。早晨起床，披散长发，舒缓形体，在庭院中信步漫行；晚睡，多沐浴春日暖暖的阳光，使身心感到舒畅，以顺应春季生发之气。

春季阳气始生，气候变化较大，极易出现乍寒乍暖的情况，加之人体肌表腠理开始变得疏松，对于外邪的抵抗能力有所减弱，所以，此时不宜过早脱去棉衣，特别是年老体弱者，减脱冬装尤应审慎，不可骤减。对此，早在《千金要方》就有告诫，主张春天衣着宜"下厚上薄"，既养阳又收阴。《老老恒言》亦有类似的记载："春冻未泮，下体宁过于暖，上体无妨略减，所以养阳之生气。"我国民间历来有"春捂秋冻"之说，确为春季养生经验之谈。否则，过早脱去棉衣极易受寒，易患流感、上呼吸道感染、气管炎、肺炎等呼吸系统疾患。因此春季必须注意保暖御寒，做到随气温变化而增减衣服，使身体适应春天气候变化的规律。

二、情志调节

春属木，与肝相应。肝主疏泄，在志为怒，恶抑郁而喜调达。故春季养生，在情志方面，切勿暴怒，更忌精神忧郁，要加强精神修养，用积极向上的态度对待任何事情，做到心胸开阔，乐观豁达，精神愉快。如《类修要诀》指出："戒怒暴以养其性，少思虑以养其神，省言语以养其气，绝私念以养其心。"对待自然界万物态度方面，如《素问·四气调神大论》云："生而勿杀，予而勿夺，赏而勿罚。"即要培养热爱大自然的良好情怀和高尚品德，对自然万物多加关爱，注意保护。所以我国古代就有春季"禁伐木，覆巢杀胎夭"（《淮南子·时则训》）之诫。在春光明媚，风和日丽，鸟语花香的春天，踏青问柳，登山赏花，临溪戏水，行歌舞风，陶冶性情，使自己的精神情志与春季的大自然相适应，充满勃勃生气，以利春阳之生发。

三、饮食调养

《素问·藏气法时论》说："肝主春…… 肝苦急，急食甘以缓之，……肝欲散，急食辛以散之，用辛补之，酸泻之。"肝旺于春，与春阳生发之气相应，喜条达疏泄；肝木太过则易克伐脾土，影响脾胃的消化功能。酸味入肝，具收敛之性，不利于阳气的生发和肝气的疏泄；而甘味补脾培中，故春季宜食辛甘发散之品，而不宜食酸收之味。《摄生消息论》曾说："当春之时，食味宜减酸增甘，以养脾气。"《金匮要略》亦有"春不食肝"之说，以防肝木太过而克伐脾土。

一般而言，为适应春天阳气升发和肝之疏泄的需要，春季在饮食上应遵循上述原则，适当食用辛温升散或辛甘发散类食物，如麦、枣、葱、花生、香菜等。但也不能矫枉过正，过用辛辣和发散，以免使腠理开泄过度，给病邪打开方便之门，民谚有"春忌麻黄夏忌苏"，"茼蒿、芥菜，吃了痒难忍"。许多医家对这种看法也是肯定的。如《食医心镜》说："是月（三月）节五辛，以避厉气，五辛，葱、蒜、韭、薤、姜是也。"金元名医李东垣对此作了明确的解释："蒜、韭、姜、醋、大料物之类，皆大力发散之品，都易耗伤，不宜多服、久服。"

春天气候开始由寒转暖，雨水增多，适宜万物生长，同时也适合细菌孳生，而这时人们经过一冬的蛰居斗室，体内多有积热，人体抵抗力减弱，各种旧疾便易发作出来，邪气也易乘虚而人，所以人们说春天是多发病的季节，为适应这种气候所造成的体质状况，我国饮食养生学还主张春天"宜净膈去痰水，小泄皮肤微汗，以散玄冬蕴伏之气"。宜食散寒、祛风的屠苏酒、防风粥等食物，少食过于辛温燥辣的食物，特别是有肝病的人更应注意。《养余月令》记载得更详细："春日宜用芡实粥……益精气，强智力，灵耳目"；"地黄粥以补虚"；"怀山药粥补肺肾，固肠胃"；"防风粥去四肢风"；"茯苓粥健脾安神，治欲睡不得睡"；"白木耳粥补肺阴，肺虚、咯血、劳咳、潮热"。

四、运动锻炼

为了适应春天阳气升发的需要，可结合自己的身体条件，选择合适的运动方式，如玩球、跑步、打拳、做操等，形式不拘，灵活掌握。运动锻炼最好到空气清新的地方，如在公园、广场、树林、河边、山坡等处进行。

放风筝是春日里一种非常有益和有趣的娱乐体育活动。放风筝有起步、小跑、带线等动作，急缓相间，对身体极为有益，其乐无穷。对此古人早有体会。宋代李石的《续博物志》记载："春日放鸢，引线向上，令小儿张口而视，可以泄内热。"清富察敦崇著《燕京岁时记》云："儿童放之空中，最能清目。"在锻炼身体之时，也娱乐了心神，舒畅了情怀。

第二节 夏 季 养 生

夏三月，从立夏到立秋前，包括立夏、小满、芒种、夏至、小暑六个节气。夏季烈日炎炎，雨水充足，万物茂盛，日新月异。阳极阴生，万物成实。正如《素问·四气调神大论》所说："夏三月，此谓蕃秀；天地气交，万物华实。"人在气交之中，故亦应之。所以，夏季养生要顺应夏季阳盛于外的特点，注意养护阳气，着眼于一个"长"字。

一、起居调养

《素问·四气调神大论》说："夏三月，夜卧早起，无厌于日。"指出夏季作息，应晚些入睡，以顺应自然阴气的不足，早些起床，以顺应阳气充盛。因为夏天太阳升得早，清晨空气新鲜，早起后到室外参加一些活动，不要厌恶日长天热，仍要坚持参加劳动和体育锻炼，以适应夏日养长之气。

夏季气候的特点是气温高、湿度大。高温会影响中枢神经系统的稳定，使人的神经反射变得迟钝，胃纳不佳，精神萎靡不振，严重者可出现中暑昏迷。据研究，中暑与高温日数和日最高气温有关。当日平均气温高于 31℃时，中暑人数明显增多，如果日最高气温高于37℃并持续 6 天以上，中暑人数将急剧增多。高温也可增加人的兴奋性，使人烦躁不安、头痛、头昏和失眠。温度高，湿度大，气压低，使汗液不易排出和散发，也会让人感到烦躁和疲倦。加上夏天昼长夜短，晚上闷热，睡不好觉，这样，自然影响人的身体。民谚"人到夏至边，走路要人牵"，生动地反映出人们这时的生理状态。因此，夏季起居要注意防暑降温。我国古代就创造了许多简便、有效的居室降温方法。如"执扇摇风"，冬季储冰，夏季室内放冰降温和喷洒凉水降温等方法，还有的寻找阴凉通风处乘凉和用水洗澡冲凉等，以减轻闷热多汗给人造成的不适。

现在，人们的防暑降温条件大大改善，有风扇、空调之类，但夏日高温汗出较多，腠理开泄，易致风寒湿邪侵袭。如若过分贪凉，也会给人带来危害。故睡眠时不宜长时间电扇送风，更不宜夜晚露宿。有空调的房间，也不宜室内外温差过大。纳凉时不要在房檐下、过道里，应远离门窗之缝隙。可在树荫下、水亭中、凉台上纳凉，但不要时间过长，以防贼风入中得阴暑症，或易患"风痹不仁，手足不遂，言语謇涩"等疾。对此古人早有告诫，《养余月令》说："仲夏之月，万物以成，天地化生，勿极热，勿大汗，勿暴露星宿，皆成恶疾。忌冒西北风，邪气犯人。"民间夏季睡觉有五忌：一忌室外露宿；二忌袒胸露腹；三忌睡在地上；四忌穿堂风；五忌通夜不停扇。

午饭后，适当安排午睡，对身体健康极为有益。一则可避暑热炎炎之势，二则可弥补夜间睡眠之不足，消除疲劳。研究表明，人的睡眠是"双相位"的，即一天中有两次睡眠峰，一次睡眠高峰在夜晚（称"大睡"），一个次峰在中午（称"小睡"）。据观察，凡有午睡习惯的人，夜晚深睡期和快波睡眠时间都延长，从而保证了次日精神饱满和精力充沛。由于夏季夜间睡眠时间较短，故午睡更具有重要的意义。

酷暑盛夏，每天洗一次温水澡，是一项值得提倡的防暑降温的健身措施。不仅能洗掉汗水、污垢，使皮肤清爽，消暑防病，而且能够锻炼身体。因为温水冲洗时水压及机械按摩作用，可使神经系统兴奋性降低，扩张体表血管，加快血液循环，改善肌肤和组织的营养，降低肌肉张力，消除疲劳，改善睡眠，增强抵抗力。没有条件洗温水澡时，可用温水毛巾擦身，也能起到以上作用。

在衣着方面，由于夏日天热多汗，衣衫要薄一些，要勤洗勤换，久穿湿衣或穿刚晒过的衣服都易使人生病。

二、情志调节

《素问·四气调神大论》指出："使志无怒，使华英成秀，使气得泄，此夏气之应，养长之道也。"就是说，夏季切忌急躁发怒，要保持神清气和，快乐欢畅，胸怀宽阔，精神饱满，如同含苞待放的花朵那样自然舒展，对外界事物要有浓厚的兴趣，培养乐观外向的性格，以利于气机的宣畅，这是适应夏季的养长之道。如果违背这种养长之道，就会损伤心气，削弱人体适应秋冬天气候变化的能力，到了秋冬时节，则易患咳嗽之类的病症。

夏属火，内应于心。夏季暑气当令，火热蒸迫汗液外泄，汗为心之液，心气最易耗伤。而心藏神，为君主之官。心神充沛则人体机能旺盛而协调，神气涣散则脏腑功能失调而易于患病。故当炎热之夏日，尤其要重视心神的保养、精神的调摄，以保证人体全身机能的协调旺盛，脏腑功能的正常运行。嵇康在其《养生论》中指出，炎热夏季"更宜调息静心，常如冰雪在心，炎热亦于吾心少减，不可以热为热，更生热矣"。既强调夏季保养心神的重要性，更用生动形象的比喻教人调养心神的方法。这与民间常说"心静自然凉"的夏季养生法寓意相通。

三、饮食调养

夏季气候炎热，暑热当令，心火易于亢盛，一般情况下，饮食上宜用清心泻火、清暑之物，如西瓜、香瓜、绿豆、赤豆、苦瓜之类；暑热出汗较多，可适当用些冷饮，补充水分，帮助体内散发热量，清热解暑。但切忌贪凉而暴吃冷饮、冰水、凉菜、生冷瓜果等，否则会使脾胃功能受到影响，甚至酿生疾病。老年人、小儿体质较弱，对于过热过冷刺激反应都较大，所以更不可过贪冷饮之类。

况且，夏季人体气血运行趋向体表，相对而言，消化道的气血供应减少，使脾胃的消化功能减弱，若暑热挟湿则更易伤及脾胃，致脾胃运化失司，升降失常，则会出现胸闷、纳呆、肢体困倦乏力、精神萎靡、大便稀薄等症状。因此夏季饮食又以清淡、少油腻、易消化为原则，也可适当选用具有酸味、辛辣香气的食物，以开胃助消化，增强脾胃的纳运功能。

夏季致病微生物极易繁殖，食物极易被污染而腐败、变质。这个季节是肠道疾病多发高发季节，因此要讲究饮食卫生，谨防"病从口入"。对于剩饭剩菜要回锅加热，经常使用的炊具、饭具、茶具等要经常消毒，妥善保管。

四、运动锻炼

暑热使人体汗出较多，易伤阴耗气，若长时间在日光下活动可能引起中暑。所以夏季运动时要避开炽热烈日之时，并注意加强防护。最好在清晨或傍晚天气较凉爽时进行室外运动锻炼。宜选择运动量较小或适中的运动方式，如散步、慢跑、打太极拳、做广播操、练气功等。运动时所穿衣服宜松软、宽大、浅淡、穿脱方便。运动后出汗较多时，可适当饮些凉开水，切勿用冷水冲头洗澡，以免招致感冒，或引起风湿痹痛。

第三节　秋季养生

秋季三个月，从立秋开始到立冬前一天止。包括立秋、处暑、白露、秋分、寒露、霜降六个节气。《素问·四气调神大论》说："秋三月，此为容平，天气以急，地气以明。"秋令时分，自然界的阳气渐渐收敛，阴气逐渐增长，气候由热转寒，是由阳盛向阴盛较变的关键时期。秋季万物成熟，果实累累，正是收获的季节，人体的生理活动也要适应自然环境的变化，与"夏长"到"秋收"自然阴阳的变化相应，体内阴阳双方也随之由"长"到"收"发生变化，阴阳的代谢也开始向阳消阴长过渡。因此，秋季养生，从饮食、起居、情志、运动等诸方面，均要考虑到秋季的特点，以养收为原则。

一、起居调养

秋季，自然界的阳气由疏泄趋向收敛，起居作息要相应调整。《素问·四气调神大论》说："秋三月，早卧早起，与鸡俱兴。"早卧以顺应阴精之收藏，早起以顺应阳气的舒展，使肺气得以宣肃，避免秋之肃杀之气对人体产生的不良影响。

俗话说："春捂秋冻"，秋冻是秋季一种有益的养生方法。是指秋风时至，虽然天气逐渐转凉，但衣被要逐渐添加，不可一下加得过多，捂得太严；即便是晚秋，穿衣也要有所控制，有意识地让机体"冻一冻"。这样，避免了多穿衣服产生的身热汗出，汗液蒸发，阴津耗伤，阳气外泄，顺应了秋天阴精内蓄、阳气内收的养生需要，也为冬季藏精做好准备。现代研究表明，微寒的刺激，可提高大脑的兴奋性，增加皮肤血流量，使皮肤代谢加快，机体的耐寒能力增强。

对于"秋冻"的理解，不应局限于未寒不忙添衣，应从广义上把它引申为秋季的一个养生法则。如睡觉不要盖得太多，尤其是小孩，多盖极易导致出汗伤阴耗津。各种运动锻炼如打球、爬山、冷水浴、散步等，无论何种活动都应注意一个"冻"字。尤其是冷水浴，是符合"秋冻"的有效方法，应整个秋天坚持，不要间断。

"秋冻"是秋季最佳的养生方法，但也应掌握好"尺度"。如衣服的添加与否，应根据天气的变化来决定，只不过不宜添得过多，裹得太紧，以自己感觉不过于寒为准。况且，常言道，"出门须防三、九月"，初秋暑热未尽，凉风时至，天气变化无常，即使在同一地区也会有"一天有四季，十里不同天"的情况。因而，应多备几件秋装，做到酌情增减。特别是老年人机体代谢功能下降，血液循环较慢，既怕冷，又怕热，对天气变化非常敏感，应及时增减衣被。在深秋时节，风大转凉，特别是北方的九月，凄风苦雨，冷空气势力日渐增强，有时气温会骤然下降，甚至出现雨雪天气，容易使人受凉感冒，不仅出门在外的人要注意防寒保暖，即便在家的人也应避免着凉，否则就有违“秋冻”的原意了。

耐寒锻炼的运动量，也当因人而异，即根据个人具体情况对待，以汗液将出未出为好，切勿搞得大汗淋漓，从而保证阴精的内敛，顺应秋之主收的特性。所以耐寒锻炼应循序渐进，体弱者少练，大风天不练，不能外出者在阳台或窗旁练。

二、情志调节

秋天是宜人的季节，但气候渐转干燥，日照减少，气温渐降；草枯叶落，花木凋零，往往使人触景生情，在一些人心中引起凄凉、垂暮之感，产生忧郁、烦躁等情绪变化。特别是退休、离休在家的老年人，一生颇多坎坷，身心屡遭戕伐，对不良刺激的耐受性下降，面对此情此景，常常频忆旧事，更易生垂暮、忧愁之感，甚至引起忧郁症的发生或加重。为什么人在秋季容易产生“秋愁”呢？研究认为，人的大脑中有个叫松果体的腺体，能分泌“褪黑激素”，这种激素能使人意志消沉，抑郁不乐。充足的阳光照射能抑制黑色素的分泌，故夏季不易生悲愁感。但秋凉之后，光照时间减少，松果体分泌褪黑激素相对增多，人的情绪就低沉消极。此外，褪黑激素还有调节人体其他激素的作用，褪黑激素分泌增多时，甲状腺素、肾上腺素的活性便相对受到抑制，它们的相对减少，也会使人精神不振，令人顿生秋愁。

怎样防止秋愁？《素问·四气调神大论》指出：秋季应“使志安宁，以缓秋刑，收敛神气，使秋气平；无外其志，使肺气清，此秋气之应，养收之道也”。说明人们为了适应秋天的“容平”之气，减轻秋季对人心理上带来的不良反应，减少忧郁性精神病的发作，关键在于培养乐观情绪，保持神志安定。巴甫洛夫曾说过：“愉快可以使你对生命的每一跳动，对于生活的每一印象易于感受，不论躯体上和精神上的愉快都是如此，可以使身体发展，身体强健。”又说：“一切顽固沉重的忧悒和焦虑，足以给各种疾病大开方便之门。”

秋季调节情志的方法有很多，如增加户外活动，多接受日光照射；养花、垂钓；选择性听一些娱乐解郁的乐曲，如莫扎特的第十交响曲、格什文的《勃鲁调式狂想曲》、海顿的清唱剧《创世纪》、柴可夫斯基的第六交响曲《悲怆》、贝多芬的第五交响曲《命运》第一乐章等，均可排解心中的郁闷，使心情愉快。

我国古代民间有重阳节（阴历九月九日）登高赏景的习俗，也是养收之一法，登高远眺，可使人心旷神怡，一切忧郁、惆怅等不良情绪顿然消散，是调解精神的良剂。

三、饮食调养

《素问·藏气法时论》说：“肺主秋……肺欲收，急食酸以收之，用酸补之，辛泻之。”酸味收敛补肺，辛味发散泻肺，秋天宜收不宜散。所以，饮食上尽可能少食葱、姜等辛味之品，适当多吃一些酸味果蔬。秋时肺金当令，肺金太旺则克肝木，故《金匮要略》又有“秋不食肺”之说。

每年自秋分到立冬，天气少雨，气压高，空气干燥，为燥气当令之时，外界的燥气容易耗伤人体的阴津，使人出现一派“燥”象。如感受秋燥，易患感冒；秋燥再多食辛辣之品，便会出现喉痒、呛咳等咽喉炎的表现；某些疾病在秋燥的影响下，也易复发或加重，如支气管扩张、肺结核等，此时咳嗽、咯痰、咳血等症状加重；还有平素胃热而阴津不足的人，容易发生大便干结，同时出现目赤、口舌生疮、烦躁不安等一系列症状。为防止秋燥对人体带来不良影响，在饮食上宜养阴润燥润肺为法。

《饮膳正要》说：“秋气燥，宜食麻以润其燥。”《仙神隐书》主张入秋宜食生地粥，以滋阴润燥。皆说明“润其燥”是秋季饮食养生之大法。具体来说，首先要多喝开水、淡茶、果汁饮料、豆浆、牛奶等流质，以养阴润燥，弥补损失的阴津；其次多吃新鲜蔬菜和水果。秋燥最易伤人的津液，多数蔬菜、水果性质寒凉，有生津润燥、清热通便之功；蔬菜、水果含有大量的水分，能补充人体的津液。果蔬富含维生素 C、B 及无机盐、纤维素，可以改善燥气对人造成的不良影响。另外，还可多吃些蜂蜜、百合、莲子、芝麻、木耳、银耳、冰糖等清补润燥之品，以顺应肺脏的清肃之性。少吃辛辣煎炸热性食物。韭菜、大蒜、葱、姜、八角、茴香等辛辣的食物和调味品，煎炸的食物如炸鸡腿、炸里脊、炸鹌鹑等，多食皆会助燥伤阴，加重秋燥。

秋季是大量瓜果上市的季节，但除龙眼、葡萄、荔枝外，大部分水果性偏寒凉，因此在食用时应有所节制，特别是老年人肠胃功能薄弱，多食会损害阳气，降低消化功能，引起腹泻、呕吐等病症，所以更应引起足够的重视。谚语说：“天时虽热，不可贪凉；瓜果虽美，不可多食。”确是经验之谈。而且每一种水果又都有它自身的特性，在选用时不要盲目。如平素内火较重，口舌易于生疮，大便秘结者宜多食梨、香蕉、柿子、猕猴桃等寒凉类水果，而素体阳虚，动辄腹泻者则宜食桃子、荔枝、龙眼、樱桃偏温燥的水果。

四、运动锻炼

秋天，天高气爽，是开展各种运动锻炼的好时期，可根据个人具体情况选择不同的锻炼项目，亦可采用《道藏·玉轴经》所载的秋季养生功法，即秋季吐纳健身法，对延年益寿有一定好处。

第四节　冬 季 养 生

冬季从立冬开始到立春前一天为止，包括立冬、小雪、大雪、冬至、小寒、大寒六个节气。是一年中气候最寒冷的季节。自然界，天寒地冻，阴气盛极，阳气潜伏，草木凋零，蛰虫伏藏，用冬眠状态养精蓄锐，为来春生机勃勃作好准备。人体的阴阳消长代谢相对缓慢，故冬季养生，应避寒就暖，敛阳护阴，以收藏为本。

一、起居调养

冬季起居调养，《素问·四气调神大论》曾有详细的论述：“冬三月，此为闭藏，水冰地坼，无扰乎阳；早卧晚起，必待日光……去寒就温，无泄皮肤，使气亟夺，此冬气之应，养藏之道也。”指出冬季的起居养生，宜早睡晚起，最好等待日出以后活动，以免扰动阳气；还要注意防寒保暖，护阳固精。《千金要方·道林养性》也说：“冬时天地气闭，血气伏藏，人不可作劳汗出，发泄阳气，有损于人也。”在寒冷的冬季里，不应当扰动阳气，破坏阴成形大于阳化气的生理现象。因此，要早睡晚起，日出而作，以保证充足的睡眠时间，以利阳气潜藏，阴精的积蓄。

实践证明，人体的许多疾病都与季节和天气变化有关。在严冬由于气温下降，冷空气刺激，使呼吸道抵抗力下降，易致一些慢性气管炎急性发作；若气温骤降或寒潮来临，还会使心血管病患者感到胸闷、气短、头晕、恶心和全身不适，可能会诱发心肌梗死和中风；流行性感冒的发生和流行与冷空气的袭击也有密切关系。所以在冬季，一定要适时增减衣物，注意防寒保温，防止各种疾病的发生。

在性生活方面，也应注意顺应自然界主收主藏的规律，节制房事，蓄养阴精，性生活应审慎安排，适中为度。若一味恣情纵欲，则会折年损寿。

二、情志调节

《素问·四气调神大论》说：“冬三月，此为闭藏……使志若伏若匿。若有私意，若已有得。”意思是为了适应冬季阴精固藏、阳气内敛的生理变化，必须合理调节情志活动，做到如同对待他人隐私那样秘而不宣，如同获得了珍宝那样感到满足。如是，则“无扰乎阳”，使神气内收，养精蓄锐，有利于来春阳气萌生。如果违逆了这一规律，就会损伤肾气，到了来年春季，就会使人体适应春天升发之气的能力降低，发生萎厥一类的疾病。《素问·金匮真言论》云：“夫精者身之本也，故藏于精者，春不病温。”也说明养藏保精，对于预防春季温病，具有重要的意义

三、饮食调养

冬季饮食调养，应当遵循“秋冬养阴”，“无扰乎阳”的原则，既不宜生冷，也不宜燥热，适宜用滋阴潜阳、热量较高的膳食。

冬月天寒地冻，人体的阴精秘藏，阳气不致妄泄，脾胃的机能每多健旺，是营养物质易于蓄积的大好时机。一般而言，在秋冬季节，尤其是寒冬，应防寒保暖，多吃温热之物及血肉有情之品，如羊肉、鸡肉、鹿肉等，以达温阳则阴不穷。而素体阴亏者，宜进食养阴滋液之品，如阿胶、龟肉、兔肉、鳖肉、鸭肉、猪肉、鳗鱼、木耳、银耳等，使阴阳协调平和，生化无穷。

某些慢性病患者，如虚劳、中风等，可根据节令进行调理。对阳虚者，在“冬至一阳生”之时，乘势给以养阳之药、食；对阴虚者则在“夏至一阴生”之时，给予养阴之药、食。这是养阳以配阴，滋阴以涵阳的方法，可收事半功倍之效。

从饮食五味与脏腑的关系而言，《素问·藏气法时论》记载：“肾主冬……肾欲坚，急食苦以坚之，用苦补之，咸泻之。”因冬季是肾主令之时，肾主咸味，心主苦味，咸能胜苦。所以饮食之味宜减咸增苦以养心气，使肾气坚固。

四、运动锻炼

“冬季动一动，少闹一场病；冬天懒一懒，多喝药一碗。”这句民谚，足以说明冬季锻炼的重要性。实践证明，长期坚持冬季锻炼的人，很少患支气管炎、肺炎、扁桃体炎、肺炎、冻疮、感冒等疾病。我国自古也有“冬练三九”之说，因此，冬季天气虽寒，但也要根据自身的情况，持之以恒进行运动锻炼。

“闻鸡起舞”，是传统倡导的一种作息方式，但须指出，在冬天早晨，由于冷高压的影响，往往会发生逆温现象，即上层气温高，而地表气温低，大气停止上下对流活动，工厂、家庭炉灶等排出的废气，不能向大气层扩散，使得户外空气相当污浊，能见度大大降低。有逆温现象的早晨，最好不到室外锻炼，可在室内进行。在太阳未出来前，地面空气氧含量很低，只在待日出半小时，绿色植物进行光合作用，地面空气中氧气才逐渐增加，可见冬季早锻炼是不适宜的，古人提出的“早卧晚起，必待日光”还是有科学道理的。

此外冬季还要避免在大风、大寒、大雪、雾露中锻炼。还要注意预防感冒和冻伤。锻炼前应做好准备活动，开始锻炼时衣服要多穿些，待身暖和时再脱去厚衣服，运动后要及时更换衣服，不要穿湿衣。外出活动最好戴帽子和手套，以免发生冻疮。

第七章　特定部位的养生保健

第一节　口腔保健

口腔是人类进食、发音和呼吸的器官，也是身体健康的一道重要防线。古云：“百病养生，莫先口齿。”重视口腔卫生，75%的口腔和牙疾患能得到有效控制。世界卫生组织与国际牙科联盟提出：“到2000年人人享有卫生保健的同时，也享有口腔卫生保健。”中医学在口腔保健方面积累了丰富的经验，值得我们继承和发扬。

中医认为，口腔与脏腑关系密切，主要生理功能是进水谷、辨五味、泌津液、磨谷食、出语音。如《灵枢·忧恚无言》说：“口舌者，音声之扇也；舌者，音声之机也。”又如《世医得效方》云：“口为身之门，舌为心之官，主尝五味，以布五脏焉。”脏腑的生理及病理变化，常反映于口腔的不同部位。反之，口腔保健也能作用于脏腑，促进脏腑功能的强健。

一、固齿

肾主骨，齿为骨之余。肾气衰，发堕齿槁；肾气强盛，骨髓坚固，则齿牙莹白璀璨。牙齿松动、脱落、齿枯、齿槁、龈肉退缩等症多为肾气虚损所致。所以，保护牙齿不仅能预防和治疗牙病，也是强肾补肾的措施之一。

（一）叩齿

叩齿法最早见于晋代葛洪《抱朴子》，云：“牢齿之法，晨起叩齿三百下为良。”北齐颜之推在《颜氏家训·养生篇》中说：“吾尝患齿摇动欲落，饮食热冷皆苦疼痛，见抱朴子牢齿之法，早朝叩齿三百下为良，行之数日即便平愈，今恒持之。”《养生四要·慎动》也说：“齿者，督之标也，齿宜数叩，叩则不龋。”

叩齿可以促进牙体、牙龈和牙周组织的血液循环和组织代谢，锻炼肌肉，促进唾液腺的分泌和清洁口腔，达到增强牙体稳固性和牙周功能的目的。

叩齿的方法：口微闭，然后上下牙齿有节律地互相轻叩作响，用力不能太大，所有牙齿都要叩，每日晨起叩齿1次或早晚叩齿2次。每次叩36下，或每日叩5分钟。

叩齿搅舌法：先叩上下门牙及犬齿，再叩击上下边牙（犬齿、磨牙）。叩击边牙时，可先叩一边，再叩另一边，每边叩击约20次。最后将舌头上下左右搅动并舐齿。本法具有固牙坚齿，防龋齿，助消化，防止牙齿松落之功效。

（二）咀嚼

咀嚼是另一种形式的叩齿方法。咀嚼具有促进唾液分泌、健脾益胃、促进消化、强肾固齿、洁口防龋的作用，还有益智健脑、抗老防衰、减肥美容、润肤明目等作用。

咀嚼有有物咀嚼和无物模拟咀嚼之分，两者均能对牙齿及口腔起到保健作用。

有物咀嚼：是指日常的进食咀嚼。有物咀嚼应细嚼慢咽，让食物在口腔中嚼细，充分刺激唾液的分泌，并与唾液充分拌匀后再下咽。除三餐进食时咀嚼外，平时还可适当咀嚼一些干果，以促进对牙齿的锻炼和唾液的分泌。

无物咀嚼：是一种模拟咀嚼，是在口中无食的情况下所进行的类似嚼食过程的运动，这是古代一种独特的传统养生保健方法，在我国流传甚久。无物咀嚼时要注意所有牙齿的参与。

咀嚼胶姆糖法：包括咀嚼泡泡糖和口香糖。此法除了可起到咀嚼叩齿，刺激唾液分泌，增强局部血液循环，促进牙齿正常发育，延缓面部衰老作用外，还可清洁口腔，强筋健脑，增强记忆力。

（三）按摩

每天早起用食指按摩牙龈 10 分钟，配合早晚按摩颊车、手三里、合谷穴各 1 分钟，可预防牙齿松动。或晨起端坐，用食指、中指、无名指三指逐齿叩三下，循环三次。入睡前，端坐，同法叩齿。

二、漱口洁齿

漱口能除去口中的浊气，清洁牙齿。我国在公元前 1100 年西周时期的《礼记》中记载："鸡初鸣，咸盥漱。"说明当时已有早起漱口的卫生习惯。唐代孙思邈在《千金要方·道林养性》中指出："食毕当漱口数过，令人牙齿不败口香。"《金丹全书》云："今人漱齿每以早晨，是倒置也。凡一日饮食之毒，积于齿缝，当以夜晚漱刷，则垢秽尽去，齿白不坏。故云晨漱不如夜漱，此善于养齿者。今观以齿者，每以饭后必漱，则齿至老坚白不坏，斯存美之功可见矣"。意识到早晚两遍洁齿，尤其晚上更为重要，同时强调了饭后必须漱口。《琐碎录》说："热汤不可漱口，损牙。"提出漱口水的温度要适宜，以免损伤牙齿。苏东坡提倡用茶水漱口，"惟饮食后，浓茶漱口，既去烦腻，脾胃自清，且能坚齿消蠹"。《永类钤方》则曰："盐汤漱涤，叩啄，永卫生之道也。"提出用盐洁口。

刷牙同样是保持口腔卫生的重要措施。成人一般每日应刷牙两次，早晚各一，有条件的午饭后也要刷牙，无条件的饭后要漱口。婴儿可用棉花棒蘸冷开水清洁口腔，儿童刷牙要选用儿童牙刷。牙膏的选择，一般用日用牙膏，有病可选择药用牙膏，儿童宜用儿童牙膏。

三、咽津

咽津，即吞咽唾液。中医又称唾液为金津玉泉、琼浆甘露、华池神水等。孙思邈在《千金要方》中写道："玉泉者，口中唾也。朝旦未起，早漱津令满口乃吞之。"又道："人当朝朝服食玉泉。”并告诫：“不欲多唾”，应该“数数叩齿饮玉浆”，以保身体健康。陶弘景在《养性延命录》中指出：“勿咳唾，失肥液。”肥液即唾液，因其有营养机体的作用，故称肥液。明代李时珍在《本草纲目》中记载：“故修养家咽津纳气，谓之清水灌灵根，人能终日不唾，则精气常留，颜色不槁；若久唾，则损精气，成肺病，皮肤枯涸。故曰远唾不如近唾，近唾不如不唾。”可见古代医家早已认识到唾液对人体健康的重要性。

唾液中含有许多血浆中存在的物质，如黏蛋白、球蛋白、氨基酸、尿素、尿酸等。唾液中的无机物包括钠、钾、钙、硫氰酸、盐、氯、氨等；还含有多种酶，其中主要为唾液淀粉酶，另有少量的麦芽糖酶、磷酸酯酶，还含有延缓衰老的腮腺素、微量元素等；此外还有水分和一定量的氧、氮和二氧化碳气体。消化是唾液的主要功能，还具有溶媒、润滑、帮助食物下咽、清洁杀菌、中和缓冲、免疫、解毒敛疮、修复损伤、保健防衰作用，所以不能随意吐唾。人们可以用细嚼、鼓漱来刺激耳下腺，使唾液分泌增多。咽津包含适当增加唾液分泌和如何下咽两个环节。常用方法有：

梁代陶弘景咽津法：“清旦未起，先啄齿二七，闭目握固，漱满唾三咽……百病皆除。”

明代冷谦咽津法：“平明睡起时，即起端坐，凝神息虑，舌抵上腭，闭口调息，津液自生，渐至满口，分作三次，以意送下。”

明代臞仙咽津法：“每日鸡鸣时，便可起坐床上，拥衾调息，叩齿，聚神良久……华池水生，神气满谷，便当大漱咽下，纳入丹田，以补元阳。”

搅水津：即舌搅口腔，闭唇鼓腮漱唾 36 下，分 3 口咽下，意送丹田。常行之能增液补肾强身，防治口咽和胃肠疾病。

搅海咽津：用舌在口腔中，牙齿内外轻轻搅动，以增加唾液，称“赤龙搅海”，也称“翻江倒海”。然后将唾液吞下。

四、防口腔外伤和毒伤

防止口腔外伤和毒伤，如口齿唇舌遭碰撞、打击，鱼刺骨梗损伤，跌扑损伤，沙石硬物伤等；接触化学有毒物品，如碱、酸、苯、铅等，经呼吸或误入口腔造成损伤。还要防止药毒，如久服某些中西药物可导致牙齿、牙龈变色，如年幼久服四环素，造成牙齿枯黄、发育不良；久服中药黑锡丹可造成齿龈发黑等。

五、防治口腔病变

口腔病变也会给口腔造成损害。常见口腔病变有牙周炎、龋齿、口腔溃疡、口腔霉菌感染等。首先要预防这些病变的发生，当病变发生后要及时治疗，以免造成进一步的损害。

第二节 颜面保健

颜面保健就是延缓颜面的衰老过程。中医认为，头为诸阳之会，五脏六腑、十二经脉之气血皆上注于头面，脏腑经脉发生病变，可以导致颜面的异常。《素问·上古天真论》记载，女性35岁以后“阳明脉衰，面始焦，发始堕”；42岁以后“三阳脉衰于上，面皆焦，发始白”；男性在48岁以后则“阳气衰于上，面焦，发鬓颁白”。提示人们根据不同年龄，有针对性地选用不同的防治措施。

一、按摩、针灸

（一）按摩

面部自我按摩是颜面保健美容的重要方法，可增强皮肤和皮下组织中的血液循环，改善皮肤、肌肉的营养状态，增强皮肤和肌肉的弹性，优化皮肤结构，促进皮脂排泄，清除面部衰老细胞，使皮肤润泽、细腻，肌肉强健，皱纹舒展，有预防、延缓颜面皮肤老化的作用。颜面按摩的原则，是从中间下方向外侧上方用力，手指动作与皮肤皱纹成垂直方向，按摩施力要轻柔。如面部有炎症、外伤、化脓和其他一些病变时，不要轻易按摩，防止感染扩散和加重病情。

1．推摩面额 以一指禅推法推额部，从印堂→头维→太阳→鱼腰→攒竹→印堂的路线，往返推2～3遍。可减少额部皱纹。

2．拿头 五指分开，指端着力，自前向后拿头顶部，如能沿督脉、膀胱经和胆经头部循行路线施术效果更佳。具有通经活络、防发白、美容防衰的作用。

3．栉头 双手十指微屈分开，以十指端用力紧贴头皮并向深部用力，从头前向脑后梳理，反复数次。具有通经活络、祛瘀止痛、祛风明目、美容的作用。

4．击头 双手十指分开微屈，以指端连续广泛地叩击头部，或沿头部督脉、膀胱经、胆经循行路线叩击，约1～2分钟。具有通经活络、健脑醒神、清除疲劳的作用。

5．摩面 搓手掌令热，用双手从下向上、从内向外轻轻摩拭面部，以面部觉微热为度。具有活血养颜、润泽皮肤、减少皱纹、防衰的作用。

6．推眼眶 以双手拇指指侧用一指禅推法从攒竹向眉尾方向推摩，反复30次。具有明目的作用。

7．点按穴位 用大指或中指指腹按揉攒竹、阳白、太阳、四白、迎香、地仓、上星、百会、风池、率谷、头维等穴，每穴半分钟。具有祛风清热、清利头目、通络止痛、减少皱纹、美容防衰的作用。同时指压足三里穴和三阴交穴以配合调节全身气血。

8．摩丹田 以气海和关元为范围，将掌心贴于两穴之间，按先顺时针，后反时针的方向用柔和的手法作环形摩法，约30次，以局部觉热为度。有培补元气、养颜美容的作用。

9．擦涌泉 用手掌在涌泉穴摩擦，约3分钟，以发热为佳。具有补肾养颜的作用。

10．面部扩张运动

抬眉运动：将眉毛缓慢抬起，然后再落下，重复10～20次。双眼逐渐闭合，再睁大。重复50次。连续四周，每天早晚各1次。有助于眼睑的健美。

鼓腮运动：口唇呈吹气球状鼓腮。此动作应保持6秒钟，以保持面颊肌肉坚实，使口唇周围的肌肉保持弹性。重复3～5次。

摇头运动：每天做轻微而缓慢摇头、低头、再抬头，再慢慢由左侧转向右侧，以同样方法由右侧转向左侧，重复做3～5次。此运动可增加头面部及颈项部的血液循环，能保持头部、颈项部肌肉的柔韧性和皮肤的弹性，有助于控制“双下巴”的出现。

（二）针灸

针灸在颜面美容方面有调理经络气血、补益气血、濡养肌肤、强健肌腱、减少皱纹、养颜防衰的作用。《灵枢·邪气脏腑病形》说：“十二经脉，三百六十五络，其血气皆上于面而走空窍。”因此用针灸可通过调理经气，起到延缓颜面衰老和美容作用。面部施术一般多用针刺法，多浅刺或平刺，艾灸多用艾炷无瘢痕灸或艾条温和灸。其他部位的针灸方法依具体辨证而定。预防颜面衰老的针灸方法如下：

鱼尾纹：针刺瞳子髎、太阳。

额纹：针刺阳白、印堂、上星、头临泣、头维。

眼袋：针刺承泣、四白、瞳子髎、睛明、脾俞、足三里。

上睑下垂：针刺攒竹、鱼腰、丝竹空、脾俞、足三里。

口角下垂：针刺颧髎、太阳、地仓、巨髎、合谷。

面部肌肉松弛：针刺印堂、太阳、头维、颊车、地仓、颧髎，针灸脾俞、肾俞、足三里、公孙、三阴交、关元等。

面色黧黑：针灸颧髎、印堂、地仓、下关、肝俞、膈俞、肾俞、风池、太冲、侠溪等。

面无光泽：针灸关元、膈俞、脾俞、足三里、少海、内关及面部腧穴。

面色发黄：针灸气海、脾俞、中脘、阴陵泉、足三里及面部腧穴。

灸神阙法：在神阙穴用温和灸30分钟，或隔盐灸3～5壮。可培补元气，使颜面润泽，起到保健防衰的作用。

灸涌泉穴法：在涌泉穴用艾条温和灸30分钟，有保健养颜的作用。

灸足三里法：在足三里用艾条温和灸30分钟，有健脾、润泽颜面皮肤的作用。

颜面保健耳穴压丸法：在内分泌、面颊、肺、肝、脾、肾、神门等穴压王不留行子。

二、饮食

营养的平衡是养颜的保证。俗云：“吃在脸上，穿在身上。”说明食物与养颜的密切关系。皮肤要保持正常的生理功能，必须有适当充足的营养供给。食物中的蛋白质、脂肪、糖类、无机盐、微量元素、水、纤维素等，是人体健康和颜面美所必需的营养素。古人在饮食养颜方面积累了丰富的经验。如汉代张仲景指出，猪蹄上的皮肤有“和血脉，润肌肤”的作用；《神农本草经》记载：冬瓜“令人悦泽好颜色”，莲子“久服轻身耐老”，有细嫩皮肤的作用等等。中医饮食保健养颜要辨别体质的寒热虚实，选择与之相应的饮食，才能收到效果。常用保健养颜方法如下：

（一）补充水分

补充足够的水分可改变皮肤干燥、皮脂腺分泌减少的状况，减少皱纹，使皮肤润泽。每日总饮水量应不少于1000ml，不要用饮料代替，白开水是比较理想的水分补充来源。

（二）新鲜蔬菜和水果

新鲜蔬菜含有丰富的维生素、微量元素等，能防止皮肤衰老，保持皮肤细腻滋润。皮肤的粗糙往往是因血液酸性偏高造成的，鱼、肉、禽、蛋、粮食类等均为酸性，能使体内乳酸、尿酸含量增高，皮肤失去细腻和弹性。而新鲜蔬菜和水果中的碱性无机盐，如钙、钠、镁、钾等含量较高，能使体内碱性物质充足，中和酸性物质，使血液维持在比较理想的弱酸性状态，从而保持皮肤的光滑滋润。因此新鲜蔬菜和水果有天然化妆品之称。

常用美容蔬菜：冬瓜、白萝卜、大白菜、竹笋、黄豆、黄豆制品、西红柿、胡萝卜、莲藕、菠菜、香菇、黑木耳、猴头、蘑菇等。

常用美容水果：苹果、梨、荔枝、龙眼、猕猴桃、西瓜、桃、柠檬等。

（三）含胶原蛋白和弹性蛋白食物

此类食物能使皮肤细胞变得丰满，弹性增强，肌肤充盈，皱纹减少，皮肤细腻而富有光泽，光滑而富有弹性。此类食物有猪蹄、动物筋腱和猪皮等。

（四）含铁、锌丰富的食物

皮肤的光泽红润，需要供给充足的血液。铁是构成血液中血红蛋白的主要成分。锌在皮肤中的含量最高，约占20%以上，决定着皮肤的光滑和弹性程度。应适量多吃富含铁、锌的食物，如动物肝、蛋黄、海带、芝麻酱、瘦肉、牡蛎及海产品。

平时要少吃精制食品、盐和糖，多吃粗粮和含纤维多的食物。此外，还要根据皮肤的性质选择不同的食物。

中性皮肤：又称普通皮肤，只要注意饮食平衡，不挑食，平时多食新鲜蔬菜及水果即可。

油性皮肤：宜清淡饮食，食用热量低的肉类（如瘦猪肉、鸡肉、鸭肉、兔肉、鱼肉），豆类及豆制品，新鲜蔬菜及水果、干果（如柠檬、柚子、葡萄、橙子、芹菜、萝卜、青菜、苦瓜、丝瓜等具有清热作用）。可减少皮脂腺的分泌，促使大便通畅。不宜食油腻食物，如肥肉、各种动物油、各种油炸食品、酒、辣椒、胡椒、桂皮、生姜等；不宜食红枣、龙眼、荔枝、石榴、樱桃、橘子等热性水果。

干性皮肤：宜食富含油脂、胶质较多和滋润的食物，如各种动物油、奶油、蛋黄，各种动物皮，花生、杏仁、核桃、瓜子、松子、蜜枣等干果；清热养阴的食品，如绿豆、藕、银耳、黄花、蜂蜜等；富含维生素A、E的食物，如牛奶、动物肝脏、大豆、花生、麦胚、谷胚、麦芽、胡萝卜、南瓜、西红柿、菠菜、大白菜、黄花菜、生菜、芥菜、香蕉、橙子等。还可多食富含胶原蛋白的动物皮。

过敏性皮肤：宜清淡饮食，含维生素丰富的新鲜蔬菜和水果，植物脂肪、蛋白，如松子、核桃、芝麻、腰果、花生、瓜子、豆制品、萝卜、白菜、莴苣、西红柿、竹笋、银耳、大枣、莲米、苹果、梨、葡萄等。尽量避免食用容易引起过敏的食物，如虾、蟹、蛋、奶、野菜、酒、蒜苗、韭菜、芹菜、香菜等。在皮肤过敏期间，不食刺激性大的食物。

粗黑皮肤：宜食新鲜水果和蔬菜，以及富含维生素A、B、C、E的食品，如豆腐、黄瓜、莲藕、白木耳、卷心菜、白萝卜、竹笋、茭白、苹果、香瓜、蘑菇、柠檬等。

苍白萎黄皮肤：一般多见于患慢性病和脾胃虚弱的人。宜食含蛋白质、铁、铜、维生素B_1、维生素B_{12}、叶酸高的食物，如黑豆、赤小豆、黑芝麻、黑米、黑木耳、红枣、桑椹、苹果、葡萄、香蕉、乌梅、西红柿、樱桃、桂圆、荔枝、动物瘦肉、肝脏等。不宜食寒凉性的食物，如青菜、芹菜、萝卜、苦瓜、冬瓜、鸭肉等。

美容食膳举例：

1. 九仙薯蓣煎 干山药500g，杏仁200g，生牛奶500g。先将杏仁捣烂，加入牛奶，搅拌均匀后，用纱布绞取汁，再将杏仁渣加入牛奶搅均匀，再绞取汁，直至杏仁无法再溶解为度。然后将山药粉碎后与杏仁奶混合，装入大口玻璃瓶，密封瓶口，隔水用小火蒸24小时即成。每服一匙，早晨空腹时服下。服用时用少许黄酒调和，效果更好；不能饮酒者则不用。功效悦泽容颜，身体轻健，有减肥功效。

2. 玫瑰五花糕 干玫瑰花25g，红花、鸡冠花、凌霄花、野菊花各15g，大米粉、糯米粉各250g，白糖100g。将玫瑰、红花、鸡冠、凌霄、野菊诸干花揉碎备用；大米粉与糯米粉拌匀，糖用水溶开。再拌入诸花，迅速搅拌，徐徐加糖开水，使粉均匀受潮，并泛出半透明色，成糕粉。糕粉湿度为手捏一把成团，放开一揉则散开。糕粉筛后放入糕模内，用武火蒸12~15分钟。当点心吃，每次30~50g，一日一次。用于血热雀斑、黄褐斑，尤其适用于肝气郁结，情志不舒所致的胸中郁闷，面上雀斑、黄褐斑等。

3. 小龙团圆汤 活甲鱼一只（约250g），活泥鳅5~6条。将泥鳅放入清水中，滴入少量菜油，使泥鳅吐出肚内泥沙，水浑即换；再滴油，至水清为止。甲鱼去硬壳，取肉。原料准备好之后，将砂锅内加足水，滴入适量植物油，放入活泥鳅和鳖肉，加盖，用小火慢煮。待泥鳅死后加入少许生姜片、龙眼肉，煮至半熟时滴入少量米酒及少许醋、盐，再慢火煮熬3小时以上，至色白似乳汁时撤火。趁热连汤服食。一日之内连汤带肉分二次趁热食完。每日一次，连用10天。用于美容保养。

4. 红颜酒 核桃仁、小红枣各60g，甜杏仁、酥油各30g，白蜜80g，米酒1500g。先将核桃仁、红枣捣碎；杏仁去皮尖，煮4~5沸，晒干并捣碎，后以蜜、酥油溶开入酒中；随后将3味药入酒内，浸7天后开取。每日早晚空腹饮用，每服10~20ml。用于皮肤粗糙。

5. 沙苑甲鱼 活甲鱼1只（约750g），沙苑蒺藜15g，熟地10g，生姜15g，葱10g，料酒30g，精盐2g，酱油10g，胡椒1g，肉汤500ml，味精1g。将活甲鱼斩头，沥净血水，在沸水中烫约3分钟，取出用刀刮去背部及裙边黑膜，再刮去脚上白衣，剁去爪和尾，剖开腹腔，取出内脏不用，洗净甲鱼肉备用；生姜切片，葱切成小段；沙苑蒺藜、熟地用纱布包好。锅内放清水，放入甲鱼，煮沸后，再用文火炖约半小时，捞出放温水内剔去背壳和腹甲，洗净，切成3cm见方的肉块。再将甲鱼块装入蒸钵内，注入肉汤，再加生姜片、葱段、料酒、精盐、酱油、胡椒粉和药包，用湿棉纸封严钵口，上蒸笼，置旺火上蒸2小时取出。拣去药包、生姜片、葱，放入味精调味即成。作佐餐食用。用于中老年美容抗衰。

6. 真珠拌平菇 真珍珠粉4g，红花2g，平菇200g，豆腐200g，芝麻、白糖、酱油、精盐、绍酒各适量。将红花置细漏勺内，用清水冲洗干净，沥干水；平菇去柄，洗净，撕成条丝，放入容器内加酱油、白糖、绍酒浸拌入味；豆腐用洁净纱布包好，压上重物，挤压干水分。备用。豆腐放容器内拌碎，加入芝麻粉、白糖、酱油拌和，再将已备好之平菇加入，充分拌匀，装于盘内，撒上珍珠粉和红花即成。进食时再调拌均匀。作佐餐食用。用于皮肤色素病。

7．苡仁茯苓粥 薏苡仁200g，茯苓10g，粳米200g，鸡胸脯肉100g，干香菇4个。将薏苡仁用热水浸泡一夜，次日捞出沥干水；香菇泡发，去除木质部分，洗净，切成丁；鸡胸脯肉去皮洗净，入锅煮30～40分钟后，捞出切为肉丁；粳米洗淘干净，茯苓研粉。备用。将薏苡仁用7倍清水在武火上煮沸后，移于文火慢煮，至能用手捏烂苡米为度。粳米用5倍的清水煮1小时。然后将两粥合在一起，加入香菇、鸡肉丁、茯苓粉再煮，至煮稠为止。服食时可酌加调料。用于脾虚皮肤浮肿，面色暗淡，皮肤褐斑，面部扁平疣。

8．清蒸哈什蟆 干哈什蟆油15g，火腿10g，鸡汤1500g，白糖50g，精盐、味精、料酒各适量。将哈士蟆油用温水泡发3小时，使其涨发，挑出黑筋，洗净；将火腿蒸熟，切成1～2cm长的薄片；将涨发好的哈士蟆油放入钵里，加满鸡汤，下料酒、盐，上笼蒸1.5小时；最后放味精、白糖，把火腿片撒在上面，即可食用。单食或佐餐。本方集药用、滋补和美容于一体，是理想的滋补强壮剂。用于体虚者养颜。

9．燕窝粥 燕窝10g，糯米100g，冰糖10g。先将燕窝放入开水中闷泡，水冷后换入清水，摘去绒毛和污物，洗净，盛入碗中，加清水100ml，上笼蒸30分钟，致燕窝完全胀发。再将糯米浸泡24小时，洗净入锅，煮沸，待米粒煮开时加入燕窝、冰糖，文火煮熬至熟烂，即可食用。每日1次，连服7～10天。能大补元气，使容颜芳泽细腻，形神俱足。

三、中药

中药养颜是外治和内调并重，应根据体质选取不同性味的药物，以外治与内治相结合施用。

1．外用药 桃仁、杏仁、防风、白芷、玉竹、当归、白附子、白术、白芍、赤芍、冬瓜仁、珍珠、茯苓、猪蹄、白僵蚕、羊髓、猪脂、白蔹、甘松等。多制成面膏、面脂、粉剂，用于洗面和敷面。古时还常用密佗僧、朱砂来美容，因其有毒，现已不使用。

2．内服药 枸杞子、玉竹、白芍、丹参、当归、黄芪、地黄、首乌、苁蓉、菟丝子、胡桃仁、牛膝、破故纸、鹿茸、鹿角胶、白及、白术、防风、猪胰、桃花、辛夷等。

（一）内服美容方药

1．隋炀帝后宫面白散 橘皮30g，冬瓜仁50g，桃花40g，捣细为末即可，每次服用2g，每日3次。有燥湿化痰、活血益颜的功效。

2．珍珠散 天然珍珠粉2g，研成极细粉末，干燥后用。每次服用0.5g，每日3次。有清热痰、润面容，治疗面部黑斑之作用。

3．枸杞子酒 枸杞子50g，浸于500ml黄酒中，酌量饮用。可补益肝胃，驻颜美容。

4．桃花美容酒 干桃花30g，浸黄酒500ml，饮用。可润泽颜面，使人面如桃花。

（二）外用美容品

1. 玉容西施散　绿豆粉60g，白芷、白及、白蔹、白僵蚕、白附子、天花粉各30g，甘松、山柰、茅香各15g，零陵香、防风、藁本各6g，肥皂荚2锭。诸药研为细末，每次洗面用之。其作用是，祛风润肤，通络香肌，令面色如玉。

2. 三花除皱液　桃花、荷花、芙蓉花适量，冬以雪水煎汤频洗面部。可活血散瘀，润肤除皱。

第三节　头发保健

头发是生长在头皮外层的细长的、线状的角蛋白纤维。因人种不同其颜色也有区别，黄种人多拥有黑色的直发。头发可以保护头皮、大脑，可调节体温，人体在被衣的情况下，头部散热量是全身散热量的5/6。头发还是人体健美的标志。颜色正常、柔软光滑、富有弹性的头发是健康的表现；反之，发枯色败、脱发、脆而失去光泽则是不健康的表现。“肾主骨，其华在发”，“发为血之余”，肾精充足，就会有健康而具生命力的头发；反之，肾虚则毛发易白、易脱落，失去光泽。因此，对头发的保养，更重要的是对脏腑气血的调理。因此，保持精神愉快，避免七情过度刺激，积极参加运动锻炼，防治全身性疾病，戒除吸烟、酗酒、暴食暴饮等不良习惯等，都是头发保养时需要注意的问题。常用方法如下：

一、梳理、按摩

（一）梳发

梳头不仅是整理仪表容颜的手段，同时也是对头发保养和健脑的方法之一。《素问·脉要精微论》指出：“头者，精明之府”，是气血汇集之处，“五脏六腑之精气皆上注于头面”。脑为奇恒之腑，与心、肝、肾关系紧密。古代养生十六宜中有“发宜常梳”之说。《摄生消息论》曰：“每日梳头一二百下……自然去风明目。”梳头有流通气血、祛风明目、荣发固发的作用。

当疲劳、烦闷时，洗头或理发后，会感到神清目爽、全身轻松。这是由于梳头刺激了头部诸多穴位，使头部毛孔开泄，宣通气血，振奋阳气的结果，改善了头皮的血液循环，能起到促进头发生长、防止脱发白发、健脑提神、降低血压、预防感冒等作用。

梳头使用的梳具应由天然材料制作，如木梳、牛角梳，不宜使用带静电的塑料、金属梳具。梳头时，应从前发际的边缘向后颈部梳理，最好达到风府、风池穴的部位。从前向后、从中间依次向两侧前后梳理，直到耳上部为止，反复梳理3～5分钟，早晚各1次。

（二）洗发

洗头可保持清洁卫生，还可改善头部血液循环，提高大脑皮层的活动能力，消除疲劳。

洗前宜先轻轻梳理头发，并稍加搓揉按摩头皮片刻。水温以温水为适。

但头发不宜多洗，更不能当风而洗。《泰定养生主论》认为："除夏日以外，五日一沐。"这是为了保护皮脂的润发、抑菌作用。洗头间隔应根据头发情况而定。干性、枯燥无光泽者，7天洗一次，一般的头发5天洗一次，油性头发3~4天洗一次。

（三）按摩

按摩也是保养头发的重要手段。按摩的机械刺激可直接作用于头部的经络及穴位，起到祛风行气、通经活络、开窍醒神、活血健脑的作用，能促进头皮组织的新陈代谢，有利于头发的稳固和再生，防止脱发、白发和头发焦枯。其方法简便易行。

第一步　栉头：双手5指分开并微屈，将手指分开插入发内，指尖紧贴头皮稍用力，从前发际开始向后发际反复推摩10~20次。

第二步　推头部经脉：用食指或中指，从督脉开始，向两边从前向后，依次推督脉、膀胱经和胆经。

第三步　揉按头部腧穴：头维、神庭、头临泣、前顶、百会、后顶、络却、风府、风池、率谷等穴，每穴约半分钟。

二、饮食

脱发、白发，头发过细、过干，都与机体缺乏某种营养成分有密切关系。如：体内铜含量不足，可使头发生长停滞、褪色和发生白发。动物肝脏、瘦肉、蛋类、大豆、柿子以及硬果类、根茎类等食品富含铜元素，可经常食用。铁元素缺乏可导致秃发，应多吃动物肝脏、蛋黄、木耳、豆类、油菜、芝麻、海带等。同时还应多吃富含维生素C的新鲜蔬菜和水果，以利于铁的吸收。甲状腺素可使头发乌黑秀美，富含碘的食物有海带、紫菜、海参、蛤等，可经常食用。膏粱厚味嗜好者容易秃顶，是因为食物中缺少胱氨酸，富含胱氨酸食物有玉米、黑豆、南瓜和南瓜子等，可经常食用。此外，富含优质蛋白质、维生素C、维生素E、维生素B_2的食品，都有营养头发之功效。海藻类、芝麻等含有丰富的碘、维生素E和不饱和脂肪酸；豆芽菜、麦芽、海带、豆腐、豆制品、牛肉、鱼肉、乳类、蛋类等是优质蛋白质和B族维生素的良好来源。

防治头发变黄需适当增加含碘、钙、蛋白质多的食物，如海带、虾、鸡肉、花生米等；防治白发，多进食豆类、杂粮等，亦可结合食用药膳，如首乌、莲子、薏苡仁、大米等做粥食；防治头发脱落，要有足够的睡眠，并增加玉米、黑豆、黑芝麻之类的进食量；头发干燥则可适当增加脂肪、蛋白质类食品的进食量；头发油性太大，应少食脂肪类食物，多食蔬菜、水果。

养发美发药膳举例：

1．仙人粥　何首乌、白米适量，用砂锅煮粥，常服。有补肝肾、益气血、乌发驻颜之效。

2．芝麻核桃糖蘸　赤砂糖500g，黑芝麻、核桃仁各250g，加工制作成糖蘸。日服数小块，可健脑补肾，乌须黑发。经常服用，又可防治神经衰弱、健忘、头发早白、脱发等症。

三、中药

（一）外用药

有润发、洁发、香发、茂发、乌发及防治脱发等作用。

1. 猪胆汁洗法 猪胆一枚，取胆汁倾水中，或将猪胆置于乳香油中浸7日以上。用水洗头，待发干后适量抹猪胆汁及乳香油。本法有清热祛风、润发生辉之效。

2. 香发散 零陵香30g，辛夷15g，玫瑰花15g，檀香18g，大黄12g，甘草12g，丹皮12g，山柰9g，丁香9g，细辛9g，苏合香油9g，白芷9g。研药为细末，用苏合香油搅匀，晾干。药面掺发上。本方有洁发香发作用，久用发落重生，至老不白。

3. 令发不落方 榧子3个，胡桃2个，侧柏叶30g，共捣烂，浸泡雪水内。用浸液洗发。本方有止发落、令发黑润之效，尤其对血热发落有良效。

（二）内服药

通过促进气血运行起到健发作用。常用的中药很多，例如：胡麻、油菜子、石榴花、核桃、椰子浆、猕猴桃、槐实、桑椹子、黑大豆等。方剂如：

瓜子散 瓜子、白芷、当归、川芎、炙甘草各60g，煎药为散，饭后服1g左右，一日3次，甜米酒调服，经常服用有活血补血、养发荣肤作用，可防衰抗老，预防头发早白。

此外，七宝美髯丹、首乌延寿丹等中成药，有壮筋骨、固精气、乌须发之功，亦可选择运用。

第四节 眼睛保健

《灵枢》云："五脏六腑之精气皆上注于目"；《素问》云："肝开窍于目"，"肝受血而能视"，"肝气通于目，肝和则目能辨五色矣"。眼睛明亮有神是五脏精华上注于目的体现，与肝有特别密切的关系。常用眼睛保健法有以下几种。

一、运目

是使眼球顺逆时针方向旋转运动，起到锻炼动眼肌群，改善动眼、滑车、外展神经功能，促进眼周围血液循环，消除视疲劳，调节内眼晶状体功能的作用，对预防近视散光，推迟老花有一定功效。

运目法之一：闭目凝神，全身气血均注于目；开合眼睛，调节瞳孔、前房角，使巩膜静脉窦开放、关闭，加强房水循环，促进代谢产物排出；左右上下运目，使眼睛运转灵活，眼外肌得到更进一步的锻炼。具体方法：端坐凝神，头正，腰直，两眼球同时左旋转5～6次，再向左后视数次。然后向前注视片刻，再向右旋转5～6次，并右后视数次，再前视片刻。（"后视"，是两眼球同时用力，向一侧外耳方向偏视。向左后视时，左眼瞳孔偏向外眦，右

眼瞳孔偏向内眦；向右后视则反之。这是锻炼动眼肌群的方法）

运目法之二：早晨醒后，先闭目，眼球从右向左，从左向右，各旋转10次；然后睁目坐定，用眼睛依次看左右，左上角、右上角、左下角、右下角，反复四五次；晚上睡觉前，先睁目运睛，后闭目运睛各10次左右。能增强眼珠光泽和灵敏性，祛除内障外翳，纠正近视和远视。

远眺运目：可在清晨、休息或夜间，有选择地望远山、树木、草原、蓝天、白云、明月、星空等。能调节眼球功能，避免眼球变形而导致视力减退。但又不宜长时间专注一处，否则反而有害。

二、摩目

又称为“浴眼”。包括熨目和按摩，可使眼部气血流通，减轻视疲劳。

熨目：双掌相搓使热，乘热敷熨双目。该法通过按揉眼部，使局部气血流畅，减轻视神经疲劳，同时眼肌也得到锻炼，增强灵活性。

捏眦：闭气后，用手捏按两目之四角，直至微感闷气时，即可换气结束。连续作3～5遍，每日可做多次，有提高视力作用。

点穴：用食指指肚或大拇指背第一关节的曲骨，点按百会、气海、命门、大椎、光明、太冲、太溪、风池、攒竹、四白、瞳子髎、太阳、睛明、上明等穴位。能疏通经络，调和营卫，运血养目，防治近视，清心明目，使肌肉弹性正常，防止眼睑下垂。目前普及于中小学生的眼保健操，就是根据中医学眼部保健推拿法，结合医疗体育编创而成。

三、闭目养神

中医养生学有目不久视、目勿妄视、目宜常冥、目宜常运的论述。“常冥”，即指经常闭目养神。当眼睛出现疲劳时，可排除杂念，全身自然放松，闭目静坐3～5分钟；或每天定时做几次闭目静养，有消除视力疲劳、调节情志的作用，也是医治目疾有效的辅助方法。

四、饮食

多吃蔬菜、水果、动物的肝脏，或适当用些鱼肝油，对视力有一定保护作用，切忌贪食膏粱厚味及辛辣大热之品。

维生素对眼睛的健康具有重要意义。缺乏维生素A，会影响视紫红质的合成速度，导致夜盲症；使泪腺上皮细胞组织受损，分泌减少，引起干眼病。动物内脏、蛋黄、黄油、牛奶中含有丰富的维生素A；黄绿色蔬菜、红黄色水果中都含有胡萝卜素，被人体吸收后可转化为维生素A。维生素A为脂溶性维生素，应采用煎、炸、油炒的烹调方法加工后食用。缺乏维生素B，会导致球后视神经炎。维生素C摄入不足，可溶性蛋白谷胱甘肽的活性降低，引起晶体透明度下降，是老年白内障的主要致病原因之一，而新鲜水果和蔬菜中含有丰富的维生素C。

眼睛对微量元素也很敏感，青少年如果缺钙，眼球巩膜的弹性会降低，眼球伸长，有可能发展为轴性近视，应多摄入含钙较多的食品，如虾米皮、海带、黄豆、芝麻酱、牛奶等，同时吃含维生素D较多的食物，如鱼肝油、奶油等。人体铬的含量下降时，血浆渗透压上升，导致晶体和房水渗透压改变，使晶体变凸，屈光度增加而造成近视。含铬较多的食物有粗面粉、粗加工糖、植物油、葡萄等。

人到老年，视力逐渐下降，表现为老年性花眼和白内障，都是由于晶体老化造成的，应经常吃些富含维生素 B_1 的食物，如各种粗粮、花生、黄豆、豌豆、瘦猪肉、蛋黄及动物心、肝、肾等；维生素 B_2 能维持视网膜和角膜的正常代谢，如缺乏，易出现流泪、眼发红、发痒、眼睛痉挛等症状，应多摄入维生素 B_2 丰富的牛羊奶、瘦肉、蛋类、扁豆、动物肝脏、绿叶蔬菜等。

眼睛保健药膳举例：

1．草决明兔肝汤　兔肝1～2副，草决明10～12g。加工煲汤，食盐调味，饮汤食肝。可补肝养血，清肝明目。

2．菊花粥　菊花10～15g，粳米30～60g。先用粳米煮粥，粥成调入菊花末，再煮一二沸即可。有养肝明目之效。

五、中药

分外用和内服两类。

1．清目养阴洗眼方　甘菊9g，霜桑叶9g，薄荷3g，羚羊角0.5g，生地黄9g，夏枯草9g。水煎后，先熏后洗，有疏风清肝、养阴明目之作用。

2．明目枕　荞麦皮、绿豆皮、黑豆皮、决明子、菊花，有疏风散热、明目退翳之功，经常使用，至老目明。

3．蔓菁子散　蔓菁子500g，黄精1000g，二药九蒸九曝干，研成细末，每日饭后调服6g，久服，补肝明目，延年益寿。

中成药，如六味地黄丸、杞菊地黄丸、石斛夜光丸等，亦可选择应用。

除了以上几个方面，对眼睛的保健还应注意以下八忌：一忌在光线不足之处看书写字；二忌强光刺激，若夏季烈日下或冬季在雪中行走时，宜戴深色眼镜；三忌乘车或卧床时看书；四忌风沙入目用手摩擦，而应闭目片刻，使异物随泪流出；五忌贪食肥甘及辛辣之品；六忌经常忧虑不安；七忌房事太过伤精；八忌身体怠惰。

第五节　耳部保健

耳为肾之外窍，通于脑，是人的听觉器官。由于耳与脏腑、经络的关系非常密切，又是整个人体的投影，是人体与外界信息传递交换的窗口，因此，既可根据耳廓的变化对全身疾病进行诊断，又可通过刺激耳穴防治全身疾病。现代社会中环境污染和药物的副作用等，对听力的损害十分严重。因此，耳功能保健应予重视，这不仅是促进耳本身的健康，而且还能调节机体的各项功能。

一、一般保健

（一）耳勿妄听

声音过响，用耳时间过长，或长期生活在噪声环境中，超过了耳膜负荷能力，易损伤精气，使心神外动不宁。《老子》说："五音令人耳聋"；《淮南子·精神训》说："五声哗耳，使耳不聪"，"耳目淫于声色之乐，则五脏摇动而不定矣"；《千金翼方》说："养老之要，耳无妄听"。妄听损害听力，且耗伤精气。必须做好防护性措施，如控制噪声、个人防护、卫生监护等，避免在强噪音的环境中长期工作，燃放鞭炮等声响巨大时，须采取阻隔措施，避免巨大的声源压力对鼓膜的冲击性损伤。

（二）切忌挖耳

俗云："耳不掏不聋"。挖耳是很坏的习惯，容易伤及鼓膜，引起耳膜穿孔；还会将脏东西带进耳内，引起化脓性感染，轻则出现耳道疖肿，重则引起化脓性中耳炎等。

二、按摩保健

（一）按摩耳廓

将双手掌心对称地按于两耳屏部，慢慢地向下、向后至耳根，再向上至乳突，至颞部，再向前、向下回到两侧耳屏。如此轻轻按摩，不计次数，按摩到两耳廓潮红发热为度。可防治耳鸣、耳聋。《养生方》曰："以手摩耳轮，不拘遍数，所谓修其城廓以补肾气，以防聋聩也。"

（二）咽鼓管吹张

捏鼻，闭口鼓气入鼻咽，迫使空气窜入咽鼓管，在听见"轰"的一声之后觉得耳内发胀即可。有上呼吸道急性感染者忌用本法。鼻腔有涕液应先清除后再吹张。可治疗耳胀、耳闭，能通畅咽鼓管，活动鼓膜。

（三）按摩鼓膜

用中指或食指插入外耳道口，轻轻摇动数次后，使外耳道的空气排出，即突然拔出。可重复3~5次。或用两手中指，分别反复按压耳屏，掩住外耳道口，一压一放，重复数十次；或用两手大鱼际稍用力按压于外耳道口后，突然移开，反复多次。可治疗耳胀耳闭、鼓膜内陷、耳鸣耳聋。

（四）鸣天鼓

又称为"击探天鼓"和"抱耳弹枕。"《内功图说》记述其法为：两手心紧贴两耳，两手食指、中指、无名指、小指对称横按在枕部，两中指尖相触，再将食指翘起叠在中指上面，然后把食指从中指上用力滑下，重重地叩击枕部。此时耳内可闻洪亮清晰之声如击鼓。先左手24次，再右手24次，最后两手同时叩击48次。可防治耳鸣耳聋。在鸣天鼓时，要自始至终闭目养神，手法由轻至重。长期坚持，可收到强壮元气，醒脑强志、聪耳明目、防治耳病等作用。

（五）摩穴

实证取涌泉、大椎、囟会等穴，掐与擦各100次；虚证取百会穴，掐与擦各100次。

（六）单指按压

用食指指腹按压耳穴，按压耳甲腔，可防治心、肺疾病；按压耳甲腔底部，可防治内分泌失调；按压耳甲艇，可防治尿路感染，肾虚阳痿；按压耳轮脚，可防治溃疡病、消化不良等疾病；按压三角窝，可防治妇科病、男科病及高血压等；按压耳舟，可防治类风湿、过敏症；按压耳屏内外侧，可防治感冒。上述部位每日压4次，每次100下。

（七）双指对捏

用拇指和食指的指腹对捏耳穴，以加强作用。捏耳轮、对耳轮，可防治感冒及颈、腰、腿病；捏对耳屏，可防治头痛、头晕；捏耳垂可防治眼病、口疮等。上述部位每日捏4次，每次100下。

三、防止药物中毒

对内耳听神经损伤最严重的是药物使用不当。现在发现的耳毒性药物已达百余种，包括氨基苷类抗生素、治疟疾药、止痛剂、利尿剂、麻醉剂、抗惊厥药、抗炎药物、抗癌药物、抗结核药物、心血管药物、避孕药及砷、汞等制品。特别是氨基苷类抗生素（俗称耳毒性抗生素），如链霉素、庆大霉素、新霉素、卡那霉素、妥布霉素、万古霉素、多黏菌素等，这些药物使用不当，会损伤内耳听器，产生听力下降、耳鸣、眩晕、口唇发麻等症状，最后导致耳聋。因此一定要严格控制耳毒性药物的应用，严格遵守用药宜忌：

1. 严格掌握适应证。尽量不用、少用、慎用。

2. 非用不可时，宜取最少有效剂量，同时配以大量维生素A、B、D及泛酸、葡萄糖醛酸、磷骨素等药物，对内耳有一定保护作用。此外，西药ATP、硫酸软骨素，中药苍术、生地、枸杞子、女贞子、黄精等，亦有一定保护效果。

3. 婴儿、老人、孕妇、感音性耳聋者及肝肾功能不良者忌用，家族药物易感者更应忌用。

4. 用药期间不宜与利尿酸、速尿和抗癌药物联合使用。

5. 耳毒性抗生素滴耳剂浓度不宜太高，不宜长期使用，使用期应定期复查听力，如听力高频下降应考虑为中毒现象，需密切观察，可疑时应及早停用。忌用耳毒性抗生素粉剂喷撒中耳，或用浸有药物的明胶海绵填塞中耳腔。

6. 非氨基糖苷类抗生素、氯霉素和红霉素等，亦可有耳中毒现象，注射、口服均可发生，故在用药期间如突然发生耳鸣、耳聋，应考虑为药物反应，予以及时检查及处理。

7. 警惕早期中毒现象。如耳胀、耳鸣、耳聋、眩晕、面舌麻木及走路不稳等，一旦发现应立即停药。有条件者，用药期间每1～2周查肾功能1次，2～3日查听力及前庭功能1次，如有肾功能减退或听力减退，便是停药指征。

第六节　鼻 部 保 健

鼻为呼吸道门户，司嗅觉，助发音，为肺系之所属。古代医家还认识到鼻为五脏六腑缩影，能反映五脏六腑的生理状态和病理变化。

鼻腔是呼吸道的出入口，是防止细菌侵入的第一道防线；同时又是很多细菌聚居的地方，故也是扩散细菌的源泉。因此，应做好鼻部的防护工作。

一、浴鼻

用冷水浴鼻和冷空气浴鼻。多呼吸新鲜空气，一年四季用冷水洗鼻，可有效地改善鼻黏膜的血液循环，增强鼻对天气变化的适应能力，预防感冒和呼吸道其他疾患。浴鼻可与按摩结合，效果更好。

二、按摩

（一）鼻外按摩

分拉鼻、擦鼻、刮鼻、摩鼻尖四个动作，可增强局部气血流通，使鼻部皮肤津润光泽，能润肺，预防感冒，防治各种鼻炎。

拉鼻：用拇指与食指夹住鼻根两侧，并用力向下拉，由上至下连拉12次。

擦鼻：用两手大指的指背中间一节，相互擦热后，摩擦鼻梁两侧24次；用手指刮鼻梁，从上向下10次；或将双手鱼际互相摩擦至发热后，即按鼻两侧，沿鼻根至迎香，上下往返摩擦至局部有热感为止，此后再由攒竹向太阳穴推，至局部有热感。每天2～3次。

摩鼻尖：分别用两手手指摩擦鼻尖各12次。

（二）鼻内按摩

将拇指和食指分别伸入左右鼻腔内，夹住鼻中隔软骨轻轻向下拉若干次。此法既可增加鼻黏膜的抗病能力，预防感冒和鼻炎，又能使鼻腔湿润，保持黏膜正常。在冬春季，能有效地减轻冷空气对肺部的刺激，增加耐寒能力，还有防治萎缩性鼻炎之效。

三、气功导引

（一）鼻衄导引法

《陈希夷二十四次导引坐功图势》云："每日丑寅时，正坐，两手按膝、转头、推引各三五度。叩齿，吐纳咽液。”方法是盘膝趺坐（即双足交叠而坐），身体笔直而不倾斜，左右两掌心覆盖于左右膝盖上，将头向左转，头面的正中线恰在肩上，约两次呼吸的时间。头位慢慢复位。然后再转向右侧，动作如上，头向左右各转15次。最后叩齿，鼓漱。

（二）健鼻功

《内功图说》有三步锻炼健鼻功法：两手拇指擦热，摩擦鼻关36次；然后静心意守，排除杂念，二目注视鼻端，默数呼吸次数3~5分钟。晚上睡觉前，俯卧于床上，暂去枕头，两膝部弯曲，两足心向上，用鼻深吸清气4次，呼气4次，最后恢复正常呼吸。

四、鼻疗法

属于中医外治法范畴。指采用鼻腔给药的途径，以各种不同的方法将中草药（包括各种制剂）纳入鼻中，从而发挥特定的效用，达到防治全身各种疾病目的的疗法，中医鼻疗法的种类繁多，内容丰富，作用广泛，并具有使用方便、作用迅捷、用药量小、疗效卓著等特点。其种类有搐鼻、吹鼻、塞鼻、涂鼻、灌鼻、滴鼻、探鼻、嗅鼻、熏鼻、闻香等10余种，不仅可以防治鼻腔及邻近组织器官的局部性病症，而且对内、外、妇、儿、骨伤、五官等各科病症均有疗效，对老幼虚弱之体和各种原因引起的服药不便者较为适宜。常用的鼻疗方法有滴鼻、嗅鼻、香佩、搐鼻法等。

（一）滴鼻法

是将药物制成水剂或油剂，滴入鼻腔内治疗疾病的方法加工后食用。可使药液直接作用于鼻部，迅速有效地发挥清热解毒、祛邪通窍、收敛祛湿、活血化瘀、辟邪止痛等作用，除治疗鼻部疾病外，还可使药液从鼻黏膜充分吸收，产生全身药理效应，以治疗内、妇、儿各科疾病。临床常用于防治支气管炎、哮喘、胃脘痛、黄疸性肝炎、头痛、癫痫、中暑、产后血晕、小儿外感发热、肺炎、麻疹、百日咳、流行性脑脊髓膜炎、咽炎、扁桃体炎、失语、喉阻塞、骨鲠、牙痛等病症。

（二）嗅鼻法

是将中药制成粉末，煎取药汁，或鲜品捣烂，以鼻闻其气味的一种疗法，搐鼻和嗅鼻均为患者随呼吸主动吸入药物。所不同的是，嗅法仅限于吸入药物的气味，搐法在吸入药物气味的同时又吸入少量药末，导致嚏喷反应。其机理，《医学启源》认为是：“药气从鼻孔中直达肺，通经贯络，透彻周身，卒病沉疴，从症用之，以助服药之所不及。”近年来，嗅鼻法以及根据该法原理发展起来的药枕、药物口罩、鲜花嗅鼻法等都得到了很广泛的应用。主要适应症有：支气管炎、呃逆、心绞痛、头痛、失眠、嗜睡、抑郁证、中暑、晕动症、小儿肺炎、牙痛等，还可用于戒烟。

（三）香佩法

又称闻香法，是将芳香药末装在特制囊状布袋或绸袋中，佩戴在胸前、腰际等处，或装入贴身衣袋内，以防治疾病的方法，主要用于预防用药。其机理与嗅鼻法相同，只是方法上稍异：嗅鼻法是用鼻深吸，香佩法则是在自然呼吸中摄入药物气味中的成分。

香佩法的历史十分悠久。在长沙马王堆汉墓出土文物中就有香袋。古人用香囊，一是作为饰物，以助美观；二是驱邪辟秽，保健防病。清代吴尚先的《理瀹骈文》收载多首香佩方，如辟瘟囊、绛囊（盛有七宝如意丹）、抗痨丸佩囊等。现代有用当归、菖蒲、薤白、玄参、花椒、肉桂、三七、冰片等药装袋，放置胸前，防治冠心病者；用山柰、苍术、藁本、菖蒲、甘松、冰片等药作香囊，预防小儿上呼吸道感染等。

（四）搐鼻法

是将药物制成粉末，搐入鼻内治疗疾病的方法。所谓搐，指由病人自行吸入药粉而言。由于本法所用的药物多为芳香辛窜之品，吸入鼻腔中，对黏膜产生强烈的刺激作用，因而多伴有喷嚏反应。所以，也称为“喷嚏法”。是一种古老的疗法。

人为制造喷嚏有调动肾气，布达阳气，抵御外邪的作用。多用于外感病和精神困顿等。

鼻疗在选药配方上多选用辛香走窜，刺激性较强的药物。这类药物能开结行滞，直达病所，从而发挥独特的疗效。常用药有冰片、麝香、樟脑、花椒、丁香、肉桂、乳香、没药、薄荷、胡椒、檀香、沉香、苏合香、藿香等；其他对鼻黏膜有较强刺激作用的药物有葱、蒜、韭、醋、皂角、艾叶、巴豆、蟾酥、明矾、生姜、荜茇、威灵仙、全蝎、苍耳子、硫黄、雄黄、藜芦、鱼腥草、细辛等。

五、中药

1．润鼻汤 天冬 9g，黑芝麻 15g，沙参 9g，麦冬 9g，黄精 9g，玉竹 9g，生地黄 9g，川贝母 9g。本方润肺养脾，可收滋润护鼻之功。

2．健鼻汤 苍耳子 27g，蝉蜕 6g，防风 9g，白蒺藜 9g，玉竹 9g，炙甘草 4.5g，薏苡仁 12g，百合 9g。本方以御风健鼻为主，润肺健脾，使肺气和，脾气充。对容易伤风流涕之人，有保健预防作用。

此外，要养成正确擤鼻涕的习惯，即用拇指和食指捏住鼻子，用力排出鼻涕。不可压住一侧擤鼻涕，这样会使另一侧鼻腔内鼻涕吸入体内。

第七节　四 肢 保 健

四肢是人体的重要部分，机体生命力的强盛与衰弱，在很大程度上取决于手足功能的强盛与否。一般来说，手脚灵活，四肢发达，则生命力旺盛；手脚羸弱，行动迟缓、不利，说明机能状态衰弱或衰老。故历代养生家都很重视四肢手足的卫生保健。

一、上肢保健

上肢是人们从事生产劳动、学习与日常生活的重要器官。上肢部保健按摩，有疏通经络，促进气血运行，消除疲劳，预防上肢筋骨、关节慢性劳损的作用，上肢部保健按摩还有调节脏腑功能的作用。

（一）手卫生

在日常生活中，手被污染的机会最多。寄居在手和指甲缝里的病原体有细菌、病毒、寄生虫卵等。每只手上约带有细菌4~40万，1g指甲污垢里藏有38亿个细菌。不注意手的卫生保健，就可能导致很多疾病。

1. 经常洗手　洗手既可清洁双手，又可促进血液循环，因而能预防疾病。

2. 勤剪爪甲　爪甲包括指甲和趾甲。经常剪除可消除夹带的细菌和虫卵，还有利于筋膜功能的加强。“爪为筋之余。”经常修剪爪甲，可加强新陈代谢，促使筋气更新，有利于爪甲的荣泽，筋膜的强健。

（二）自我保健按摩

是用自己的双手在身体的某些部位或穴位上揉、搓、提拿、按压、拍打，以促进血液循环，改善消化功能，强壮筋骨，消除疲劳，安神健体，提高抗病能力。不仅可以消除上肢的疲劳，而且还可以治疗身体一些疾病或症状，如颈椎病。还有一定的调节脏腑功能的作用，如点揉内关穴可以调节心率，改善心肌供血。

1. 揉拿上肢　以拇指与其余四指分别揉拿上肢的内侧、前侧和外侧，力量应深沉且柔和。方向应从上向下，做5到10遍。

2. 点揉诸穴　以拇指或食中二指指端依次点揉肩髃、极泉、曲池、手三里、内关、外关、合谷、劳宫、后溪等穴。

3. 揉捻手指　以拇指的指腹与食指远节的桡侧揉捻手指，揉捻手指时以揉捻两侧的效果最好，揉捻的速度宜快，移动的速度宜慢。可治疗手指的麻木和肿胀，还可以改善末梢血液循环。

4. 摇肩关节　先立正站好，右腿向前跨出一步，右手叉腰，摇动左侧肩关节；然后立正还原，再出左腿，摇动右侧肩关节。摇动的幅度宜大，速度适中，每侧摇动20~30圈。

5. 握拳增力　两手握拳，力量由小到大，握紧后稍停片刻，然后环旋摇动数圈，两手伸直，轻轻抖动数次。如此反复操作数次。

6. 中指扣按劳宫法　中指弯曲，按摩劳宫穴。劳宫位于掌中央，屈中指时，指端所着之处。具体做法为：双手做抓握动作，手指一握一松，注意中指扣住劳宫穴。站、坐、卧、行均可以做，时间不限，随时随地均可进行。能刺激心包经，起到强心、健脑益智的作用，亦可防治胸胁不适、心烦、心痛、臂肘疼痛及口腔疾患。

（三）推拿手法

上肢保健推拿的功用为：①缓解上肢疲劳；②治疗上肢疾病，如神经根型颈椎病引起的上肢麻木疼痛，肩关节周围炎等；③改善上肢的运动功能；④改善末梢血液循环。

上肢推拿手法的基本类型：

1. 放松上肢肌肉 术者以拿法从肩到手放松整个上肢。放松时可先放松上肢的内侧，然后再分别放松前、外、后。重点是外侧。也可用单手掌沿经络循行（手三阳经脉由下向上，手三阴经脉由上向下）路线揉数遍。亦可用双手多指轻快柔和地由上而下捏拿上肢部数遍，或用双手掌相对，轻力挤压上肢数遍。能疏经通络，改善肢体气血运行以祛瘀滞、利关节。对肩臂痛、手臂麻木有一定的治疗效果。

2. 运动上肢 术者分别运动上肢的肩关节和肘关节，使肩关节充分外展、内收、上举以及内、外旋，然后做肘关节的屈伸、摇动。可活动牵抖上肢部，术者用双手分别握拿上肢适宜部位，按照其关节生理上的活动方向及活动幅度，分别活动肩关节、肘关节、腕关节和手部小关节各数次，而后，用双手握其腕部，在轻力牵引下小幅度地快速抖动数次。双手多指捏拿肩部数次。

3. 拨滚上肢 术者用一手固定上肢适宜部位，另手中指轻拨腋下大筋、拇指拨上臂大筋、中指拨肘下大筋各3次，以麻感传至手指为佳；而后再用双手多指由上而下柔和地拨肩至手部筋肉数遍，用一手托握其上肢适宜部位，另手小鱼际或掌指关节滚上肢部数遍。

4. 搓摩上肢 术者用双手轻快适宜地由上而下或由下而上往返搓上肢部数遍，要求快搓慢移，以肩、肘、腕三关节为重点部位。继之，用双手多指及掌部着力，轻快地摩肩至腕部数遍。

5. 叩击上肢 术者用双手指侧、虚掌或空拳由轻到重、再由重到轻地快速叩击上肢部数遍，以肩、肘、腕三关节为重点。

6. 按摩腧穴 有祛风解表、镇痛通络、宁心安神、调理肠胃、调和营血、清利关节等作用。

术者用一手固定上肢适宜部位，另手拇指轻缓柔和地按摩上肢的合谷、内关、外关、神门、手三里、足三里、曲池、天井、极泉、肩髃、肩贞、天宗、肩内俞、缺盆等穴各15秒钟，双手拇、食指缓缓捏拿肩井3次。按摩腧穴时，以有得气感为佳。

7. 分推掌心 术者以两手拇指桡侧分推患者掌心，分推的方向是从掌根向手指方向，分推的力量要大，分推3~5遍。

8. 揉捻手指 术者以拇指的罗纹面和食指末节桡侧，依次揉捻患者的拇指、食指、中指、无名指及小指。揉捻3遍。应注意揉捻手指的两侧，揉捻的方向为从指根到指尖。

9. 摇动腕关节 术者五指与患者五指交叉握住，做环旋摇动。

10. 拔伸手指 术者以一手拿住患者的腕部，另一手半握拳，拇指盖住拳眼。食、中指轻轻挟住患者手指，然后迅速拔伸，使患者手指从医生手指中滑出，并从医生手中发出一声清脆的响声。如此依次拔伸拇、食、中、无名指和小指。

11. 叩脉门 右手食指、中指、无名指三指轻轻叩击左手腕桡动脉处，即中医诊脉所在，叩击100次。接着在右手腕进行相同操作。

（四）中药保健

1. 护手膏1 桃仁20g，杏仁10g（去皮尖），橘核20g，赤芍药20g，辛夷仁、川芎、当归各30g，大枣60g，牛脑、羊脑、狗脑各60g。诸药加工制成膏，洗手后，涂在手上擦匀。

忌用火烘烤。本品有光润皮肤、护手防皱之效。

2．护手膏2　瓜蒌瓤60g，杏仁30g，蜂蜜适量。制作成膏，每夜睡前涂手。本品能防止手部皲裂，使皮肤白净柔嫩，富有弹性。

二、下肢保健

下肢是行走、运动与负重的重要器官，也是容易疲劳的部位，下肢静脉回流较其他部位困难，易造成下肢静脉曲张、静脉血液回流受阻。下肢保健不仅关系到人体局部的健康，而且还关系到整个人体的健康。

（一）日常保健

人体各个器官在脚掌都有相应的部位，所以把下肢保健作为促进健康长寿的方法。

1．脚宜勤泡洗　洗足可以促进血液循环，有助于消除疲劳，对心脏、肾脏及睡眠都有好处。用中药煎汤洗脚，防病效果更好。如：用甘草、芫花煎汤泡洗双脚，可防治冻疮；用茄子枝叶熬水洗脚，可控制冻疮发展；用鸡毛熬水泡脚可治顽固性膝踝关节麻木痉挛；用白果树叶熬水洗脚，可防治小儿腹泻；经常用芹菜叶煎汤泡脚，对冠心病和高血压患者有益处。

反复用热、冷水浸泡双脚可消除头痛、睡眠失调、神经性心脏病、便秘等。方法是：先把双脚浸泡在至少38℃的热水中，3～8分钟后再浸泡在26℃～28℃的冷水中，然后摆动双脚10～30秒之后，立即将脚再次侵入热水中，如此反复3次。

2．脚心常按摩　主要是搓肾经的涌泉穴，有固真气、暖肾心、滋肾水、降虚火、交通心肾、镇静安神、疏肝明目的作用。研究认为，刺激脚掌能使末梢神经敏感度增强，使植物神经和内分泌系统得到调节。故可防治高血压、眩晕、耳鸣、失眠、咽痛、足部痿弱酸疼、麻木浮肿及下肢挛急疼痛等。类似方法还有踏青竹健身法（赤足踏在青竹上，有节奏地跳跃以刺激脚掌）、足踏健身垫子、足踏脚掌按摩机等。

3．足踝宜保暖　“寒从脚下起。”足下为阴经所聚，阴气常胜，又远离心脏，血液供应少，表面脂肪薄，保温力差；足与上呼吸道有密切的神经关联，所以脚部受寒，可以反射性地引起上呼吸道局部温度下降，抵抗力降低，因此在冬春要特别注意保暖，耐寒力差的人或老年人更要注意。鞋袜应宽大柔软舒适，鞋底应稍宽阔，鞋头圆，鞋跟高不得超过5cm，并且使脚经常保持通气。

4．健腿运动　可增强下肢功能，使关节运动灵活，从而防治下肢乏力、关节疼痛、小腿抽筋、半身不遂等。

站立甩腿　一手扶墙或扶树，一脚站立，一脚甩动，先向前甩动右腿，脚尖向上翘起，然后向后甩，脚面绷直，腿亦伸直，如此前后甩动。左右腿各甩动20次。

平坐蹬腿　平坐，上身保持正直，先提起左脚向前上方缓伸，脚尖向上，当要伸直时，脚跟稍用力向前下方蹬出，再换右脚做，双腿各做20次。

扭膝运动　两脚平行靠拢，屈膝微向下蹲，双手掌置于膝上，膝部向前后左右做圆周运动，先左转，后右转，各20次。

（二）自我按摩

可消除下肢疲劳，改善下肢血液循环，促使静脉血液回流，调节内脏功能。

1．揉拿下肢 用揉法按揉大腿的前侧，用拿法拿小腿的后侧。刺激要柔和，时间约3～5分钟。

2．推擦涌泉 以两掌或两手拇指推擦涌泉穴，使有温热感。每侧5分钟。可与洗脚同时进行。

3．点揉诸穴 以拇指或食中二指点揉血海、梁丘、内外膝眼、阳陵泉、足三里、三阴交、太溪、昆仑。每穴大约30秒钟。

4．击打小腿 以两手掌根有弹性地击打小腿后方，左右各击打20～30次。

5．摩揉膝盖 双手食、中二指拿住同侧下肢的内、外膝眼，余指挟持髌骨，掌心按于髌骨正中，沿顺时针和逆时针方向各用力摩揉24次。

（三）推拿手法

下肢保健推拿的功用为：①缓解下肢疲劳；②加快下肢静脉血液回流速度；③改善肢端血液循环；④缓解下肢疾病症状。

下肢推拿分下肢后侧保健手法和前侧保健手法。

1．下肢后侧拿法 术者用拇指与其余四指在下肢的后侧做拿法。在施用拿法时，可分别拿下肢的外侧、后侧、内侧，这样可使下肢后侧肌肉充分放松。

2．下肢后侧击法 术者两手五指分开，以手的尺侧有节律、有弹性地击打两下肢的后侧。击的顺序应自上而下，击打3～5遍。

3．滚叩搓摩下肢 术者用一手小鱼际由上而下或自下而上滚股部及小腿前外侧数遍，用双手掌侧及空拳交替叩击上述部位数遍，用双手掌相对用力先搓后摩整个下肢部数遍。

4．下肢后侧推法 术者用掌推法作用于下肢的后侧。注意推的方向应该是自下而上推动，这样有助于下肢静脉的血液回流。

5．按摩下肢后侧腧穴 可疏经通络、凉血泻热、祛风利湿、壮利腰膝、调理脏腑。术者用双手拇指重叠缓稳地按揉环跳、委中、承筋、承山等穴各15秒钟，或以有胀、麻感为度。

6．屈膝屈踝法和屈髋伸踝法 前者是使受术者极度屈膝屈踝，以牵拉下肢前侧肌肉并使其放松。后者是将患者的下肢伸直抬起，并尽量屈髋伸踝以牵拉下肢后侧肌肉并使其放松。

7．搓涌泉 术者以大鱼际着力，往返快速搓涌泉穴，至局部温热舒适。

8．下肢前侧拿法 术者用拇指与其余四指推揉拿按下肢前侧。用双手掌由股部向下同时或交替推至足部，重复多次；用双手掌或多指上下往返揉股部数遍，双手拇指自上而下揉股外侧胆经路线及胆经在小腿经过路线数遍，用双手多指同时及交替自上而下捏拿下肢前侧数遍，双手掌重叠缓稳地由上而下按压股部前方及小腿前外侧数遍，双手拇指按揉大腿外侧胆经路线、小腿前外侧胃经路线数遍。

9．按摩下肢前侧腧穴　可祛风通络、舒筋健腰、健脾化湿、疏肝益气、调理气血。用拇指按揉髀关、梁丘、足三里、阳陵泉、绝骨、昆仑、解溪、照海、三阴交、阴陵泉、血海、公孙。每穴15～20秒钟。

10．掌擦足背　以掌置于足背上，往返快速擦动，至足背温热舒适。

11．揉捻足趾　用拇指和其余四指依次揉捻足趾，揉捻至热为度。

12．按压诸跖骨缝、活动下肢　用双手拇指由前向后缓稳地按压诸跖骨缝数遍，拇、食指捏诸跖趾关节数次并牵拉1次。然后根据下肢各关节的生理活动方向及活动范围，屈伸回旋髋、膝、踝及足部关节各数次，用双手分别托握足跟及足掌，在轻力牵引下抖动下肢数次，最后轻轻地牵拉1次。

（四）外用药物保健

1．初虞世方　生姜汁、酒精、白盐、腊月猪膏。研烂炒热，擦于脚部。有散寒温经、润肤治裂之功效。

2．冬月润手足防裂方　猪脂油12g，黄蜡60g，白芷、升麻、猪牙皂荚各3g，丁香1.5g，麝香0.6g。制备成膏，洗脚后涂上。本方功能祛邪通络，祛风消肿，防裂防冻。

第八节　胸背腰腹保健

胸腹腰背部乃人身之重要部位，五脏六腑皆藏居于中，保持胸背腰腹气血流通，脏腑功能才能协调。

一、胸部保健

胸部保健按摩有宽胸利气，宁心安神，增强心、肺功能的作用，能加强心肌供血，扩张冠脉，增强心脏功能；还可保持肺组织弹性，增加肺活量。对预防冠心病，心肌缺血，心肌劳损与呼吸系统疾病有良好作用。

（一）推摩胸部

仰卧位，用双手掌面由上而下交替轻推胸部中线及两侧数遍，再用双手掌或多指从胸部正中任脉路线向两侧分推数遍，继之用双用掌或多指由上而下或由中线向两侧抚摩数遍。通过手法达到宽胸理气的作用，可用来预防和治疗胸闷、气喘、心悸、咳嗽等症。

（二）压颤胸部

用双手掌分3条线自上而下轻缓地按压胸部数遍，然后，双手掌心着力，随呼吸缓慢地压颤或捧颤胸部数次。呼气时压颤，吸气时抬起。

（三）捏拿胸部

用双手多指捏拿胸部中线两侧筋肉数遍，而后，用双手掌及多指由胸前部两侧向中线挤按胸部数遍。

（四）推擦季肋

以两掌沿胸壁往返推擦以达舒肝理气的作用，治疗季肋部疼痛。以局部有温热感为度。时间大约3分钟。

（五）揉擦胸部

用双手掌或多指分3条线自上而下揉胸部数遍。继之，用双手掌或多指自上而下由中线向两侧轻快地擦胸部数十次。

擦胸解郁闷法：右手食指按住左侧腋窝中点下2寸处的渊液穴，余下三指依次往下各按住一个肋间隙，手掌按住胸大肌，来回揉按各36次，再将指尖下移，顺序按住5、6、7、8肋间隙，来回旋按各36次，有轻微的酸、胀等得气效应后，再用左手在右侧进行。

（六）按摩胸部腧穴

有宣肺调气、宽胸利膈、降逆化痰、疏风活血、清肺止咳等作用。用拇指或中指揉压天突、膻中、灵墟、中府、云门、屋翳、天池，每穴30秒～1分钟。

二、背部保健

背部为督脉和足太阳膀胱经循行之处，背腰骶部的腧穴，多是所属脏腑的重要腧穴，通过对背腧穴的刺激，可以促进气血运行，调和五脏六腑。按摩直接作用于背部的皮肉、筋骨及脊柱小关节等，又有强壮筋骨、预防背部慢性劳损的功效。

（一）捶背

分自己捶打及他人捶打两类。

1．自己捶打 正坐，双手握拳至背后，自下而上沿脊背轻轻捶打，捶打时，身体可稍稍前倾，至可能达到的最高部位时，再自上而下至腰骶部。如此为一次，可连续捶打5～10次。亦可取站立的姿势，两腿开立，全身放松，双手半握拳，自然下垂，活动时，先转腰，两拳随腰部的转动前后交替叩击腰背及小腹，左右转腰为一次，可连续做30～50次。此法可以舒筋通络，行气活血，有益于腰部四肢，也可增强脾胃消化机能，益肾强腰。

2．他人捶打 坐、卧均可，坐时，身体稍前倾，卧时，取俯卧位，两手前平举，枕于头下。捶打方法与自己捶打相同，力度以震而不痛为度，可用手掌面拍打，也可用拳轻轻捶打。

（二）搓背

自搓可在洗浴时进行。裸背，以湿毛巾搭于背后，双手扯紧毛巾两端，用力搓背，直到背部发热为止。若需用他人搓背，则宜俯卧，以手掌（或毛巾）沿脊背上下按搓，至发热为止。注意不宜用力过猛，以免搓伤皮肤。此法可预防感冒，亦可治腰背疼痛，胸腹闷胀，兼有健脾和胃之功效。

（三）捏脊

俯卧位，裸背，术者用双手（拇指与食指合作）将脊柱中间的皮肤捏拿起来，自骶部开始，向上捏拿皮肤，左右两手交替进行捏拿，直至大椎。可连续捏拿 3 次。此法可调和脏腑，疏通气血，健脾和胃，对调整血压也有一定作用。注意不宜用力太大，速度不宜过快，两手配合要协调。

（四）推七线法

术者用掌根推法分别推背部督脉，两侧夹脊线，足太阳膀胱经第一侧线和第二侧线，两侧共计七条线。每条线推 3 至 5 遍。推时应以掌根着力，手指在前，掌根在后，做到轻而不浮，重而不滞，自上而下推动。

三、腰部保健

腰部是保持人体直立功能的部位。人在日常生活和工作中，腰部肌肉绝大部分时间处于紧张状态，导致腰部的肌肉容易劳损。中医认为腰为肾之府，腰部的好坏，反应肾的虚实。通过腰骶部的养生保健，可以达到强腰壮肾的功效。

（一）腰部运动

1. 转胯运腰　取站立姿势，双手叉腰，拇指在前，其余四指在后，中指按在肾腧穴上，吸气时，将胯由左向右摆动，呼气时，由右向左摆动，一呼一吸为一次，可连续做 8～32 次。

2. 俯仰健腰　取站立姿势，吸气时，两手从体前上举，手心向下，一直举到头上方，手指尖朝上，呼气时，弯腰两手触地或脚。如此连续做 8～32 次。

3. 旋腰转脊　取站立姿势，两手上举至头两侧与肩同宽，拇指尖与眉同高，手心相对，吸气时，上体由左向右扭转，头也随着向右后方扭动，呼气时，由右向左扭动，一呼一吸为一次，可连续做 8～32 次。

（二）自我按摩

以下手法有温肾补肾，强壮腰膝，润肠通便的作用。

1. 腰部按摩　两手背互相搓热后，成半握拳状，掌指骨节抵于脊柱正中，手背紧靠两侧腰肌，上下擦揉，直至腰部发热。不拘次数和时间，随时均可。

此法主要按摩督脉之命门、腰阳关穴，膀胱经的肾俞、气海、大肠、关元等穴，有温补命门、培元益肾、固精止带、舒筋活血之功用。对腰痛、阳痿、遗精、带下、头晕目眩等均有良好治疗效果。痔疮患者，可用两手食、中二指互相搓热后，在骶椎两旁进行擦揉，至肛门部有发热感，亦有良效。

2．轻叩命门 两手半握拳，以拳眼处轻叩两则肾腧穴及命门穴。叩打时力量要轻，并交替进行。

3．推搓尾闾 先将两掌擦热，然后置于腰骶部，上下快速地推搓腰骶部，使得推搓产生的热透达到深层组织。推搓时速度宜快，往返距离尽量拉长，时间3～5分钟。

（三）腰部推拿手法

1．泛揉腰背 医生用掌揉法，广泛、深透按揉脊柱两侧的腰前肌，时间5分钟。

2．弹拨腰背肌 两手手指置于背部，或以一手拇指横放于脊柱两侧的腰背肌上，另一手按压于拇指上，并着力左右拨动腰背肌，时间5分钟。拨动时应从上向下依次弹拨。以中等刺激量为宜。此法具有松解粘连、解除肌肉痉挛等作用。

3．按揉髂腰角 以两手拇指重叠按揉或弹拨髂腰角。髂腰角即髂骨与腰骶椎所形成的夹角，即通称为“腰眼”的地方。此处最容易疲劳、劳损、损伤。每侧点揉12分钟，弹拨的方向宜从外上到内下，按揉、弹拨的力量应大。

4．掌揉臀部 两掌置于臀部，做环旋揉动。时间1分钟，刺激量中等。

5．轻拍腰骶 两掌轻拍腰骶，拍时应虚掌拍打，拍打的力量可大，拍10次左右。在腰骶部施用拍法时，应注意有弹性地拍打，切忌实掌而又无弹性拍打。

6．横擦腰骶 两掌重叠于腰骶部，左右往返横擦腰骶，时间3分钟。压力要适中，速度应快。

四、腹部保健

腹部是六腑的所在部位，其共同生理功能是饮食的受纳、消化、吸收与排泄。下腹部还有生殖器官，担负着延续人类生命的重任。做好腹部保健，可以加强消化系统功能，防治食少、纳呆、消化不良；温暖下元，增强泌尿生殖系统功能，可防治妇女月经病，腹腔、盆腔疾患，以及肥胖、高血压。

（一）腹部保健

1．保暖 除日常注意腹部保暖外，年老和体弱者可用“兜肚”或“肚束”保健。

兜肚：将蕲艾捶软铺匀，盖上丝绵（或棉花），装入双层肚兜内。将兜系于腹部即可。

肚束：用宽约七、八寸的布带系于腰腹部。

兜肚和肚束均可配以有温暖作用的药末装入其中，以加强温暖腹部的作用。

2．摩腹 先搓热双手，然后双手相重叠，置于腹部，用掌心绕脐按顺时针方向由小到大转摩36周，再逆时针方向由大到小绕脐摩36周。有增加胃肠蠕动，理气消滞，增强消化功能和防治胃肠疾病等作用。

3．点穴 在摩腹的基础上，重点对腹部穴位加以刺激，以增强保健功效。方法是：以拇指或食中二指依次点揉中脘、梁门、天枢、大横、关元等穴，以调理胃肠功能，温肾补肾。每穴20至30秒。亦可以掌摩法作用于神阙和关元两穴，每穴2分钟，使穴位及穴位的深层有较强的温热感。

（二）腹部推拿手法

1．推摩脘腹 仰卧位，术者立其右侧。用双手拇指或手掌由胸骨剑突部沿肋骨边缘，做轻缓的“八”字形分推数次，双手掌自上而下分3条线交替推数遍，双手掌沿结肠方向顺时针交替推数次，然后用双手掌由上而下摩上腹、中腹及小腹部十数次，再沿结肠走向顺时针抚摩数次。

2．揉压腹部 用双手拇指或手掌着力，分3条线由上而下轻缓地揉至小腹数遍，而后，用双手掌重叠或双手多指重叠，由上而下及沿结肠走向，随呼吸缓稳地按压腹部数遍。

3．推荡胃腑 用双手掌面着力，按置于中脘穴上，由上而下缓稳、柔和地左右推荡胃腑，往返共作10次。

4．调畅中焦 以拇指或食中二指依次点揉中脘、梁门、天枢、大横、关元等穴，以调理胃肠功能，温肾补肾。每穴点揉20至30秒。

5．捏拿腹部 用双手多指由上而下缓稳柔和地捏拿腹部数次。捏拿不起腹部者，可用双掌从两侧向中线拢挤数次。

下　篇

中医康复

第八章　概　述

第一节　康复的适应证与禁忌证

康复的对象是各种原因导致的心、身功能障碍，从理论上讲，每种伤病均会伴有程度不同的功能障碍，都应该是康复的适应证。根据中医的传统和现代临床医学的划分习惯，目前康复的适应证主要包括四大类，即：急性伤病后及手术后的患者、各类残疾者、各种慢性病患者、年老体弱者。

一、因病致残

指疾病所致的身体残疾及精神障碍者，包括脏腑、五官、五体功能上的残疾、智力迟钝和精神疾病等。例如脑血管意外所致的偏瘫、周围神经损伤后形成的痿证和面瘫、关节肌肉病导致的痹证、聋哑、失明、失语、癫狂、五迟五软（包括小儿脑瘫）等病证。

中医将热病瘥后诸证也列入病残范畴，并对其进行康复治疗。这是指外感热病基本治愈后所留有的一些病证。如热病后低热、咳嗽、浮肿、虚羸少气、喜唾、多汗、食少、不寐、惊悸、便秘、泄泻、肌肤甲错等病证。

二、外伤伤病和残疾

指运动损伤、挤压损伤或烧烫损伤等所致身体或精神心理残疾者。例如骨折后、颈椎病、外伤性截瘫、脑震荡、烧烫伤、脱位、伤筋、截肢后、肌肉萎缩症、骨质疏松症等病证。

三、慢性病

是指急性病过后形成的迁延性病证及一些病程较长，缠绵不愈的病证，有脏腑组织功能障碍者。如慢性肾炎、慢性肝炎、胃下垂、肺结核、糖尿病、肥胖症等病证。

在慢性病中，包括恶性肿瘤，主要是指恶性肿瘤已基本治愈或控制，但存在身体功能障碍者。例如，食管癌、胃癌、直肠癌、肺癌、脑肿瘤等经放射治疗、化学药物治疗以及手术后所留有的脏腑组织功能障碍的病证。对正在进行肿瘤治疗或病变仍在发展的患者则可进行预防性、支持性的康复医疗，对晚期患者可进行安慰性康复医疗。

四、衰老和老年病

是指老年人有形体与心理功能障碍，或虽无明确病残，但有慢性病证者。例如，老年人高血压病、低血压症、高脂血症、心肌梗死、慢性阻塞性肺疾患、震颤麻痹综合征、骨质疏松症、老年性痴呆、尿失禁、废用综合征等。

康复的禁忌证则包括发热、各种传染性疾病，一般疾病未得到临床治疗时，以及伤病后生命体征不稳定时，均不适宜接受康复治疗。

第二节 康复评定

康复医学要解决的问题是功能障碍，康复评定就是功能评定，就是明确机体脏器和心理功能、个体活动功能，以及参与社会活动能力受损害的性质、范围、程度及变化趋势，藉以制定合理的康复方案，选择康复疗法，评价康复效果及估计功能预后。康复功能评定可以在器官、个体与社会能力这三个层次上作出。没有功能评定就无法判断各种康复疗法的作用。功能评估也是劳动力鉴定和残疾分级评定的依据。功能评定是康复医学工作的基本内容之一。

中医的康复评定，自古以来一直包含在诊断学内容之中，传统的四诊（望、闻、问、切）、八纲（阴阳、表里、寒热、虚实），虽说是用之千古而不衰的技术，但毕竟过于依赖个体经验的积累，充满着飘忽不定的意象推理，依靠悟性和灵感来对疾病进行本质的判断，显得过于笼统、宽泛和模糊。在现代康复医学领域，规范化、数据化、标准化已经成为学术的基准，中医康复学尽管具有异彩纷呈的方法和技术，但在康复评定方面，依然无法形成体系，更无法与世界交流，成为中医康复学领域有待强化的部分。

而现代康复学的评定技术，由于过分依赖仪器设备，测试项目过细而显得繁琐；数据精密，但均是局部状态；综合评价难以准确衡量整体功能，生理、心理康复的技术方案和评价理论缺少内在的相关性等等，是其不足之处。

目前，康复医学界缺少相对成熟的，中西医均能接受的，确实能为康复评定工作带来简便、快捷、全面、准确的评定体系。

下面简要介绍常用的评定技术和方法。

一、四诊评定法

（一）问诊

通过问诊对康复对象进行病史调查。重点是调查患者的功能障碍情况、生活自理能力、工作能力、职业能力和心理状态、社会价值以及自我评价等问题。

1. 主诉 包括主要症状、功能障碍的部位及程度。

2. 现病史 除疾病发展过程外，应包括发病前机体功能情况，按时间顺序记录病情症状发生的先后和功能丧失（或缺损）的时间过程、状态和心理感受。

3. 既往史 重点记录与现在病情特别是功能障碍有关的病史，并注意病人对以往疾病压力的反应。如既往的外伤、疾病或手术等可能给患者留下后遗症，也可以被现在疾病重新激发或合并发作。重点了解前后疾病的相关程度。

4. 心理社会史 主要收集有关病人环境的信息，包括民族习惯、婚姻状况、经济状态、家庭关系、居住条件、社会地位变化，以及家庭、单位、社会能否提供足够的精神上和经济上的支持等，从而确定社会因素对患者的影响，同时注意患者以前的社会适应能力，以利于预测病人对当前残疾的应付情况。

5. 职业史 应包括文化程度、职业特长、技能类型、生病前后的职业及身体条件能否胜任本职工作等情况。

6. 业余爱好 了解患者的业余爱好，确定其适宜参加的业余活动。这对已经离退休的患者以及暂不能参加工作的病人显得尤为重要。

医学心理学的测定、语言能力测定，应包括在问诊的范围之内。

（二）望诊

康复评定中的望诊重点，是望眼神、肢体、畸形、肌肉和关节活动等情况。

1. 望眼神和面部神态 两眼灵活，目光明亮有神，是正气来复、脏腑功能逐渐恢复正常的表现，目光晦暗，精神不振，提示脏腑虚弱，正气不足。瞳仁呆滞，反应迟钝，或紧张、恐惧、忧郁、悲伤等，多是精神障碍或心理障碍的表现。

2. 望肢体 包括身高与肢体发育是否对称、肌肉有无萎缩、身体姿势及肢体残缺等情况。

3. 望畸形 包括肢体的长短、周径的大小，脊柱的侧弯，斜颈，鸡胸，驼背，关节内翻或外翻等情况。

4. 望肌肉关节活动 主要观察各关节活动范围是否正常，运动时相互之间是否协调以及有无跛行等异常步态。

运动学的有关测定、常规功能检查、日常生活能力测定，一般都要通过望诊来进行。

（三）切诊

中医的脉诊是切诊最主要的内容，可以通过脉诊来确定脏腑功能、气血津液状态的盛衰，痰湿瘀血的有无，以及疼痛、酸胀、麻木、肢体残障的中医属性。此外，康复学的切诊还包括用手触摸或按压残损肢体、脏器或肿块，以了解其病理特征。

1．皮肤冷热 肢体残端皮肤变热为局部有瘀热，皮肤变冷为气血虚弱或有失血。

2．肌肉张力 此项评定标准可结合运动学的肌力测定。其结果是相对的，必须与健侧对比。

3．摩擦感 在关节病变及骨折患者中，由于关节面不平滑或骨折端摩擦，常能触及摩擦感。

4．压痛 应检查疼痛的部位、范围、性质。如四肢伤残者，压痛面积小，多为骨伤成残；压痛面积较大而程度相仿，多为伤筋成残。

5．肿胀或肿块 注意其部位、深浅、形状、软硬、活动度、光滑度、有无波动等。

（四）闻诊

除嗅气味以外，重点是听声音，包括听患者语音的高低、语言的逻辑、呼吸的声音、体内脏器如心肺等器官发出的声音以及骨关节的摩擦音等，以此来推测患者正气的强弱，脏腑组织功能障碍的状况。

医学心理学测定、语言能力测定、心肺功能测定、生活能力测定、职业能力测定，可结合中医的问诊技术来进行。

二、现代康复学评定技术（详见本书附录）

主要内容如下：

运动学测定：肌力测定、关节活动度测定、步态检查等。

神经电生理学测定：肌电图检查、神经传导速度测定、激发或诱发电位测定等。

心肺功能检查：心电图检查、分级运动试验、肺功能检查等。

有氧运动能力检查：通过单级或多级运动试验测定总作功量、最大摄氧量、代谢当量等。

医学心理学测定：心理测定、智力测定、行为评定、认知与感知评定等。

语言能力测定：失语成套测验、聋哑测定等。

作业能力测定：日常生活能力评定、就业能力检查等。

残疾评定：肢体残疾、视力残疾、智力残疾评定等。

各种专项疾病分级评定介绍如下：

（一）测量法

使用皮尺、量角器等简单工具，测量肢体的长度和周径、关节活动范围等，并与健侧作比较，以评定肢体残损情况。其中，测量肢体长度的目的，是测定骨的缩短或增长程度，以及残肢断端的长度；测量肢体周径的目的，是评定患肢肌肉有无萎缩和肥大。测量关节活动范围的目的，是将所测得关节活动的度数与正常人关节活动的角度作比较，可确定患者关节功能损伤的程度，也可以为康复效果的评定提供依据。

具体的测量方法和参数，见本书附录。

（二）手法肌力测定

康复对象的肌力水平与其日常生活能力有因果联系，测定肌力对其功能判断具有重要意义。

表 8-1　　肌力分级标准

测试结果	Lovett 分级	MRC 分级	Kendall 分级
能抗重力及正常阻力运动至测试姿位或维持此姿位	正常，Normal，N	5	100
	正常$^-$，Normal$^-$，N$^-$	5	95
同上，但仅能抗中等阻力	良$^+$，Good$^+$，G$^+$	4	90
	良，Good，G	4	80
同上，但仅能抗小阻力	良$^-$，Good$^-$，G$^-$	4	70
	好$^+$，Fair$^+$，F$^+$	3	60
能抗肢体重力运动至测试姿位或维持此姿位	好，Fair，F	3	50
抗肢体重力运动至接近测试姿位，消除重力时运动至测试姿位	好$^-$，Fair$^-$，F$^-$	3	40
在消除重力姿位做中等幅度运动	差$^+$，Poor$^+$，P$^+$	2	30
在消除重力姿位做小幅度运动	差，Poor，P	2	20
无关节活动，可扪到肌收缩	差$^-$，Poor$^-$，P$^-$	2	10
	微，Trace，T	1	5
无可测知的肌收缩（全瘫）	零，Zero，Z	0	0

肌力分级的简易描述：

0级（0%）：全瘫。肌肉完全无收缩，患者企图用力收缩肌肉以完成动作，但看不到，也触不到肌肉收缩。

Ⅰ级（10%）：差。肌肉稍微有收缩，患者力图做肌肉收缩以完成一定的动作时，检查者可以看到或摸到肌肉收缩，但不能使关节活动。

Ⅱ级（25%）：较差。在排除肢体重力时，肌肉收缩可以使关节活动，即顺着地心引力时运动，但不能对抗肢体重量而活动。

Ⅲ级（50%）：尚可。仅能有抗地心引力收缩而使关节主动活动到正常范围，但要同时加上阻力，则不能运动该肢体或关节。

Ⅳ级（75%）：良好。肌肉收缩不仅能对抗地心引力，同时能对抗一定阻力，关节活动到正常范围。

Ⅴ级（100%）：正常。有对抗阻力的肌肉收缩，能对抗较大阻力完成运动，与健侧相同。

（三）日常生活能力评定

日常生活能力指衣、食、住、行、个人卫生等必需的基本动作和技巧。

评定标准一般分为五级：

一级：依赖。患者不能完成日常生活活动，即使有适当的设备或别人的帮助也不能自己活动，全部功能都由他人代劳。

二级：需要帮助。患者自己能做一部分，但需要别人不同程度的帮助才能完成。

三级：需要监护。患者需要别人的语言指导或在一旁照看去完成日常生活活动。

四级：基本自理。能独立完成，但较慢，或需使用辅助器具帮助其完成。

五级：自理。能自己独立完成活动，无需别人语言或体力上的帮助。

具体方法见本书附录。

（四）职业工作能力评定

指对康复对象在重新就业或恢复工作之前，对其所从事职业工作的能力进行检查和评定。目的在于：

①确定残疾或疾病对工作能力的影响；②根据康复对象的功能水平，提出其适宜从事的职业工种；③对康复对象的工作环境或条件做出调整的建议。

1．体力因素 包括对身体健康和功能状况，能否坚持在一定体位下工作（如坐位、行走体位）、视力、听力等情况做出评定。其中，对体力劳动强度，按体力负荷的大小进行分级，标准如下：

一级：坐位工作。基本在坐位下工作，偶尔站立或行走，工作中有轻度操作，但提物重量不超过4～5公斤。

二级：轻度体力劳动。工作常在站立或步行的体位下进行，提物重量达9～10公斤；或在坐位下工作，但需用力推、拉重物，或用脚力操纵机器。

三级：中度体力劳动。提物重量常达12公斤，最高可达22公斤左右，工作常在站立或步行体位下进行。

四级：重度体力劳动。提物重量常达22公斤，最高可达45公斤，工作常在步行或站立体位下进行。

五级：超重度体力劳动。提物重量常达25公斤以上，最高可达45公斤以上，工作常在步行或站立体位下进行。

2．技能因素 包括基本技能和职业技能。基本技能主要指手的基本劳动技能，职业技能则因不同职业而异。

3. 智能因素　工作性质不同，所需智能的程度也不一。智力功能检查的内容包括对判断力、理解力、记忆力和语言能力的检查。可通过智力测试或各种职业所需的量表、问卷来测评。

4. 心理因素　包括兴趣、气质、情绪、性格、意志、毅力、自制力等。采用医学心理学的专门技术进行测定。

详见本书附录。

（五）残损分级评定

残损，是指残疾和功能障碍，包括不同程度的肢体残缺、活动障碍、脏腑功能不全、精神及智力方面的缺陷，以致不能正常的生活、学习与工作。残损分级评定就是根据残损者完成日常生活活动的程度，以及感官、精神情绪方面障碍的程度以判断其残损的程度，目的是：①确定有无残损；②残损性质的辨证分类（如瘫痪、痹证、聋哑等）；③残损的程度（严重残损、中度残损、轻度残损）；④对生活、劳动与社会能力的影响；⑤康复建议（包括医疗、职业、社会康复建议）。

残损通常分为三级：

1. 一级残损（严重残损）

（1）上肢或下肢有严重残损，日常生活或行动不能完全自理。

（2）不能利用感官及语言交流情感，聋哑且失明。

（3）二便失禁，经常尿床及溢粪。

（4）智能和精神情绪不适应在家庭和社会环境下生活，需长期住院。

2. 二级残损（中度残损）

（1）上肢或下肢有残损或无残损，在别人扶助下或利用轮椅能作日常生活活动。

（2）在他人帮助下能进行语言交流，视物不清。

（3）在他人帮助下能解决二便排泄问题，偶有尿床及溢粪。

（4）智力和精神情绪适应性差，需在他人帮助和鼓励下方能适应家庭和社会环境，完成极小量力所能及的家务。

3. 三级残损（轻度残损）

（1）生活基本能自理，但上肢或下肢功能有残损，需使用步行辅助器具或使用轮椅在无阶梯的地方自由活动。

（2）基本上能进行语言交流，视物尚清，但感官及语言交流有一定缺陷。

（3）基本上能控制二便，能参加社交或工作。

（4）基本上适应家庭和社会环境，但须在环境方面、工作性质和要求方面稍做调整和改变。

三、评定的规范和步骤

功能评定时应按功能检查常规规范操作，应配备必要的测试设施。功能评定通常与康复疗程结合，分初期评估、中期评估和后期评估。

功能评定步骤分为：询问原发伤病的病史，检查体征，确定功能损害的性质、部位，据以选择功能检查的方向及项目，然后进行功能检查。最后根据查出的结果作分析评定。

第三节 康复方法运用

一、康复团队

由于康复对象是多方面功能障碍的伤病患者，包括身体的、精神的、社会生活的、职业的等，加上多种功能障碍之间的相互影响、相互制约，因此，要获得较好效果，必须有不同康复治疗方法的平行或交错介入和综合应用，这称为全面康复。全面康复主要包括四个领域，即医学康复、社会康复、教育康复和职业康复。全面康复的实施需要通过康复治疗组进行。康复治疗组成员有康复医师、康复护士、物理治疗师、作业治疗师、针灸按摩师、言语治疗师、文娱治疗师、心理治疗师、康复工程师（士）、职业咨询师和社会工作者等，这些成员组成康复团队。

二、康复方案个体化

康复对象来自临床各个不同科室，所患疾病有较大差异，引起的功能障碍也各不相同，即使同一类伤病，不同患者的功能障碍也各有侧重。这就要求在为患者制定康复治疗方案时，应考虑伤病性质、损伤程度、功能障碍特点以及年龄、并发疾病、对功能恢复的要求等多个方面进行综合分析，制定出符合患者要求的个体化康复治疗方案。

三、以主动训练为主

训练治疗包括关节功能训练、肌力训练、有氧训练、平衡训练、移乘训练、步行训练等主动训练的内容。这些疗法主要采用主动运动的方式对患者进行治疗，着重进行躯干、四肢的运动及感觉、平衡等功能的训练。现代康复医学的主要对象是运动功能障碍，因而，主动运动训练在西医康复学中占有重要地位。

四、综合康复模式

康复治疗是以患者身心障碍为对象，综合运用各种康复医疗手段，如物理疗法对全身运动功能的改善，作业疗法对手能力的提高，听力语言矫治，康复工程的替代，以及药物治疗、针灸推拿、心理治疗、康复护理等。

五、康复三级预防

1．一级康复预防 伤病发生的预防，这是康复医学与预防医学的交叉内容，通常由预防医学承担。

2．二级康复预防 伤病后积极开展临床治疗，以及早期和恢复期康复，以防止伤病加重，预防器官或系统因伤病所致的残疾和功能障碍。

3. 三级康复预防 虽然伤病后造成残疾，但应积极开展后遗症期功能康复，改善功能和发挥功能代偿，同时避免原发病的反复发作，达到残而不废。

六、三级康复方案

（一）康复医学科

为综合性医院或专科医院的一个独立的临床科室，应设有康复病房、康复治疗室和康复门诊，接受临床各科转诊患者和社区转来的康复患者，康复门诊也随访康复科出院患者。

综合性医院中康复医学科的工作主要对象是急性伤病后住院期间的患者。急性伤病或术后患者的生命体征一旦稳定，就应及时开展早期康复。早期康复又称一级康复。

（二）康复中心

为独立的康复治疗机构，有康复病床，也有附设的康复医学门诊部。康复中心一般建于自然条件较好的地区，有较完善的康复设施，包括系统的功能测试设备和各种康复治疗科室。康复中心主要接待的对象是出院的恢复期患者，除进行必要的临床药物治疗以外，主要采用综合康复治疗。部分康复医疗中心也承担康复医学的教学和科研任务。恢复期康复又称二级康复。

（三）社区康复

无论是医院或康复医疗中心出院的大部分患者，还是社区内的其他需要康复的对象，都需要社区层次的继续康复治疗和指导。社区是指患者居住地区，如农村的乡镇、村二级地区，城市中的街道、居委会。社区康复是整个康复医疗网络的基层终端，是整个康复过程的重要组成部分。社区康复又称三级康复。

第四节 社 区 康 复

社区康复是指在社区的层次上对所有功能障碍对象采取综合康复服务。是早期康复治疗的延续，它是康复对象在社区内继续得到康复服务的保证。

出院的患者除一小部分进入康复中心以外，其余返回社区，多数人仍需要不同内容的康复服务。医学科学的发展和社会的进步给社区康复事业的发展提供了契机。1976 年，世界卫生组织已提出了以社区为基础的康复服务，要求社区为康复对象提供基本的服务和训练。我国是发展中国家，医疗资金、康复技术、康复专业人员都很缺乏，但也从 1986 年起开始了社区康复的试点。1991 年 5 月，我国颁布了《中华人民共和国残疾人保障法》。在卫生部、民政部和残疾人联合会共同推动下，到 1994 年底，全国已经建立了社区康复站 6000 多个，这些康复站在对伤残人员普查、康复功能训练和建立康复档案等方面发挥了一定作用，也摸索出了一些符合我国国情的康复工作模式。我国已建立城市三级医疗机构系统，其中一级街道医院长期工作在社区，只要转岗学习全科医学包括康复医学的理论技术，大部分医护人员可以成为社区康复工作的基本力量。近年来，随着全社会对全科医学的重视，社区康复的发展越来越快。

一、社区康复的目标与任务

总的目标是依照全面康复的原则，为社区内的功能障碍者提供综合性的康复服务，包括医学的、教育的、职业的、社会的康复服务。

（一）建立社区康复领导管理小组

社区康复是我国医疗卫生计划和国家社会保障计划的一部分，应在政府领导下统筹安排。从国家到地方，应由卫生部门、民政部门、残联等联合建立社区康复服务网络和社区康复领导小组。

（二）培训社区康复专业技术人员

在各级康复领导小组的领导下，除了培训全科医生外，还必须培训康复技术指导员（包括物理治疗、作业治疗和语言治疗等方面）和康复护理员、志愿者等，使他们具备社区康复工作的条件，掌握一定的康复技术，再去有效地帮助功能障碍者。

（三）完成社区康复的普查与评估工作

通过普查和功能评估，了解社区内功能障碍者的情况，建立康复对象的专门档案，为每一个功能障碍者制定个体化的康复治疗方案。

（四）建立各种形式的社区康复场所

因时、因地、因人制宜，选用各种行之有效的康复措施，建立必要的社区康复场所和配备一定的设施。包括社区卫生服务中心中的康复工作指导站、村（居委）的基层康复站和患者家庭居所内的康复设施。

（五）设立社区特殊康复机构

设立社区特殊康复机构，帮助解决一些残疾者的具体困难，如特殊教育班解决弱智儿童的教育，聋哑人学校解决聋哑人的特殊教育，假肢、支具训练班解决截肢者支具安装与训练，残疾人再就业班解决伤残者学习新技术和再就业等。

（六）营造助残的良好社会风气

社区康复的成功与失败最终需要全社会的关心与支持，应努力营造社区范围内的助残良好社会风气，即尊重、关心、扶持和帮助需要康复的对象，并转化为多种实际措施，形成一个和谐的社会环境。

（七）转诊中心功能

社区康复部门同时又是转诊中心，将需要转专科医院或康复中心的康复对象及时转送出去，同样又随时接诊那些从专科综合医院或康复中心转来的患者。

（八）建立自负盈亏的经济核算体制

社区基层康复站同社区卫生服务中心一样，也可以是社区卫生服务中心的一个部门，实行的都是自负盈亏的经济核算体制。所以在提倡优质的社区康复服务的同时，也必须考虑经济成本核算。在略有盈余的情况下，每年适量添置训练器械。

二、社区康复的服务方式

不同国家的社区康复可以因政治、经济、文化习惯、社会结构等背景不同而有差异。我国地域辽阔，人口众多，各省市地区之间、城市与乡村之间发展也不平衡，因此，可以推行的社区康复的服务模式也有不同，大致有以下几种：

（一）社区服务保障模式

这是一种以民政部门为主的模式，即建立由民政部门负责，综合本社区各种服务资源，对社区内功能障碍对象实施收容和康复的服务保障模式。如敬老院、托老所、临终护理院、老年护理援助中心、精神病工作站、民政福利厂、儿童福利院等。这种模式强调社会基本福利照顾与服务，适当开展社区康复。

（二）社区卫生服务模式

这是一种以卫生服务为主的模式，即以乡（街道）一级的卫生院或地段医院为基础，改造为社区卫生服务中心，在为本地区人民防病治病的同时，也指导康复。有条件的社区卫生服务中心也可设立若干张康复病床。

（三）家庭病床模式

这也是一种以卫生服务为主的模式。只是把病床建立于家庭中，建立病史档案，实行医护人员专业指导，开展家庭居所康复训练，使医疗服务更加方便患者。

（四）社会化综合康复服务模式

这是一种由政府主导，动员社区内多种力量的综合康复服务模式。这种模式集中了以上三种模式的优点，将医疗任务与康复工作紧密结合，充分发挥全科医生的骨干作用，综合多种措施来康复功能障碍者，并致力于患者生活质量的提高和回归社会。这种服务模式更加适合我国国情，更有利于社区康复的开展。

三、社区康复的组织结构

我国的社区康复是在政府领导下进行的。卫生部门是开展社区康复的主要专业技术力量，医疗康复是全面康复的前提。社区康复的组织结构是政府领导下的医疗保健网与民政部门、残疾人联合会密切协作的组合。大约可分为三级组织结构：

（一）第一级：县（区）级社区康复领导小组

由县（区）级卫生局派员任组长，成立领导小组，组员包括民政局、医疗保险局和残联的代表。职责是：

1. 制定本县（区）的康复工作计划。
2. 协调本县（区）内社区康复工作的各种力量。
3. 管理与指导本县（区）第二、第三级社区康复组织机构。
4. 组织好本县（区）内社区康复资源中心。
5. 抓好本县（区）社区康复专业技术人员的培训和提高。
6. 计划与筹措县（区）对基层社区康复提供的部分资金。

（二）第二级：乡（街道）级社区康复工作指导站

由乡（街道）卫生科、民政科、卫生服务中心全科医生代表、医疗保险局代表和残联代表共同组成指导站。指导站可附设在社区卫生服务中心内。职责是：

1. 根据区（县）级社区康复领导小组意见，结合本地区的特点，制定相应康复工作实施计划，向下传达到第三级社区基层康复站。
2. 培训和指导第三级社区康复工作。
3. 筹措本乡（街道）社区康复的所需资金。

（三）第三级：村（居委）级社区基层康复站

由村（居委）范围的全科医生、卫生员或康复治疗师参与，可以附设在村（居委）的社区卫生服务站内。职责是：

1. 指导和咨询本村（居委）的所有康复对象，建立他们的个人康复档案资料。
2. 管理基层康复站的工作，包括房屋、器械、经费收支等。
3. 培训和指导患者、患者的家属或护工、志愿者，加强康复训练，完成家庭居所康复。

第九章 慢性病与老年病

第一节 高脂血症

一、概述

人体脂质代谢异常，血中脂质成分或脂蛋白含量超过正常标准时就称为高脂血症。全国统一的诊断标准规定：血清总胆固醇（TC）≥6.0mmol/L或230mg/dl为高胆固醇血症；血清甘油三酯（TG）≥1.54mmol/L或140mg/dl为高甘油三酯血症。高脂血症是动脉硬化、高血压病、冠心病、脑血管意外、脂肪肝等病的主要发病因素之一。

当血脂轻度升高时，病人可以没有任何不适表现，但却可以成为潜在的危险因素。血胆固醇水平增高可导致动脉粥样硬化，促发冠心病；高甘油三酯血症可促发急性胰腺炎，且有可能发生黄脂瘤。早在1969年，世界卫生组织就对冠心病发病率的严重性发出警告：如果不加以控制，冠心病将成为“人类最大的流行病”。因此，防治高脂血症对控制冠心病的发病率与死亡率具有非常重要的现实意义。

二、病因

原发性高脂血症原因尚不清楚，继发性高脂血症继发于多种疾病。

（一）饮食

与过高热量、高胆固醇、高饱和脂肪酸饮食有关，常伴有纤维素、植物蛋白不足。

（二）雌激素

雌激素使肝超低密度脂蛋白（VLDL）、甘油三酯生成率增加。口服含雌激素避孕药的妇女常见血浆TG和VLDL均升高，停药后可恢复。

（三）饮酒

嗜酒者高脂血症通常为Ⅳ型，也可为Ⅱb型和Ⅴ型。机制复杂，部分与高热量饮食有关。

（四）药物

降血压药影响血浆脂蛋白的代谢，利尿剂可升高TC和TG水平，β受体阻滞剂可升高

TG，降低高密度脂蛋白（HDL）；大量长期应用糖皮质激素治疗可促进脂肪分解，使 TC 和 TG 水平升高。

（五）糖尿病

见于下列情况：①糖尿病酮症酸中毒；②糖尿病控制不良，多见于超体重病人；③饮食中过分限制碳水化合物；④与原发性遗传性高脂血症共存，例如Ⅱ型和Ⅳ型高脂血症。

（六）甲状腺功能减退症

甲状腺功能减退症可引起各种高脂血症。常表现为高胆固醇血症，血浆胆固醇约 6.5～15.6mmol/L（250～600mg/dl）。甲状腺功能减退症的高脂血症程度与病情相关，应用甲状腺素治疗后，可在短期内恢复正常。

（七）肾病

可见于下列情况：①正在透析治疗的尿毒症，其血 TG 升高，VLDL 升高，并可呈Ⅴ型高脂血症；②肾移植正在用免疫抑制治疗，表现为 LDL 升高，TC 升高，呈Ⅱa、Ⅱb、Ⅳ型，少数呈Ⅴ型；③肾病综合征，呈混合性高脂血症，血胆固醇、甘油三酯升高，多数病人表现为Ⅱb型。

（八）胆道阻塞

胆汁性肝硬化、胆道闭锁、结石或肿瘤引起的胆总管阻塞等可引起高脂血症，这与胆酸、胆固醇排入胆道障碍有关。

三、类型及临床表现

WHO 将原发性高脂血症分为 5 型（连亚型在内，可分 6 型），继发性高脂血症也有相似的六种表型。

Ⅰ型　又称家族性高乳糜微粒血症、家族性高甘油三酯血症。以空腹高乳糜微粒血症为特征，与Ⅴ型表现相似，但血浆 VLDL 正常。

Ⅱ型　又称家族性高胆固醇血症、家族性高β脂蛋白血症、家族性高胆固醇黄瘤病。本病呈常染色体显性遗传。可分为两个亚型。Ⅱa型血浆甘油三酯正常，Ⅱb型血浆甘油三酯升高。

Ⅲ型　又称宽β型或漂浮β型高脂血症、家族性异常β脂蛋白血症。本型相对少见，发病率约为 0.01%，为常染色体隐性遗传。表现为 VLDL、LDL 异常，VLDL、胆固醇/血浆甘油三酯比率异常，对冠心病有高危险性，故本型患者的冠心病和周围血管病患病率高。

Ⅳ型　又称高前β脂蛋白血症。呈常染色体显性遗传，青春期前不易发现，故许多病人无症状而仅于常规检查才发现。此型是我国最常见的一种高脂血症，多数患者可能为继发性或原发性。主要表现为 VLDL 升高而无乳糜微粒血症，LDL 也不增加。

Ⅴ型　又称混合型高甘油三酯血症、混合性高脂血症。它集合了Ⅳ型和Ⅰ型的特征。可发生致命的急性胰腺炎，常伴有肥胖、葡萄糖耐量异常、高胰岛素血症、高尿酸血症、冠心病。

在我国高脂血症病人中，Ⅱ型和Ⅳ型比较多见。Ⅲ型和Ⅴ型少见，Ⅰ型罕见。

四、诊断

（一）病史和体格检查

详细询问个人生活、饮食习惯，有无引起高脂血症的用药史、家族史，以及引起继发性高脂血症的相关疾病。体格检查应注意有无特征性的黄斑瘤，结节性黄瘤，发疹性黄瘤，幼年角膜环等。

（二）实验室检查

血脂正常值：空腹，血清 TC < 5.2mmol/L，LDL－C < 3.4mmol/L，TG < 2.28mmol/L。TC 5.2～6.2mmol/L，LDL－C 3.4～4.1mmol/L，TG 2.28～5.65mmol/L 为临界水平。TC ≥ 6.2mmol/L 或 LDL－C≥4.1mmol/L 或 TG≥ 5.65mmol/L 为高脂血症。

五、康复辨证

（一）中医对本病的认识

高脂血症属于“眩晕”、“痰证”、“胸痹”等范畴。其病理基础是痰湿脂浊瘀血。由内外二因导致。外因为饮食不节，过食肥甘，过度饮酒，致使脂肪堆积，损伤脏腑气机，导致脏腑功能失调；内因为脏腑功能失调，三焦气化不利，聚痰湿，生脂浊，入血脉，致血瘀，而成高脂血症。

（二）辨证分型

1．痰湿阻遏型 形肥，头晕，肢麻，身重乏力，胸痞胀闷，纳呆口黏，间有恶心呕吐，舌苔滑腻，脉弦滑。

2．肝胆湿热型 头胀，身重，心胸烦闷，腹胀纳呆，口干口苦，便溏气秽，眼睑常有痰核，舌苔黄浊腻，脉弦数。

3．脾虚湿盛型 头重，神疲乏力，面色㿠白，脘腹作胀，纳呆便溏，面肢浮肿或肢体麻木，舌淡质嫩，苔白腻，脉沉细。

4．肝肾阴虚型 头晕耳鸣，口干腰酸，健忘少寐，手足心热，舌质红，少苔，脉细数。

5．阴虚阳亢型 头晕头胀，烦躁易怒，面赤，肢麻，怕热，口干，大便干结，小便黄赤，舌质红或紫暗，苔黄，脉弦。

6．气滞血瘀型 面色晦暗，心烦胸闷，胸胁胀痛或刺痛，肌肤甲错，肢端麻木，舌质暗或紫暗，有瘀点瘀斑，苔薄，脉弦或涩。

六、康复方案

（一）饮食

主要内容是逐步减少饱和脂肪酸和胆固醇的摄入，减少过多的总热卡和增加需氧的体力活动来减轻体重。推荐日常饮食中脂肪不超过总热量的30%（甚至20%），饱和脂肪酸摄入量必须低于总热量的10%（甚至6%～8%），不饱和脂肪酸为总热量的10%，但不超过10%。胆固醇摄入量限制在每天250～300mg，增加食物纤维素成分，食物蛋白质、维生素和无机物应在要求范围内。

Ⅰ型高脂血症，忌食一切脂肪，可补充短、中链脂肪酸。由于膳食中脂肪和脂肪酸含量低，可造成铁、维生素E和其他脂溶性维生素的吸收不足，应注意适量给予补充。

Ⅱ型高脂血症，忌食动物脂肪、人造奶油、动物的脑及脊髓、肝脏以及其他内脏、蛋黄、巧克力、少数鱼类（如墨鱼、鱿鱼等）及贝壳类（如蚌、螺、蛏、蚬、蟹黄等）、鱼子。甜食、咸食、高脂肪的奶制品等也应适当限制，胆固醇的唯一来源为瘦肉。

Ⅲ型高脂血症，低脂食谱。控制碳水化合物，避免吃甜食和饮酒。这种膳食可能造成缺铁，应该多吃含铁高的食物和蔬菜，如芝麻、大豆制品、芹菜、菠菜、海带、木耳等。

Ⅳ型高脂血症，控制碳水化合物（约占总热量的60%），适当限制胆固醇；避免吃甜食和饮酒。这种膳食可造成维生素B_1缺乏，必要时口服维生素B_1以补充。

Ⅴ型高脂血症，限制脂肪，控制碳水化合物，中度限制胆固醇。避免吃甜食和饮酒。这种膳食可能出现缺铁，应注意补充。

除了上述各型高脂血症的饮食要点外，还要注意以下饮食禁忌：

①忌就餐次数少。②忌晚餐时间太晚。③忌晚餐过量。④忌偏食，提倡混合饮食。⑤忌盲目节食。⑥忌多食牛肉。⑦忌烟酒。⑧忌多饮咖啡。⑨忌过饮浓茶。⑩忌不合理用药。

（二）食疗与药膳

1．山楂益母茶 山楂30g，益母草10g，茶叶5g。沸水冲沏，每日饮用。有清热化痰，活血降脂作用。

2．菊花山楂茶 菊花10g，山楂30g，茶叶10g。沸水冲沏，代茶，每日1剂。有清热，降痰，消食健胃，降脂功效。

3．荷叶茶 干荷叶9g，茶叶9g。将干荷叶搓碎或切碎，煎水冲茶。用于高血脂、高血压和肥胖症等。

4．玉米粉粥 玉米粉60g，粳米100g。将玉米粉加适量冷水调和，粳米煮沸后加入玉米粉，同煮为粥食用。有调中开胃，降脂利水功效。用于脾胃不健，消化不良，高血压，高脂血症，冠心病等。

5．胡萝卜粥 胡萝卜150g，粳米100g。将新鲜胡萝卜切丁，同粳米同煮成粥食用。有健脾化滞，降脂润肠之效。用于脾虚食欲不振，肠燥便秘，高血脂，高血压，糖尿病等。

6．大蒜粥 紫皮大蒜30g，粳米100g。将大蒜去皮，放入锅中加水适量，煮沸1分钟后，将大蒜捞出备用。粳米淘洗干净，加入煮蒜水中，置武火上烧沸，再用文火熬煮。粥将成时，将大蒜重新放入粥里，煮熟即可。适用于急慢性痢疾，高脂血症，动脉粥样硬化，高血压，肺结核。

7．绿豆粥 绿豆适量，粳米100g。先将绿豆洗净，用温水浸泡2小时，再与粳米同入砂锅内，加水1000ml，煮至豆烂、米开、汤稠。可治疗中暑、冠心病、高脂血症。特别适用于高脂血症伴有肥胖或糖尿病的病人食用。临床观察发现，每日进食50g绿豆，血清胆固醇下降率达70%，而甘油三酯变化不大。

8．炒葱头 洋葱120g。切成细丝，用食油适量，旺火煎热，再放入洋葱丝翻炒后，加盐、酱油和少许醋、白糖拌炒均匀食。能健胃理气，降压降脂。用于胃肠病，高血压病，高脂血症等。

9．冬瓜香菇菜 冬瓜250g，香菇50g。将冬瓜去皮洗净，切成小方块，香菇去蒂，切成块。锅中加油烧热，倒入冬瓜、香菇及浸泡香菇之水，焖烧数分钟，加食盐、味精各适量，调味至熟即可。能补脾气，利小便，降脂减肥，抗肿瘤。

10．三鲜素海参 水发黑木耳100g，水发冬菇50g，熟竹笋50g，熟菜花50g，甜椒50g，素鸡50g。先将水发黑木耳洗净沥干，同玉米粉、盐、味精、水拌成面糊，用刀把面糊刮成手指形。逐条下到油锅中，氽成海参形。将冬菇洗净去蒂，切成片状，熟笋、素鸡切成滚刀块，熟菜花切成栗子大小的块，甜椒洗净后去籽，切成片待用。炒锅置于旺火上，放油烧到七成熟，将全部配料放入锅内，煸炒后，即加姜末、酒、酱油、白糖。烧沸后，加素海参、味精，用湿淀粉勾芡，起锅装盘即成。用于老年体弱，消化不良，高血压，高脂血症，动脉硬化等。

11．荠菜烧冬笋 净熟冬笋300g，荠菜100g，熟胡萝卜25g。净熟冬笋切成片状；荠菜择洗干净，放沸水锅中烫一下，捞出，放在冷水里冲凉后，挤去水分，切成粗末；熟胡萝卜切成末，待用。炒锅放油烧热，投入冬笋略煸炒，加入鲜汤、精盐，烧沸后放入荠菜末，用湿淀粉勾稀芡，再沸时，放进胡萝卜末即可装盘。能清热利水，降压止血，适于高血压、高脂血症及内热口苦，尿血便血等。

（三）运动

根据个人爱好长期坚持，运动量应循序渐进，以能耐受为度。跑步、登山、游泳、步行、做体操、打拳、骑自行车等均可。运动强度应掌握在最大心率的50%～70%，持续时间在30分钟以上，因为少于10分钟的运动不利于体内脂肪的燃烧。运动频率为每周3～5次。运动前后应做些准备活动和放松运动，防止出现心血管意外和骨关节、肌肉的损伤。运动处方个体化，养成终身运动的习惯。中老年最易做到的是步行，达到每日1万步（约步行1小时，可分次进行）。

（四）针灸

1．体针 百会、四神聪、风池、肩髃、曲池、足三里、悬钟、太冲。配穴：虚证加脾俞、肾俞、肝俞、三阴交；实证加丰隆、外关。常规方法针刺上述穴位，平补平泻，虚证可酌情采用温针灸或温灸器灸。留针20～30分钟，隔日1次，15次为1疗程。

2. 耳针 建议采用耳压法。

方一 主穴：肺、内分泌、胰、胆、肾上腺。配穴：肝、脾、胃。用王不留行子贴压上穴，每3天1次，两耳交替，10次为1疗程。

方二 ①交感、胃、肺、神门；②脾、饥点、胃、交感；③肺、饥点、交感、内分泌。根据病机分别选取上三组穴位。将制备好嵌有王不留行子的耳穴压片贴敷于一侧耳穴，1～2日后再换贴对侧耳穴，交替刺激两耳。患者每次就餐前，自己用手按压耳穴压片5分钟左右。

3. 芒针 肩髃透曲池，梁丘透髀关，梁门透归来。常规针刺，留针30分钟，每日1次，6次为1疗程。

4. 梅花针 足三里、三阴交、内关、大椎、阳性物处。中度刺激，每穴5～10分钟。每日1次。7次后隔日1次，15次为1疗程。疗程间隔15天。

5. 艾灸

艾炷隔姜灸 主穴：阳池、三焦俞。配穴：地机、命门、三阴交、大椎。

每次选主穴、配穴各一，用中号艾炷，隔姜灸。每穴5～7壮，每日1次，1个月为1疗程。疗程间隔3～5天。

药灸 以决明子、红花、公丁香、硫黄等药加艾绒制成药物灸条，取关元、丰隆穴，温和灸。每穴15分钟，每日1次，连续35天为1疗程。有健脾益气、祛痰化湿之效。用于脾肾阳虚型高脂血症。

清艾条温和灸 取神阙、双侧足三里。用清艾条温和灸，每穴每次10分钟，隔日1次。能温补脾肾，活血化瘀。用于老年人高脂血症。

（五）中药

任何血脂异常的患者只有经过6～12个月的严格饮食治疗和运动疗法，而未能达到理想的血脂测定结果时，才加用药物治疗。

1. 痰湿阻遏型 宜通阳化痰祛湿。瓜蒌薤白半夏汤加减。

药用：全瓜蒌、薤白、制半夏、浙贝母、橘络、苍术、白术、桃仁、生山楂、红花、泽泻、海藻、车前子等。

2. 肝胆湿热型 宜清肝化湿，行气消滞。龙胆泻肝汤化裁。

药用：柴胡、虎杖、决明子、罗布麻、菊花、泽泻、龙胆草、茯苓、败酱草等。

3. 脾虚湿盛型 宜健脾化湿。以参苓白术散为基础方加减。

药用：人参、黄芪、荷叶、陈皮、白术、茯苓、绞股蓝、扁豆、砂仁、薏苡仁等。

4. 肝肾阴虚型 宜益肾滋阴，泻浊柔络。六味地黄丸加减。

药用：生地、山萸肉、茯苓、泽泻、枸杞子、山药、何首乌、桑寄生、怀牛膝、杜仲、冬虫夏草等。

5. 阴虚阳亢型 宜滋肾养肝降脂。天麻钩藤饮加减。

药用：天麻、钩藤、石决明、牡蛎、杜仲、桑寄生、赤芍、川牛膝、夜交藤、炒决明子、生山楂、制首乌等。

6. 气滞血瘀证　宜化瘀理气降脂。血府逐瘀汤加减。

药用：当归、桃仁、红花、丹参、柴胡、枳壳、升麻、三七、水蛭、姜黄、郁金、蒲黄、益母草、降香等。

（六）康复进程监测

饮食与非药物康复后3~6个月复查血脂水平，如能达到要求即继续进行，但仍每6个月至1年复查一次。如持续达到要求，每年复查一次。药物康复开始后6周复查，如能达到要求，逐步改为每6~12个月复查一次。如开始治疗3~6个月复查血脂仍未达到要求则调整剂量或药物种类，3~6个月后复查，达到要求后延长为每6~12个月复查一次，未达到要求则再考虑调整用药或联合用药种类。在药物康复时，必须监测不良反应，包括肝、肾功能，血常规及必要时测定肌酶。

第二节　原发性高血压病

一、概述

高血压病是最常见的心血管疾病之一，是一种以体循环动脉压持续升高为主的综合征，是全身性慢性血管疾病。头痛、头晕、乏力等是较常见的症状。晚期病人常因心、肾、脑等脏器出现不同程度的器质性损害，还可有相应的各种临床表现。高血压作为疾病症状，可见于两类疾病之中，即原发性高血压病和继发性高血压。前者又称高血压病，是以高血压为主要临床表现的一个独立疾病，占所有高血压病人的90%以上。后者又称症状性高血压，继发于某些疾病，是其他疾病的一种症状。

在未服降压药情况下，收缩压≥140mmHg和/或舒张压≥90mmHg，即可诊断为高血压病，多发于中老年人群。目前认为高血压是一种特殊的生物医学门类，它不同于心脏病、肾病或神经系统疾病，不是仅侵犯或累及某个器官，而是整个机体受累，有自分泌、旁分泌和神经系统的症状，而且或迟或早地都会侵犯到心、脑、肾等重要脏器。

以往诊断高血压时偏重于参考舒张压水平，目前认为收缩期高血压对病人（尤其是老年病人）的危害程度并不亚于舒张期高血压，单纯收缩压升高，舒张压不高，称为孤立性收缩期高血压，见于动脉硬化，特别是主动脉硬化，也见于动力循环状态异常（如交感神经兴奋，甲亢，发热，贫血等）和体循环动静脉瘘（动脉导管未闭），为心排量增高所致。

二、病因

原发性高血压的发病，一般认为与下列因素有关：

（一）遗传

发病受遗传和环境因素相互影响。染色体上的多对基因决定个体的遗传倾向，通过多种途径影响血压水平的调控和高血压的发生。而环境因素的长期积累则促进遗传基因效应的显露与表现。

（二）环境

1．体重 体重指数（body mass index，BMI，kg/m^2）每增加一个单位，高血压发病的相对危险增加约10%，BMI≥24者，其发病率为<24者的2～3倍。

2．饮食 ①高钠盐摄入；②长期大量饮酒；③饮食中缺钙，脂肪酸过多，不饱和脂肪酸与饱和脂肪酸比值降低等。

3．吸烟 烟草中含烟碱和微量元素镉（Cd）较高，吸入过多的烟碱及镉可使血压升高。

4．社会因素和精神心理因素 社会因素包括职业、经济、劳动种类、文化程度、人际关系等，对血压的影响常通过精神心理因素起作用。精神紧张、情绪不稳、噪音等均可影响血压水平。

三、类型及诊断

世界卫生组织（WHO）与国际高血压学会（ISH）1999年的高血压病判断标准与血压分类见下表：

	收缩压（mmHg）	舒张压（mmHg）
理想血压	<120	<80
正常血压	<130	<85
正常高值	130～139	85～89
Ⅰ级高血压（轻度）	140～159	90～99
亚组：临界高血压	140～149	90～94
Ⅱ级高血压（中度）	160～179	100～109
Ⅲ级高血压（重度）	≥180	≥110
单纯收缩期高血压	≥140	<90
亚组：临界性收缩期高血压	140～149	<90

亚洲人因体格的关系，应在以上数据基础上减低5mmHg为宜。

未服用过降压药，无急性疾病的患者，当收缩期血压和舒张期血压分别处于不同分类水平时，以高的一方作为该患者的血压分类。

四、康复辨证

(一) 中医对本病的认识

高血压病属中医“眩晕”、“头痛”范畴，并与“心悸”、“胸痹”、“中风”有一定联系。一般认为与下列因素有关。

1. 情志所伤　长期情志不舒，肝气郁滞，日久化为肝火，耗伤肝阴，阴不敛阳，肝阳偏亢，上扰头目，转为肝风。现代医学亦认为长期精神压力会导致高血压。

2. 饮食不节　过食肥甘、咸味、烟酒，皆损伤脾胃，致湿浊内生，久郁化热，灼津成痰，痰浊阻滞经脉，上扰清窍，阻抑升清降浊而发病。

3. 禀赋不足和年老体衰　肾气亏损，肾阴不足，致使肝阳偏亢，化火动风；或年老气虚运血无力，瘀血内生，也是引起高血压的重要因素。明·杨仁斋《直指方》云：“瘀滞不行，皆能眩晕。”《医宗金鉴》云：“瘀血停滞，神迷眩晕。”说明瘀血也是眩晕的发病机制之一。

高血压病实际上是在综合因素作用下，体内阴阳平衡失调所致。尤其是肝肾阴阳失衡，肝阳失潜；或恼怒焦虑，气火内郁，暗耗阴津，阴不制阳所致。阳亢风动，血随气逆，挟痰夹火，扰动心神，蒙蔽清窍，严重时发生中风昏厥。总之，肝肾亏虚为病之本，阳亢痰瘀为病之标，瘀血内停贯穿高血压病的全过程。

(二) 辨证分型

1. 肝火上炎型　头晕胀痛，眩晕，面红目赤，急躁易怒，耳鸣耳聋，口苦咽干，喜冷饮，尿赤便秘。脉弦数或弦劲有力，舌红苔黄或黄糙。

2. 阴虚阳亢型　头痛眩晕，两目干涩，腰酸耳鸣，头重脚轻，心悸少寐，咽干口燥。舌红少津或薄黄苔，脉弦细数。

3. 痰热内盛型　头重而胀痛，眩晕或昏蒙，耳鸣，心烦不寐，胸闷泛恶多痰，舌红苔黄腻，脉弦滑数。

4. 阴阳两虚型　头晕目眩，心悸健忘，脑空虚感，腰酸腿软，耳聋耳鸣，动则气促，肢冷，夜尿频数，或见阳痿。舌淡嫩，苔净，脉细弱或沉。

5. 肝风内动型　眩晕甚，如坐舟车，行走飘浮，肢体麻木或震颤，或偏侧肢体无力，脉弦劲而数，或浮滑重按无力，舌红或嫩红，苔薄黄。或肢麻肉瞤，视物模糊，舌红少苔，脉细弦数。

综上所述，高血压病的治疗应注意标本兼顾，其本在肝、肾，其标是风、火、痰、瘀，临床应辨明孰轻孰重，灵活治疗。并根据治疗过程中证候的变化，辨证施治，治随证变，以达到体内阴阳的动态平衡。但应注意，老年人以虚为主，慎用攻伐，注意调和气血，应贯穿始终。

五、康复适应证

1．血压波动幅度较大，受精神因素影响明显。

2．血压已下降或恢复正常，然眩晕、头痛情况较明显或加重。

3．轻型高血压病，不用降压药者。

六、康复方案

高血压病一旦确诊便应长期坚持康复治疗，包括药物治疗与非药物治疗。根据美国国家高血压预防、检测、评价和治疗联合委员会（JNC）1997年发布的第六次报告，其康复目的可明确归纳为：①降低并稳定维持血压到正常范围（我国《高血压病防治指南》强调青、中年和糖尿病人血压应控制在130/85mmHg以下，老年人至少降压到正常高值140/90mmHg为妥）；②有效控制临床症状，改善生活质量；③防止靶器官损害，减少或防治并发症；④延长病人生命，降低死亡率，提高生存率。

高血压病的康复，应以非药物疗法为首选。1995年，世界高血压联盟的“维多利亚宣言”提出：合理膳食、适量运动、戒烟限酒、心理健康，是人类心脏健康的“四大基石”。将非药物措施列为预防和控制高血压等心血管病的主要方式。

非药物治疗对于高血压病而言，首先能控制血压，是轻型高血压前3～6个月的首选或基础治疗；第二，作为中、重度高血压的辅助治疗手段，可减少降压药物的剂量和服药次数，明显增强降压效果；第三，预防或减少心血管并发症。

（一）饮食

1．限制饮食中钠的摄入 限钠有助于降压，应限在每日5g以下。

2．减少酒精摄入 每天摄入酒精量应小于＜30g。适量酒精摄入并不引起高血压，发生冠心病的也较少，死亡率较低。但对中重度高血压病人宜戒酒。

3．戒烟 烟草中烟碱和微量元素镉的含量较高，吸入过多的烟碱和镉可导致高血压，高血压病应戒烟。

4．食疗药膳方选介

炖海参 水发海参30g。加水适量，文火炖烂，加入适量冰糖融化，即可食用。用于肝肾阴虚型高血压。

醋泡花生米 花生米（带红衣）250g。加醋适量，浸泡5～7天，每日食3次，每次适量。用于肝肾阴虚型高血压病。

菊花醪 甘菊花10g，糯米酒适量。放入锅内煮沸，顿食，每日2次。治肝阳上亢型高血压。

天麻炖鸡蛋 天麻9g，煎1小时后去渣，加鸡蛋2个炖，内服。用于肝风内动型高血压病。

芹菜红枣汤 鲜芹菜下部茎段60g，大枣30g，加水煎汤服。治肝阳上亢型高血压。

山楂菊花代茶饮 山楂12g，菊花9g，开水沏，代茶饮。用于高血压兼高血脂症。肝火上炎型，阴虚阳亢型高血压亦可用。

清脑羹　干银耳、炙杜仲各10g，冰糖50g。先将杜仲加水100ml，煎熬半小时去渣，取药汁约80ml备用。银耳浸泡，去蒂及杂质，洗净，与冰糖入药液中，文火煮至银耳熟烂即成。对久治不愈的肝肾阴虚型高血压有良效。

双耳汤　银耳、黑木耳各9~12g，以温水浸泡，洗净后放入碗中，加适量水和冰糖，置锅中蒸1小时后取出，吃银耳、黑木耳，饮汤。适于高血压、动脉硬化兼有眼底出血者，以肝肾阴虚尤为适宜。

玉米须龟汤　龟1只，放入盆中，倒入热水，待排尽尿，洗净，去头足，除内脏，放入砂锅内，将洗净的玉米须120g，也放入砂锅，加水适量，先用武火煮开，再文火煮至熟透。食龟肉，饮汤。用于肝肾阴虚型高血压。

芹菜粥　新鲜荠菜500g，切碎，与粳米100g煮粥食用。荠菜中含番叶木苷，具维生素样作用，能降低血压和毛细血管脆性。对高血压病和动脉硬化患者作为辅助治疗，效果较好。

大蒜粥　大蒜50g，去皮，放在沸水中煮1分钟后捞出，入粳米100g煮粥，将熟时放入煮过的大蒜，沸后3~5分钟即可。适于各型高血压病。

雪羹汤　荸荠、海蜇头100~200g，煮汤，每日分2~3次服用。适于高血压兼见痰浊表现者，临床以脉弦滑为特征。

（二）运动

运动疗法有较明显的降压作用。主要选择低中强度的运动，如太极拳、气功、步行、放松性体操等，根据爱好选择1~2项，每次30~40分钟，每日2次。按照循序渐进的原则，根据自我感觉及脉搏，及时调整运动量。运动时最高心率不宜超过最大心率预值的40%。

运动疗法主要适应于临界性高血压病和第Ⅰ、Ⅱ期的早期高血压病以及病情稳定的Ⅲ期高血压病人。

任何病情不稳均应属于禁忌症，包括急进性高血压、重症高血压或高血压危象、病情不稳定的Ⅲ期高血压，或合并其他严重并发症，如严重心律失常、心动过速、脑血管痉挛、心衰、不稳定性心绞痛、出现明显降压药物的副作用而未能控制、运动中血压过度增高（>220/110mmHg）等。

运动处方：合理的运动处方一般需要从运动强度、运动频度、持续时间三方面综合考虑，如果持续时间较长、频度较高，强度就应相应减轻；相反，就要增大强度。宜从低强度、小运动量开始，循序渐进，逐渐增加到设定的运动强度。

1．运动强度　确定运动强度最简单的方法是应用靶心率（THR）。靶心率（次/分钟）=170（180）-年龄（岁）。170适用于年龄偏大或有明确心脏病史，或体质弱且过去无任何运动习惯者，反之则用180。也可以首先确定最高心率，即220-年龄，而后计算有氧运动最佳心率范围，即：有氧心率=最高心率×（60~80）%。一般认为，Ⅰ期高血压患者，运动时的心率控制在102~125次/分钟或运动后心率增加不超过运动前的50%为宜。而Ⅱ期高血压患者，运动后心率不应超过运动前的30%，应以缓慢运动为宜。

2．运动频度 一次运动治疗后的效应持续时间大约为2~3天，所以运动频度应该每周至少3次，经常运动者可以坚持每周锻炼5~6次。运动效应的产生至少需要1周的时间，达到较显著的降压效应则需4~6周。

3．持续时间 每次运动持续45~60分钟，其中包括15~20分钟热身运动和5~10分钟整理活动。

4．运动形式 建议进行有氧训练，即等张运动，如步行、慢跑步、骑自行车、游泳、跳舞、太极拳、降压体操、武术等。可以选择自己感兴趣的运动项目进行训练。

太极拳 优点有：①动作缓慢柔和，姿势放松，有助于血压降低。②意念引导动作，思想集中，动中求静，精神松弛，有利于降低血压。③是一种平衡性和协调性训练，可以改善头晕、腿软等症状。一般建议选练24式简化太极拳。

气功 气功可以通过影响中枢神经、内分泌等起降压作用。正规的气功锻炼可以缓解中枢神经系统紧张状态，产生催眠效果；还可使血浆皮质醇含量下降，缓解过度的应激反应；血浆雌二醇/睾酮（E_2/A）比值下降，从而纠正血浆激素环境异常；还可使心钠素（ANP）增加，使水钠负荷减小等等。均有助于外周阻力降低和心率下降。

常用的功法有放松功、松静功、站桩、强壮功（站式或坐式，静呼吸或深呼吸，吸气宜短呼气宜长。站式意守涌泉，坐式意守下丹田）、保健功等。

但在气功锻炼中，应遵循以下基本要领：心静、体松、气和、动静结合、练养结合、意气相依、循序渐进、辨证施功。值得指出的是，初学练功者应有气功师及医师指导，不可急于求成，掌握正确的方法，循序渐进，以免出现练功偏差（“走火入魔”）现象。

运动疗法注意：①不要做过分低头弯腰动作；②不要做大幅度的快速动作；③对于有并发症、失代偿等情况，只能做一些运动量小、安全性大、特异性强的运动；④在运动中若出现任何不适，均应中止，以免发生或加重不良反应；⑤不要轻易撤除药物，在很多情况下，运动治疗只是辅助方法；⑥运动训练的降压效果具有可逆性，如果停止锻炼，训练效果可以在2周内完全消失，因此要持之以恒。

（三）理疗

常用的有直流电离子导入法，磁疗（穴位：曲池、百合、内关、足三里、神门等），氦-氖激光照射疗法，电催眠疗法和水疗（电矿泉浴、松脂浴、全身电水浴）等。近年来，世界各国利用气候温和、空气清新、含负离子多的高山、海滨、森林、平原等地的自然因子进行日光浴、空气浴、森林浴和矿泉浴等辅助治疗高血压，也取得了较好效果。

1．沐浴

松脂浴 37℃~38℃的温开水100kg放入浴盆，加松脂粉50~75g搅拌均匀，进行全身或半身浸浴，每次20分钟，每日1次，15次为1疗程。适于伴有神经官能症的老年轻度高血压病人。

腐殖酸浴 37℃~39℃的温开水约100kg，放入浴盆后加腐殖酸300mg搅拌均匀，全身浸浴。每次30分钟，每天1次，10~14次为1疗程。除有促进血液循环，加速代谢产物清除外，亦有镇静、增加食欲的作用。适用于老年轻度高血压病人。

氡矿泉浴　氡是镭蜕变过程中产生的一种放射性气体。其医疗价值高而半衰期短(3.85d)，在体内无蓄积现象。氡矿泉水中除氡外尚含有其他元素，比人工氡水好。水温为38℃～40℃，每日或隔日1次，每次30分钟，15～20次为1疗程。

升温性水浴　分为手浴或足浴，亦可手足同时应用。水温由不感温逐步增加到42℃左右。由于是逐渐加温，对机体刺激不明显，病人易于接受。每次15分钟，每日1次。睡前用更好。12～15次为1疗程，适用于体质较差的高龄老年轻度高血压病人。

药物足浴　用磁石、石决明、党参、黄芪、当归、桑枝、枳壳、乌药、蔓荆子、白蒺藜、白芍、炒杜仲、牛膝各6g，独活18g，煎汤浴足。

或用茺蔚子、桑枝、桑叶各10～15g，煎汤约1500ml，泡脚30分钟。

亦可用磁石、石决明、党参、黄芪、当归、桑枝、枳壳、乌药、蔓荆子、白蒺藜、白芍、炒杜仲、牛膝各6g，独活18g。水煎取汁泡双足1小时，每日1次。

2．磁疗　对植物神经有调节作用，能使毛细血管扩张，外周阻力降低，改善微循环。主要方法有：①敷磁法：磁片直径约1cm，磁感应强度0.08～0.15T。常用穴位有曲池、风池、足三里、内关、降压点、百会穴。每次选用3～4个穴位，交替使用。30天为1疗程，可持续2～3疗程。②旋磁法：机头置于百会或曲池穴，磁感应强度0.08～0.12T，每次5～10分钟，每天1次，15次为1疗程，可持续2～3疗程。

3．激光　用低功率（1～6mW）氦氖激光照射曲池、足三里及耳穴降压沟、颈交感神经节等部位，每次2～4处，每处5～8分钟，每天1次，12次为1疗程。

4．自然界负离子疗法　高血压病Ⅰ、Ⅱ期病人也可去海滨进行疗养康复。

（四）心理与娱乐

通过心理咨询和综合心理治疗，可使病人正确认识高血压病及不良情绪变化对血压的影响，减轻或消除焦虑、恐惧等紧张情绪和不必要的精神压力，增强战胜疾病的信心，建立健康的生活方式和行为习惯，保持良好的心理状态，从而达到控制各种危险因素和降压、稳压的目的。常用心理治疗方法：心理咨询与疏导、支持疗法、催眠暗示、放松训练、音乐疏泄、行为纠正和生物反馈等。如：

1．说理开导法　采用解释、安慰、鼓励、保证等方法，减轻和消除异常情志反应和致病性情志因素。

2．行为疗法　多采用生物反馈疗法，使用连续显示数值的电子血压仪、皮肤温度计、肌电图仪，指导病人从仪器的读数或其他可视、听的信号中，判断降压效果。训练病人练习肌肉放松和平静呼吸方法，结合仪器的效果显示，随时调整练习方法。经过反复自我身心训练，维持血压的稳定。

3．娱乐　鼓励病人多参加有利于调养情志的娱乐活动，如园艺、钓鱼、书画、弹琴赏乐等，以移情易性，保持心情舒畅，精神愉快，消除影响血压波动的有关因素。如音乐疗法，可交替选听舒展轻松和宁静安详的乐曲。认真欣赏一首旋律优雅，曲调柔和的小提琴协奏曲，可使血压下降10～20mmHg。

（五）中药

1．肝火上炎型 宜清肝泻火，佐以柔肝。龙胆泻肝汤加减。

药用：龙胆草、白菊花、桑叶、黄芩、山栀、夏枯草、白芍、生地、丹皮、钩藤（后下）、柴胡等。

头晕目眩，胀痛如劈，为肝阳上亢，加珍珠母、石决明、川牛膝以镇肝潜阳；头痛甚，加全蝎（后下）；大便燥结，加生大黄（后下）、玄参。保持大便通畅对高血压病至为重要。

2．阴虚阳亢型 宜滋水涵木，育阴潜阳。天麻钩藤饮加减。

药用：天麻、钩藤、川牛膝、桑寄生、茯神、牡蛎（先煎）、生地、菊花、石决明（先煎）等。

肝阳亢盛明显者，加生白芍、珍珠母；偏于火盛者，加龙胆草、夏枯草；肢麻，加豨莶草、络石藤；大便燥结，加炒决明子；胸闷痛，加丹参、降香，或瓜蒌、薤白；颈项板滞不适，加葛根。

3．痰热内盛型 宜涤痰清热平肝。黄连温胆汤合半夏天麻白术汤、清气化痰丸加减。

药用：黄连、法半夏、茯苓、陈皮、枳实、菊花、全瓜蒌、胆南星、黄芩、车前子、天麻（先煎）、钩藤（后下）等。

心悸、胸闷显著，加郁金、龙齿；腹胀重，加厚朴；大便秘结，加当归芦荟丸。

4．阴阳两虚型 宜益阴助阳，兼以平肝。金匮肾气丸加减。

药用：枸杞子、山萸肉、熟地、生牡蛎（先煎）、炒杜仲、桑寄生、淫羊藿、怀牛膝、淡附片。

更年期高血压可考虑用二仙汤化裁，药用仙茅、淫羊藿、巴戟天、当归、知母、黄柏、熟地、杜仲、桑寄生、山萸肉、牛膝、龟板、鳖甲、龙骨、牡蛎等。

5．肝风内动型 实风：宜清热凉肝，平肝熄风，羚角钩藤汤加减；虚风：宜滋阴平肝，潜阳熄风，三甲复脉汤加减。

实风　药用：羚羊角粉（冲服）、钩藤、桑叶、菊花、白芍、川贝母、茯神、生地、生牡蛎等。

虚风　药用：生地、麦冬、白芍、炙甘草、炙龟板（先煎）、生牡蛎、炙鳖甲（先煎）、火麻仁、五味子、阿胶珠（烊化）、山萸肉、枸杞子。

本型多见于高血压急症、脑卒中之先兆，应加以警惕，多方监护。

本病也可采用外治法进行康复治疗：

1．敷贴疗法 是使药物经穴透皮吸收，通过经络运行，起到调整脏腑机能的作用，而达到治疗目的。

吴茱萸末适量，醋调贴一侧脚心涌泉穴处，每日调换1次。

桃仁、杏仁、栀子、胡椒、糯米，共捣烂与鸡蛋清调成糊状，每晚睡前敷贴一足的涌泉穴。左右交替。一般3天后血压开始下降。

用吴茱萸、川芎各半，研末。每用10g，将神阙穴消毒后纳入其中，用麝香止痛膏固定。

2. 药枕疗法　药枕治病古已有之。人体睡卧时，药物通过头颈部皮肤穴位和呼吸道进入体内起治疗作用。

阴虚阳亢型　桑叶、菊花、薄荷、苦丁茶、青木香、川芎、蚕砂、生石膏、紫草、丹皮、草决明、桑枝、夏枯草，制成药枕。每昼夜使用时间不少于6小时。亦可用绿豆壳作枕。

肝火上炎型　野菊花、淡竹叶、冬桑叶、生石膏、白芍、川芎、磁石、蔓荆子、青木香、晚蚕砂，制成药枕，每昼夜使用不少于6小时。

（六）针灸推拿

1. 体针　曲池、合谷、内关、足三里、三阴交。配穴：肝火上炎、肝阳上亢，加太阳、风府、风池、行间、阳陵泉；阴虚阳亢，加阳陵泉、悬钟、通里、神门、百会、太冲、人迎；阴阳两虚，加太溪、复溜、阴陵泉、血海、关元；痰盛者，加丰隆、中脘、解溪。用提插捻转之泻法或平补平泻法，每日1次或隔日1次，留针20～30分钟，10次为1疗程。人迎穴避开动脉直刺，轻度捻入约1寸深，以见针柄随动脉跳动为佳，针5分钟。

2. 芒针　天窗透人迎。肝火上炎，加上脘、中脘、三阴交、大椎；阴虚阳亢，加大赫、风池、阴陵泉、三阴交；肾精不足，加完骨、阴陵泉透阳陵泉、太冲透涌泉。方法：天窗透人迎须捻转缓进，待头部轻爽感产生后即可缓缓退针。风池、完骨针感沿头顶上部至额部，以有头脑清醒感为佳，其他穴均用泻法，使针感下行。

3. 耳针　常用穴位有皮质下、降压沟、脑干、内分泌、神门、心等。每日或隔日1次，每次选用1～2穴，留针30分钟。亦可用埋针法，或用王不留行子外贴耳穴代替埋针。

4. 梅花针　以颈部及腰骶部的脊椎两侧为主，结合三阴交、足三里、内关、曲池、乳突区、人迎、风池和前臂掌面正中线，轻刺激。先从腿足、腰骶部脊椎两侧，自上而下，先内后外，再叩后颈部、乳突区及前臂掌面正中线。每日或隔日1次，每次15分钟。对早期患者疗效好。

5. 水针　取足三里、内关，或三阴交、合谷；或太冲、曲池。三组穴位交替使用，每穴注射0.25%盐酸普鲁卡因1ml，每日1次。或取瘈脉穴，每穴注射维生素B_{12} 1ml，每日1次，7次为1疗程。

6. 磁疗法

（1）*敷磁法*：将磁片贴于曲池、内关、足三里等穴，持续一个月，3～7天复查1次。

（2）*磁带法*：将强度为50mT的磁带戴在内关部位，每日12小时，1～3个月为一疗程。

（3）*旋磁法*：每次选用2～4个穴位，磁疗20～30分钟，每日1次，12次为1疗程。休息3～5天，再进行下一疗程，可连续3～4疗程。

7. 火罐　取膀胱经背部俞穴和大椎、肩髃、曲池、手三里、委中、承筋、足三里、丰隆、风池等穴位。每次拔罐10个左右，时间10～15分钟。

8. 推拿　一般以自我推拿为主，常用方法有揉攒竹、擦鼻、鸣天鼓、手梳头、揉太阳、抹额、按揉脑后、搓手浴面、揉腰眼、擦涌泉等，并在有关部位加以拳掌拍打。

第三节 低 血 压 病

一、概述

低血压病是指动脉血压低于90/60mmHg，65岁以上老人低于100/60mmHg，特别是脉压差在20mmHg以下者。典型症状为头晕眼花、乏力、健忘，严重时可出现晕厥。常发生于体质较弱者或继发于部分慢性病，无明显的性别差异。发病率约为4%，老年人群中高达10%。

低血压可分为生理性的低血压状态和病理性的低血压病。生理性的低血压状态一般不予治疗，病理性低血压病又可分为：原发性低血压、直立性低血压和症状性低血压。

二、病因与分类

除症状性低血压之外，本病可能与植物神经功能紊乱、血管舒缩功能障碍、体位、体质、药物有关，且有家族遗传倾向。通常可分为以下3类：

（一）原发性低血压

多见于体质虚弱者，女性多见，有家族遗传倾向。部分患者可无任何不适，有症状者表现为头晕、视力模糊、乏力、记忆力差，少数人可出现晕厥。其特征是：除血压偏低外，无其他慢性疾病或营养不良。

（二）直立性低血压

又称体位性低血压。由坐位、卧位或蹲位突然起立或长时间站立后，血压下降（超过30/20mmHg）。又分为：

1. 特发性直立性低血压 多见于男性，中年以后发病。可能由于植物神经功能紊乱、血管舒缩功能障碍所致。突然起立或长时间站立后，由于重力作用，下肢蓄血较多，如小动脉收缩功能不良，回心血量减少，使心排血量降低，血压下降，可伴有暂时性脑缺血症状，如头晕眼花、无力，甚至晕厥、小便失禁。

2. 继发性直立性低血压 常伴随于一些慢性疾病中，如脊髓空洞症、周期性麻痹、内分泌功能紊乱或使用某些药物（如扩血管药、降血压药、镇静剂等），使小动脉舒缩功能障碍，植物神经功能紊乱而产生低血压。

（三）症状性低血压

为一些慢性病的伴随症状。凡能引起心搏减弱，心输出量减少，有效血容量下降，血管收缩力降低的慢性疾病均可导致本病。如严重的主动脉瓣狭窄、各种心肌病变后期、缩窄性心包炎，导致心输出量减少；肾上腺皮质功能减退导致低钠；某些消耗性疾病后期，如内分泌疾病、营养不良、结核、恶病质、肿瘤等，因血浆蛋白减少，使有效血容量下降；或长期卧床，血管收缩功能下降，均可引起低血压。

三、康复辨证

（一）中医对本病的认识

本病属中医“眩晕”、“厥证”、“虚劳”范畴。多因先天不足或后天失养，或劳倦过度，或失血耗气，或久病缠绵，脏腑虚损等因素所致。

1. 气虚阳弱　心肺气虚，则气血不能上奉于脑，故虚而作眩。气虚日久，渐致阳虚，清阳不升亦可发为眩晕昏厥，阳虚则血脉滞缓，不能畅达，表现为低血压之症。

2. 脾不运化　脾为气血生化之源，升清阳，降浊阴。脾胃虚损致中气不足，气血两虚，清阳不升，浊阴不降，发为本病。

3. 肾精不足　肾为先天之本，藏精生髓。先天不足，肾阴不充或老年肾亏，髓海不足，则脑为之不满，上下俱虚，发为虚损眩晕诸症。

本病以气血亏虚，脏腑功能低下，髓海不足为主，故头晕、头昏、耳鸣、肢软乏力、倦怠气短，甚或形成萎顿、四末不温、腰膝酸软、不欲饮食等。

（二）辨证分型

1. 气阴两虚型　心悸头晕，神疲乏力，心烦失眠，健忘多梦，胸闷气短，口干，尿黄，舌尖红，少苔，脉细数。

2. 心脾两虚型　心悸气短，失眠多梦，纳少腹胀，神疲乏力，面色萎黄，唇甲色淡，或月经失调，舌淡红，苔薄白，脉细弱。

3. 脾肾两亏型　头晕耳鸣，神疲乏力，气短懒言，纳少腹胀，腰膝酸软，少寐健忘，舌淡苔薄，脉沉细。

4. 肝肾不足型　眩晕头痛，目干，耳鸣耳聋，口燥咽干，肢体震颤，腰膝酸软，五心烦热，少寐多梦，大便艰涩，舌红少苔，脉细。

5. 下元虚损型　头昏目眩，神疲健忘，腰膝酸软，耳鸣耳聋，失眠多梦。偏肾阳虚者，兼见四末不温，小便清长，舌质淡，脉沉细；偏肾阴虚者，兼见口干咽燥，五心烦热，舌质红，脉细数。

6. 心肾阳虚型　头晕心悸，气短胸闷，神疲乏力，畏寒肢冷，腰膝酸软，小便清长，大便不实，舌淡，苔薄白，脉沉。

四、康复适应证

1. 凡血压低于90/60mmHg，老年人血压低于100/60mmHg者。

2. 有头晕乏力、视物模糊甚或晕厥等脑缺血症状，并伴有体位性动脉血压下降超过30/20mmHg者。

3. 除第2条外，伴有植物神经系统或/和中枢神经系统的体征。

其中第2条，为特发性直立性低血压；第3条为继发性直立性低血压。

五、康复方案

(一) 饮食

给予高营养、易消化和富含维生素的食物；适当补充维生素C、B族和维生素PP等；适当饮用咖啡、可可和浓茶，有助于提高中枢神经系统的兴奋性，改善血管舒缩中枢功能，有利于提升血压和改善临床症状。

日常饮食宜少食多餐，因为进食过饱，血液会集聚于腹腔血管，使大脑的供血减少而诱发低血压症状的发生。

可给予以下食疗或药膳：

1. 党参鸡 党参100g，未下蛋的黄毛鸡1只（去鸡杂，切块）。炖煮，肉烂为度。吃肉喝汤，2天吃完，可连用3料。

2. 苁蓉猪肝汤 鲜猪肝150g，肉苁蓉25g，远志10g。加水煮汤，调味后饮用。

3. 鲜虾豆腐 青虾100g，羊肉80g，豆腐2块，洗净切好，以素油爆炒后食用。

4. 天麻鱼头 天麻10g，何首乌20g，核桃仁40g，鲤鱼或鲢鱼头1个。上笼蒸烂后，早晚食用。

5. 杜仲腰花 猪肾200g（切花刀），杜仲15g（研细末）。将腰花加少许淀粉及杜仲末，爆炒后食用。

6. 黄精炖肉 瘦猪肉400g，黄精80g。文火炖烂，连汤带肉食用。

7. 健脾粥 太子参15g，怀山药10g，薏苡仁20g，莲子肉15g，红枣10枚，糯米50g，白糖适量。共煮粥，每日早晚各服1次。

亦可饮用药茶：

红参、甘草各10g，煎水代茶饮。

桂枝、附子、甘草各15g，每日1剂，开水泡，频饮。

肉桂、桂枝、炙甘草各3～5g，每日1剂，泡水代茶饮。

(二) 运动

适当参加运动和医疗体育，有助于改善心肺功能，提升血压。本病患者对运动的适应能力很差，容易疲劳，故选择运动量容易控制而且能增强体力的步行运动较为适宜。开始时1次步行1km，第二周步行1.5km，第三周2km，1个月后达到3km并加以维持，如坚持每天走3 km，对改善低血压现象非常有益。中国传统体育运动中，五禽戏、八段锦、易筋经、太极拳等均可，尤其太极拳可使气血旺盛，血脉充盈，脉搏和缓有力，对低血压症有效。

气功：宜选择内养功、强壮功。取坐式或卧式，避免立式。

（三）中药

低血压病首选的康复方法是饮食和运动，当效果不好或无效，且临床症状严重者，可采用药物康复。药物运用，宜中药为主。西药运用，可酌情用小剂量激素，如9-α氟氢可的松，从0.1mg/d开始，根据治疗反应逐渐增加剂量。本药具有水钠潴留作用，通过增加血容量而提高血压。必要时可辅以咖啡因、麻黄素（15~30mg，每日1~3次）和盐酸士的宁肌注。此外，根据临床症状可予以对症处理。

1．气阴两虚型 宜益气滋阴，宁心安神。生脉饮合炙甘草汤加减。

药用：党参、阿胶（烊化）、白芍、制首乌、生地、麦冬、当归、枳壳、炙甘草、夜交藤、茯苓、黄芪、五味子等。

若兼血瘀，症见胸闷憋痛，口唇紫暗，加丹参、桂枝、檀香；气虚及阳，形寒肢冷，加制附片、肉桂；心阴不足，虚火内盛，口干咽燥，加玄参、知母。

2．心脾两虚型 宜益气补血，健脾宁心。归脾汤加减。

药用：白术、茯苓、当归、远志、炙甘草、党参、酸枣仁、黄芪、龙眼肉、桂枝、枳壳、木香等。

兼有呕吐、嗳气者，加姜半夏、陈皮；兼有食积停滞者，加炒鸡内金、麦芽；气虚及阳，腹冷痛或泻，手足欠温者，加肉桂、炮姜。

3．脾肾双亏型 宜健脾补肾。参黄甘杞汤加减。

药用：枸杞子、胡桃肉、茯苓、白术、黄精、远志、炙甘草、党参、酸枣仁、黄芪、首乌、木香等。

腹中冷痛，加高良姜、制香附；兼见脾阳亏虚，腹泻者，加肉豆蔻、补骨脂。

4．肝肾不足型 宜补肾柔肝，滋阴降火。杞菊地黄丸加减。

药用：枸杞子、菊花、丹皮、泽泻、茯苓、山萸肉、当归、麦冬、党参、熟地、山药、黄芪等。

兼见两胁胀满不舒，加川楝子、枳壳、郁金；潮热、咽干痛、舌红，虚火较甚者加知母、黄柏、地骨皮。

5．下元虚损型 偏于肾阳虚者，宜温补肾阳，兼养精血。右归丸加减。偏于肾阴虚者，宜补肾滋阴，左归丸加减。

肾阳虚者药用：山萸肉、杜仲、山药、枸杞子、制附子、菟丝子、当归、淫羊藿、炙甘草、熟地等。

兼见遗精，精关不固，加金樱子、芡实；大便泻利，脾胃虚弱，去熟地、当归，加党参、白术、茯苓；兼见喘促气短，动则尤甚，肾不纳气，加蛤蚧、补骨脂、五味子等。

肾阴虚者药用：枸杞子、牛膝、丹皮、炙甘草、山萸肉、菟丝子、知母、熟地、龟板、鹿角胶（烊化）等。

若阴阳两虚者，可选用金匮肾气丸或五子衍宗丸化裁。

6．心肾阳虚型 宜温补心肾，振奋阳气。养心汤合肾气丸加减。

药用：党参、当归、远志、制附片、山萸肉、枸杞子、山药、炙甘草、茯苓、酸枣仁、黄芪、肉桂、干地黄等。

夜尿多者，加益智仁、菟丝子；下肢浮肿，小便不利，加泽泻、车前子；唇绀、舌紫暗，心血瘀阻者，加丹参。

（四）针灸推拿

1．毫针 刺足三里、内关、素髎，用补法。灸百会、神阙、关元、足三里、涌泉。

2．耳针 皮质下、神门、交感、肾上腺、内分泌、心、肾、脾。每次取穴1～3对，用针刺，或穴位埋针，或王不留行子胶布固定压穴。

3．水针 当归注射液1ml，在双侧内关穴进针，深度0.8～1cm，每侧0.5ml，抽吸无回血后缓慢推入药液，每日1次。

4．火罐 取命门、气海俞、肾俞、三焦俞、心俞、肝俞、脾俞、大椎、足三里等穴位。俯卧位，用中号火罐，闪火法，拔至皮肤红晕发热为度，每日2～3次，15次为1疗程。

5．推拿

按穴位　取肾俞、脾俞、心俞、内关、足三里、合谷、气海、三阴交、命门、中极等穴，用拇指分别点按各穴，中等刺激，每穴2～3分钟，每日2次，15次为1疗程。

按胸腹　以剑突为中心，用手掌推揉胸腹区域，顺逆时针方向各20～30次。中间配合捏提素髎、中脘两穴各1～2分钟，每日早晚各1次。

提腰脊　俯卧位，术者沿脊柱两侧提捏皮肤，手法宜缓和有力，自下而上，反复4～5次。

推下肢　俯卧位，术者用双手推揉下肢后侧，由下至上数次，并点按承山穴1～2分钟，以酸麻胀感放散至足部为佳。

（五）护理

避免久坐、久站，可穿贴身的弹力袜，以防止下肢静脉曲张的发生和加重。体位性低血压症者，体位变化时不宜动作过快，睡眠时头部不宜过低，夜间和清晨起床应稍待片刻再下地。或先在床上作一些手脚活动，有5～10分钟的过渡期再起床。下地后亦应稍等片刻再起步。

第四节　冠状动脉硬化性心脏病

一、概述

简称冠心病，指冠状动脉壁形成粥样硬化，导致血管腔狭窄或阻塞，使心肌缺血、缺氧而引起的心脏病。临床表现以心绞痛、心肌梗死、心律不齐、心力衰竭、心脏扩大等为典型症状，心电图可有心肌缺血或相应的改变。

二、病因

脂质代谢紊乱、高血压病、吸烟是三项最主要的因素，其次为肥胖、缺乏体力活动、糖尿病、冠心病家族史、精神过度紧张、某些性格类型及高尿酸血症等。

（一）血脂异常

脂质代谢紊乱与冠心病的发病密切相关，特别是血清总胆固醇（TC）及低密度脂蛋白（LDL）升高、高密度脂蛋白（HDL）降低。

（二）高血压

高血压可损伤动脉内皮细胞，引起内皮细胞功能损害，导致动脉硬化，可加速动脉粥样硬化的过程，因此可增加冠心病发生率。

（三）吸烟

烟中尼古丁可使血中儿茶酚胺升高，从而心率加快，心肌耗氧量增加，外周血管和冠状动脉收缩痉挛；吸烟可使血中一氧化碳浓度升高，血液携氧能力下降，以及血小板聚集发生改变。此外，吸烟改变卵磷脂胆固醇酰基转移酶（LCAT）的活性，对 HDL 的代谢和结构产生不良影响。

三、类型与临床表现

随冠状动脉病变程度的不同，临床有不同表现，轻者表现为心悸、胸闷、气短，活动则加剧；重者可见阵发性心前区绞痛，向左侧肩、臂、背部放射，称为心绞痛；严重者可导致急性心肌缺血坏死，往往在剧烈胸痛的同时，伴见严重的心律失常和急性循环衰竭，称为心肌梗死。

按 1979 年世界卫生组织的分型标准，分为五型：

（一）原发性心脏骤停

由于心电不稳定引起，多数为室颤，复苏失败可致猝死。

（二）心绞痛

又分为劳力型心绞痛、自发性心绞痛两类。前者是因运动或其他增加心肌耗氧量的情况下所诱发的短暂的胸痛发作，休息或含硝酸甘油可以迅速缓解。后者的特征是胸痛发作与心肌需氧量的增加无明显关系，与劳力型心绞痛相比，其疼痛时间一般维持较长。

（三）心肌梗死

1. 急性心肌梗死 可见严重而持久的胸痛。心电图出现异常，持久的 Q 波或 QS 波以及持续 1 天以上的演进性损伤电流。

2. 陈旧性心肌梗死 诊断可根据肯定性或典型心电图改变或以往肯定性血清酶改变。

（四）缺血性心脏病中的心力衰竭

可因多种原因而发生心力衰竭，它可以是急性心肌梗死或早先心肌梗死的并发症，或由心绞痛或心律失常诱发。

（五）心律失常

心律失常可以是缺血性心脏病的唯一症状。要确诊需进行冠状动脉造影证实。

国内教科书所列分型标准为隐匿型、心绞痛型、心肌梗死型、心肌硬化型和猝死型，与WHO的分型略有出入。

四、康复辨证

（一）中医对本病的认识

冠心病属“心痛”、“胸痹”、“厥心痛”、“真心痛”、“怔忡”、“心悸”范畴。病因为年老体虚，饮食不当，情志失调，寒邪内侵。主要病机为心脉痹阻，病位在心，与肝、脾、肾三脏功能失调有关。本病的病理变化主要表现为本虚标实，虚实夹杂。本虚主要有心气虚、心阳虚、心阴虚、心血虚，且又可阴损及阳，阳损及阴，而表现为气阴两虚、气血两亏、阴阳两虚，甚至阳微阴竭、心阳外越；标实为气滞、寒凝、痰浊、血瘀，且又可相互为病，如气滞血瘀、寒凝气滞、痰瘀交阻等。发作期多以标实为主，以血瘀最为突出；缓解期有心、脾、肾气血阴阳之亏虚，以心气虚为主。

（二）辨证分型

1. 心气虚血瘀型 胸部隐痛阵作，气短乏力，神疲自汗，面色少华。舌质淡或暗，舌边及舌下络脉瘀紫，苔薄白，脉沉细或结代。

2. 心阳虚衰（心阳暴脱）型 胸部剧痛，频频发作，胸闷心悸气短，面色苍白或发青，汗出神疲，形寒肢冷。舌质淡胖嫩，苔白滑，脉微弱或沉迟或结代。

3. 心阴亏损型 胸部灼痛时作，心悸怔忡，五心烦热，失眠盗汗。舌质红绛，脉沉细或细数，或结代。

4. 痰浊闭阻型 胸部闷痛痞满，口黏乏味，纳呆脘胀，头重身困，恶心呕吐，痰多体胖。舌苔白腻或白滑，脉沉或滑数。

5. 气滞血瘀型 气滞明显者见心胸隐痛或胀闷憋气，可伴两胁胀痛，常因情志因素而加重，苔白，脉弦；血瘀明显者见胸中刺痛或痛彻肩背，痛处固定，多伴有气短，面色晦暗，舌质青紫，或有瘀点瘀斑，脉弦涩或结代。

五、康复适应证

对冠心病患者实行康复治疗，其目的是使病人恢复到最佳生理、心理、职业状态，防止冠心病或有高度易患因素的患者动脉粥样硬化的进展，减少冠心病猝死和再梗死的危险，并缓解心绞痛。其最终目的是尽量延长患者的生命，并恢复患者的活动和工作能力。以下情况适宜进行康复治疗：

1. 急性心肌梗死无心脏并发症，或心脏并发症得到控制并稳定后。

2．稳定性心绞痛或心电图改变的冠心病患者。

3．冠状动脉搭桥术后。

4．心肌梗死后伴室壁瘤，病程大于3个月，瘤体在增大者（根据病情、病程，在严密观察、指导下可谨慎、缓慢地进行康复训练，基本目标是达到生活自理）。

六、康复方案

（一）饮食

冠心病患者的饮食宜忌范围与高脂血症相近。主要为：①减少胆固醇的摄取（每天不超过300mg），少吃肥肉、动物油、高脂奶制品、蛋黄及动物内脏等食品；②少吃糖等简单的碳水化合物；③多吃新鲜蔬菜和水果、豆制品及植物油；④限制钠的摄人，每天应在5g以下；⑤避免过饱，控制总热量，使体重维持在标准水平；⑥戒烟。此外，食疗药膳作为冠心病的辅助治疗，可改善脂肪代谢、血液循环。

1．葛根粥　葛根淀粉30g，粳米100g，煮粥，早晚或上下午温热分食。除冠心病外，亦辅助治疗高血压。

2．薤白粥　薤白10~15g，鲜者30~35g，粳米100g，煮粥，早晚温热分服。

3．山楂糖水　山楂片15~30g，水煎去渣，或与荷叶同煎水，加糖适量，代茶饮。亦可用于高血压、高脂血症。

4．干姜粥　干姜、高良姜各3g，粳米250g，煮粥。早晚温热服食。

5．丹参酒　丹参30g，白酒500g，浸泡，每次饭前饮服10ml，每日2~3次。

6．红花酒　红花100g，白酒500g，浸泡，用法同丹参酒。

（二）运动

运动对冠心病具有利弊两大方面，可以产生良好的训练效应，也可因为运动不当而发生危险甚至死亡。因此主要适用于慢性冠心病康复患者。一般正式训练从急性心梗、手术或介入治疗后3个月开始，疗程一般为2~3个月。以后的自我锻炼应持续终生。

运动处方包括运动方式、强度、时间、频率、注意事项。制订运动处方时，要考虑以下3个因素：年龄越大，危险性愈高；心脏病情越严重，危险性愈大；运动强度越大，危险性愈大。

1．运动方式　主要有有氧运动、力量练习、平衡和柔韧度练习、作业、气功等。

有氧运动：又称耐力性运动。如步行、健身跑、骑自行车、游泳、划船、登山、各种舞蹈（中、慢速）以及各种娱乐性体育活动，如网球、乒乓球等。这些运动的共同点是：大肌群，周期性，中等强度，较长时间。

力量练习：主要是肌力练习，目的是使患者恢复日常生活能力。在练习中只要不伴有明显的闭气，则无碍。力量练习应注意耐力练习。

平衡和柔韧灵活性练习：可帮助患者从坐位站起，增强步行能力；柔韧灵活性的练习则有助于防止老年人跌倒，改善步行速度等。

气功：适用的气功种类较多。开始以静功为主，可选择松静气功，每天练1~2次，每次 15～20 分钟，并可逐渐增加练功时间。以后，可选动静结合的功法，如导引养生功中的舒心平血功，每天练 1～3 次。由于练气功能减轻心脏负担，保障冠状动脉的血液供应，纠正心肌缺氧，并能帮助梗死部位建立侧支循环，因而有利于心肌梗死患者的康复。

太极拳：可选练简化太极拳。开始可先练习云手、搂膝拗步、野马分鬃、倒卷肱等单式，随后根据体力情况练半套或全套。若仍感运动量不够者，则可重复练两遍，或学练四十八式太极拳。

平时可结合散步。每天清晨或傍晚在平地上散步 500～2 000m。病情较轻，心脏功能较好的患者，可上斜坡和楼梯。待有一定体力后，再进行慢跑、登山等运动。

2．运动量 指强度、时间和频率。其中强度最为重要，时间和频率则起调节作用。例如，要求为中等运动量，如果运动强度较大，则用缩短时间和减少频率的方法调整；反之，如果强度较小，则用延长运动时间和增加重复频率来提高。

合适运动量的主要标志是：运动后稍出汗，轻度呼吸加快，但不影响对话；全天感觉舒适，无持续的疲劳感；对原有疾病的症状无加重或出现，饮食、睡眠良好。

3．注意事项 由于体内肾上腺素分泌高峰在清晨 1～3 时，去甲肾上腺素分泌高峰在上午 9～11 时，因此这两段时间是疾病发病高峰，运动本身又可增加此类儿茶酚胺的分泌，为此，康复运动时间安排在下午为宜，如习惯于清晨，则最好选择在 5～6 时。过早或过迟均非所宜。

（三）理疗

可采用矿泉浴、热水浴或日光浴。一般以矿泉浴为主，如硫酸盐泉浴，水温 38℃～39℃，每日 1 次，每次 10～15 分钟，15～20 次为一疗程。此外，硫化氢泉、碘泉浴等亦可选用。但应注意沐浴温度不宜过高，时间必须适当，心功能不良者需要谨慎。

（四）心理与娱乐

以说理开导的方式使患者消除顾虑，振作精神，树立信心。亦可用色彩疗法，使患者处于冷色环境中。抑郁者则可在室内放置具有解郁作用的鲜花。必要时也可结合暗示及行为疗法。

娱乐疗法则以欣赏音乐、观赏书画、种花养鸟、游园钓鱼等静态娱乐活动为主，可以增加生活乐趣，消除不良情志反应。在选择音乐时，如病人以精神焦虑为主，可选“宁心安神”类乐曲；若病人以抑郁为主，则可选“抒情开郁”类乐曲。

（五）针灸推拿

1．体针 主穴取内关、心俞、膻中、鸠尾。痰湿，加丰隆、足三里；血瘀，加心俞、神门；气滞，加肝俞、间使；寒凝，加通里、郄门；阴虚，加脾俞、三阴交；阳虚，加肾俞、足三里；气虚，加心俞、神门；阳脱，加百会、关元、气海、神阙（灸）。刺入后留针 30 分钟，隔日 1 次，10～15次为一疗程。两疗程间隔 3～5 天。

2．水针 心俞、厥阴俞、内关。用丹参注射液或毛冬青注射液，每次选 1～2 穴，每穴注射 0.5～1ml。两药交替使用。每日或隔日 1 次，10 次为一疗程。

3. 耳针 针刺：心、皮质下、交感、神门、肾、内分泌区；王不留行子敷贴：心、小肠区。

4. 推拿 取穴：膻中、心俞、厥阴俞、足三里、内关、膈俞、心前区阿是穴。

医生以右手拇指或食指依次按揉以上穴位各3~5分钟，每日一次，15次为一疗程，休息2~3日后，继续下一疗程。

（六）药物

康复治疗中运用西药的原则为：改善冠脉循环和心肌缺血；减少或防治冠脉痉挛；对高血压、高血脂、高血糖、高血黏患者给予降压、降脂、降糖、降黏治疗；防治心律失常；预防心肌梗死及猝死。其中抗心肌缺血药物是冠心病药物治疗的基础，主要包括硝酸酯类、β受体阻滞剂和钙拮抗剂三大类。稳定期应以中药为主。

1. 气虚血瘀型 宜益气活血，化瘀通络。补阳还五汤加减。

药用：黄芪、党参（或太子参）、炙甘草、川芎、当归、赤白芍、红花、郁金等。

纳呆，便溏，加怀山药、白术、茯苓、莲肉；胸痛，胸闷，太息，加枳壳、片姜黄、香橼皮、佛手片、失笑散，或间服三七粉；胸闷，苔腻，加苍术、厚朴、半夏、瓜蒌皮、石菖蒲。

2. 心阳虚衰型 宜益气温阳，活血通络。保元汤、右归饮加减。

药用：黄芪、党参、桂枝、炙甘草、熟地、枸杞子、川芎、姜黄、淫羊藿、巴戟天、杜仲等。

下肢冷，夜尿多，加附片、鹿角片、仙茅；食少，纳呆，便溏，加干姜、白术；脉迟或结代，加人参、细辛，酌用麻黄；舌红，口干，加麦冬、生地、五味子、丹参；胸闷痛明显，加荜茇、高良姜；下肢浮肿，气喘，加附片、白术、赤芍、益母草、葶苈子。

3. 心阴亏损型 宜滋阴养心，活血清热。左归饮、天王补心丹加减。

药用：生熟地、麦冬、枸杞子、制首乌、山萸肉、当归、白芍、丹参、郁金等。

气短，加太子参、黄精；心悸失眠，加玉竹、酸枣仁、五味子、磁石；腰酸腿软，加女贞子、旱莲草、桑寄生；眩晕，面部烘热，肢麻，加天麻、钩藤、白蒺藜、龟板、珍珠母；心胸烦闷，灼痛，口干口苦，加黄连、瓜蒌、葛根、赤芍、丹皮。

4. 痰浊闭阻型 宜宣痹通阳，祛痰化浊。瓜蒌薤白半夏汤合桃红四物汤加减。

药用：瓜蒌、薤白、半夏、白蔻仁、枳壳、石菖蒲、桂枝、红花、川芎、郁金等。

口干口苦，舌红，苔黄腻，去桂枝、薤白，加黄连、丹参、赤芍、薏苡仁；心前区烧灼样痛，再加寒水石。

5. 气滞血瘀型 宜疏肝理气，活血化瘀。血府逐瘀汤、冠心Ⅱ号方加减。

药用：当归、赤芍、丹参、红花、桃仁、山楂、郁金、降香、川芎等。

痛甚，加失笑散、延胡索，酌用乳香、没药；舌有瘀点、瘀斑，加莪术、三棱，酌用水蛭；胸闷较剧，加檀香、香附、片姜黄；胸胁胀满，太息，加柴胡、川楝、合欢皮；胸脘胀痛，嗳气，加厚朴、半夏、苏梗、砂仁。

另外本病也可采用中药外治。按姜黄10份、乌头5份、血竭5份、胡椒1份、三七3

份、桂枝5份、麝香0.1份、川芎5份、薤白10份的比例，制成每张重1.5g的小膏药，敷贴心俞和膻中穴。隔日1次，15次为1个疗程。

中药注射液

葛根素注射液　能养心通脉，活血化瘀。每用0.3～0.4g加入生理盐水或5%葡萄糖液250～500ml中静脉滴注。

复方丹参注射液　能活血化瘀，通脉养心，行气止痛。肌注：每次2～4ml，每天1～2次；静注：每次4ml，用50%葡萄糖液稀释，每天1～2次。静滴20～30ml，用5%葡萄糖液200～500ml稀释，每天1次。

生脉注射液　能补气养阴，生津复脉，益气强心。肌注：每次5ml，每天2次；静滴：每次10～20ml，用5%葡萄糖液250～500ml稀释，每天1次。

参麦注射液　能益气固脱，滋阴生津，养心复脉。静推：每次20ml，用50%葡萄糖40ml稀释，每天1～2次；静滴：每次40～60ml，用5%葡萄糖液250～500ml稀释，每天1次。

（七）护理

1. 起居护理　保持环境安静，睡眠充分，午间适当休息。由于气候的寒暑晴雨变化对本病亦有影响，因此须防寒保暖，特别是严冬季节，清晨起床或夜间如厕时更要多加小心，动作宜慢。此外，大便时不可屏气或过分用力，若有便秘者可适当服用通便药物。

2. 饮食护理　饮食宜清淡而富于营养，多食瓜果、蔬菜，忌肥甘厚味、烟酒浓茶及暴饮暴食，只可适当饮淡茶及低度酒。应少食多餐，每次以不觉饱胀为度，一日可吃4～6餐。餐后宜卧床休息0.5～1小时，然后再适当活动。心功能不好及有高血压的患者，还应低盐饮食。

3. 保健护理　康复期患者应随身携带保健药盒，盒内置应急中、西药品，如硝酸甘油片(临时含舌下)、麝香保心丸（每次2～4粒，舌下含服)、复方丹参滴丸（5～8粒嚼碎含化)。绞痛发作时，立即平卧用药。如经用药仍不缓解，疼痛时间超过15分钟者，应紧急就医。

4. 情志护理　避免一切精神刺激，切勿大怒、大恐、大喜。观看电视、电影和小说书刊，需要加以选择，否则可致病情突变而生意外。

第五节　慢性阻塞性肺疾患

一、概述

慢性阻塞性肺疾患（COPD)，简称慢阻肺，是指由长期慢性支气管炎、支气管哮喘及肺气肿所导致的心肺功能障碍和体力活动限制。其病程可达数十年，为慢性进行性组织破坏性肺疾患，其导致的呼吸功能损害只能控制而无法完全治愈。若出现并发症，如肺心病、肺性脑病、呼吸衰竭，往往预后不良。本病在我国的患病率较高，是农村人口首位死因。本病在缓解期常为患者所忽视，因此，开展康复教育和康复治疗十分必要和紧迫。

2002年版COPD防治指南（讨论稿）将COPD描述为："是一种具有气道气流受限特征的疾病，气流受限不完全可逆，呈进行性发展，与肺部对有害颗粒物或有害气体异常炎症反应有关。肺功能检查对确定气流受限有重要意义。在吸入支气管扩张剂后，FEV1（第一秒钟用力呼气容积）<80%预计值，且FEV1/FVC（肺活量）<70%表明存在气流受限，并且不能完全逆转。为确定COPD的诊断，应努力提供标准化的肺功能检查。慢性咳嗽、咳痰常先于气流受限许多年存在；但不是所有咳嗽、咳痰症状的患者均会发展为COPD。有些COPD并无临床症状。COPD与慢性支气管炎和肺气肿密切相关。当慢性支气管炎、肺气肿患者肺功能检查出现气流受限，并且不能完全可逆时，则能诊断COPD。如果患者只有'慢支炎'和（或）'肺气肿'，而无气流受限，则不能诊断为COPD，可将慢性支气管炎视为COPD的高危期。"

二、病因

慢阻肺的主要病因及危险因素有吸烟、空气污染、职业暴露、呼吸道反复感染或过敏、出生时低体重，以及遗传等等。

易发生于中老年人，常有吸烟，经常接触粉尘、有害气体史，有慢性支气管炎、阻塞性肺气肿、部分支气管哮喘合并慢性支气管炎或肺气肿的患者易患本病。

三、临床表现

1．有慢性咳嗽，初起早晨加重，以后晚上也明显；咯痰为黏液性痰，合并感染时有脓性痰；气短为逐渐加重，活动后明显；有的患者发生喘息。在发病过程中，常有反复呼吸道感染，冬季发病多。随疾病进展，急性加重变得频繁。后期发生低氧血症和/或高碳酸血症，并可发生肺源性心脏病。

2．早期体征可不明显。通常胸部听诊可有呼气延长或呼气时有干罗音。随疾病进展出现胸部过度膨隆，前后径增加，横膈运动受限，呼吸音减低，心音遥远。此外两肺底或肺野可有湿性罗音和（或）干罗音。晚期患者呼吸困难加重，常采取身体前倾位，颈、肩部辅助呼吸肌参加呼吸运动。呼吸时常呈缩唇呼气。有口唇发绀及右心衰竭体征。

3．胸部X线检查：除可出现肺纹理增加、紊乱等非特征性改变外，主要为肺气肿改变，如肺容量增大、胸腔前后径增大、肋骨走向变平；肺野透明度增加，横膈位置降低，膈穹隆变平，心脏悬垂狭长，肺动脉及其主要分支增宽，肺野周围血管纹理减少纤细等。并发肺动脉高压及肺心病者，除右心增大X线征象外，还可有肺动脉圆锥膨隆、肺门血管影扩大、右肺下动脉增宽等。

四、诊断

根据病史、危险因素接触史、体征及实验室检查等资料，综合分析确定。肺功能检查是诊断COPD的金标准：FEV1/FVC<70%及用支气管扩张剂后FEV1<80%预计值，即可诊断为本病。早期轻度气流受限时可有或无临床症状。胸部X线检查有助于确定肺过度充气的

程度及与其他肺部疾病鉴别。

五、康复辨证

（一）中医学对本病的认识

慢阻肺属中医“肺胀”的范畴。是以咳嗽、哮喘等症日久不愈，肺脾肾虚损，气道壅滞不利，出现心中胀满，痰涎壅盛，上气咳喘，动后尤甚，甚则面色晦暗，唇舌发绀，颜面四肢浮肿，病程缠绵，经久难愈为特征的疾病。《灵枢·经脉》云：“肺手太阴之脉，……是动则病肺胀满，膨膨而喘咳。”《灵枢·胀论》云：“肺胀者，虚满而喘咳”。说明肺胀是一种虚实相兼的复杂证候。《金匮要略·肺痿肺痈咳嗽上气病》云：“咳而上气，此为肺胀，其人喘，目如脱状，脉浮大者，越婢加半夏汤主之。”不仅描述了肺胀的症状特点，还提出了治疗方药。经后世的不断补充完善，中医对肺胀已形成了一套完整的治疗体系。

本病的发生，多因久病肺虚，痰浊潴留所致，每因再感外邪诱使病情发作加剧。

1. 久病肺虚 如内伤久咳、支饮、喘哮、肺痨等肺系慢性疾患，迁延失治，痰浊潴留，气滞肺间，日久导致肺虚，成为发病的基础。

2. 感受外邪 肺虚卫外不固，外邪六淫每易反复侵袭，诱使本病发作，病情日益加重。

病变首先在肺，继则影响脾、肾，后期病及于心。病理因素主要为痰浊水饮与血瘀互为影响。病理性质多属标实本虚，但有偏虚、偏实的不同，多以标实为急。感邪则偏于邪实，平时则偏于本虚。

（二）辨证分型

1. 痰浊壅肺型 咳嗽痰多，色白黏腻或呈泡沫，短气喘息，稍劳即著，怕风易汗，脘痞纳少，倦怠乏力。舌质偏淡，苔薄腻或浊腻，脉小滑。

2. 痰热郁肺型 咳逆喘息气粗，烦躁，胸满，痰黄或白，黏稠难咯。或身热微恶寒，有汗不多，溲黄，便干，口渴舌红。苔黄或黄腻，边尖红，脉数或滑数。

3. 痰蒙神窍型 神志恍惚，谵妄，烦躁不安，撮空理线；或表情淡漠，嗜睡，昏迷；或肢体抽搐，咳逆喘促，咯痰不爽。苔白腻或淡黄腻，舌质暗红或淡紫，脉细滑数。

4. 肺肾气虚型 呼吸浅短难续，声低气怯，甚则张口抬肩，倚息不能平卧，咳嗽，痰白如沫，咯吐不利，胸闷，心慌，形寒汗出。舌淡或黯紫，脉沉细数无力，或有结代。

5. 阳虚水泛型 面浮，下肢肿，甚则一身悉肿，腹部胀满有水，心悸，喘咳，咯痰清稀，脘痞，纳差，尿少，怕冷，面唇青紫，苔白滑，舌胖质黯，脉沉细。

六、康复适应证

慢性阻塞性肺疾患的临床缓解期。

七、康复方案

慢性阻塞性肺疾患是一种常见的慢性病，通过全面的肺康复医疗措施，症状可明显改善，呼吸运动效率增加，生活自理能力加强，住院次数减少，从而可延长寿命，提高生活质量。

（一）康复教育

讲解疾病知识，如呼吸疾病的发生机理，病理生理等，提高患者自我保护和防治疾病的能力，明确康复医疗对自己的好处，解除对疾病的忧虑。要充分发挥患者的主观能动性。教育应深入浅出，可以利用录像电视或电影等视听教学法。讲解呼吸锻炼、体位引流、呼吸疗法或氧疗的仪器使用等内容时，一定要有示范和实际操作，在实践操作时详细辅导。

（二）饮食

一般应给予低脂、复合碳水化合物饮食。伴有高碳酸血症者则应予低碳水化合物饮食、高脂肪饮食，以减少二氧化碳产量。控制液体入量，维持电解质平衡。

肺阴虚患者，症见干咳少痰，痰中带血，咽干口燥，午后发热，潮热盗汗，舌红苔干，脉细而数等，应常食梨、银杏、百合、鸭肉、燕窝等食物。常用的药膳原料有银耳、麦冬、沙参、冬虫夏草、川贝等。

肺气虚患者，症见少气懒语，行动气喘，易出虚汗，易感冒，精神困倦，舌淡白或淡红，苔白润，脉缓慢无力等，宜常食鸡肉、鸡蛋、鹌鹑肉、鸽肉、冬笋、口蘑、菠菜、黄瓜、樱桃等食物。常用药膳原料有党参、白术、山药、大枣、茯苓、莲子、芡实、人参、黄芪等。

气血两虚患者，症见精神疲乏，气短懒言，食欲不振，面色萎黄，心悸怔忡，目眩耳鸣，爪甲枯萎等，宜常食鸡肉、鸭肉、猪肉、牛肉、鳝鱼、墨鱼等食物。常用药膳原料有党参、黄芪、当归、熟地黄等。

常用食疗与药膳方：

1. 四仁鸡子粥　白果仁、甜杏仁、核桃仁、花生仁各200g。捣碎，每日取20g，加水一小碗，煮数次沸腾，打鸡蛋1个，加冰糖适量服。

2. 猪肺三子煲　猪肺半具，诃子（捣碎）3g，五味子（捣碎）5g，葶苈子6g。猪肺切条状，药物用纱布包好，置砂锅内煮至猪肺烂熟，饮汤食肺。隔日1次。

3. 燕窝炖白及　燕窝、白及各10g。小火炖烂，每日早晚各服1次。

4. 椰子汁　新鲜椰子汁适量饮用。有强心利尿作用。

5. 米酒老茶树根　老茶树根50g。水煎去渣，以米酒兑入，睡前服。

6. 蜜酒蛤参散　蛤蚧1对，涂以蜜酒，火上烤脆，研末；人参研末。混匀。每日早、晚各1次，每次3g，温开水服。有补肺温肾纳气之功。

（三）运动

运动方式有行走、慢跑、登楼、游泳、踏车、做呼吸操、打太极拳、练气功等。应注意加强上肢运动。上肢运动在改善呼吸困难，增加运动耐力，改善胸腔顺应性，加强膈肌与腹肌活动性方面较下肢运动更具功效。

1. 运动强度　目标心率=〔0.6×（最高心率－基础心率）〕+基础心率。锻炼初始阶段，以较轻的运动负荷，较短的运动时间为宜，等逐渐适应后再延长时间。

2. 耐力和耐寒训练 耐力训练以步行为主，根据其心率调整步行的速度，每次锻炼以出现轻微气短、气急为度；耐寒训练有冷水洗手脸，按摩鼻、面、颈部等方式。训练时应检查患者安静时和训练后的呼吸、脉搏次数，观察气短、气促症状，测定横膈活动度。

3. 深腹式呼吸训练 由体疗医师指导，在高浓度负离子环境中进行。要求：全身放松，缩唇呼气（即将嘴唇缩成吹笛状，使气体通过缩窄的口形徐徐呼出，并收缩腹肌，推动膈肌上抬），先呼后吸，呼气经口，吸气经鼻，缩唇缓慢呼出，约10秒钟，呼尽余气，不可用力，闭气5秒，然后平缓均匀吸气5秒，屏气5秒；再缩唇呼气，反复循环。每次20分钟，早晚各1次。2～3月为一疗程。初练时由于方法要领不熟练，练习次数稍多便会出现头昏，故开始时每练10次左右要休息片刻。以后随锻炼时间的延长可逐渐增加次数，习以为常后便可随时随地做，平时一旦感觉有气短息促，即可进行腹式呼吸，以减轻症状。

4. 气功 “纳气功”对本病有一定疗效：

放松：呼吸自然，意念从头到足依次放松，重复3次。

贯气：分三条线，即吸气时，意念气从百会穴进，呼气时则分别按：①百会→印堂→人中→天突→膻中→丹田→会阴→两腿内侧→涌泉，②百会→五脏六腑→会阴→两腿内侧→涌泉，③百会→大椎→命门→两侧臀部→两腿外侧→涌泉这三条线意念气下贯，并意念排出体内浊气，重复三次。注意贯气时不一定一次呼气从百会直至涌泉，可以中途换气，但换气应在某一穴位上进行。吸气时意念停留该部，呼气时再继续下行。

纳气：仍自然呼吸或作腹式呼吸，切忌用力。意念集中在丹田，默默念“心想丹田”、“耳听丹田”、“眼内视丹田”。重复九次后养功片刻，再进行第二遍。反复进行，直至丹田有发热感。然后采用纳气呼吸，吸气时意念将丹田之气送入命门穴，用腹呼吸，重复九次。

收功：闭目，将手掌放丹田处（男左手在下，右手掌劳宫穴贴左手背外劳宫穴上，女子相反），作回旋按摩，男先顺时针后逆时针方向按摩各九次，女则反之。再于命门穴作如上按摩，然后两臂自然放下，两眼缓缓睁开，轻轻活动一下躯体，练功完毕。

每次练功约20分钟，每日一次。

除纳气功外，松静功、强壮功亦可练习。

（四）理疗

在物理疗法中，沐浴疗法比较适合本病康复。

海水浴：海水压力、海水冲击及游泳动作可使呼吸加深，从而提高呼吸功能。条件许可的季节，每日1次或隔日1次。每次以不超过30分钟为宜。

洞穴浴：洞穴内空气清新，含有大量的负氧离子，可使鼻咽部黏膜保持湿润，支气管得到松弛，改善肺的换气功能，提高血氧含量，故适用于本病患者。

日光浴：采用全身日光浴，时间不宜长。亦可用紫外线照射，先全身照射，然后分部穴位照射，即胸部（天突、膻中）、背部（大椎、肺俞、膏肓、膈俞）和腰部（肾俞、命门）轮流照射。痰多则加足三里、丰隆，易感冒则加合谷、涌泉。

（五）心理和娱乐

慢阻肺病人由于慢性缺氧及高碳酸血症，以及劳动能力、生活能力的下降，会产生一系列心理异常，如情绪恶劣、躁狂、焦虑、抑郁、过度的躯体关注、依赖性强等。对病人及时有效地进行心理疏导，有助于病情的康复和生活质量的提高。首先要改变病人对慢阻肺的消极态度，协助其解脱因呼吸困难而产生的焦虑，又因焦虑而产生呼吸困难的恶性循环。其次，应鼓励病人参加适当的活动，改善其躯体功能。另外，要及时发现潜在的躯体和心理方面的异常变化，防止病人因极度痛苦而感到绝望，甚至产生自杀行为。医护人员要多与病人交流，以满足病人对爱的需要，消除抑郁、孤独的心理。

娱乐疗法参照本章第四节“冠心病”。在其基础上可再选用歌咏疗法，其机理类似于深腹式呼吸法。

（六）中药

1．痰浊壅肺型　宜化痰降气，健脾益肺。苏子降气汤、三子养亲汤、六君子汤加减。

药用：白术、苍术、苏子、莱菔子、白芥子、厚朴、杏仁、陈皮、茯苓、麻黄、皂角、旋覆花等。若外感风寒，痰从寒化，寒重于饮而咳重于喘者，加桂枝、细辛、干姜、五味子、白芍、甘草；饮重于寒并兼有郁热而喘重于咳者，加厚朴、石膏、细辛、干姜、五味子；饮寒并重而喘咳并重者，加生姜、细辛、五味子、大枣；外感风热，痰从热化，热重于饮者，加石膏、生姜、大枣、甘草；饮重于热者，加细辛、干姜、五味子、白芍、石膏；饮热并重者，加厚朴、石膏。

2．痰热郁肺型　宜清肺化痰，降逆平喘。越婢加半夏汤、桑白皮汤加减。

药用：石膏、干姜、桑白皮、黄芩、白芍、金荞麦、款冬花、苏子、浙贝母、山栀等。痰多而黏稠，加瓜蒌、射干、海蛤壳；痰涌便秘，喘不能卧，加大黄、芒硝、葶苈子；身热甚，加生石膏、知母；口渴咽干，加天花粉、麦冬；咯痰气腥，配鱼腥草、冬瓜子、薏苡仁、芦根；头痛，恶寒，烦躁，加生石膏、桂枝、生姜。

3．痰蒙神窍型　宜涤痰、开窍、熄风。涤痰汤加减。另服安宫牛黄丸或至宝丹。

药用：橘红、竹沥、半夏、茯苓、制南星、竹茹、枳实；菖蒲、郁金、远志、僵蚕、地龙、钩藤、石决明等。高热谵语，神昏烦躁，舌红绛者，加黄连、天竺黄，兼服安宫牛黄丸。

出现痰蒙神窍，神志昏乱证候时，已不适宜进行康复医疗，应送医院相关科室就诊。

4．肺肾气虚型　宜补肺纳肾，降气平喘。平喘固本汤、补肺汤加减。

药用：人参、熟地、冬虫夏草、山萸肉、山药、紫河车、胡桃肉、补骨脂、鹿角片、肉桂、附子、五味子等。呼多吸少者，加紫石英、沉香、磁石、五味子、冬虫夏草；喘甚加服参蛤散；喘咳眩悸，肢体浮肿，小便不利，加茯苓、白术、白芍；面赤如妆，虚烦，加龙骨、牡蛎，平时常服紫河车粉。

5．阳虚水泛　宜温肾健脾，化饮利水。真武汤合五苓散加减。

药用附子、桂枝、黄芪、白术、茯苓、防己、葶苈子、川椒、车前子等。畏寒肢冷，加淫羊藿、鹿角片；舌红苔少，加熟地、山萸肉；神疲气怯，潮热盗汗，加人参、生地、沙参；水肿势重，加沉香、黑白丑、万年青根；水肿伴紫绀明显，颈脉怒张，上腹胀痛，加北五加皮、泽兰、红花；喘促心悸出汗，脉虚浮而数，重用人参、蛤蚧、五味子、山萸肉、牡蛎，或吞服黑锡丹，以防喘脱之变。

另外，本病也可采用中药外治。白芥子、延胡索各 20g，甘遂、细辛各 10g，共为末，加麝香 0.6g，和匀，在夏季三伏分三次用姜汁调敷肺俞、膏肓、百劳等穴，约 1～2 小时后除去。每 10 日敷 1 次。每年 1 个疗程。

（七）针灸推拿

1. 体针 肺俞、脾俞、肾俞、膏肓、气海、足三里、太渊、太溪、命门等穴。每次选 3～5 穴，用补法，隔日 1 次。

2. 水针 取胸 1～6 夹脊穴，每次选穴一对，每穴注射胎盘注射液 0.5～1ml，由上而下，逐日更换。亦可取肺俞、天突、定喘穴等，方法如上。

3. 头针 取双侧胸腔区。将毫针由后向前平刺 1.2 寸，快速小幅度捻转，留针 10～15 分钟。

4. 梅花针 取尺泽至鱼际手太阴肺经循行部、第 1～12 胸椎两侧足太阳膀胱经循行部、颈前两侧足阳明胃经循行部，分部轻叩，以皮肤微红为度，隔日 1 次。

5. 耳针 肺、脾、肾、心、气管、咽喉、神门、三焦、内分泌等。每周 1 次，每次埋针 3～5 穴，每天按压 3～5 次，每次 5 分钟。

6. 灸法 取大椎、风门、肺俞、膻中、肾俞、气海等，用麦粒灸，每穴每次灸 3～5 壮，10 天灸 1 次，3 次为一疗程。一般以伏天用此法为好。

7. 推拿 一般可用背脊拿提、束胸、摩按季肋下、揉风池、揉命门、捏合谷、揉血海等法。

胸穴按压有一定效果，以第 1～5 胸肋关节的下缘各一对穴为常用穴（相当于彧中、神藏、灵墟、神封、步廊），其他胸部敏感压痛点为配用穴。每次选 1～2 对穴，每穴按压 7～15 分钟，1 日 3 次，10 天为一疗程。

对有条件做自我按摩者，可嘱其每日做本病按摩功 1～2 次。方法是：①抹胸。两手交替由一侧肩部从上至下呈斜线抹至另侧肋下角部，各重复 10 次。②拍肺。两手自两侧肺尖部开始沿胸廓自上而下拍打各 10 次（自上至下拍打 1 遍算 1 次）。③捶背。两手握空拳置后背部，呼气时由里向外捶打，同时背稍前屈，吸气时由外向里捶打，同时挺胸，重复 10 次。④摩膻中穴。用手掌按于膻中穴，作顺逆时针方向按摩各 36 次。然后，根据具体兼症按摩有关穴位，若咳嗽或喉中痰堵不易咳出，可揉按天突穴（用拇指从天突穴向胸骨柄内面揉压，以有酸胀感为宜）。若气急息促，可用指尖叩打定喘穴。若痰多，可用手握成拳状，以指掌关节背侧捶打丰隆穴。

本病患者多易感冒，而感冒又可诱使本病发作，甚则引起并发症，因此，可让病人常做防感冒按摩功，方法是：擦鼻、点迎香、浴面等。

（八）护理

1. 戒烟　在COPD的任何阶段戒烟，都能延缓疾病的发展和恶化。

2. 预防感染　避免吸入刺激性有害气体，避免和呼吸道感染患者接触，在呼吸道传染病流行期间，应尽量避免去人群密集的公共场所。在流感季节到来之前应给予流感疫苗注射。

3. 吸氧　绝大多数患者有低氧血症，吸氧可使患者运动能力提高。夜间氧疗可防止肺动脉高压的发展，以及最终防止肺心病的发生。

长期氧疗的适应证如下：患者经治疗病情稳定者，相隔3周测定两次血气，在吸空气至少20分钟条件下，氧分压持续低于7.33kPa（55mmHg）者。或吸空气时氧分压在7.33～7.89kPa（55～59mmHg）之间，伴有肺心病和/或红细胞压积>55%者。

用双鼻导管或单鼻导管持续吸氧，流量为2升/分，可使血氧饱和度维持在88%～94%之间。

第六节　糖　尿　病

一、概述

糖尿病是一种常见的有遗传倾向的慢性代谢障碍性内分泌疾病。是由于体内胰岛素的相对或绝对不足，引起糖、脂肪和蛋白质代谢紊乱，导致高血糖及糖尿。临床典型表现为“三多一少”（多食、多饮、多尿，体重减轻）。糖尿病可引起多种并发症，严重危害着人类的健康与生命。

糖尿病有原发性和继发性两类。原发性糖尿病占绝大多数，继发性糖尿病较少见。本节主要论述原发性糖尿病。

当前，各国糖尿病患病率均呈上升趋势，据WHO 1997年报告，全世界已诊断者约1.35亿，到2025年将突破3亿。在发展中国家如中国、印度等增长速度达到了200%，远远超过发达国家的45%增长率。

二、病因

糖尿病的病因目前仍不完全清楚。得到公认的病因有：

（一）遗传

糖尿病本身并不能通过基因遗传，遗传的是对糖尿病的易感性。

（二）环境因素

Ⅰ型糖尿病患者常在某些病毒感染后发病，其中以上呼吸道和肠道感染占绝大多数；Ⅱ型糖尿病患者常因多食、肥胖、体力活动少，或应激而诱发。

（三）自身免疫因素

自身免疫因素是Ⅰ型糖尿病的重要发病原因。Ⅰ型糖尿病患者中可检出多种自身抗体，如胰岛细胞抗体（ICA）、胰岛素自身抗体（IAA）、胰岛细胞膜抗体（ICSA）、胰岛素原自身抗体（PAA）和胰岛素受体自身抗体（IRAA）等。

（四）综合因素

最近有人提出X综合征的概念，其含义包括肥胖、高血压、脂肪代谢紊乱、纤溶作用失调、糖耐量低减、非胰岛素依赖型糖尿病等。这些病变有着共同的病理基础，即高胰岛素抵抗。

三、临床表现及并发症

（一）症状和体征

糖尿病典型症状为“三多一少”。

多尿：包括尿量增多和排尿次数增多，每日总尿量可达3～5L，高至10L，尿量常与尿糖含量成正比。

多饮：多尿使体内失去大量水分，而口渴多饮。饮水量与血糖浓度、尿量及尿中失糖量成正比。

多食：食欲亢进，食量增多。中年以上轻型患者因多食而肥胖。若突然食欲降低、厌食，应注意有感染、酸中毒、酮症等并发症发生。

消瘦：幼年型及重症患者消瘦严重，体重下降可达数十斤。体力虚弱。

皮肤瘙痒：尤其女子外阴瘙痒是常见的症状。

此外，合并眼部并发症时视力减退，眼底出血；合并肾病时水肿，贫血；合并神经病变时肢体酸痛、麻木，性欲减退，大小便失禁及膝腱、跟腱反射减退或消失等。

（二）并发症

各种严重的并发症是糖尿病致死、致残的主要原因。

1．血管病变 是糖尿病最严重的并发症之一。表现为高血压、高血压性心脏病、冠心病、心肌梗死、脑出血、脑血栓形成及周围血管病变，以及以肾脏及眼底病变为典型的微血管病变，表现为蛋白尿、水肿，最终发生肾功能衰竭、失明。

2．神经病变 常见症状为两下肢麻木伴有针刺样、烧灼样感觉异常，四肢远端对称性“手套、袜套型”感觉障碍，运动障碍，肌无力，肌痛，肌萎缩，多汗或少汗，体位性低血压，腹泻（常于饭后或夜间发作），便秘，尿潴留，尿失禁，阳痿等。

四、诊断及分型

1999年世界卫生组织（WHO）认可的糖尿病诊断标准为：

①有典型糖尿病症状（多尿、多饮和不能解释的体重下降）者，任意血糖≥11.1mmol/L（200mg/dl）；②空腹血浆血糖（FPG）≥7.0mmol/L（126mg/dl）；③餐后2小时血糖（2hPG）>7.77mmol/L（140mg/dl），<11.1mmol/L（200mg/dl），为糖耐量损伤（IGT）；④FPG≥6.11mmol/L（110mg/dl），<6.99mmol/L（126mg/dl），为空腹血糖损伤（IFG）。

糖尿病可分为以下四大类型：

1. Ⅰ型糖尿病 即胰岛素依赖型。因胰岛素β细胞自身免疫性破坏，导致胰岛素绝对缺乏。

2. Ⅱ型糖尿病 即非胰岛素依赖型。因胰岛素抵抗或胰岛素分泌不足导致。

3. 妊娠糖尿病 只限于妊娠期内发现的糖尿病，分娩6周后必须重新检验，再确定有无糖尿病。

4. 其他特殊类型 β细胞功能缺陷、胰岛素作用遗传缺陷（如胰岛素基因及受体异常）、胰外分泌疾病（如慢性胰腺炎、纤维钙化、肿瘤等）、其他内分泌疾病（如生长激素瘤、嗜铬细胞瘤等）、药物或化学性损伤、病毒感染（如先天性风疹病毒、巨细胞病毒、柯萨奇病毒等）、特殊免疫调节异常（如抗胰岛素受体抗体、自发性胰岛素抗体）、其他伴糖尿病的遗传性代谢病等，可出现与上述类型不同的糖尿病表现。

五、康复辨证

（一）中医对本病的认识

糖尿病属于中医“消渴证”范畴，又有消瘅、鬲消、肺消、消中等名称。认为其病因病机及演变的规律为：阴虚为糖尿病发生的实质，气虚是糖尿病不愈之症结，血瘀是糖尿病合并症的关键，阴阳两虚是糖尿病发展的趋势。

1. 饮食不节 过食肥甘、醇酒厚味，损伤脾胃，脾失健运，酿成内热，消谷耗津，发为消渴。

2. 情志不调 五志过极，郁而化火，消烁津液，引发消渴。

3. 房室不节 恣情纵欲，肾虚精耗，肾虚固摄无权，精耗则气不化津，故小便多而消渴。

4. 热病火燥 火燥之消渴，指天时岁令多火热，或热病燥热所致，热病火燥伤阴引发消渴。

5. 瘀血阻络 热灼、阴伤导致血行黏滞，形成瘀血，表现为血管病变。

6. 脾虚不摄 脾气亏虚，脾不散精，水谷之精微蓄积于血中，致使血糖升高；脾不收摄，使水谷精微随小便漏泄于下，而见糖尿。

（二）辨证分型

1. 肺胃燥热型 烦渴引饮，消谷善饥，身体渐瘦，小便频数量多，尿色混浊而黄。舌红少苔，脉滑数。治以清热生津止渴。

2. 脾胃气虚型 口渴引饮，能食与便溏并见，或饮食减少，面色萎黄，精神不振，体乏无力。舌淡苔白而干，脉细弱无力。

3．肾阳亏损型 尿频量多，浊如脂膏，味甜，口干舌燥，或渴而多饮，五心烦热，头晕乏力，腰膝酸软，遗精失眠。舌红，脉细或细数。

4．阴阳两虚型 乏力自汗，形寒肢冷，面色黧黑，腰膝酸软，耳轮焦干，多饮多尿，甚则饮一溲一，混浊如膏。或浮肿少尿，或五更泄泻，阳痿早泄，舌淡，苔白而干，脉沉细无力。

六、康复适应证

1．糖尿病经临床治疗，症状减轻，血糖相对稳定。

2．糖尿病的并发症。如动脉硬化、高血压、化脓感染、视网膜病变等。

七、康复方案

近年来国际上糖尿病研究的重点，是如何降低糖尿病发病率、如何减少糖尿病并发症这两个中心问题。后者则是糖尿病康复的中心目标。

（一）康复教育

据国际糖尿病联盟的资料，糖尿病人有50%～80%不甚了解有关知识。因此，进行康复教育，使病人主动参与治疗，才能达到康复目标。

康复教育的主要内容有：①向康复对象介绍有关知识，包括症状、诱发因素、危害性、血糖控制的重要性及病人应采取的态度；②糖尿病基本饮食原则，包括标准热量的计算，食物成分的选择，定时定量进食的重要性，加餐的时间和必要性；③运动的重要性，何时活动有助于康复，运动量的掌握；④口服降糖药物的种类、作用原理和时间、如何选择、服用方法；⑤胰岛素的种类、使用方法等；⑥自我监测，分段尿留取和尿糖测试方法，微量血糖测定方法，定期检查并发症；⑦掌握情绪、饮食、运动和药物之间的关系；⑧掌握特殊情况下的对策，如发热、感染、低血糖、情绪波动时的应对措施；⑨糖尿病足的自我保健；⑩什么情况下应去急诊，糖尿病酮症酸中毒及高渗昏迷综合征的先兆；⑪便秘与视网膜病变、心脑血管病变危险性的关系；⑫其他药物对胰岛素敏感性的影响。

（二）饮食

饮食治疗是糖尿病最重要和首选的一种康复疗法，其原则为：主食宜精，不宜细；品种宜杂，不宜单；副食宜素，不宜荤；肉蛋宜少，不宜多；蔬菜宜多，不宜少；口味宜淡，不宜咸；吃饭宜慢，不宜急；嚼食宜细，不宜粗；吞咽宜慢，不宜快；饭量宜少，不宜多；喝水宜多，不宜少。

1．主食和食物成分 主食：休息者每日200～300g，轻体力劳动者每日250～350g，中等体力劳动者每日300～400g，重体力劳动者每日350～500g。食物成分比例为：碳水化合物55%～65%；蛋白质15%～20%，每日0.8～1.2g/kg；脂肪25%～30%，每日0.6～1.0g/kg，饱和脂肪酸/不饱和脂肪酸的比值＜1，胆固醇＜300mg；纤维素成分＞35g。少吃或不吃薯类食品，适当吃一些燕麦、莜麦、荞麦、苦荞麦等粗粮。

2. 定时、定量 病情稳定者，按早餐1/5，午晚餐各2/5或各餐1/3；病情不稳定者，除3餐外，可在中间加餐，睡觉前可食用一些含蛋白质的食品。

3. 食品交换 可分为米谷类、蔬菜类、水果类、瘦肉类、乳制品类、油脂类共六大类进行等热量的交换食用。如大米50g相当于咸面包75g、生切面60g、玉米面50g、绿豆或红豆75g；牛奶250ml相当于奶粉30g、豆浆350ml；瘦肉50g相当于鸡蛋1个、豆腐干50g；烹调油9ml相当于花生米15g、芝麻酱15g、瓜子30g。

4. 微量元素 糖尿病人普遍缺铬；Ⅱ型糖尿病人低镁。补充三价铬有助于血糖控制，调节异常血脂，改善一些症状。补镁可改善胰岛β细胞的反应性，增强胰岛素的作用，有利于减低胰岛素抵抗。

5. 瓜果蔬菜 轻型及病情稳定者可进食少量水果。宜选用含糖量较少、维生素及纤维素较多的新鲜水果，如橘子、菠萝、梨、苹果、橙子、葡萄、樱桃、杨梅、荔枝、柠檬等。不吃大枣、香蕉等含糖高的水果，多吃黄瓜、菜瓜、西红柿等瓜果。所有水果类一次进食量都不宜过多，一般水果在50g以下，瓜果不宜超过150g。绿色蔬菜不做严格限制，每天0.75kg左右比较适宜。有色蔬菜如西红柿、南瓜和茄子等实际上含糖量不高，可以常规食用；胡萝卜、洋葱和蒜苗含糖量将近10%，不宜多食。

食疗药膳方选介：

1. 猪胰汤 猪胰1具，生薏苡仁30g，黄芪60g，怀山药120g。先将猪胰洗净，入群药煎煮作汤，澄汁饮用，不拘时。能益气健脾，润燥止渴。

2. 玉米须炖龟 玉米须100g，乌龟1只，姜、葱、黄酒、食盐各适量。乌龟去头、爪和内脏，与玉米须（纱布袋包）一起入砂锅，加调料炖熬。功效养阴补血，消渴降压，可用于糖尿病合并高血压。

3. 西洋参粥 西洋参3g，麦冬10g，淡竹叶6g，粳米50g。麦冬、淡竹叶加水煎取汁，粳米加入煎汁中煮粥，等粥将熟时加入西洋参片共煮至稠。功效养阴生津，润肺清热。用于气阴不足之糖尿病。

4. 猪髓羹 猪髓100g，红枣150g，莲子100g，木香3g，甘草10g。莲子去芯，与红枣、木香、甘草洗净后入纱布袋中，连同猪髓入锅加水煮至汤浓，莲子熟烂。功效补阴益肾。用于阴虚型糖尿病。

5. 软炸怀药兔 山药50g，兔肉250g，鸡蛋5个，猪油500g，湿淀粉50g，绍酒、酱油、食盐、白糖、味精适量。山药切片烘干碾成细粉。兔肉洗净，切成约2cm的方块，加入绍酒、酱油、食盐、白糖、味精拌匀。取鸡蛋加入山药粉、湿淀粉调成蛋糊倒入兔肉内合匀。猪油烧至八成热，入兔肉翻炸至金黄色。功效补中益气，止渴。用于气阴不足之糖尿病。

6. 葛根粉粥 葛根粉30g，粳米50g。葛根切片，水磨，澄取淀粉，与粳米同煮至粥稠。功效生津止渴，清热除烦。用于老年糖尿病患者。

7. 生地粥 生地黄25g，粳米75g。生地细切后，加适量水熬半小时倒出汁，再复熬1次，两次煎汁合并，浓缩成100ml。粳米煮成粥，趁热时加入生地汁，搅匀。功效滋阴益胃，凉血生津。

8．木耳山药粥 白木耳3g（或黑木耳10g），粳米100g。木耳泡软，煮熟烂。山药洗净切小块，与粳米和木耳共煮为粥。具健脾凉血作用。用于老年性糖尿病。

9．玉米须胡萝卜粥 玉米须20g，胡萝卜150g，小米100g。玉米须加水熬汁去渣，取玉米须汁、胡萝卜块、小米共煮为粥。有利尿清热作用。

（三）运动

运动为糖尿病的次选康复措施，原则为：因人而异，循序渐进，持之以恒。

Ⅰ型糖尿病不宜空腹活动。降糖药物作用高峰时不宜活动。空腹血糖＞11.1mmol/L（200mg/dl），或餐后两小时血糖＞16.6mmol/L（300mg/dl）则不宜多活动。一般在餐后一个半小时后活动。每次活动45～60分钟，每周5～6次。

1．活动强度 最佳的活动强度为：主观感觉微微出汗，全身轻松，食欲不减为合适。客观指标为活动时的最快心率＝170－年龄。

2．运动方式 散步、做健身操、打太极拳、练气功、骑自行车、打台球和滑冰、游泳等均可。糖尿病简易体操是一种最好的康复锻炼，其法为：仰卧床上，双眼直视屋顶，两足尖伸直，在腹式吸气的同时，从床上抬起腰部，呈“反弓状”，然后再吐气，缩回腹部，腰落回床上，如此每天早晚各做两次。

3．气功 气功对糖尿病有较满意的康复作用，尤其对老年糖尿病效果更好。多种功法对内分泌系统有直接或间接的影响，对改善临床症状、降低血糖和尿糖均有一定作用。常规功法有放松功、内养功两种。前者对伴有高血压、冠心病者较适用，后者则不宜用于糖尿病合并冠心病的患者。

若已并发白内障、雀目等，可加练五轮转动法。即随吸气上举两手，食指按于眼睑下承泣穴，经瞳子髎、丝竹空、阳白穴上推按至头临泣穴，随呼气两手指向下经曲差、眉中、攒竹等穴按摩至睛明穴为1次。随调息之吸呼气，重复上述动作，时间少可揉按8次，时间充足则揉按64次，以眼部发热，感觉舒适为度。

（四）沐浴

1．温水浴 病情较轻者可予以37℃～38℃温水擦浴或进行全身性温水浴，前者3～5分钟，后者15～20分钟。其目的在于调整植物神经功能，促进碳水化合物的代谢过程而使全身情况得到改善。

2．矿泉浴 硫化氢泉浴对基础代谢有调节作用，能使血糖下降。一般适宜温度是34℃～36℃，每次10～20分钟，每日或隔日1次，12～15次为一疗程。进行硫化氢泉浴时，室内应通风良好，采用必要的防护措施，以免发生中毒。

此外，还可选择重碳酸钠泉、碳酸泉、氯化氡泉泉浴等。每日或隔日1次，每次15～20分钟，12～15次为一疗程。

3．空气浴、森林浴、日光浴 根据病人具体情况选用之。

（五）心理

情绪因素在糖尿病的病程中所起的作用非常重要。紧张、激动、压抑、恐惧等不良情绪，使生长激素、去甲肾上腺素、胰高血糖素、肾上腺素和肾上腺皮质激素的分泌大量增加。这些激素不仅升高血糖，更能与胰岛素对抗。因此，改善病人的情绪状态，是糖尿病康复的重点之一。心理康复要求病人尽量做到：心胸宜宽，不宜窄；情绪宜稳，不宜急；心情宜乐，不宜悲；精神宜松，不宜紧。

1．心理支持　通过解释、说理、疏导、安慰等，进行支持性心理治疗，以帮助病人消除各种消极情绪。

2．认知疗法　帮助病人对糖尿病基本知识有所了解，消除不适当的预测、误解和错误信念，提高治愈疾病的信心。

3．行为疗法　某些行为疗法技术可帮助病人遵从药物治疗和饮食控制计划，包括血糖自我监测，行为强化，行为塑造疗法等。

4．娱乐疗法　根据病人的病情、兴趣、特长，选择合适的娱乐疗法，如音乐、弈棋、垂钓等。

（六）中药

1．辨证处方

（1）肺胃燥热型：宜清热生津止渴。白虎加人参汤合益胃汤加减。

药用：石膏、知母、甘草、党参、沙参、麦冬、生地、玉竹、天花粉、芦根等。口渴甚，加大天花粉用量；便秘，加大黄；口舌生疮，加黄连。

（2）脾胃气虚型：宜益气健脾、生津止渴。七味白术散加减。

药用：党参、茯苓、白术、葛根、木香、甘草、藿香、山药、扁豆等。食欲不振，加鸡内金、砂仁；体乏无力甚者，加黄芪；便溏者加苍术、薏苡仁。

（3）肾阴亏损型：宜滋阴补肾。六味地黄丸加减。

药用：熟地、怀山药、丹皮、泽泻、茯苓、山萸肉、女贞子、玉竹等。虚火甚者，加知母、黄柏；烦渴多饮，加天花粉；失眠，加旱莲草；视力减退，加枸杞子、菊花；气短乏力，加人参、黄芪。

（4）阴阳两虚型：宜滋肾温阳。金匮肾气丸加减。

药用：熟地、怀山药、丹皮、泽泻、茯苓、山萸肉、肉桂、附子、淫羊藿、枸杞子、覆盆子、锁阳等。乏力自汗，加黄芪；多尿或尿液混浊，加益智仁、菟丝子、生白果；少尿浮肿，加黄芪、白术、防己；五更泄泻，加补骨脂、五味子、吴茱萸、肉豆蔻；阳痿、早泄，加鹿角胶、仙茅。

2．中成药　治疗糖尿病的中成药品种繁多，选介如下：

（1）消渴丸：由黄芪、生地、花粉、优降糖（每丸含0.25mg，即10丸中含1片优降糖）等药组成。能滋肾养阴、益气生津，主治Ⅱ型糖尿病。本品严禁与优降糖同时服用。

（2）降糖舒：由人参、生地、熟地、黄芪、黄精、刺五加、荔枝核、丹参等22种中药组成。能益气养阴，生津止渴。主治Ⅱ型糖尿病无严重并发症者。Ⅰ型糖尿病及有严重并发症者不宜服用。

(3) 玉泉丸：是据清代名医叶天士治消渴病的处方制成。现市场出售的玉泉丸是在第一代玉泉丸基础上加葛根、花粉、生地、五味子等中药研制而成的。能益气生津、清热除烦、滋肾养阴。主治Ⅱ型糖尿病轻、中型患者及老年糖尿病。长期服用部分患者有胃肠道反应。

(4) 地黄丸系列：六味地黄丸、麦味地黄丸，能滋阴补肾，主治Ⅱ型糖尿病属肝肾阴虚者；金匮肾气丸，能补肾温阳，主治Ⅱ型糖尿病证属肾阳虚者。六味地黄丸、麦味地黄丸、金匮肾气丸不仅有降糖作用，而且还有降脂作用。但阴虚化热型糖尿病不宜服用。

(5) 石斛夜光丸：由天冬、人参、茯苓、生地、菟丝子、菊花、草决明、杏仁、枸杞子、牛膝、五味子、石斛、苁蓉、枳壳、青葙子、防风、犀角、羚羊角、黄连等组成。能滋补肝肾、养肝明目。对糖尿病视网膜病变及糖尿病性白内障早期有一定疗效。

另外本病也可采用中药外治。药物敷脐：取石膏 5g，知母 2g，生地 0.6g，党参 0.6g，炙甘草 1g，玄参 1g，天花粉 0.2g，黄连 0.3g，粳米少许，制成粉剂，放阴凉处保存备用。每次取粉 250mg，加盐酸二甲双胍 40mg，混合敷脐，上盖以药棉，外用胶布固定。每 5～7 天换药 1 次，每 6 次为一疗程。

（七）针灸推拿

1．体针 主穴：脾俞、膈俞、胰俞、足三里、三阴交。多饮烦渴加肺俞、意舍、承浆；多食易饥、便秘加胃俞、丰隆；多尿、腰疼、耳鸣加肾俞、关元、复溜；神倦乏力、少气懒言、腹泻加胃俞、三阴交、阴陵泉。针刺方法用缓慢捻转，中度刺激，平补平泻法，每日或隔日一次，每次留针 15 分钟，出针前重复运针一次再指压。10 次为一疗程。疗程间隔 3～5 日。

并发眼目病症者，取承泣、四白、巨髎、三阴交、足三里、内庭，留针 10 分钟，隔日 1 次。并发痈疽者，取曲池、尺泽、三阴交、足三里等穴，留针 15 分钟左右，隔日 1 次。

2．水针 取肺俞、脾俞、胰俞、肾俞、三焦俞、曲池、足三里、三阴交等，每次选 2～4 穴，每穴注入红花（或当归、黄芪）注射液 0.5～2ml，隔日 1 次，5 次为一疗程。

3．耳针 主穴为胰、内分泌，辅穴为肾、三焦、耳迷根、神门、心、肝等，用毫针法隔日 1 次，或用压丸法，3～7 天复诊 1 次，每次选 3～4 穴。并发白内障，则取眼区，留针 15～30 分钟，隔日 1 次，20 次为一疗程。或在眼、肝、肾、肾上腺、心、交感诸穴中找敏感点贴王不留行子，每次选 2～3 穴，3～5 天换 1 次，两耳交替进行。

4．梅花针 取胸 6～12 夹脊，腰 1～6 夹脊部，用梅花针轻叩或中等强度叩刺，每次 5～10 分钟，隔日 1 次，10 次为一疗程。

5．艾灸 ①承浆、意舍、关冲、然谷；②水沟、承浆、金津、玉液、曲池、劳宫、太冲、行间、商丘、然谷、隐白；③承浆、太溪、支正、阳池、照海、肾俞、小肠俞、手足小指（趾）尖。每次选一组穴位施灸，交替使用。

下列情况下不宜针灸：①合并皮肤感染、溃疡者；②孕妇糖尿病患者。

6．推拿 一般可推脊椎两侧，并由上而下摩擦背部，揉背部俞穴，捏捻脚趾。并发眼疾者，则可按、推、摩上丹田，点按双眼内眦部，轻揉上下眼睑。

有条件做自我按摩者，可嘱其经常按摩承浆、中脘、关元、期门及肾俞穴，每穴按摩18~36次，并配合腹式呼吸。

（八）护理

1. 禁烟酒　烟碱能刺激肾上腺素的分泌，使肝糖原分解加速，血糖升高。吸烟还能促进儿茶酚胺分泌增多，可引起冠状动脉痉挛，使冠心病迅速发展。酒精可抑制糖异生过程，而引起低血糖。

2. 防止低血糖　运用胰岛素治疗的患者，衣袋里应放几块糖，如发生低血糖反应，及时吃糖，可在短时间内将低血糖纠正，以免造成脑组织的严重损害。

3. 预防感染　尤其是老年病人，由于病史长，皮肤组织长期含糖量高，加之血液循环较差，皮肤抵抗力低，更应注意皮肤保健。

4. 病情监测　应经常进行病情监测，并建立个人病情监测档案。

（1）自我监测：尿糖测定，每日测4段尿糖（上午、下午、睡前、夜间）；定期自测微量血糖，每周1~2次测空腹及3餐后2小时血糖；定期自测体重、血压、心率；经常检查皮肤尤其是足部皮肤颜色，有无破溃、感染；自测足背动脉的搏动。

（2）定期就诊：每月一次常规门诊。若尿蛋白始终阴性，可半年查一次尿微量蛋白排泄率。3个月化验1次肝肾功能；半年做1次血脂分析；每年检查1次眼底、皮肤微循环、四肢血流图、周围神经传导速度、胸片、心电图。

第七节　老年性痴呆

一、概述

老年性痴呆又称早老性痴呆，是临床上一组以智能显著减低为特征的神经精神科疾病的总称。临床特征是进入老年期或老年前期后，记忆力、智能、语言、认知能力、计算力、判断力、性格、感情以及意志活动等各方面的机能全面低下，大脑高级神经系统功能全面障碍；在病理上，表现为大脑各皮质区发生全面的、弥漫性的萎缩，是一种大脑的器质性疾病。本病严重影响工作、社交及生活自理能力，但无或偶有意识障碍。由于发病潜隐，早期不易发现，病程迁延，不易控制，因此给患者和家属以及社会都造成了极大的痛苦和负担。

痴呆的主要类型是阿尔茨海默病（Alzheimer disease，AD）和血管性痴呆（vascular dementia，VD，或叫多发性梗死性痴呆），约占总数的80%左右，其他原因所致的痴呆则为数不多。本文主要讨论AD和VD。

西方国家AD患病率占2.5%，VD占0.9%，两种并存占0.9%，其他类型痴呆占1%，AD的患病率随年龄的增高而上升。东方国家的研究结果则相反，日本的报道为VD占2.0%，AD占1.2%，其他原因导致的痴呆约占1.6%。该病现已被公认为致人死命的第四大杀手。随着人类文明水平的不断提高，越来越多的地区和国家逐渐进入老年化社会，老年痴呆的发病率也将越来越高。

二、病因

老年痴呆症的病因目前尚不完全清楚，比较公认的病因如下：

（一）遗传

最为肯定的是遗传因素，约70%的AD发病与遗传有关。

（二）年龄

脑组织出现老年斑（SP），神经元纤维缠结（NET），神经颗粒空泡变性，是AD的病理特征。这些特异性改变与增龄有密切关切。

（三）自由基损伤

自由基损伤引起细胞凋亡，从而导致AD的发生。氧自由基能促进β-淀粉样肽的聚积，使其在脑内过度活跃，导致神经元退行性改变。

（四）外伤

头颅外伤可导致脑震荡、脑挫裂伤、神经纤维撕裂伤，引起β-淀粉样斑块的形成或弥散化，导致AD的发生。

（五）铝中毒

铝容易沉积在大脑皮质、海马、室中隔、颞叶、杏仁核、枕叶，其中在海马中含量最高。铝进入脑内，引起神经元缠结或促进蛋白释放3价铁离子，产生高毒性自由基，通过自由基的损伤作用，引起神经元死亡，从而导致AD的发生。

（六）血管病变

是导致血管性痴呆发生的直接病因。脑动脉硬化、脑卒中、高血压病、心脏病、糖尿病、高脂血症、高黏血症等疾病是引起脑动脉硬化，进而导致痴呆的主要原因。

（七）其他

维生素缺乏，免疫功能降低，丧偶，病毒感染，低经济水平，缺乏体育及脑力锻炼，钙离子含量过低，情绪抑郁，吸烟，酗酒，独居等，虽然不直接导致老年性痴呆，但都是十分重要的诱因。

三、临床表现及实验室检查

多发病于50岁前后，亦有30岁发病的报道。大致分为三个阶段。第一阶段，表现为记忆力减退，判断力下降，时间定向障碍，不能对问题进行分析、思考、判断，仍能做熟悉的日常工作，但对新事物却表现出茫然难解，情感淡漠，常有多疑。第二阶段，表现为各种神经症状，可见失语、失用和失认及其他认知缺损的局灶性神经系统症状。情感由淡漠变为急躁不安，常走动不停。第三阶段，进入晚期，为全面痴呆状态及运动系统障碍，包括肌强直和肢体屈曲。

AD 早期脑电图改变相对不明显，以后渐呈弥散性漫波，CT 扫描显示广泛性脑萎缩。

VD 患者脑电图可呈局限性异常，脑 CT 显示有脑萎缩，同时亦可见多处低密度区，其发生的部位以双侧基底神经节、大脑半球、额叶、颞叶为多见。磁共振成像（MRI）可清晰显示腔隙梗死。正电子发射断层扫描（PET）亦能通过显示散在的代谢降低区，提示多发性脑梗死。

四、诊断

（一）阿尔茨海默病

中华医学会关于 AD 的诊断标准如下：

1．符合脑器质性精神障碍的标准。

2．起病缓慢，以逐渐加重的痴呆为主要临床症状，病情发展可暂时停顿，但不可逆。

3．需排除以下疾病：①脑血管病及其他脑器质病变所致的痴呆；②抑郁症等精神障碍所致的假性痴呆。

（二）血管性痴呆

中华医学会关于多发性脑梗死性痴呆（MID，最常见的脑血管性痴呆）的诊断标准如下：

1．符合脑血管病所致精神障碍的诊断标准。

2．有脑血管病的证据，如多次缺血性卒中发作、局限性神经系统损害体征和 CT 检查阳性结果等。

3．智能障碍为主要临床表现，早期为局限性，且人格相对保持完整，晚期有人格改变。

4．起病缓慢，病程波动或呈阶梯性，但总的趋向是进行性的。

五、康复辨证

（一）中医学对本病的认识

中医对痴呆认识较早。《灵枢·海论》记载："髓海不足，则脑转耳鸣，胫酸眩瞀，目无所见，懈怠安卧。"《灵枢·天年》亦曰："六十岁，心气始衰，苦忧悲，血气懈惰，故好卧……八十岁，肺气衰，魄离，故言善误矣。"汉代华佗始称之为"痴呆"。其后又有"文痴"、"愚痴"、"呆痴"等记载。关于痴呆的专论，首见于明代的《景岳全书》"癫狂痴呆"专篇，对痴呆的病因、病机、症状和治法都有较详细的论述。清代陈士铎《辨证录》中亦有"呆病门”专论。到了近代，中医对痴呆进行了广泛的研究，极大地丰富了本病的病因病机及证治内容，而且使本病诊治趋于系统化和规范化。其病因病机主要有如下几点：

1．年老体弱 年老之人，肾精不足，不能生髓充养于脑；或因气血亏虚，脑神失养，渐成愚呆之证。

2．情志所伤 情志损伤，气机郁结，久生痴呆；或肝气郁结日久，横逆犯脾，痰浊内生，上蒙清窍；或气郁血行不畅，瘀阻脑络而致本病。

3．饮食失调 酒食不节或嗜食肥甘，脾胃受损，痰浊内生，上蒙脑神，或脾胃虚损，久则气血生化不足，脑神失养而渐成本病。

4．中毒外伤 长期接触铅、银、汞、铝等，防护不善，或吸进一氧化碳、氯气等，损伤脑腑而使脑功能失常，或因跌仆撞击，伤及头部，致瘀血阻窍而成痴呆。

5．久病迁延 原先有癫痫、中风、狂证等病证，如狂证迁延，痰留不去，进而阻塞清窍而发此病。

本病属神志病变，病位在脑，与心肝脾胃肾功能失调密切相关。本病以虚为主，以实为标，临床多见虚实夹杂之证。脏腑虚损、气滞、血瘀、痰阻互为影响，在发生发展过程中，其病机可相互转化，互为影响。

（二）辨证分型

1．肾虚髓减型 智能减退，腰膝酸软，倦怠思卧；表情呆板，思维迟钝，善惊易恐，脑转耳鸣，步履沉重，行走艰难，或有幻听，面颊潮红，小便失禁，大便自遗。偏肾阴虚者，舌红苔少，脉细数；偏肾阳虚者，舌淡苔薄，脉沉细。

2．心肝阴虚型 智能减退，喜怒不定，心悸；烦躁不安，两目昏花，四肢拘急，少寐，耳鸣耳聋，舌红苔少，脉弦细数。

3．心脾两虚型 智能减退，面色晄白，体倦思卧；神情淡漠，忧虑少欢，心悸，气短乏力，面色黄，四肢不温，不欲饮食，舌质淡，苔薄白，脉细弱。

4．痰浊阻窍型 智能减退，头重如裹，纳呆脘胀，痰多吐涎；神情呆板，沉默少言，形体肥胖，动作迟缓，肢体困重，脘闷不饥，泛恶欲呕。痰浊化热者，或见昏睡，或见狂躁不安。舌体胖大，舌质淡，苔白腻，脉滑。痰热者舌质红，苔黄腻，脉滑数。

5．气滞血瘀型 智能减退，头痛如刺，口唇爪甲青紫；神情默默，少欢寡言，或躁动不安，语言错乱，口齿不清，面色晦暗，肌肤干燥，午后夜间低热，心悸，不寐，舌质紫暗或有瘀点，舌下脉络紫暗，脉沉迟或涩。

六、康复适应证

凡确诊为老年性痴呆的各类患者，整个病程都是康复医学的对象。

七、康复方案

现代医学认为老年性痴呆为不可逆性病变，而且主要病因不明，故无特效方法治疗。但中医对于肝硬化之类不可逆细胞坏死、变形等病变的疗效，已经改写了西方教科书的概念。

脑细胞萎缩的治疗，不应将眼光局限于用药物来恢复萎缩细胞的活力，而是可以将治疗的立足点（治疗的切入点）放在激发大脑皮层的代偿功能上。中医药学在健脑、促进大脑血液循环、改善脑功能方面有突出的效果，可以用来对轻度老年性痴呆（以记忆力下降为主）和中度老年性痴呆（严重记忆力障碍、脑电图改变）的患者进行康复。

（一）饮食

益智健脑的食物有利于改善病人的智能。

防治老年性痴呆的常用食物有：芝麻、胡桃仁、莲子、松子、大枣、桂圆肉、荔枝、桑椹、黄花菜、蘑菇、薏苡仁、山楂、陈皮。

常用的药膳原料有：人参、刺五加、肉苁蓉、熟地黄、何首乌、枸杞子、五味子、灵芝、鹿茸、麦冬、茯苓、远志、红花、丹参、川芎、紫河车、冬虫夏草、杜仲、黄精、女贞子、石菖蒲等。

常用食疗药膳方：

1．补脑粥 核桃仁、莲子、枸杞子、杏仁、桃仁、柏子仁、枣仁、菖蒲等研碎，与麦片一起熬成粥，作为早晚主食服用。

2．麻雀粥 麻雀5只，大米适量。麻雀去毛除肠炒熟，入酒少许，煮少时，加水及大米，煮粥服食。

3．心髓汤 用猪心、猪脊骨熬汤，加适量生地黄，也可以加少量西洋参。佐餐用。

4．鹌鹑蛋炖核桃杞子 鹌鹑蛋5个，核桃仁15g，枸杞子10g。鹌鹑蛋煮熟去壳，再与核桃仁、枸杞子一起炖熟服食。

5．鳖鱼骨髓汤 鳖鱼1只，猪脊髓150g，调料适量。将鳖宰杀洗净，与猪脊髓同入锅，入调料，加水煮至肉烂熟为止，吃肉饮汤。

6．猪脑木耳汤 黑木耳15g，猪脑1个。木耳泡发，入锅翻炒，加黄酒1匙，食盐少许，冷水适量，煮35分钟后入猪脑，小火炖30分钟，加调料服食。

7．龟肉煲核桃杜仲 龟肉250g，核桃仁60g，杜仲15g，共煮熟去杜仲食之。

8．健脑茶 由荷梗、何首乌、淡豆豉、花椒、枸杞子、大枣、冰糖等组成，平时作为饮料服用。该茶只要各种成分的用量按一定比例配置，会有一种独特的口味。可补益肝肾，健脑宁神。

9．灵芝茶 灵芝10g，切薄片，沸水冲泡，加盖闷30分钟。代茶饮。可益精气，补肝肾，健脑安神。

10．菖蒲醒脑茶 石菖蒲250g，郁金200g，普洱茶150g。上药焙干，制成粗末，滤纸袋分装，每袋重20g，备用。每日泡饮1～2剂。可化痰涤浊，开窍醒脑。

11．丹参茶 丹参20g，红花100g，菊花50g。上药焙干，研碎，滤纸袋分装，每袋重15g，备用。每日泡饮1～2剂。可行气活血，通窍健脑。

12．苍术川芎三宝茶 苍术30g，川芎150g，红茶20g。制法及服法同上。能燥湿化痰，开郁醒神。

13．山楂荷叶茶 鲜山楂500g，鲜荷叶750g。制法及服法同上。能健脾化痰，升清醒脑。

以上食疗用品，不仅符合中医原理，也参照了现代生物学原理。老人服用一段时间，可以补充体内的微量元素，有助于大脑的乙酰胆碱代谢，使乙酰胆碱在大脑内的浓度增高。此外，以上食品还可以润肠通便、宁心安神，对老年人常见的便秘、失眠等有很好的改善作用。

按照中医“肾主骨，生髓，通于脑”和“齿为骨之余”的理论，加强牙齿的咀嚼运动，提高口腔的咀嚼能力，是改善大脑供血，促进大脑功能的辅助措施，应鼓励老人多吃、常吃粗硬的食物。

（二）运动

手部的运动对本病有特殊意义。双手在大脑的投射面积很大，手运动可以给大脑更多的刺激。在中医理论中，四肢末端的穴位与人体所有重要脏器都有紧密的联系。手指与大脑的关系更为密切，所谓“十指连心”、“心灵手巧”，就说明了手指与大脑的关系。

1. 健身球 锻炼的方法可以由正反旋转等基本动作向双球双手旋转、里外跳跃旋转、多球互绕旋转、三带一旋转等高难动作发展，由易到难，由简到繁，使玩球的花样不断翻新，以达到得心应手，随手所欲，自由多变的境界。这样便会更有效地对抗大脑细胞的衰老，防止大脑活动的迟钝。此外，左右手锻炼健身球要注意平衡，交替使用，尤其不要忽视左手玩球，以保证大脑两个半球的功能水平得到均衡发展。

2. 太极拳 能延缓体力及智能的衰老，强化心、肺及消化功能，增加脑部血液循环，有助于老年性痴呆的康复。

3. 气功 气功可使脑血流图和脑电图呈现同步化增强，脑内活性物质5-羟色胺等都大为增高，大脑进入更加有序的活动状态。这为益智提供了有效的物质基础。可根据患者情况选练益智功。具体功法主要有二：

（1）站、坐、卧均可，不限姿势，以自然舒适为度：两眼微闭，舌抵上腭，用意念引导及眼内视和耳听引导（三位一体），从上而下，再由下而上让全身各关节肌肉放松（即意念每到一部位，用意念想象放松，用眼内视放松，用耳听该部放松）。做3~5分钟，采用自然呼吸。然后两手手指展开，手心放丹田两侧，用自然腹式呼吸。吸气时，腹部隆起，两手手指向上翘起；呼气时，腹部内收，两手手指落下贴腹，反复100次。

（2）姿势不限，两眼微闭，排除杂念，全身放松：当呼气气沉丹田时，稍停，然后配合舌抵上腭及腹式呼吸动作。眼内视，用追加吸气法，使腹部内气鼓荡，并驱其作波浪式运动。提撮肛门，使内气沿督脉上行，再做舌抵上腭，双眼略紧闭，双目上视，等待内气到达“玉枕”关时，再追加一次吸气，旋即以意领气，使内气对准大脑额叶作波浪式灌注，反复36次。

其他常规体育锻炼方法均可选用，但必须制定出合理的训练计划，循序渐进，长期坚持。

（三）心理与娱乐

痴呆患者的大部分时间是在家庭和社区中度过的，家庭、社区所作出的心理道德上的支持、科学护理、提供娱乐活动，是对痴呆老人的最好照顾。因此，医生有义务与他们讨论治疗计划，宣教有关知识、防治技术和康复措施。并通过支持性心理治疗以解除家属和照顾者自身的心理应激。

1. 行为认识　痴呆患者的原发性症状（认知障碍）与继发精神病性症状以及由此所导致的行为症状，患者和家人都应该有充分认识。记忆障碍的病人，当个人物品找不到时就认为别人偷了，或已用过餐仍坚持未进餐而纠缠不休；感知障碍的患者，常不能认识自家的门，找不到自己的床位，甚至连镜内自己的形象也不能认出。因此，可采取"现实定向"措施，在病室中放置亲人的照片和自己日常接触的用品和衣服，并教会患者认识并记住。对抑郁寡欢和急躁易怒的患者，应分别予以鼓励法和安慰法，使其保持情绪稳定。

2. 语言替代　痴呆患者常有语言表达和接受能力障碍，由于领会困难，看上去好像不合作和不耐烦。对他们要热情温柔和简单缓慢，或给他们看一些非语言性标记，要他们做"是"或"非"的回答。应尽量发现患者尚存智力的因素，采用行为疗法，反复予以强化，以延缓智力衰退。

3. 注意转移　对有妄想的患者，应做正面的抚慰保证，不管他们能接受多少，不要与之争辩。设法转移其注意力，则不再纠缠于原有的妄想内容。

4. 娱乐疗法　各种健康、安全、合理的娱乐疗法都可以用于痴呆患者。

（1）音乐：音调和旋律的变化是一种有规律的声波振动，能引起人的组织细胞发生和谐的共振，对机体组织起到一种微妙的细胞按摩作用，能提高大脑皮质细胞的兴奋性，有利于改善人的情绪，消除外界环境造成的心理紧张。有学者认为，在当前的医学条件下，音乐疗法应是老年痴呆症的首选项目。针对老年性痴呆病人的不同症状，选择适宜的音乐，可起到辅助治疗的作用。如患者有精神抑郁、悲伤，则选用节奏鲜明、活泼欢快、情绪激昂的乐曲。如患者有精神狂躁、怒郁，宜选用旋律优美、恬静悦耳、频率和节奏变化缓慢的乐曲。研究表明，老年人常听他幼时与年轻时熟悉和喜欢的歌曲，可以减缓记忆力的衰退，推迟智力老化，有助于老年性痴呆病人的康复。

（2）戏曲：好的戏曲剧目有音乐舞蹈，还有情节、角色，能感人肺腑，引人思考，从而能调节患者情绪，减缓大脑功能的衰退，故有条件者当选择使用。

（3）书画、弹琴：书画弹琴，务必全神贯注，集中发挥大脑的思维创造能力，追求美的意境，能促进智力发展，还能锻炼手的精细动作，有助于本病患者的康复。如练习字画时精神高度集中，可忘却一切烦恼和忧愁，从而安定神志，益气养神。老年性痴呆的发病初期，书画、琴曲都宜选用明亮、轻快性质的；如病人伴有精神障碍，可让其使用黑色或灰色作画，演奏节奏规律或风格宁静的乐曲；随着病情好转，再加些明亮、欢快的暖色。如病人伴有精神分裂，一般都难以作画、演奏，可让其画些奇形怪状的房子或人物，弹奏一些有变化的节律（如鼓点似的单音）。

（4）弈棋：患者通过弈棋训练，可延缓智力衰减。不过，弈棋时要求病人做到不计较输赢．不耗神过度，否则反会于身体康复不利。

(5) 读书：可在心理诱导下，鼓励病人读书看报，复述所读内容，还可通过讲故事，背诵短文，逐步增加其识别、记忆、判断的能力。

(6) 花卉：花的颜色、形态和香气能使人神清气爽，身心愉悦。不同的花有不同的作用。老年性痴呆病人可据病情需要，观赏或栽种不同花卉来达到康复的目的。抑郁型：可选牡丹、芍药、桃花、紫罗兰、茉莉花、山栀花、兰花、桂花、木芙蓉、迎春花等。狂躁型：可选合欢花、菊花、百合花、水仙花、莲花、兰花等。多疑型：可选梅花、菊花、迎春花、莲花、水仙花、山茶花等。痴呆型：可选菊花、薄荷、茉莉花等。血瘀型：可选凌霄花、凤仙花、芍药、杜鹃花、石榴花等。痰阻型：可选芍药、凤仙花、牡丹等。

(四) 中药

在药物治疗中，尚无疗效确实的西药，而中药辨证论治亦只是对早期、中期有一定疗效。

1．辨证处方

(1) 肾虚髓减型：宜滋补肝肾，填髓健脑。七福饮加减。

药用：人参、熟地、当归、白术、炙甘草、枣仁、远志、黄精、龟板、枸杞子、鹿角胶等。

(2) 心肝阴虚型：宜滋阴养血，宁心舒肝。天王补心丹合一贯煎加减。

药用：人参、玄参、丹参、茯神、五味子、远志、当归、天冬、柏子仁、酸枣仁、生地、沙参、麦冬、枸杞子等。

(3) 痰浊阻窍型：宜涤痰开窍。指迷茯苓丸或涤痰汤加减。

药用：苍术、白术、枳实、厚朴、桔梗、远志、车前子、半夏、南星、桃仁、杏仁等。

(4) 心脾两虚型：宜健脾利湿，养心安神。归脾汤合养心汤。

药用：黄芪、茯神、当归、川芎、炙甘草、半夏曲、柏子仁、酸枣仁、远志、五味子、人参、肉桂等。

(5) 气滞血瘀型：宜活血化瘀，开窍通络。通窍活血汤或复元活血汤加减。

药用：当归、赤芍、川芎、桃仁、红花、牛膝、枳壳、柴胡、穿山甲、老葱等。

2．中成药

(1) 银杏制剂：银杏制剂品种很多，如百路达、天保宁等。均是银杏叶中提取的活性物质，有效成分为黄酮苷类及银杏内酯。能调节血管张力，改善微循环，抗自由基，抑制脂质过氧化反应，拮抗血小板聚集和血栓形成，防止血管内皮细胞损害。可改善认知功能缺损，提高学习能力和记忆力。

(2) 川芎嗪：能活血化瘀，开窍醒神。静滴，每日1次。10天为1疗程。

(3) 清开灵：能豁痰开窍。静滴，每日1次。

(五) 针灸推拿

主要以醒脑开窍为主，结合辨证，辅以滋补肝肾，平肝潜阳，化痰祛瘀，行气活血等方法。

1. 体针　第一组穴取大椎、安眠、足三里；第二组穴取哑门、安眠、内关。备用穴取肾俞、血海、丰隆。强刺激，每日1次，两组交替使用。10天为1疗程，疗程间休息3~4天，共治7个疗程。

2. 音乐穴位电刺激　在聆听音乐的同时，将音乐声波转换成电信号，对穴位进行刺激，是一种简单有效的治疗方法。

参照体针取穴，选择合适的音乐，将音乐治疗仪的电极固定于穴位上，刺激量以患者能耐受为度。治疗中，用音乐电流高低起伏的变化刺激穴位，不仅毫无疼痛感，而且能够达到与针灸相同的治疗效果。让大脑和穴位同时“听音乐”，是一种享受性的治疗方法。

3. 头针　额中线、额旁1线、顶中线。髓海不足加额旁3线、顶颞前斜线；肝肾亏虚者加额旁2线、额旁3线；痰浊阻窍者加额旁2线。平针刺。顶中线可用扬刺法，集中向顶中线透刺。虚证为主用进气法，实证为主用抽气法。隔日一次，10次为1疗程。间隔1周后再作下一疗程。

4. 耳针　脑点、神门、皮质下、肾、心、枕等穴。用0.5寸毫针，每次选用2~3穴，20次为1疗程。亦可将王不留行子用胶布固定，每日按压数次。

5. 水针　肾俞、足三里、哑门、风池。将当归注射液或丹参注射液按每穴1ml注射入肾俞、足三里；记忆明显减退，甚至人格障碍，脑萎缩者，用乙酰谷酰胺注射液注射哑门、风池、肾俞。

6. 刺血　中冲或大椎穴，用三棱针直刺皮下1分深，出血4~5滴即可。

7. 梅花针　循经叩刺督脉（长强~大椎）、任脉（曲骨~天突）及足阳明胃经（髀关~内庭），隔日1次。10次为1疗程。间隔1周后再作下一疗程。

8. 磁疗　常配合针灸康复法，取穴按体针治疗穴位。

磁针法：每次选用4~6穴，治疗20~30分钟，每日1次，15次为1疗程。

贴敷法：用表面磁通密度50~150mT的磁片贴敷在所选穴位上，5天取下，隔2天再敷，连续贴敷2~3个月。

头磁法：采用旋磁法或电磁法，选运动区和运用区，每次每区治疗10分钟，10次为1疗程。

磁枕法：将磁疗枕垫置于枕巾之下，北极向上靠近头部，每日睡觉时枕用。初用时应注意观察反应，以免发生对磁敏感所致的不良后果。

9. 按摩法：尽量采用自我按摩法，以方便家庭化治疗。手法包括按摩头颅、干洗脸、摩颈项、梳头发等。能促进脑部血循环，改善神经调节作用。

（六）护理

1. 环境　尽量使环境安静，以利养神。注意调节情志，避免精神刺激。

2. 起居　重症患者的饮食、洗漱、二便需有人护理。防止褥疮及感染。防止食物或药物中毒。

3. 安全　痴呆病人的认知功能受损严重，但运动功能保持完好，可能出现无目的的日夜闲荡，要注意门窗安全，可设置一个“安全区”，让他们在里面自由走动，防止外出后迷失归途。

第八节　老年性瘙痒症

一、概述

老年性瘙痒症是一类无原发皮疹而仅有皮肤瘙痒及继发性抓痕、结痂的皮肤病。

二、病因与诱因

老年人皮肤萎缩退化，性激素分泌减少，皮脂分泌减少，皮肤干燥，加上外界气候干燥、炎热、寒冷等因素刺激，是本病发生的主要原因。药物因素（如慢性药物中毒）、过度疲劳、食物等则是本病的诱因。

三、临床表现

患者自觉有明显的瘙痒，多为阵发性。常于入睡前、情绪激动、温度变化、饮酒及进辛辣刺激性食物后发生。全身各部位皆可出现，但特别好发于四肢和躯干，尤以胫前部更为突出。皮肤因水分减少而显干燥，有细小皲裂和干燥鳞屑。无原发皮疹，可有因搔抓而出现的一系列继发性皮肤损害，如抓痕，血痂，色素沉着，苔藓样变，湿疹样变以及继发化脓感染等。病久亦可出现失眠，精神萎靡，食欲不振等症状。此外，过多用热水、肥皂烫洗，则可进一步使皮肤干燥，从而加重症状。

四、诊断

根据老年人皮肤瘙痒，检查无原发性皮疹，搔抓后出现线条状抓痕、损伤性血痕与血痂，以及色素沉着、苔藓样变，一般不难确诊。

全身性瘙痒需与糖尿病、阻塞性黄疸、肝病、慢性肾功能衰竭、多种恶性肿瘤、贫血等血液病、内分泌改变及神经官能症所致瘙痒相鉴别；局部瘙痒需与大便、尿液和阴道分泌物，白色念珠菌感染，滴虫、蛲虫，痔瘘，阴虱，化学刺激物，以及过敏性接触性皮炎、牛皮癣、脂溢性皮炎、擦疹、硬化性苔藓、白斑等皮肤病所致瘙痒相鉴别。

五、康复辨证

（一）中医对本病的认识

中医对本病有“诸痒”、“痒风”、“风痒”等称谓。《外科大成·诸痒》云：“风盛则痒。”故风是本病的基本病理因素。《外科心法要诀》云：“痒属风，亦各有因。”即风亦有虚实之分。实者，为风热、风寒或湿热之邪蕴于肌肤所致；虚者，乃年老体衰，“血虚生风，风盛则痒”之故。

（二）辨证分型

1. 风热外侵型　皮肤瘙痒剧烈，热后更甚，抓破呈条状血痂，发病以夏季为多。口干，心烦，舌红，苔薄黄，脉弦滑或数。

2. 风寒犯表型　皮肤瘙痒，干燥多屑，冬季发病为多，痒以吹风后或夜间卧床之际为重。多见于大腿内侧，小腿屈侧，关节周围等。舌淡苔薄白，脉沉迟。

3. 湿热犯表型　全身皮肤瘙痒，可散在红色丘疹，抓痕时有流黄水，多发于春夏炎热之时。小便黄赤，大便不畅，口干心烦，舌红苔黄，脉滑。

4. 湿热下注型　一般多发于女阴、阴囊、肛周围等处，局部瘙痒不止，抓破后脂水淋漓，女子带多，口苦胸闷。舌红苔黄腻，脉多滑数。

5. 阴血亏虚型　病程缓慢，皮肤干燥，抓后血迹累累。面色萎黄无华，或有头晕眼花，心慌失眠等症。舌淡苔净或舌紫而有瘀斑，脉细或弦数。

六、康复适应证

本病急性发作，瘙痒严重时，宜采用中西医结合方法进行临床治疗。由于抗组织胺类药、镇静类药及激素类药对于老年人副作用较多，不宜久用，故一旦症状缓解，或瘙痒久治不愈，但症状稳定，无并发症和其他合并症，均是中医康复的适应证。

七、康复方案

（一）饮食

老年瘙痒症患者的饮食宜清淡，忌辛辣烟酒及海腥发物，如酒、辣椒、花椒、葱、蒜、鱼、虾、蟹、牛奶、蘑菇、杨梅、雪菜、油菜、苋菜、芫荽、猪头肉、公鸡肉等。但不同患者往往对食物的反应不同，故应观察瘙痒与食物的关系。

食疗与药膳方：

1. 乌蛇羹　乌梢蛇肉100g，切丝，氽汤去沫，放入适量生姜、葱、绍酒及清水，置武火上烧沸，改用文火炖至熟透，加入食盐、味精、水淀粉制成羹食用，有补虚润肤、祛风止痒作用。

2. 蟾蜍水蛇粥　取蟾蜍2~4只，剥去外皮，除去内脏、头、脚，洗净后切成小段。将水蛇1~2条剥去蛇皮，除去内脏，放入开水煮烂，拆去骨，与蟾蜍肉一起加大米、清水适量，熬煮成粥。有润肤解毒止痒作用。

3. 糖醋饮　米醋、红糖各30g，加水适量煮沸，分2次服，有和血止痒作用。

4. 韭菜汁　鲜韭菜500g捣烂绞汁，服1杯，余汁外搽瘙痒处皮肤。有祛风止痒作用。

（二）理疗

矿泉浴　根据条件酌情选用碳酸泉浴、硫化氢泉浴、硫酸钙泉浴、铁泉浴、碘泉浴、硅酸泉浴等。

温水或药物浴有清洁皮肤，减轻瘙痒作用。但老年人体质较差，如水温过高或浸泡时间过长，可引起皮肤血管过度扩张，导致心脑血流量相对减少，容易发生意外。故患者在浴疗过程中，若出现头昏、胸闷、心慌等不适感，应立即停止，并作相应处理。体质较差或患有心血管疾病者，最好使用淋浴。

（三）心理

老年瘙痒症属于身心疾病，对心理刺激极为敏感。暗示疗法、催眠疗法和气功疗法都有较好的疗效，可由心理专科医师合理选用。

（四）中药

1．风热外侵型 宜凉血清热，消风止痒。消风散加减。

药用：生地、丹皮、赤芍、生石膏、防风、知母、牛蒡子、蝉衣、白鲜皮、甘草、蒲公英、地肤子等。

2．风寒犯表型 宜疏风散寒。麻黄汤或桂枝汤加减。

药用：麻黄、桂枝、荆芥、防风、羌活、独活、炙甘草、干姜、红枣等。

3．湿热犯表型 宜利湿清热止痒。土茯苓利湿汤加减。

药用：土茯苓、茵陈、金银花、生地、泽泻、竹叶、薏苡仁、防风、连翘、甘草等。

4．湿热下注型 宜清热利湿。根据发病部位不同，选用二妙丸、萆薢渗湿汤或龙胆泻肝汤等加减。

药用：龙胆草、黄柏、连翘、苍术、茯苓、山栀、泽泻、蚕砂、萆薢、防己等

5．阴血亏虚型 宜养血驱风润燥。养血润肤饮或当归饮子加减。

药用：当归、熟地、首乌、白芍、鸡血藤、麦冬、胡麻仁、丹参、川芎、白蒺藜、钩藤等。

另外，本病也可选用中药外治法。可外擦大枫子油，或用楮桃叶250g煎水外洗；也可用蒜瓣适量煎水外洗，每日1次；或用苦参30g，当归尾5g，川椒6g，蛇床子10g，威灵仙15g，淫羊藿15g，煎水外洗；或用黄柏30g，地肤子60g，苦参30g，川椒30g，薄荷叶15g，大枫子30g，蛇床子60g，千里光30g，煎水外洗。

（五）针灸

1．体针 取曲池、合谷、血海、三阴交、肺俞、大椎、环跳等。每次3穴，每日1次。用泻法。

2．耳针 取枕、内分泌、神门、肺、肾上腺以及与皮疹相对的穴位，每日1次，留针20～30分钟或埋针3～7天。亦可用王不留行子贴穴位，并时加按压。

3．水针 用维生素B_{12}、普鲁卡因、苯海拉明、异丙嗪等药物穴位注射。根据病情选用上述体针穴位，隔日1次。

4．灸法 取血海、膈俞、曲池，每穴每次5～10壮，每日1次。

5．刺血 用三棱针或刀片划破耳轮尖部浅静脉，放出少量血液，并注意防止感染。

（六）护理

1. 保持生活规律，加强营养。

2. 注意冷暖，避免外邪侵袭。居室内要保持一定的湿度。

3. 衣着宜宽松，不应过紧，内衣要柔软舒适。皮肤易于过敏的老人，以棉织物为好，避免羽绒、化纤、毛织品及其他易于引发瘙痒的衣物。

4. 讲究卫生，勤剪指甲。保护皮肤，避免长时间吹风，及时清洁皮肤的污浊；洗浴时间不宜过长，水温不宜过高，避免使用碱性、有刺激性的药皂和不适当的外用止痒剂。皮肤干燥者，可用油脂保护。皮肤搔破处注意保持清洁，可覆盖消毒纱布，以防止局部感染。如有糜烂渗水，可用1%黄柏溶液或蒲公英、野菊花煎剂作冷湿敷。渗水减少时，局部用青黛散麻油调搽。

5. 保持精神愉快，防止情志波动。

第九节　恶性肿瘤

一、概述

恶性肿瘤又称癌症，是一类严重危害人类健康和生命的疾病。我国常见肿瘤大约有20多种。临床最常见的有10种，为鼻咽癌、食管癌、胃癌、肠癌、肝癌、肺癌、乳腺癌、宫颈癌、白血病和脑瘤。随着科学的不断发展，恶性肿瘤的治疗手段越来越多，治愈率有了很大提高。但是，无论外科还是内科、放射科的治疗，对病人的身体都有一定程度的损伤。而且，在临床治疗中，很难改变癌症发生的内外环境。因此，在治疗癌症的同时，或者在抗癌疗程结束之后，改善病人体质，提高免疫功能，预防肿瘤复发，控制肿瘤的转移，消除残余症状，延长生命，争取得到再次工作的机会，进而治愈肿瘤，就成了恶性肿瘤患者更加关心的问题。即使是中晚期肿瘤病人，也有争取带病生存，减轻症状，延长寿命，创造条件再行根治的要求。为了达到这些目的，肿瘤病人必须进行康复医疗。

在恶性肿瘤病人中，可以治愈的约为百分之四十。在百分之六十难以治愈的癌症病人中，部分可存活相当长的时间。因此，对癌症采用康复医疗，不仅是必要的，也是可能的。一般认为，恶性肿瘤的康复包括以下内容：①癌症病人和家属的精神压力都很大，需要心理治疗；②癌症病人因为施行了手术或其他原因，改变了就业能力，要重新训练其就业技能；③癌症手术后，有的需要整形、矫治；④癌症后往往留下慢性疼痛等需要解决的问题，等等。

二、病因

世界卫生组织（WHO）已明确指出，癌症是一种生活方式疾病（the diseases of life - styles）。

当前，国际上公认的医学模式是社会－心理－生物医学模式，人类的疾病包括癌症在内，其病因、病程、治疗、预后等医学过程在很大程度上由社会、环境、心理等因素决定。社会心理肿瘤学（psycho－oncology）的形成和发展，标志着恶性肿瘤病因病理研究已经进入了一个新的阶段。该学科特别重视各类社会心理因素在恶性肿瘤发生、发展及转归中作用的研究。例如，加拿大的Schipper教授根据50多年治疗肿瘤的临床经验、流行病学和实验室的研究结论，认为癌变过程特点是机体的调控失常，而不是充分的自主性，致癌作用是一个有逆转可能的连续统一体。1989年，美国食品和药品管理局（FDA）决定将生活质量的测定作为肿瘤临床试验和慢性疾病治疗效果的评价方法，也证实了生活方式、社会环境等因素在癌症发病中的重要作用。

癌症的发生多是内外合邪，在自身体质、情志、饮食、生活等失调的基础上，受到外界物理、化学、社会、环境、心理等多方面的不良刺激后，综合因素共同作用，导致基因异常变化，细胞病态分裂的结果。康复治疗必须逐一解除发病根本原因，才能从根本上达到康复目标。

三、康复辨证

（一）中医对本病的认识

本病中医亦称癌症。因其肿块坚硬如岩石，故又称岩。根据发病部位的不同，又有相应的病名，如噎膈（食管癌及贲门癌）、伏梁（胰腺癌或结肠癌）、乳岩（即乳腺癌）、石瘕（即子宫肌瘤或子宫恶性肿瘤）等。中医学最先认识到心理、社会、环境是导致肿瘤发生的重要因素，有关理论在两千多年前的《黄帝内经》中就比较成熟，只是在近代西方医学传入之后，在单纯生物医学模式的长期影响之下，逐渐忽略了这一重要的致病因素。有关心理因素与肿瘤的关系近年来才越来越受到各国科学家们的普遍重视。

中医认为，各种癌症的发病原因并不完全相同。例如食管癌、胃癌的病因与饮食失节、情志失调、正气内虚有关，特别是过食辛香燥热、烈酒硬物及情志不遂，肝郁气滞，脾运失职，致气痰瘀热内生而正气渐虚，由津血枯槁，气痰瘀热互结而形成癌瘤，阻塞食道。直肠癌、结肠癌则与饮食失节、膏粱厚味，或久痢久泻，导致脾胃气伤，气机郁滞，蕴生湿热，痰瘀交阻有关。肺癌是因为肺脏气阴不足，邪毒（大量吸烟、空气污染等）乘虚犯肺，以致肺气宣降失司，布津功能失职，津液凝聚成痰，痰气交阻，久则瘀血内生，痰瘀互结，阻于肺络，遂结聚成块，形成癌瘤。脑部肿瘤则多为情志不遂，经常受到恶性精神刺激，或饮食失调，以致气机郁滞，津液凝聚而生痰浊，气行不畅而生瘀血，气痰瘀互结，聚于髓海所致。乳腺癌主要与精神因素、雌性激素失调有关，即中医所说的情志不遂，肝气郁滞，或冲任失调，气血不畅，以致邪毒内蕴，气滞血瘀，痰浊凝聚而成结块。

（二）辨证分型

1. 气虚腑实型 恶性肿瘤经手术、化疗、放疗后，由于外来的损伤，正气大虚，邪毒未尽，特别是消化道手术后加以禁食及胃肠减压等，使胃肠功能紊乱，常出现疲乏无力，气短懒言，食欲极差，进食甚少，腹中胀气，大便秘结，口干口苦，舌苔黄厚而干等正虚邪实之象。临床当进一步分辨气虚为主还是邪实为主。

2．气不固表型 癌症经临床根治术后，或病程过久，脾肺气伤，腠理空疏，津液不摄，症见虚汗淋漓，或动则出汗，汗后怕冷，疲乏无力。舌质淡或嫩红，脉细弱或细数。

3．气阴两伤型 癌症康复期，口干烦躁，大便干结，舌质红绛，无苔，脉细数。

4．热毒灼津型 多见于癌症手术之后，症见发烧，咳嗽气促，胸闷腹胀等症，常提示合并感染，如合并支气管肺炎、吻合口瘘、胸腔积液、脓胸、腹腔局部积脓、膈下脓疡、异物留置腔内、泌尿系统或胆道感染、菌血症、败血症等。多兼见正气虚弱症状。

5．肝肾阴虚型 病情相对稳定，但患者头晕耳鸣，口干咽燥，食少，烦热盗汗，舌红苔少或无苔，或黑苔，脉细数。

四、康复适应证

（一）手术后遗症

癌症经根治术后，正气损伤，或留有治疗后遗症者。如手术遗留的各种造瘘口、脏器组织切除后带来的功能缺失或障碍等。

（二）医源性损伤

经抗癌化、放疗导致的消化道症状（如呕吐、恶心等）、骨髓抑制、头发脱落、局部皮肤损害等，除了正气受伤外，医疗造成的热毒仍留存在体内，继续对人体造成伤害。

（三）带瘤生存者

许多未经根治或失去最佳根治时机的恶性肿瘤病人，癌瘤组织仍然存在，痰瘀互结的病理没有完全消除，表现为正虚邪实者。

五、康复方案

经典的肿瘤治疗模式，是运用各种治疗手段以达到无癌状态，延长肿瘤患者的生存期。这种认识造成对许多肿瘤患者进行不必要的治疗。实际上，致癌作用和治癌过程是一个有逆转可能的连续统一体。目前的手术，高强度的放疗、化疗，都属于一种过度的治疗，会损害机体的正常反应性，破坏机体内环境平衡，致使已失衡的机体调控作用更加恶化。可见，有效的治疗并不一定需要肿瘤的完全消失，治疗癌症最重要的是机体的反应性。临床上恶性肿瘤经手术等所谓的充分治疗后仍无法避免复发和转移，正是该思想的最好体现。因此，中医药对恶性肿瘤的康复，一方面是为了矫正这些偏颇的、过分的治疗，另一方面是全面调节身体内环境的平衡，改善或减轻癌变过程中机体的调控失常，为宿主对肿瘤的控制功能重新建立提供条件。另外，改善和提高癌症患者的生活质量和生存质量，也是中医药癌症康复的重要目标。20世纪90年代以来，国际上已将癌症患者的生活质量作为临床研究的终点，生活质量将成为全面评价肿瘤疗效的重要标准而被广泛应用。癌症领域比任何领域将会更多地采用生活质量评价。

（一）饮食

癌症病人经过临床治疗后，特别是受到有毒药物攻伐之后，正气严重损伤，需要用营养丰富的多种动植物食物进行调养和补益精气。

恶性肿瘤康复期饮食的总体原则是清淡而有营养，可选用一些滋阴生津之品，如西瓜汁、梨汁、绿豆汤等；鲜竹叶能解热、利尿、安神，且可提高血小板；番茄被誉为蔬菜中之水果，其中谷胺甘肽有抗癌、抗衰老的作用。白血球及血小板下降，可用大枣、山药、枸杞子、芝麻等补气养血之品。黄芪、大枣粥能健脾益气，促进正气的恢复。此外，可配合服用有助病体康复和软坚作用的食品，如薏苡仁、香菇、蘑菇、木耳、海带、海蜇、紫菜、牡蛎、甲鱼、芋艿等。由于正气损伤的情况各有不同，所以应区别对待，给以不同的食疗或药膳以改善之。

热盛阴虚证：见发热、口渴、舌燥、舌红、苔少或剥、脉细数，宜选清热养阴之品，如绿豆、冬瓜、藕、水果、银耳、白萝卜等。忌热性食物。

脾胃虚寒证：见口淡无味，喜温畏寒，神疲乏力，应用温阳助热之品，如桂圆、大枣、牛肉、羊肉等。忌食寒凉之食物。

1．鼻咽癌 放疗期间，多数病人由于口腔唾液腺损伤，食欲锐减，甚至恶心呕吐，故主食应以半流食或软烂食物为好，要营养丰富，味道鲜美，激发病人食欲。多吃新鲜蔬菜、水果，尤其要多吃胡萝卜、荸荠、白萝卜、番茄、莲藕、白梨、柑橘、柠檬、山楂等。

晚期鼻咽癌病人，因毒热上炎，食欲极差，饮食应以滋润适口、芳香化浊为好。如冰糖苡米粥、香菜清炖大鲤鱼和鲜石榴、鲜乌梅、香橼、菠萝、青梅、菱角等。平时口含青果和鲜山楂，有消炎杀菌，清咽生津的作用。

鼻咽癌病人严禁烟、酒、辣椒等刺激食品，慎用生葱、芥末，少用热性补食，以防生热助火。

2．食管癌 术后要以流食、半流食为主。避免任何刺激性饮食摄入，防止吻合口感染和损伤。医生允许后再进普食。一般饮食可选用高营养、少刺激食品。常食苡米粥、糯米粥等。鲜肉、鲜蛋、鲜蔬菜、鲜水果均宜食用。

放疗时应选用营养丰富、容易咽下的食品，如牛奶、蛋糕、山药粉、新鲜水果和蔬菜等。

食道癌病人严禁烟、酒、辣椒、硬脆油炸食品。

3．胃癌 胃癌术后住院期间的饮食应由营养科制定，遵照医嘱调配，家属补充饮食应请教医生。出院后，应选高营养、少刺激食品。术后病人每日 3~5 餐，饭量逐渐增加，半年后可恢复术前饭量。如有饭后恶心、呕吐现象，可稍坐片刻或慢行散步，症状即可减轻，也可用生姜 10g 煎汤频服。或按摩、针刺内关、足三里等穴。若呕吐不止，用柿蒂 3 枚煎汤内服。

胃癌患者忌食母猪肉、白酒、辣椒。避免食用过凉、过硬的食品，改正每餐进食过饱的不良习惯。

4. 肝癌　病人术后要以高蛋白、高维生素饮食为主，如牛奶、鸡蛋、猪肝、鸡肝、羊肝、山楂、香蕉、石榴、西瓜等食品。放疗时要以营养丰富而又滋润的食品为宜，可随意选主食，加用莲藕、荸荠、茭白、冬瓜、白梨、葡萄等鲜菜、鲜水果。化疗时饮食宜营养丰富、清淡爽口。

肝癌病人首先要禁用一切有毒药物，忌饮白酒，忌食辣椒、母猪肉、韭菜；慎服过硬及焦脆食品；少吃牛奶、肥肉等难消化而又产气的食品。进餐时避免忧郁愤怒，以防怒气伤肝，引起不良后果。

5. 直肠癌　术后饮食以营养丰富、容易消化为原则。大便偏稀时，多食细粮，加薏苡仁和含纤维素少的蔬菜及酸涩水果（如石榴、乌梅等）。若大便偏干，可多食粗粮，加核桃仁、芝麻和含纤维素多的蔬菜和水果（如芹菜、苦瓜、香蕉、猕猴桃等）。放疗、化疗时应多吃鲜水果、蔬菜和动物内脏。

直肠癌病人忌用辣椒、生葱、韭菜、扁豆，腹泻时少吃白薯。

6. 肺癌　术后多食杏仁、山药、鲜白菜、白萝卜、冬瓜（带皮、子）、白梨、莲藕等。放疗时多食鲜蔬菜、鲜水果，如香菜、菠菜、荸荠、杏仁、桃仁、核桃仁、枇杷、枸杞等。化疗时饮食宜鲜鲤鱼、白木耳、香菇、燕窝、向日葵、白梨、银杏等。

肺癌病人切忌烟酒，少吃生葱、生蒜，忌过咸食品。

7. 乳腺癌　术后饮食可吃山药粉、菠菜、丝瓜、海带、大枣等。放疗时可吃杏仁霜枇杷、白梨、莲藕等。化疗时可吃薏苡仁粥、灵芝、木耳、光慈菇、橄榄、新鲜蔬菜和水果。

乳腺癌病人少吃生葱、生蒜。

8. 宫颈癌　术后饮食可用猪肝、山药、桂圆肉、桑椹、黑芝麻、枸杞、油菜、莲藕等。放疗时可用牛肉、猪肝、莲藕、木耳、菠菜、芹菜、石榴、菱角等。化疗时可用山药、薏苡仁粥、动物肝、胎盘、阿胶、甲鱼、木耳、枸杞子、莲藕、香蕉等。

宫颈癌病人忌烟酒，少吃韭菜、生葱。服药时避免生冷、油腻饮食。

9. 白血病　白血病患者化疗时的饮食以高蛋白、多维生素为主，如牛奶、鸡蛋、鹅血、蘑菇、猴头菇、大枣、莲藕、菠菜、苹果、柑子等。放疗时以滋润适口、营养丰富为好，如山药、杏仁露、鲫鱼、黄鳝、莲藕、黑芝麻、桑椹、香蕉、白梨等。

白血病病人禁用烟酒和辛辣刺激饮食，少吃生冷难消化食品，如生葱、韭菜、扁豆、白薯等。

10. 脑肿瘤　脑肿瘤的术后饮食宜芳香化浊食品，如薏苡仁粥、山药、杏仁、小茴香、冬瓜、西瓜、香蕉、灵芝等。放疗时以营养丰富爽口为宜，如牛奶、鲫鱼、小茴香、茭白、芹菜、荸荠、柑橘等。化疗时以高蛋白、高维生素饮食为主，如鸡蛋、牛肉、甲鱼、鲤鱼、花生、香菜、白菜、菠菜、小茴香、茶叶、香蕉、大枣、桃、杏等。

脑肿瘤病人忌烟酒、生葱、生蒜、芥末等辛辣走窜之品，切忌进餐时暴怒。

（二）运动

一般而言，恶性肿瘤患者康复期应避免剧烈、运动量大的活动。体力不足者，宜进行散步之类的运动，体力稍强者，可选择慢跑之类的运动。在医疗体育中，气功是比较适合肿瘤康复的项目。

气功疗法对癌症病人适应证很宽，不分病期的早晚，无论病情的轻重，不管已进行过何种治疗措施，只要病人行动自如，生活可以自理，都可参加气功疗法。但在练功过程中，可选择适合自己精神、体力的功法。病情较重者，可做“坐式”或“卧式”的放松功，也可采用以排除杂念为主的“数息”功。病情较轻者，可视情况选择太极气功、五禽戏、八段锦、保健功等。气功疗法作为肿瘤患者自我锻炼方法，可以增强体质，调理气血、阴阳和脏腑功能，有扶正作用。它不仅在功能上，而且在精神上，即在意守方面，能起到很好的调节作用。实践证明，气功在改善主观症状和某些功能紊乱方面有一定的作用。但是，气功疗法在癌症的康复中仅能起到辅助治疗和增强其他疗法效果的作用，不能认为单纯依靠气功就可以治癌而放弃其他有效的治疗手段。

五禽戏　可用于癌症康复期四肢部位功能的锻炼，有助于肢体活动能力的恢复。如乳腺癌术后上肢抬举、外展困难者。

站桩　可用于癌症手术后体力恢复较慢者，每日饭后练功为宜；或放疗期间出现疲乏无力，口干舌燥，失眠多梦者，每晚睡前1小时练功为宜；或化疗时食欲不振，消化不良，腹胀便秘者，每日治疗前练功为宜。

太极拳　无论男女老幼都可进行练习。对体力较差的癌症病人更为适宜。

各种常见癌症练功参考：

鼻咽癌病人宜选练保健功。以叩齿、吐纳、咽津等功法为主，有生津止渴、清咽润燥作用。练功时要严防感冒引起鼻炎。

食管癌病人宜选练八段锦。肺转移咳喘时练功，要有家属陪同，注意预防感冒。

胃癌病人宜选练内养功、放松功、五禽戏等。术后即可练功。身体健壮者可练易筋经，身体较弱的可选太极拳。

肝癌病人宜选练站桩功和太极拳。但手术后不宜练功过早和活动量过大。腹水过多及肝包膜和肝癌结节有破裂可能者，不宜练动功，可改练松静功、十六字诀之类。

直肠癌病人宜选练太极拳、站桩及卧功。不宜练增加腹压的功法。

肺癌病人宜选练内养功、太极拳。术后、放疗后，均可练功。冷天练功时注意出汗。

乳腺癌病人宜选练五禽戏、八段锦、太极拳。活动范围由小到大，开始时抬举上肢练习较困难，必须坚持。配合按摩。

宫颈癌病人早期根治术后，身体强健者，可选择运动量较大的项目，如易筋经、八段锦之类。晚期病人应选太极拳、坐功等，不宜用力过猛。

白血病人宜选练放松功、强壮功等。急性白血病病人缓解期可练放松功、十六字诀、太极拳，不宜运动过猛。慢性白血病病人可练八段锦、易筋经，练功时不宜过劳。

脑肿瘤病人宜选练内养功、太极拳。恶性肿瘤未能根治者，可练站桩、太极拳，练功时间不宜过长。继发性肿瘤病人可练十六字诀或太极拳。

无论何种恶性肿瘤的练功强度，均要求适可而止，不强求功法精湛，动作优美，只要进入安详的氛围、凝聚的意念、清静的状态即可。可配合肢体针灸和按摩疗法。

（三）心理

精神创伤可以诱发癌症，悲观恐惧心理也会加速癌症的恶化。针对癌症病人复杂的心理状态，进行心理治疗，对促进病情的康复，增强其他治疗手段的效果，延长晚期病人的寿命，确有重要意义。

癌症病人典型的心理状态是悲观、恐惧、丧失治疗信心。要针对这种心理状态，解除病人的思想顾虑和精神负担。精神负担如能减轻，机体免疫机能就可相应地提高，从而也可提高各种治疗手段的疗效。病人的主观症状得到改善，体内抗癌的能力就会进一步提高。

对精神状态比较稳定的病人，有必要将病情告诉他们。但在谈论时要掌握分寸和方式，一般宜粗不宜细，从轻不从重。对于严重精神脆弱的病人，或恐癌心理较重者，要注意“保护性医疗”，在病人没有思想准备的情况下，暂时对其保密，等到条件成熟或必要的时候（如病情危重无法挽回）才将真相告诉病人，并相应地以“置之死地而后生”的方式激发患者求生欲望，而配合治疗。

医生对患者要有高度的同情心和责任感，在研究治疗方案及与病人谈论和共同考虑某些问题时，都要从病人的根本利益出发，设身处地替病人着想。要使病人感到医生是他与疾病作斗争最坚实的靠山，是最可信的亲人。医生每施行一种新的治疗方法，都要将有关治疗步骤、会出现哪些毒副反应等事先告诉病人，使之心中有数，以免出现副反应时不知所措而产生悲观消极情绪。

经过治疗，患者病情稳定或带瘤生存期间，要积极采用自然疗法、娱乐疗法、作业疗法等具有人文气息的家庭化治疗方法。医生要合理选择，提出方案，让病人看电影、电视或戏剧，听优美动听的音乐，参加力所能及的活动，如种花、锄草、浇水、散步和做气功，发动患者同事、朋友和家属，给病人真诚关怀和鼓励，单位领导要根据医生的意见，分配给病人适宜的工作。

合理运用意念、冥想、催眠、色彩等心理疗法。例如：让患者全身放松，安静地进入一种想象，先想自己癌症部位，接着假想接受化疗及放疗，药物及射线正在有力地杀灭癌细胞。然后想象有一支庞大精锐的白细胞部队，四处出击，巡逻全身，积极消灭和清除流散或残余的癌细胞。每天做 3 次这样的想象治疗。同时还让患者选择参加一两项最喜欢的娱乐活动。适当地进行体育锻炼，并在一起散步、游泳、大笑、大叫等。使患者心情舒畅，体会到生活的乐趣，从而解除长期精神紧张而造成的免疫抑制，起到治疗癌症的作用。

（四）中药

目前，手术、放疗、化疗仍是治疗恶性肿瘤的主要手段，对早期癌症，常可以达到根治的目的。中晚期病例也可以姑息切除，为以后的治疗创造条件。但手术本身常常给患者带来损伤，耗气伤血，使脏腑、经络、阴阳失调。如果能在康复期间进行中药调理，则可以减少手术和放化疗带来的创伤，让更多癌症病人减轻痛苦，延长寿命。

1. 手术后的中药康复 手术创伤，脏腑缺损，失血耗液，麻醉刺激，疼痛失眠，饮食少进等都会给病人机体带来很大的损耗。一般情况下，恶性肿瘤手术后会出现诸如脾胃失调、营卫不和、气不固表、阴津耗损等证候。需要辨证康复。

(1) 气虚腑实型：以脾气虚弱为主，脾胃不和者，宜健脾和胃。六君子汤加减，佐以理气之品。

药用：太子参、茯苓、白术、陈皮、枳实、厚朴、干姜、砂仁等。

以阳明腑实为主，则宜理气化滞，通腑泻热。小承气汤或黄龙汤化裁。

药用：枳实、厚朴、制大黄、白芍、麻子仁、槟榔、黄连等。

如果手术后体虚明显，则宜补气养血，和胃消导。消导丸、益中汤加减。

药用：党参、黄芪、白术、当归、丹参、茯苓、甘草、陈皮、谷芽、麦芽、山楂、鸡内金等。

(2) 气不固表型：宜益气固表。玉屏风散加味。

药用：生黄芪、防风、白术、五味子、浮小麦、牡蛎、党参、白芍、甘草等。

(3) 气阴两伤型：宜益气养阴。天水汤加减。

药用：西洋参、石斛、玉竹、知母、元参、生地、白芍、丹皮、藕汁、茅根、银耳（另炖服）、茯苓、猪苓、黄精、瓜蒌。如属吻合口瘘，可从胃管注入。

各种不同癌症手术后的用药特点如下：

①食管癌切除后，用药物巩固疗效和预防复发。常用降逆化痰方剂有一粒珠（穿山甲、牛黄、珍珠、朱砂、雄黄、麝香、冰片、蟾酥）、夏枯草膏（夏枯草、当归、白芍、玄参、乌药、浙贝母、僵蚕、昆布、桔梗、陈皮、川芎、甘草、香附、红花）等成药。

②胃癌手术后，应常服调理胃肠及巩固疗效、预防复发的药物，如锡类散、山楂内消丸、人参归脾丸、补中益气丸及化疗药物。

③肝癌手术后，应防止出血、瘀血、感染，调理消化功能。可用云南白药、牛黄解毒丸、茵陈蒿汤及加味逍遥丸。

④直肠癌手术后，多数病例要做永久性结肠造瘘（人工肛门或称假肛），用药应注重调理脾胃功能与防止复发和转移。可长期复用马齿苋。如大便偏稀，用藿香正气丸及参苓白术散；大便偏干，用麻子仁丸、牛黄上清丸等成药。

⑤肺癌手术后，肺气大伤，应以补气养血为主，可选用洋参保肺丸、养阴清肺膏。

⑥乳腺癌手术后，应补益气血、化瘀解毒，可用八珍益母丸、丹栀逍遥丸。

⑦宫颈癌手术后，应以补肾调经为主，可用温肾壮阳丸、八珍益母丸。

⑧脑肿瘤手术后，应化瘀利湿，可用血府逐瘀汤、二鲜饮（鲜茅根、鲜藕）。

2. 手术后的长期中药调理 各种恶性肿瘤，如系早期病变，限于黏膜下层，周围淋巴结及组织未见转移，经过根治手术之后，一般可不作放疗或化疗，而单纯以中药长期治疗。治疗原则为扶正与祛邪相结合。扶正应根据脏腑特性辨证以确定不同治法，如肺癌阴虚型以养阴润肺为主，痰湿型以化痰散结为主；消化道癌多以健脾和胃为主；乳腺癌多以疏肝理气为主。祛邪则根据辨病即肿瘤细胞类型不同而予以清热解毒、活血化瘀、软坚散结、化痰祛湿等方药。两者结合，目的是提高患者抵抗疾病的能力，又在一定程度上控制残余癌细胞活动，以防复发和转移，提高生活质量和生存时间。手术后因各种原因无法接受其他治疗者，亦应以中药长期维持治疗，对于Ⅰ～Ⅲ期的癌症病人，除了运用首选的治疗方法外，还要配合多种手段的综合治疗，特别是坚持较长时间的中医扶正培本辨证康复，确能增强体质，提高免疫功能，消除和转化残存的癌细胞，减少复发或延缓复发时间，提高远期生存率。

3．放疗与中药康复　放射线治疗（简称放疗），是治疗恶性肿瘤的主要方法之一，但放疗只能达到对肿瘤局部的控制和杀灭，同时也会破坏健康组织，杀伤白细胞，引起骨髓抑制，不仅局部及相应脏器受损，还会导致全身反应。如同时采用中药疗法：①可以增强放疗的效果；②防止和减轻放疗的副作用；③巩固放疗的疗效。

中医认为放射线属热性杀伤物质，能耗伤人体阴津，引起阴虚火旺证候，破坏正常黏膜及唾液腺，使唾液分泌减少，造成口腔及照射部位的皮肤、黏膜糜烂、溃疡或炎症，杀伤正常细胞，抑制骨髓，引起白细胞、血小板减少或全血降低，削弱机体的抗病能力，产生全身和局部的一系列副反应。其全身反应绝大多数表现为肝肾阴虚型（症状见康复辨证），宜滋补肝肾。

药用：生地、元参、天冬、麦冬、玉竹、白茅根、知母、白花蛇舌草、党参、白术、茯苓、丹参等。脾胃气虚加黄芪、大枣；气血两虚加当归、熟地、黄芪；发热加黄芩、青蒿、连翘。放疗期间每天服1剂，每剂煎3次，代茶饮。放疗结束后，再服60～90剂，如属鼻咽癌应连服2～3年，每年150剂左右。至于局部不同部位放疗副反应的具体处理，可参见临床有关学科。

放射线治疗，有的是进行根治，有的是姑息性治疗。放疗结束后，可以继续用中药巩固疗效，预防复发及转移。根据中医辨证论治原则，仍以扶正祛邪为主。有时由于肿瘤未能手术切除，虽已作根治放疗，也难免有残存癌细胞，所以，在扶正调理，增强抵抗力的同时，还要适当地给予抗肿瘤中草药治疗。对一些未作手术而仅放疗的鼻咽癌、喉癌、上中段食管癌、肺癌、恶性淋巴瘤等，在放疗后则应长期服用中药以巩固疗效，如健脾益气、滋补肝肾以扶正，清热解毒、活血软坚以祛邪，常可取得较好的远期效果。

不同肿瘤放疗配合中药治疗用药参考：

（1）鼻咽癌：放疗时常用化痰丸（陈皮、半夏、枳实、茯苓、黄芩、黄连、南星、瓜蒌仁、杏仁、天花粉、前胡、甘草），可增加放疗敏感性，提高治疗效果。同时用滋阴丸（熟地黄、山萸肉、山药、茯苓、丹皮、泽泻、黄柏、知母、麦冬、五味子），控制放疗副作用，减少口干、舌燥现象。再用清热补血汤（熟地、黄柏、知母、五味子、麦冬、当归、川芎、白芍、玄参、柴胡、牡丹皮、鸡血藤）补气养血，防止骨髓抑制、白细胞和血小板减少。放射治疗损伤唾液腺体，影响分泌功能，病人长期口燥、咽干、鼻黏膜脆弱，易感染，甚至稍有感冒，便有血性分泌物流出，嗅觉丧失。因此，鼻咽癌病人放疗后需长期服用滋阴润燥汤剂治疗放疗后遗症，如滋阴丸、养阴清肺汤、二冬膏等。

（2）食管癌：放疗期间，必须配合滋阴降逆汤剂或滋阴丸、清热补血汤等。如果服丸剂吞咽困难，应化成水剂服用。

（3）肝癌：放疗时应保护肝脏，和胃利胆。可用滋阴丸、香砂养胃丸、山楂内消丸、蜂王浆等。

(4) 直肠癌：放疗时加用滋阴丸、清热补血汤。

(5) 肺癌：放疗时肺阴大伤，应以滋阴养血为主，可用养阴清肺汤、滋阴丸。

(6) 乳腺癌：放疗时用中药，目的在于滋阴清热，养血化瘀。可用滋阴丸、血府逐瘀汤。

(7) 宫颈癌：放疗时，应以养血滋阴为主，可用清热补血汤、六味地黄丸。

(8) 白血病：放疗时应以滋阴补肾为主，可用知柏地黄丸、滋阴补肾丸（即六味地黄丸加当归尾、五味子、山药、柴胡、生地）。

(9) 脑肿瘤：放疗时应滋阴补脑，可用滋阴丸和十精健脑丸（巴戟天、菊花、熟地黄、菟丝子、杜仲、五味子、钟乳石、石斛、人参、何首乌）。

4. 化疗与中药康复 化疗抗癌能弥补手术和放疗之不足，可以单独使用，但化疗的最大不足，是正常细胞和癌细胞同时受到损害，因而降低了机体自身的抗癌能力。使用中药辨证治疗，可以预防、减轻和纠正化疗的副作用，并能增强化疗的疗效。

化疗的毒副反应，最常见的是头晕乏力，关节酸痛，发热，少寐，口干口苦，恶心食少，贫血等。中药对此有很好疗效，治则是扶正解毒。

药用：党参、黄芪、白术、茯苓、枸杞子、制首乌、黄精、女贞子、生地、麦冬、山药、白花蛇舌草。呕吐，加黄连、姜半夏、吴茱萸、丁香、柿蒂，减制首乌；腹痛，加乌药、延胡索；口干，加石斛、知母、玄参，减黄芪、党参；便秘，加全瓜蒌、肉苁蓉，减党参；失眠，加酸枣仁、五味子、夜交藤，减黄芪、黄精；贫血，加当归、紫河车；发热，加青蒿、银花、连翘、虎杖；中毒性肝炎，加茵陈、垂盆草、茯苓、白毛藤；中毒性心肌炎，加人参、麦冬、五味子；中毒性肾炎，加薏苡仁、白茅根、车前草；皮肤色素沉着及脱发，加丹皮、赤芍、当归、鸡血藤。

中药能增强化疗的疗效，可以使化疗得以坚持。益气补血药物，能增进食欲，增加体重，提高细胞免疫能力，使化疗药物充分发挥作用。

不同癌症化疗期间中药运用参考：

(1) 肝癌：化疗时应养血柔肝、调理脾胃。可用清热补血汤、人参归脾丸、丹栀逍遥散等。

(2) 肺癌：化疗时气血大伤，应以大补气血为主，可用当归补血汤、虫草止嗽散（冬虫夏草、人参、石斛、白术、茯苓、法半夏、杏仁、橘红、当归身、炙甘草、枇杷叶）。

(3) 乳腺癌：化疗时用中药，目的在于健脾和胃，补气化瘀。可用人参健脾丸（人参、白术、神曲、麦芽、枳实、陈皮、山楂）、六君子汤。

(4) 宫颈癌：化疗时应以健脾补肾为主，可用人参归脾丸、六味地黄丸。

(5) 白血病：化疗时应以扶正培本为主，可用鸡血藤膏（鸡血藤、川牛膝、续断、红花、黑豆、熟糯米粉、饴糖）、骨髓丸（牛骨髓、人参、熟地、龙骨、鹿角胶、冬虫夏草、制首乌、北沙参）等。

(6) 脑肿瘤：化疗时应以健脾清心为主，可用刺五加片和冠心苏合丸等成药。

(7) 直肠癌：化疗时加用理气丸、清热补血汤。

（五）针灸推拿

针灸推拿在肿瘤康复方面的临床应用和实验研究，近年来有了不少进展。其主要作用在于：

1. 缓解症状　肿瘤康复期出现的疼痛、发烧、腹胀、便秘、尿闭、失眠多梦、月经失调等症状，可采用针灸推拿疗法，有减轻临床症状的效果。

2. 提高免疫功能　除改善一般状况外，有提高免疫功能的功效，并已通过临床检验得到证实。如巨噬细胞吞噬功能增强等。

3. 增强放、化疗效果，减轻放、化疗副作用　如提升血象、减轻胃肠道反应等。

针灸推拿疗法在肿瘤康复时虽有一定疗效，但由于难以单独观察，很难评定对肿瘤局部的具体效果。但是，作为肿瘤对症治疗，其减轻痛苦，巩固疗效，增强抵抗力，预防复发和转移的功效是比较肯定的。

针灸疗法用于肿瘤康复，常用手法的原则是，迎随补泻，调理为主；常用取穴的原则是，循经取穴，远端为先；针与灸的选择，实证多用针刺，虚证多用灸法。

常见肿瘤的取穴参考：

食管癌：天鼎、天突、膻中、合谷、俞府、彧中；

胃癌：胃俞、膈俞、脾俞、足三里、条口；

肝癌：肝俞、内关、外关、公孙、足三里；

肺癌：肺俞、心俞、尺泽、曲池；

乳腺癌：乳根、肩井、膻中、三阴交；

鼻咽癌：风池、下关、上星、合谷；

宫颈癌：肾俞、关元、中极、三阴交；

淋巴瘤：天井、间使、关元俞、少海；

口腔肿瘤：合谷、足三里、下关、冲阳；

喉癌：天鼎、三阴交、肺俞、风池；

甲状腺癌：耳后发际穴、冲阳、通里、少海；

胰腺癌：肝俞、胰俞、足三里、痞根、丰隆；

肛门、直肠癌：百会、中极、关元俞、大肠俞；

膀胱肿瘤：关元俞、三阴交、血海、百会；

白血病：足三里、曲池、肝俞、血海；

骨肉瘤：大椎、环跳、三阴交、外关；

颅内肿瘤：百会、下关、风池、内庭、列缺；

脊髓肿瘤：大椎、肾俞、环跳、曲池；

骨髓癌：肾俞、委中、百会、肩髃；

皮肤癌：合谷、大椎、肺俞、足三里；

黑色素瘤：三阴交、肾俞、大椎、尺泽。

肿瘤病人康复时应用按摩疗法，有调节胃肠蠕动、调整血压、纠正心率、缓解痉挛、镇静止痛、复原关节脱位等作用，并能剥离组织粘连以及增加周围血液中的白细胞数量等。

按摩手法，因人而异。一般保健的推拿手法，要多柔少刚。调整神经功能时的手法多用压法，调理脾胃功能则多用推拿，而强肾壮骨则多用拔法。肿瘤局部不宜推拿按摩；局部感染、化脓、破溃等为推拿禁忌症。

常用反应点：

不同的肿瘤，在体表相应的经络、腧穴处，多会出现各种各样的异常反应点。如皮肤表现有温度变化，表皮或黏膜粗糙，皮下结节，皮下积液；肌肉表现有肌肉紧张或松弛，腹肌隆起或凹陷，酸胀疼痛等。推拿施术可根据这些反应点有目的地进行：

呼吸系统反应点：多在身柱、肺俞、中府、曲池等部位；

循环系统反应点：多在心俞、郄门、巨阙等部位；

消化系统胃肠反应点：多在胃俞、大肠俞、中脘、天枢、足三里、内庭等部位；

消化系统肝脏反应点：多在肝俞、胆俞、日月、期门、阳陵泉、丘墟、太冲、胆囊等部位；

泌尿系统反应点：多在肾俞、中极、筑宾等部位；

神经系统反应点：多在身柱、肝俞、百会、神门等部位。

第十节　退行性骨关节病

一、概述

退行性骨关节病（Degenerative joint disease，或 Osteoarthritis）又称为为肥大性关节炎、增生性关节炎、畸形性关节炎、骨性关节炎或老年性关节炎（病）等。颈椎病、腰椎肥大、椎间盘突出、手足关节炎、骨质增生等都属于骨关节病范畴。该病是老年人的常见病，是由于构成关节的滑膜、软骨及软骨下骨的退行性变化引起的病变，以关节软骨损伤和骨增生为特点。临床以关节疼痛、肿胀、僵硬和活动障碍为主要特征，不伴全身症状。最典型的症状是关节疼痛，过度活动则加剧。可发生于单个或多个关节。每个滑膜关节均有发病的可能，最常见的发病部位是膝、脊柱、手、髋和足关节。

随着人口老龄化，本病的发病率有日益增高的趋势。据世界卫生组织统计，50 岁以上的人中骨关节病的发病率为 50%，55 岁以上发病率为 80%。因此，骨关节病被称为“下半生疾病”，严重危害着老年人的身体健康。

二、病因与类型

根据有无局部原因的存在，可将本病分为原发性和继发性两种：

（一）原发性退行性骨关节病

此型最常见，多见于体力劳动者和妇女。其发病受年龄、遗传、体质和代谢的影响。年龄对本病的产生有两种影响：一种是软骨损伤的积累作用，年龄大者所积累的损伤就多；一种是老年软骨基质中的黏多糖含量减少，纤维成分增加，软骨的韧性减低，因而容易遭受外力的伤害而产生退行性改变。肥胖和粗壮体型的人发病率较高。

（二）继发性退行性骨关节病

常继发于下列情况：

1．各种先天性或后天性关节畸形　因受力不匀而导致局部关节磨损严重而发病。

2．职业性损害　职业特点导致的创伤和轻微的骨折，如矿工的膝、肘关节，棉花采摘者的指关节，舞蹈演员的踝、趾关节。以跑步、攀登、撞击等运动为主的运动员等，发病率较高。

3．关节炎症　如急、慢性化脓性炎症，骨结核、类风湿性关节炎等，炎症停止后，虽关节仍保留相当的活动度，但软骨面已受到一定程度的损害，也可继发本病。

三、诊断

根据患者年龄、临床症状、X 线检查，基本上就能确诊。如仅以 X 线诊断，40 岁以上患有本病者人数甚多，而出现临床症状者只占其中的 5% 不到。因此，X 线是本病早期诊断的重要手段。一旦确诊，即应进行康复治疗。

四、康复辨证

（一）中医对本病的认识

本病属于中医“顽痹”范畴，是一种典型的本虚标实之痹证。本虚，多以气血虚弱，脾肾阳虚，或肝肾阴虚为多见，在本虚的基础上又挟有风寒痰瘀和湿热等邪气致病。

（二）辨证分型

1．血虚风痹型　关节疼痛，屈伸不利，痛处游走，伴有少气懒言，心悸乏力，头晕失眠，劳累后加重。舌质淡，苔白薄，脉浮，重按乏力。

2．阳虚寒湿痹阻型　肢体关节冷痛剧烈，夜间尤甚，遇寒加重，得热则减，关节僵硬，腰膝酸软，形寒肢冷，小便清长，夜尿多，或有五更泄。舌质淡嫩或偏暗，苔白滑或白腻，脉沉迟缓。

3．湿痰痹阻型　肢体关节重着疼痛，酸楚乏力，或局部肿胀，经久不愈，关节僵硬，肢体麻木。舌体胖大，边有齿痕，苔滑或腻，脉濡或滑。

4．湿热痹阻型　关节红肿疼痛，有热感，日轻夜重，屈伸不利，或有畸形，发热口渴，喜冷饮，小便短赤。舌质红，苔黄腻，脉滑数。

5．肝肾阴虚型 病程较长，关节隐隐作痛，时有热感，僵硬肿大，或有畸形，活动不便，伴有口燥咽干，五心烦热，眩晕耳鸣，失眠健忘，腰膝酸软，形体消瘦。舌红少苔少津，脉沉细数。

五、康复适应证

（一）关节疼痛

关节重着、疼痛，呈发作性，活动多则加重，休息后可减轻。

（二）关节肿胀

关节肿大，在膝、踝可触及肿胀的滑膜和关节积液。

（三）关节僵硬

关节僵硬，活动受限，活动时有明显骨摩擦音。

（四）活动障碍

关节有不同程度的挛缩畸形，或关节周围肌肉萎缩，关节活动范围变小，周围增生处有压痛及突出，甚至主动和被动活动均障碍。

六、康复方案

本病主要表现为局部症状，无全身症状。康复目标是有效地控制症状（如疼痛和僵硬），改善或维持患者的生活自理能力。疼痛是导致骨骼与肌肉障碍及致残的一个重要原因，因此康复要点是解除局部疼痛，改善和恢复病变关节的功能，减少致残。

（一）饮食

本病患者的饮食，要根据体质和疾病的寒热属性来选择。常用药膳有：

1．老桑枝60g，老鸭1只。将鸭去内脏洗净，加适量水熬汤，调味后饮汤食肉。适于湿热痹阻型。

2．丝瓜50g，粳米100g。先将米煮粥，将熟时加入丝瓜小段，煮熟粥时，稍凉食用。每日2次。适于湿热痹阻型。

3．薏苡仁30g，桂枝5g，生姜10g，粳米100g。将桂枝、生姜水煎取汁，与薏苡仁、粳米同煮粥食，日服2次。适于寒湿痹阻型。

4．当归10g，黄芪50g，乌鸡肉1kg。将鸡肉洗净，当归、黄芪洗净切段，同时放入水中炖2～3小时，放精盐调味。每日服食2次。适合于血虚风痹型和肝肾阴虚型。

5．桑寄生30g，当归20g，猪脚1只。加水共炖至猪脚烂熟，去药渣饮汤食肉。适于肝肾阴虚型。

（二）运动

运动康复对骨关节病的康复有着十分重要的意义，既可增加关节的活动度，防止关节粘连、僵硬，又能避免由运动产生的关节软骨受压。老年人要避免过度运动造成损伤。

1．太极拳 可从简单的单式开始锻炼，循序渐进，逐步到全套练习。只求肢体的活动，不求动作的完美。练习时间以自己体力能胜任为度。

2．体育 如体操、游泳、慢跑、散步等，可改善因过多静止所致的肌肉和软骨萎缩。

但运动量不宜过大，并注意保护受累关节勿再损伤，防止骨赘断裂或增生的滑膜绒毛折断，落入关节腔内成游离体。在温水中游泳尤其值得推荐，对全身各部的关节均有帮助，由于水的浮力，明显减少了体重对承重关节的压力，更有利于关节的松解和缓解疼痛。

此外，气功、五禽戏等均是较好的传统体育锻炼方式。

3．自主或被动活动关节的方法 患者自己缓慢活动病变关节，或在手的帮助下被动活动病变关节，每天反复多次。此法不受时间和地点的限制，病人还可自己掌握活动的强度。如颈椎病患者可常做头颈部的前后左右旋转运动；跟骨骨刺病人有人采用“跺脚”疗法，也有一定疗效。

（三）理疗

1．热疗 如红外线、神灯、超短波、热敷、蜡疗等均可采用，都可起到放松肌肉，促进局部代谢，改善血液循环等作用。

2．电离子透入 选适当的中药，用电离子药物导入仪导入体内。可用自己配制的中药煎剂，也可用成品药或注射液，如当归注射液、雷公藤注射液、川芎注射液、丹参注射液、黄连注射液等。

3．温泉浴 多采用浸浴法，温泉水温以34℃～43℃为宜。采用卧式，头颈及前胸部露出水面，水面高度不宜超过胸乳以上，以减少水压压迫心脏。浸泡时间以8～15分钟为宜。出浴后不必进行冲洗，用干毛巾擦干后，休息20～30分钟。

（四）心理与娱乐

情志的舒畅可缓解患者的身心损害。可采用与心理医生交谈、创建良好的生活环境、养花、色彩疗法、听轻松愉快的音乐、交朋友、下棋、书法、绘画等方式。

1．音乐舞蹈 以适合于老年人的明快、优美的音乐，配合有节奏的舞蹈，有助于老年人心情舒畅，缓解疼痛，促进关节功能的康复。

2．其他娱乐 如钓鱼、郊游、放风筝等，都可放松身心，有助于康复。

（五）中药

1．血虚风痹型 宜养血祛风，通经活络。四物汤加味。

药用：当归、川芎、白芍、鸡血藤、桑寄生、熟地、防风、杜仲、阿胶、牛膝等。

2．阳虚寒湿痹阻型 宜温补肾阳，散寒除湿，舒筋活络。乌头汤合薏苡仁汤加减，或金匮肾气丸加减。

药用：川乌、草乌、苍术、熟地、薏苡仁、茯苓、泽泻、防己、木瓜、五加皮等。

3．湿痰痹阻型 宜运脾除湿，化痰通络，消肿止痛。薏苡仁汤加减。

药用：薏苡仁、白芍、当归、苍术、麻黄、桂枝、半夏、茯苓、炙甘草等。

4．湿热痹阻型 宜祛风清热，除湿通痹，方用白虎加桂枝汤加减。

药用：赤芍、石膏、桂枝、知母、桑枝、蚕砂、薏苡仁、车前草等。

5．肝肾阴虚型 宜补益肝肾，舒筋活络，强健筋肉，方用六味地黄汤加味。

药用：熟地、茯苓、山萸肉、山药、泽泻、丹皮、龟板胶、狗脊、牛膝等。

本病也可用中药外治法治疗：

1．中药熏洗 可用祛风除湿、通经活络的中药煎汤熏洗，如防己、桂枝、白芷、海风藤、桑寄生各30g，细辛6g，煎汤熏洗。或用陈艾30g煎汤熏洗。

2．药物贴敷 用祛风除湿止痛的膏药贴敷患处，并可在贴药处加灸，提高疗效。

3．热熨 将祛风除湿、通络止痛的中药打碎、炒热，装入布袋中热熨患部。

（六）针灸推拿

1．体针 对退行性骨关节病的康复有较好的疗效，可不同程度地改善症状。各部骨关节病常用腧穴如下：

颈椎：颈百劳、风池、天牖、肩中俞、肩井、风门；

肩关节：肩三针、天宗、曲池、肩井；

肘关节：曲池、少海、肩髃、外关、手三里；

腕关节：外关、大陵、阳池、阳溪；

手指关节：八邪、中渚、合谷、后溪、支沟；

腰椎：肾俞、气海俞、夹脊、阿是穴、命门、腰阳关；

髋关节：肾俞、腰阳关、环跳、殷门、白环俞；

膝关节：足三里、血海、阴陵泉、阳陵泉、膝阳关、委中、照海；

踝关节：昆仑、太溪、悬钟、三阴交、解溪；

跟骨：太溪、昆仑、申脉、仆参、照海；

趾关节：八风、太冲、地五会。

辨证配穴如下：

湿邪重：足三里、三阴交、脾俞；

湿热：合谷、大椎、曲池、丰隆、三阴交、肩髃；

虚寒：命门、至阳、大椎、关元、神阙；

肾气虚：太溪、肾俞、关元、神阙、涌泉；

气血虚：脾俞、膈俞、足三里、公孙、血海。

2．艾灸 局部可采用多种灸法，取穴同上。另介绍特色灸法如下：

神阙隔盐灸：每次灸3～5壮，每日或隔日1次。可用于风湿、寒湿、阳虚、气血虚弱等证型。

自我灸法：除湿热和阴虚患者外，病人还可自己常灸足三里、神阙和病变局部，可起到一定的缓解症状、改善骨关节功能的作用。一般用艾条温和灸，以局部有舒适的热感为度，每穴 20～30 分钟。

3．水针　常用药物：①维生素 B_1、B_6、B_{12}、AD、K、E；②中药：当归、黄芪、川芎、丹参、红花、雷公藤等注射液；③其他：生理盐水、654－2 注射液。按穴位注射常规操作。

4．梅花针　多用于关节肿胀局部和某些穴位。对热证关节肿胀者在肿胀局部用皮肤针叩刺出血，有泻热消肿、活血化瘀的作用。

5．火罐　有邪气阻滞者，可在病变附近或背部俞穴拔罐，以通经活络，驱邪止痛。

6．耳针　选与病变相应的耳穴肾上腺、内分泌、肾、脾、神门等。多用耳穴压丸的方法。

7．推拿　以舒筋活络，行气止痛，通利关节为基本原则，重在帮助病变关节恢复功能，多采用推、滚、摩、擦、搓、拿、捏、揉、按、摇、扳、拔伸等手法。老年人体质较弱，手法要循序渐进，轻柔，力度得当，不宜暴力和过重手法。一般推拿程序如下：

（1）拿捏病变关节局部及周围约 5 分钟，使经气流通，经筋松解。

（2）摩擦病变关节使热，约操作 3～5 分钟。腰背部可用推法、滚法、按揉法，操作约 10 分钟。使气血温通，疼痛缓解。

（3）按揉局部腧穴，每穴约半分钟。

（4）搓病变关节约 3 分钟，使肌肉进一步松解。

（5）摇动和拔伸关节，腰部还可配合适当的扳法，使关节被动活动，缓解关节的活动功能障碍。

8．自我按摩　适用于患者手法能及的部位。

多采用捏拿、按揉、点穴、摩擦等手法，可起到一定缓解症状，帮助关节恢复活动的作用。

（七）护理

1．劳逸结合　休息与体育锻炼相结合，但患病关节应适当休息，避免引起疼痛的运动，不可使受累关节负担过重。但不要过分限制活动，以免发生关节强直与软骨、肌肉萎缩。为了减轻负重关节的负担，下肢活动时可使用手杖或用支架等局部支持来减轻压力。如病变在上肢，则不应过多地使用患臂负重活动。急性发作期间或症状较重时应卧床休息，并将患肢置于关节最松弛状态，受累关节应在不负重状态下做适当的关节功能锻炼，如床上体操等，必要时可行牵引，解除因疼痛而产生的反射性肌痉挛。

2．消除关节劳损因素　肥胖患者应节食减肥，不良姿势应积极加以纠正，对一些不利于关节损伤修复的职业、工种应考虑予以调换。

3．减轻体重　超重患者的承重部位疼痛更加剧烈，特别是膝关节和腰背部。因此减轻体重是很重要的。同时可使用柔软的鞋垫和特殊的训练器以减轻对膝关节的压力。

第十章 病残、伤残诸证

第一节 偏　瘫

一、概述

偏瘫就是一侧肢体瘫痪不用，又称“半身不遂”、“偏枯”、“偏废”等。轻者仅表现为患侧上下肢软弱无力、活动不灵活，重者则出现完全性瘫痪。部分患者可兼见协调动作失灵、震颤、平衡功能障碍、肌张力减退；或兼见口眼歪斜、鼻唇沟变浅、同侧偏盲、失语和吞咽困难等。

二、病因

偏瘫多为中风后遗症，因此又常称为“中风偏瘫”。多种急性脑血管病，如脑血栓、脑栓塞、脑出血等均可造成脑实质的运动神经损伤，引起对侧肢体的半身不遂，因此在现代医学中，常将偏瘫作为脑血管意外的后遗症之一。据有关统计，在中风的急性期（通常指2～3周内）后，约有90%的病人残留偏瘫等各种不同程度的功能障碍，其中约有50%以上者较为明显，直接影响日常生活能力和职业工作能力。因此，针对中风偏瘫发病以及所致功能障碍的特点，尽早采取康复治疗措施，对于减轻中风偏瘫的病残程度，提高日常生活能力和职业工作能力具有十分重要的意义。

三、临床表现和康复预测

偏瘫运动功能的康复受多种因素的影响，如偏瘫的发病原因、发病部位、病人的年龄、职业、性格、既往身体状况、并发症、康复开始时间等。

（一）步行功能

偏瘫发病初期，当意识清醒后，通过对下肢简单的运动功能检测，可大体判断将来是否能恢复步行功能。

（二）手功能

偏瘫病人手功能的恢复，对于日常生活和职业能力的提高具有重要的意义。临床可根据手指运动出现的时间，来预测手功能可大体恢复到何种程度。

表 10－1　　偏瘫步行功能预测

发病初期仰卧位 下肢可独立完成的运动	将来步行恢复的可能性（%）		
	独立步行	辅助步行	不能进行
膝关节空中屈伸 患侧髋关节屈曲 45°，膝关节可作屈伸运动	60～70	20～30	约 10
直腿抬高 患侧膝关节伸展位，下肢可离床抬起	45～55	35～45	约 10
保持立膝 患侧可保持屈髋 45°，屈膝 90°位，不向左右倾倒	25～30	55～65	约 10
以上动作均不能完成	33	33	33

表 10－2　　手功能康复预测

手指能在正常关节活动范围内进行同时屈伸运动的时间	手功能恢复的程度
发病当天就能完成	几乎全部可以恢复为实用手
发病后 1 个月内完成	大部分恢复为实用手，少数为辅助手
发病后 3 个月内能完成	少数恢复为辅助手，大部分为废用手
发病后 3 个月仍不能完成	几乎全部为废用手

（三）影响运动功能恢复的主要因素

运动功能的恢复主要取决于脑组织和脑血管损伤的原因、部位及程度。一般来说，皮层损伤比深部损伤恢复得好；大脑后动脉损伤比大脑前动脉损伤恢复得好；脑出血比脑梗死死亡率高，但幸存的脑出血病人比脑梗死病人一般恢复得好；内囊出血比外囊出血死亡率高，而且功能恢复也较差；内囊的前肢、膝部及后肢前部损害者，多数麻痹症状较轻，容易恢复；内囊后肢的后部，特别是后 1/3 的部位损害时，其麻痹程度较重，且常出现典型的偏瘫，锥体束症状明显，恢复得较差。此外，运动功能的恢复还与下列因素有关：

1．年龄　年龄对步行能力恢复的影响尤为显著。年龄愈大，步行恢复愈差。但年龄对上肢和手功能恢复的影响较小，各年龄组无明显差异。

2．既往的运动障碍　如既往脑中风、类风湿性关节炎、关节畸形及神经肌肉的病变等，对运动功能的恢复有较大的影响。例如，复发脑中风的运动功能恢复率明显低于初发病例，两侧复发偏瘫形成的四肢瘫化比同侧再发的偏瘫预后更差。

3．内科合并症　如高血压、冠心病、肺内感染等，常常导致训练中止，并可引起某些继发性功能障碍，因此恢复较差。

4．康复开始时间　康复治疗开始时间越早越好，特别是下肢早期适当的康复运动训练，对于运动功能的恢复具有重要的意义。康复开始时间越早，恢复好转率越高。否则常发生废用性综合征，出现关节的挛缩、畸形及肌力低下等。

5．恢复欲望 恢复欲望是一个重要的预后因素。有些病人虽然具有恢复步行及独立生活的可能性，但如果没有恢复的欲望，不愿意或不积极参与学习和训练，常常很难达到预期的目的。对于这类病人，常常需要与心理治疗师协同治疗。

6．失认症、失用症 与运动功能及日常生活能力的恢复密切相关。特别是伴有重度失认症、失用症的患者，即使进行长时间的训练，也很难恢复实用步行及独立的日常生活能力。

7．失语症 伴有失语症的病人不能与医护人员进行思想交流，特别是伴有感觉性失语的患者，由于无法听懂治疗师的语言，往往难以配合康复治疗，因此直接影响功能的恢复。

8．视野缺损 视野缺损对步行及日常生活能力具有直接的影响。据有关统计，伴有视野缺损的中风偏瘫病人，约有60%不能独立步行。

（四）运动功能恢复过程

偏瘫最初表现为完全瘫痪状态，接着首先出现的是联合反应和随意收缩，并逐渐出现共同运动。此后，随着病情的恢复，共同运动的支配力减弱，逐步分解为单独运动。最后，完全脱离共同运动的支配，完成各种自由的、随意的运动。国外学者通过长期精细的临床观察，总结出中风偏瘫恢复过程的一般规律，并根据这一规律，将其整个恢复过程大体划分为六个阶段，并以此作为偏瘫患者运动机能恢复的评价基准。

1．弛缓性完全瘫痪期 在中风偏瘫早期（约数日到2周内），患侧上下肢肌肉均呈弛缓状态，完全无收缩能力，不能进行任何的随意运动。

2．联合反应和随意收缩期 联合反应是通过机体左右侧联络引起的反应。早期偏瘫患者在患侧还不能进行随意运动时，如果使健侧肌肉进行较强的运动，可引起患侧的肌肉收缩。在偏瘫的恢复过程中，患侧最早出现的运动即是这类联合反应。上肢主要为胸大肌和胸锁乳头肌的上部，下肢主要为髋关节的内收肌群。

随意收缩是指患侧肌肉的随意收缩。这种收缩可引起最小限度的随意运动，但不能引起肢体关节的运动。因此，只能通过医生的触觉获得。

3．共同运动期 共同运动是偏瘫病人期望完成某项动作时引发的一种随意运动。由于这种运动只能按照一定的固定模式进行，没有选择性运动，因此称作共同运动。此期上下肢均可随意引发共同运动，并可带动一定的关节运动，且痉挛逐渐加重。

4．分离度较低的运动 共同运动的支配力逐渐减弱，痉挛亦开始减弱。可进行一些脱离共同运动模式的简单的分离运动。例如：取坐位时，足可在地板上向后滑动，使膝关节屈曲90°以上；上肢向背后移动，手可触及体侧、腰部。

5．分离度较高的运动 随着共同运动的支配力和痉挛的不断减弱，基本脱离共同运动的支配，可逐渐进行较为复杂的、分离度较高的运动。例如，取站立位时，可进行踝关节的背屈运动；肘关节伸展，上肢可侧方上举至90°以上。

6．随意运动 几乎完全脱离共同运动的支配，痉挛基本消失，可完成各种自由的、随意的运动。同时在运动速度和运动的协调性、技巧性方面亦接近于正常水平。

运动机能究竟可恢复到何种程度，与许多因素有关，并非均能恢复到接近正常人的水平。其中，在恢复过程中康复治疗、训练情况起着重要的作用。凡贻误正常的训练时机或错误的训练方法，均可影响运动机能的恢复，造成误用证候群或废用证候群。日本东京大学康复医学科上田敏教授对此进行了长期详细的临床观察，认为中枢性麻痹的病人如果以不正确的方法进行功能训练，会使病人学习到一些异常的运动形式，在恢复过程中进入“歧途”，且难以纠正，有些不可逆转。

四、康复辨证

（一）中医对本病的认识

中风偏瘫患者多因素体亏虚，或年老精气亏损，阴阳失衡，气血逆乱，或素有痰瘀内阻，经脉不利，再加上忧思恼怒，或情志不畅，嗜食甘肥醇酒，或房室劳累而诱发。其虚者，多为气虚、阴虚；其实者，多为瘀血、痰浊。其气阴不足为致病之本，风、痰、瘀为发病之标。根据发病进程，其病机有所不同，中风偏瘫早期的主要病机是阴阳失调，气血逆乱，风痰瘀血蒙蔽清窍，横窜经络，阻塞于脑。而偏瘫恢复期则为虚实夹杂病机：虚，多为气虚、阴虚，而阴虚又主要为肝肾阴虚；实，则多为瘀血、痰浊。

（二）辨证分型

1．中风偏瘫早期 有中脏腑与中经络之别：

（1）中经络型：病情较轻，病邪较浅，可见头痛烦乱，眩晕，舌强不语，半身瘫痪，肌肤麻木，口眼歪斜，可伴有耳鸣、腰膝酸软、脉弦或浮数。但一般无昏迷等神志的改变。

（2）中脏腑型：病情较重，有精神或意识障碍。除半身不遂，肌肤麻木，口眼歪斜，言语謇涩等症状外，常有卒然昏倒，不省人事，口噤不开，牙关紧闭，两手握固，便闭，肢体强直或痉挛，脉弦滑有力等症。

2．中风偏瘫恢复期 常见证型有：

（1）气虚血瘀型 偏瘫兼见面色苍白，形体虚羸，半身麻木，肌肤甲错。舌有瘀斑瘀点，脉细涩。

（2）肝肾阴虚型 偏瘫兼见腰酸腿软，耳鸣健忘，眩晕，视物模糊，或筋脉拘急，屈伸不利，神情呆滞。舌红苔薄，脉弦细。

（3）脾虚痰湿型 偏瘫兼见肢体软弱无力，感觉迟钝，食欲不振，倦怠乏力，形体肥胖，面黄唇淡，或语言不利，舌体胖大。舌淡苔腻，脉滑。

五、康复适应证

偏瘫发生的急性期，患者多表现为一侧上下肢瘫痪，不能随意运动，可伴有口眼歪斜、语言不利等。此时，要尽早介入康复治疗措施。但是由于发病初期，患者多有脑水肿，并可能伴有昏迷、高烧，生命体征如血压、呼吸、脉搏等尚不稳定，病情还有可能进一步恶化。

因此，应以临床抢救为主。虽然尽早介入康复治疗措施对于减轻偏瘫程度具有重要的作用，但总应以不影响临床抢救为前提。

至康复期，一侧上下肢瘫痪，不能随意运动，可伴有肢体强直、拘急，或肌肤麻木，口眼歪斜，言语謇涩等。此时患者血压、脉搏、呼吸等生命体征已基本稳定，意识清醒，多数患者能够理解医护人员的语言，并能配合康复治疗。因此应鼓励患者发挥自身的主观能动作用，积极参与康复治疗和功能训练。

六、康复方案

（一）早期康复

在偏瘫发病的早期（通常指发病后的1～3周以内），应尽早介入康复治疗措施。康复重点在于协助治疗原发病，防止病情恶化，预防继发性功能障碍。其主要方法为药物、针灸等。体位疗法和运动疗法对防止继发性功能障碍，如关节挛缩、疼痛、肌肉萎缩具有重要作用。

1．药物

（1）中经络型：宜平肝熄风，兼顾肝肾之阴。镇肝熄风汤加减。

药用：生龙骨、生牡蛎、生白芍、牛膝、龟板、钩藤、代赭石、天麻、菊花等。头痛头晕重者，加僵蚕；心中烦热，加生石膏、栀子；胸闷、痰多、头重，加川贝、竹沥，或选用半夏白术天麻汤加三化汤加减（半夏、白术、天麻、生大黄、胆南星、枳实、茯苓、陈皮、丹参）。

（2）中脏腑型：宜开窍熄风。先灌服或鼻饲安宫牛黄丸或至宝丹，同时服用羚羊角汤加天麻钩藤汤。

药用：羚羊角粉（冲服）、钩藤、天麻、生石决明、蜈蚣、白芍、生大黄、胆南星、夏枯草。

2．针灸

（1）中经络型：如以半身不遂、头晕头痛、耳鸣腰酸为主，取风池、肝俞、肾俞、太溪、阳陵泉；以半身不遂、痰多胸闷、便干等为主，取风池、风府、大椎、肺俞、天突、中府、丰隆、曲池、足三里、肾俞、膻中、天枢、三阴交。每次取3～5穴，交替使用。

（2）中脏腑型：先开关醒神志，可取十二井穴放血，人中穴大幅度捻转提插，待病人稍微神清后，可取百会、内关、外关、风池、太冲、足三里、合谷。若出现脱证，可急刺人中醒神，同时温灸百会、神阙、中极、关元、气海；神清后用补法针刺足三里、太溪、膻中、中脘、内关，留针20分钟。每次取3～5穴，交替使用。

3．体位疗法

（1）保持正确体位：是中风偏瘫康复治疗的第一步。正确体位可以防止肌肉弛缓或痉挛带来的特异性病理模式，防止因安静卧床引起的继发性功能障碍，最大限度地保持各关节的活动范围。

①下肢各关节肢位：为了防止踝关节畸形引起的足下垂、髋关节的外旋以及膝关节的屈曲畸形，要注意保持踝关节90°、膝关节微屈约30°、髋关节轻度屈曲肢位，并要特别注意防

止髋关节的外旋。

②腕关节、手指关节肢位：腕关节要保持轻度的背屈位（约30°），各手指微屈，可让患者握住直径5cm的圆柱形物，如卷好的毛巾等。

③肩关节肢位：肩关节最容易发生疼痛和运动范围受限，因此，急性期的肢位特别重要。肩关节通常最容易发生内收和内旋拘挛，所以要尽可能保持外展、外旋位。可在患侧上肢和躯干之间放置枕头，或取上肢上举位。

（2）定时变换体位：任何体位若持续时间过长，都可能造成血循障碍。末梢血液循环阻断2小时以上，局部组织即可出现不可逆的病理改变，引起继发性损伤。因此，应每隔2小时就变换一次体位。

体位变换应注意以下几点：①任何体位及体位变换都要以不影响临床抢救、不造成病情进一步发展恶化为前提。②最好每隔2小时变换一次体位。在特殊情况下亦不应超过3小时，否则褥疮开始形成。③意识明显障碍者不能取俯卧位，病情稳定者亦需从短时间开始，逐渐延长。④出现下列症状时，应暂时停止体位变化：血压明显下降，收缩压在100mmHg以下者；头部轻度前屈时出现瞳孔散大者；患者瞳孔散大和对光反射消失者；上肢屈曲，下肢伸直，痉挛性强直者；呼吸不规则；呕吐频繁；双侧弛缓性麻痹；频发性全身痉挛；去大脑性强直状态。

4. 运动疗法　通过被动运动，即借助治疗者手法进行的运动来保持关节活动度，主要在四肢进行。用于意识不清，或不能进行自我被动运动者。研究证明，如果关节制动超过3周以上，肌肉和关节的疏松结缔组织就会变为致密结缔组织而致关节挛缩变形。中风病人因肢体的高度痉挛，在肢位固定的情况下，2～3日内即开始继发关节活动受限。而肢位的被动运动可预防关节挛缩引起的活动受限，并可使患者早期体会正确的运动感觉。因此，当严重昏迷、呕吐、发热等危险症状得以改善，病情基本稳定时，应尽早进行被动活动。一般地说，脑梗死患者多数在发病初期仅表现为半身不遂，而没有意识障碍等危险症状。因此，发病当天即可开始。脑出血患者亦多数在发病后2～3天开始。

肢体的被动运动训练应注意以下几点：①要在关节正常活动范围内进行，若疼痛，不可勉强。②充分固定活动关节的近端关节，以防止替代运动。③动作要缓慢、柔和，有节律，使患者充分理解正确的运动方向，以便记忆肌肉收缩的感觉。④对容易引起变形或已有变形的关节要重点运动。⑤每个动作每次要重复5～6遍，每日两次。

气功　偏瘫初期以存想默念的方法锻炼，要点是以意领气。可选练周天通关法：一般用坐式（如肢体瘫痪较严重，不能起坐，则用卧式），息心静虑，肌肉放松，双目微闭，舌舐上腭，自然腹式呼吸，两手下垂。意守片刻后，以意引气，运脐轮，运周天。一般早晚各练1次，如有可能，中午加练1次更好。

5. 护理　在急性期，特别是在发病后的最初几天，患者常伴有昏迷、意识障碍，病情不稳定，应绝对卧床休息，避免不必要的搬动。同时要注意保持室内安静，空气新鲜，避免对流风和噪音对患者的刺激。早期偏瘫患者很容易继发呼吸道和肺部的感染，而受凉往往为其诱因。因此，要注意保暖。要注意保持口腔清洁，经常用淡盐水清洗口腔，以防止发病菌的滋生。

（二）恢复期康复

从急性期到恢复期需要的时间，因人、因病的性质和轻重而有较大差异。一般而言，缺血性中风在发病后1周、脑部手术后2～3周内即进入卧床恢复期。此期重点在于补虚、祛瘀、化痰，主要手段为药物、针灸、推拿等。某些运动疗法可降低肌张力，促进神经－肌肉的功能恢复；作业疗法可促进日常生活能力的提高；轮椅、矫形器可补充、强化或替代部分残损功能。可适时选择应用。

1．中药

（1）气虚血瘀型：宜益气活血。补阳还五汤加减。

药用：黄芪、桂枝、桃仁、红花、川芎、地龙、当归、赤芍、丹参。瘀血甚者，加乳香、没药；病程稍久者，加全蝎、乌梢蛇。

（2）肝肾阴亏型：宜滋补肝肾。杞菊地黄丸加减。

药用：熟地、山萸肉、山药、丹皮、菊花、枸杞子。阴虚阳亢者，加石决明、生龙骨、生牡蛎；有瘀血者，加全蝎、丹参。

（3）痰湿阻滞型：宜化痰祛湿。半夏白术天麻汤加减。

药用：半夏、白术、天麻、胆南星、枳实、茯苓、陈皮、丹参。脾虚重者，可用香砂六君子汤加减。

若偏瘫日久，恢复较慢，可兼用中药熏洗法。药用透骨草、荆芥、防风、桂枝、当归、苏木、牛膝、红花、桑枝，水煎大半盆，置木盆或瓦盆内，盆上放一木板，将患肢置于木板上，熏蒸烫洗。患肢可用小棉被盖住，以便保温。温度亦不可太高，以患者能忍受为度，每个肢体熏蒸烫洗30分钟左右。

2．针灸推拿

（1）体针：上肢取肩髃、曲池、外关、合谷、天泉、少海、内关；下肢取环跳、风市、阳陵泉、足三里、悬钟、三阴交、解溪、昆仑。每次取3～5穴，交替使用。

（2）头针：可取顶颞后斜线，取患肢对侧。

（3）耳针：可取神门、脑干、枕、颞、肝、肾，或用王不留行子贴敷，每3天换1次，辨证取穴。

（4）推拿：推拿按摩可疏通经脉，缓解肢体痉挛，改善局部血液循环，预防褥疮，促进患肢功能恢复。可结合运动疗法同时进行。取穴可参照针灸。手法要平稳，由轻而重，以不引起肌肉痉挛为宜。随病情逐渐恢复，可让病人自我按摩。

3．运动

（1）自我被动运动：即患者利用健侧的力量活动患侧肢体。主要用于意识清醒、能理解治疗师语言、患侧肢体无运动能力者。注意事项：①该运动有一定的局限性，特别是下肢只有部分关节可以进行。②动作要轻柔，活动范围以不引起疼痛为前提。③每个动作重复2～5遍，每日两次。④每个动作完成后，要注意适当休息，防止过度疲劳。

（2）主动运动：即依靠患侧肢体自身力量进行的运动。这种运动在最初阶段的活动范围可能较小，但效果很好，应尽可能鼓励病人主动运动。实在不能完成的动作，治疗师可给予最低限度的协助。

(3) 床上基本动作训练：指卧床期的翻身和卧位移动动作。这是偏瘫能够利用的最原始运动。这些动作在日常生活中不可缺少。卧床病人掌握这些动作，会给大小便、更衣、擦洗身体、体位变换等带来较大的方便。同时，对于预防褥疮及继发性功能障碍具有重要的意义。

①翻身：翻身是人类最原始的基本运动之一，对中风后的病人也是最初进行的运动之一。由于锥体束中约有15%的纤维不交叉，而是直接支配同侧的躯干肌。因此，躯干肌的瘫痪大多不明显或较轻。这对于翻身运动训练是一个非常有利的条件。每天坚持练习，多数患者均能很快掌握。

②移动：主要是利用健侧上下肢及颈部的屈伸运动等，向上下或左右方向移动。

(4) 起坐与跪立训练：在病情允许的情况下，应让病人尽早进行起坐训练。并随着症状的不断改善及体力的增强，逐步过渡到跪立位训练。其目的在于进一步强化肌力，打破下肢伸肌共同运动的病理模式，促进神经-肌肉功能的进一步恢复，防止废用性全身机能低下，为将来独立行走打下基础。

①起坐：在中风最基本的康复治疗中，最早开始进行的就是坐位和坐位耐性训练。一般来说，在发病时如果没有意识障碍，或者仅有极轻微的异常，生命体征安定（约占50%左右），几乎在发病后2~3天开始就可以进行坐位训练。这不仅可以有效地防止肺内感染等并发症，而且可以强化颈部、躯干部和臀部的肌肉，对于未来运动功能的恢复具有重要的意义。重症患者在最初进行坐位练习时，动作要缓慢，要循序渐进。最初可将床头抬高或将靠背回调至30°，让病人靠背坐，下肢伸展，保持水平位。初次时间不要过长，一般以5分钟左右为宜，一日两次。此后逐渐增大角度并延长坐位时间，一般以每日增加10°、延长5分钟为宜。当病人每次能保持坐位20分钟以上时，应鼓励患者利用健手完成饮食动作。随着症状的改善，可通过上肢位置的变换，进行坐位的稳定和平衡训练。

在早期坐位训练时，常出现体位性低血压。因此要充分注意观察病人的变化，若病人感到头晕、恶心、呕吐、面色发青、出冷汗等症状，应暂时停止训练。

②跪立位训练：可锻炼病人从躯干部到大腿肌肉的功能、平衡机能以及患侧负重能力等。另外，以膝关节屈曲位支持体重，可抑制股四头肌、小腿三头肌的痉挛，打破伸肌共同运动模式，提高下肢的分离运动，在抗重力和神经生理学方面都具有重要意义。当稳定性逐渐提高，可再从前后或左右给以适当的力量，以进行平衡功能训练。这不仅对固定肌具有强化作用，而且可以提高反射的技巧。但跪立位具有一定的难度，仅适用于部分体力及功能较好的病人。凡是伴有心血管系统疾病的老年患者、肥胖患者等大多不适宜。

(5) 站立与步行：站立和步行是独立完成各种日常生活活动的最基本需求。当坐位平衡功能基本恢复，患侧髋、膝关节能主动屈曲，说明该侧肢体已有下床站立、步行的能力，应及时进行站立训练。并随着站立稳定性的提高，逐步过渡到步行训练。

①站立位：对一般偏瘫病人而言，单纯站立并不十分困难，而难在坐位与站立位的变换。多数病人在最初时，患侧下肢不敢负重，这就直接影响将来步行功能的恢复。因此训练的重点在于起坐动作练习及站立位的平衡训练。站立位训练应尽早开始，除部分重症者外，

一般应在发病后3周内开始。立位训练可在床边或平行杠内进行，最初一定要有人辅助，确保安全，并注意指导患者尽可能以患侧下肢支撑体重。

②步行：当站立基本稳定、患侧能承受负荷时，应尽早进行步行训练。由于长时间没有步行，因此步行训练的前阶段，要在辅助者的协助和保护下进行。要充分利用平行杠、手杖等，在训练室中完成步行的基本训练。而后逐步过渡到日常生活的实用步行。

(6) 上肢功能训练：一般而言，在发病后一个月左右，即有50%的病人达到恢复的顶点，以后急剧减少。特别是手功能要恢复到实用的程度，必须远端功能完全恢复。因此恢复能力较差。另外，由于仅用健手就能够完成日常生活中的部分动作，不像下肢那样仅用健侧不能行走，所以常常忽略上肢的功能训练。实际上，在中风病人的恢复期，如能以正确的方法坚持功能训练，亦能取得较好的效果。

上肢功能障碍常表现为肩关节外展、前屈、外旋的运动受限及挛缩和疼痛；肘、腕关节的伸展受限；掌指关节的伸展位、拇指的内收位挛缩等。这些均可在发病初期通过关节活动度的训练加以预防。在恢复期，充分利用模具推拉训练及积木、各种插件的抓握等作业疗法的训练，既可进一步维持和扩大各上肢关节的活动范围，又可抑制异常的病理运动模式，促进分离运动的早日完成。

(7) 气功：偏瘫后期，可选强壮功、站桩功、松静功等气功方法。

4. 作业 作业疗法的开始时间一般稍晚于运动疗法，轻症患者亦可同时进行。内容包括日常生活运动的训练、技巧训练、自助具使用训练、精神心理的改善、痴呆的预防等，重点是日常生活动作训练。

日常生活动作训练，主要包括饮食、穿衣、洗漱、入厕、个人卫生等各种基本运动和技巧。这些训练贯穿于从翻身训练开始到技巧训练的全过程。它不单是患侧肢体的机能恢复，而是整体的机能改善。因此，涉及到利用必要的生活辅助器械以及对周围环境的适应等。另外，由于病人的年龄、性别、职业、家庭环境以及本人在家庭中的地位不同，日常生活活动的训练内容亦有所差异。例如，对青壮年病人，应以能独立参与社会活动为目标，而老年人则是以能在家庭内独立生活为目标。

5. 轮椅、矫形器

(1) 轮椅的移乘及使用：轮椅是偏瘫病人非常重要的代步工具。正确、适时地使用轮椅，可帮助病人尽早脱离病床，进行必要的户外活动；对于部分不能恢复独立步行的患者，则成为必需的交通和移动工具。因此，选择适宜的轮椅，并指导患者熟练掌握轮椅的移乘及使用方法十分必要。训练内容主要包括：从床（椅）向轮椅的移动、从轮椅向床（椅）的移动以及轮椅的驱动。

(2) 矫形器的应用：矫形器又称支装具，是为了减轻四肢、躯干的机能障碍所使用的矫形辅助装置，具有预防和矫正畸形、保护病变组织、弥补或代偿某些失去的机能的作用。偏瘫病人主要使用下肢矫形器，可有效地预防下肢的挛缩畸形，特别是踝关节的畸形，使站立行走稳定，步态接近于正常。另外，在站立位和步行训练过程中，要适时选用各类手杖。

6. 其他 偏瘫的恢复期较长，且常伴有语言、心理等方面的机能障碍，需要多种康复疗法综合应用。如语言疗法、心理疗法、饮食疗法、气功疗法、沐浴疗法和职业训练等，应结合患者的具体情况选择应用。

7. 护理

(1) *起居护理*：偏瘫患者应预防“复中”。过度疲劳是中风复发的重要诱因，应注意保证充分的休息，切忌劳力、劳心和房劳；运动不可太过，应以无明显疲劳感为度；要注意适寒温，特别要注意避寒保暖；要保持大便通畅，除食用纤维性的蔬菜、水果外，应养成定时排便的良好习惯。

(2) *饮食护理*：饮食应以清淡为主。限制钠盐和脂肪，特别是动物脂肪的摄入，以防止血压升高以及肥胖、高脂血症的进一步发展。多食蔬菜瓜果、豆类或豆制品、鱼类、奶类，既能保证足够的营养，又能降低血脂，防止动脉硬化，增强体质，益寿延年。要注意适当饮水，偏瘫患者大多对口渴不敏感，因此要养成每天不渴也要适当饮水的习惯，以保证血液中水分相对恒定状态。戒除烟酒。

此外，要加强患肢护理，注意局部保暖，应用热水袋或局部烫洗时要注意防止烫伤；要尽可能避免在患肢进行注射；应在医生的指导下坚持服用适当的药物。

第二节　截　　瘫

一、概述

两下肢运动功能部分或完全性丧失称为截瘫。中医学又称之为“痿证”、“痿躄”、“瘫痪”等。可伴有程度不同的下半身感觉障碍，或兼见大小便失禁、尿潴留，或下肢肢体水肿、挛缩，或关节肿胀，肢体疼痛等，有的亦可累及双侧上肢。

二、病因

常由脊柱骨折、脱位合并脊髓损伤所引起，多见于车祸、高处坠落、挤压伤、运动创伤和枪伤等，也可由脊髓炎、脊髓肿瘤、脊柱结核等病所导致。由于脊髓损伤的部位、程度及范围不同，发生截瘫的情况与预后也不同。幸存者常遗留严重的残疾，包括运动功能丧失、感觉障碍、膀胱排尿功能紊乱、肌肉痉挛、关节挛缩、疼痛、褥疮、心理障碍、性功能不全，甚至呼吸功能障碍等。

三、康复预测

截瘫患者的症状和恢复前景与脊髓受损部位及损害程度密切相关。受损部位愈高，预后愈差；损害程度愈重，预后愈差。

1. 脊髓损害程度的确定　以最低骶节有无残留功能为标准。残留感觉功能时，刺激肛门皮肤与黏膜交界处有反应，或刺激肛门深部时有反应；残留运动功能时，肛门指诊时肛门括约肌有随意收缩。若既无感觉也无运动功能，为完全性损伤；若有感觉（或）运动功能，则为不完全性损伤。完全性损伤预后较差，不完全性损伤预后较好。

2．脊髓损伤部位与功能恢复预测 颈髓3以上部位损伤者难以存活，因此康复对象主要为颈髓4以下的损伤。由于损伤部位不同，临床表现不一，康复预后将有较大的差别：位置越高，瘫痪部位越多，预后越差。以脊髓完全性损伤为例，颈髓4损伤，生活完全不能自理；颈髓5损伤，生活基本不能自理；颈髓6损伤，生活能部分自理；颈髓7损伤，生活基本上能够自理；颈髓8~胸髓2损伤，生活能自理，在轮椅上能独立，步行的可能性极小；胸髓3~12损伤，生活能自理，在轮椅上能独立，能完成治疗性步行；骶1~2损伤，生活能自理，在轮椅上能独立，能完成家庭功能性步行；骶2~5损伤，生活能自理，在轮椅上能独立，能完成社区功能性步行。

四、康复辨证

（一）中医对本病的认识

截瘫为跌仆外伤所导致的后遗症，病程迁延，日久难愈，体内形成瘀血痰浊，阻滞经络运行。截瘫的病位主要在脊柱和脊髓，故导致肝肾功能的损害，特别是经过早期治疗肢体仍瘫痪者，大多表现为肝肾不足，痰瘀阻滞，肌肉筋骨失却濡养的状态。

（二）辨证分型

截瘫病机多属虚实夹杂证。虚，为肝肾不足或气血两虚；实，为瘀血或痰浊阻滞经络。

1．肝肾不足型 症见双下肢痿废不用、二便排泄失常和性功能异常，脉沉细等。

2．脾胃虚弱型 由于患者情志忧郁，运动量减少而导致脾胃功能下降，气血两虚，症见下肢肌肉萎缩，消瘦，面色萎黄，脉虚弱。

3．瘀血或痰浊阻滞经络 主要阻滞督脉，症见双下肢瘫痪，拘急难伸，肢体疼痛，关节肿胀，舌质暗红，或有瘀斑瘀点，脉细涩等。

五、康复适应证

当脊髓急性损伤后的特异性治疗如脊柱复位、固定、手术解除压迫等已经结束，无心力衰竭、呼吸衰竭、肾功能衰竭等严重的并发症，但见下肢功能部分或完全丧失，且伴有下半身感觉障碍，二便排泄功能失常等，应尽早介入康复治疗。重点在于恢复日常生活能力和预防继发性残损。

六、康复方案

截瘫患者除了运动功能障碍外，往往伴有较多并发症，如感觉障碍、排尿功能紊乱、尿路感染、疼痛、褥疮、心理障碍、性功能不全，甚至呼吸功能障碍等。因此康复过程较为复杂，常要求跨学科协作，由康复、泌尿、骨科、内科等医师，加上理疗师、体疗师、作业治疗师、心理治疗师、矫形器装配师等共同协作，以促进患者最大限度的康复。中医则以扶正固本、强壮筋骨、活血祛痰、疏通经络为基本大法。

（一）饮食

可食用补益脾肾、强壮筋骨、温通督脉的饮食，多用血肉有情之品，可取动物的脊髓、脊骨煮汤或煮粥，如羊脊骨粥等。还可食用鹿肉、龟肉，或选黄芪煲蟒蛇肉、冰糖炖龟血等药膳。适量饮用十全大补酒、五加皮酒、史国公酒等。

（二）运动

运动疗法应从卧床期开始。只要伤情允许，应鼓励病人尽早进行主动运动。这对防止褥疮、肺内感染、泌尿系感染、关节僵硬、肌肉萎缩等并发症起着非常重要的作用。

1. 卧位训练　在床上挪动身体，练习翻身，从俯卧位→侧卧→仰卧位。做俯卧位仰头、两上肢后伸、伸展腰背部肌肉训练。可自行抬起躯干时，转为匍匐，并耸动髋关节在床上向前爬行。仰卧位挺高腰背部做胸背肌肉训练；仰卧位抬头，做仰卧起坐动作，力争抬起上半身或借助双手拉物坐起等，以达到训练腹部肌肉的目的。

2. 坐起训练　在脊柱骨折愈合后，或在穿戴脊柱辅助支具保护下，训练患者从仰卧位坐起。顺序步骤为：靠坐→扶坐→自坐→床边垂足坐。最初坐起后会出现血压下降，脑部缺血，有眩晕感。因此可先用斜床或可升降靠脊架，从20°~30°开始，每次5~20分钟。逐渐增加体位的倾斜角度与靠坐时间。坐起前可先做深呼吸，腹肌尽量收缩，或加用腹带，以减轻腹腔血液的淤积。如出现体位性低血压征象时，应及时放低靠背角度，或中止训练。

3. 坐位平衡训练　当病人能借助床架上的把手自行直腿坐起，可开始坐位稳定性训练。对截瘫平面较高而躯干肌有瘫痪者，可让病人用一副短拐脚撑在床面，练习维持躯干平衡，逐渐令其将双臂向前平举，维持坐位姿势。随着平衡功能的恢复，可对患者身躯某一部位施以少许推力，促使其用力维持坐位平衡；也可在坐位状态下与同伴或治疗师传球，或用两手轮流向前击拳；再后，可使用哑铃或扩胸器在床上锻炼。

4. 翻身训练　患者先自行坐起。如向左侧翻身，用手将右腿放在左腿上，然后向左侧翻转上身，带动臀部，呈俯卧位。往回翻转时，则先翻转上半身及臀部，然后坐起，两手撑床微提臀部，即坐稳，再用手摆正双腿，即呈仰卧。如此反复练习即可达翻身自理。

5. 站立位训练　只要病情允许应尽早离床站立，但必须要有人照顾和指导，必要时膝关节需要穿戴矫形器，以保持伸直位制动，并预防髋关节屈曲性挛缩。站立训练顺序为：扶床站立→靠墙站立→扶双杠站立→扶拐站立→扶人站立→自己站立。开始站立每次5~10分钟，每日2~4次，以后逐渐延长站立时间，增长腰部及下肢的耐力和协调能力。对高位截瘫患者，可使用斜板训练，即让病人仰靠固定于平板上，一般由20°~30°开始，逐渐增加斜板的倾斜度和竖立时间，数周内使患者能达每日站立至少半小时。训练中一旦发现有体位性低血压现象，应马上将斜板放平。

6. 步行训练　顺序为：扶双杠走→扶行走车（或轮椅）走→扶双拐走（需有人保护）→扶双杖走→扶单杖走→自走。具体训练要求与病人截瘫平面有关。腰5以下，一般勿需用辅助矫形器；腰3、4，用踝固定矫形器；胸12~腰2，用长下肢矫形器或护膝矫形器；胸10~12，用长下肢矫形器加骨盆矫形器；胸1~10用长下肢矫形器加脊柱矫形器。

练习步行时，治疗师通常站在患者背侧，仅协助支持其骨盆部及肩部，但不要影响其手的活动和身体平衡。训练中应防止可能出现的合并症，如压迫性褥疮、下肢浮肿、关节韧带扭伤、骨折、创伤性滑膜炎等。

7. 气功 以练卧位放松功为主，即意守小腹，自然深呼吸。同时可把思想集中于瘫痪部位，由上到下反复想象肌肉放松，并闭目默念“松”字。经过一段时间练习后，思想能随意放松和集中，再使思想高度集中，心中默念“动”字，从远端大拇趾动起，逐渐向上扩大范围。同时也可配合被动运动。后期可练内养功、站桩功、强壮功等。

（三）理疗

截瘫早期理疗的目的在于促进渗出液的吸收，消除局部水肿，以减轻对脊髓的压迫，改善局部的营养状态，促进神经组织的再生，减少粘连或疤痕的形成。常用的疗法有：超短波疗法、药物直流电导入疗法、短波疗法。当并发盆腔器官功能障碍，出现尿潴留与便秘时，可采用低频脉冲电刺激疗法、调制中频电疗法、干扰电疗法等。

恢复期理疗的目的在于软化疤痕、减轻粘连、防止肌纤维萎缩及变性等。常用的疗法有：痉挛肌电刺激疗法、肌电生物反馈疗法、大脑皮质与肢体通电疗法、低频脉冲电刺激疗法、超短波疗法、电水浴疗法等。

沐浴疗法中较简单的方法是温水浴，即病人全身浸泡于39℃～40℃的温水中，每次20分钟左右。在水中可作瘫痪肢体的主动和被动活动，并可进行按摩或自我按摩。由于水的浮力作用，瘫痪肢体的活动较为省力。如有条件者，可进行温泉浴，一般温泉39℃～40℃，全身浸浴15～20分钟；食盐泉39℃～41℃，浸浴20～30分钟；碳酸泉39℃～40℃，浸浴20～30分钟等。也可全身浴或半身浴交替进行，10～15天为一疗程。此外，还可用药浴：番木鳖15g、桃仁15g、红花15g、骨碎补15g、五加皮12g、桂枝10g、细辛5g，加水煎液，浸泡瘫痪的下肢，每日1次，每次20～30分钟。

还可用砂浴：38℃～45℃的热砂敷盖患肢。每日1次，每次20～30分钟。或用坎离砂疗法、蚕砂炒热外熨法、酒醋浴、日光浴等，均有助于肢体经络的疏通和气血的运行。

（四）心理

截瘫大多为突发性创伤引起的永久性残疾，原有的学习、职业、家庭、经济、生活方式等都将因伤残带来很多复杂的问题和困难，会给患者心理上很大的打击。多数患者在伤后要经历各种情绪上的波动和心理上的改变，需要在思想上进行解释开导，给予安慰和鼓励。因此应及时提供心理咨询，尤其对伤后合并焦虑、抑郁等症状的患者，要通过心理咨询、文娱治疗、放松疗法或气功等进行治疗，使患者尽量保持良好的情绪，积极配合康复治疗，适应在残废条件下的生活和工作。

（五）作业

四肢全瘫或部分瘫痪的患者，往往需要各种矫形器或特殊的辅助装置，才能完成穿衣、进食、个人清洁卫生和利用家庭电器设备等活动。这些器具有的比较简单，例如在终端附有夹子或钩子的前臂和手的辅助装置，有的则为极复杂的附有电脑的装置，如“环境控制系统”，这种系统供在床上或轮椅上的四肢全瘫患者使用，病人靠吹气或下颌活动等来开关电灯、电视及打电话等。以上活动均需经过作业治疗训练以掌握使用技巧。

（六）中药

中药治疗以丸剂为宜。

1. 肝肾亏虚型　宜补益肝肾。虎潜丸或六味地黄丸。

2. 脾胃虚弱型　宜补气养血。十全大补丸合虎潜丸。

3. 痰瘀阻络型　宜化痰逐瘀通络。大活络丹或接骨丹。

以上诸型，若以水煎剂治疗，则用虎潜丸加减。药用：熟地、龟板、白芍、山萸肉、枸杞子、鹿角胶、当归、鸡血藤、伸筋草、黄柏、知母、杜仲、牛膝等。瘀血阻络，加用桃仁、延胡索；大便秘结者，加用麻子仁、柏子仁；小便癃闭者，加用肉桂、车前子；二便失禁者，加金樱子、乌梅、益智仁等。

（七）针灸推拿

1. 电针　以督脉电针为主，可配合与损伤平面相应的夹脊穴，以及八髎、环跳、承扶、委中、承山、三阴交等穴，上肢瘫者可选用肩髎、臂臑、曲池、五里、内关、外关、合谷、后溪等。这些穴位针刺后，可酌情部分或全部连接直流脉冲式电针仪，其连结方式以沿身体纵轴连接为佳，电流方向应与督脉保持一致。每天针一次，每次通电半小时，每针6天休息1天，3个月为1疗程，中间休息1～2周再继续治疗。温针对膀胱功能障碍有一定的治疗作用，可取气海、石门　关元、中极等穴位。

2. 推拿按摩　局部推拿按摩对改善局部血循环，防止肌肉萎缩及提高疗效均有辅助治疗作用。每日可按摩1～3次，每次半小时左右。具体手法可酌情选用掌摩法、鱼际揉法、搓法、拿法等。

在截瘫发病早期，对截瘫平面以下的所有关节，每日均应进行两次以上有顺序的被动运动；对痉挛性瘫痪的肌肉，按摩手法宜轻柔，时间宜长，避免引起伸张反射；对弛缓性瘫痪的肌肉可施行中等强度按摩，也可采用电按摩。按摩顺序宜从近端开始，依次至远端。这类按摩可使肌肉松弛，以保持关节的正常活动范围，预防或减轻髋、膝等关节挛缩、畸形和肌肉萎缩。

（八）轮椅、矫形器

轮椅是截瘫患者最重要的代步工具。医务人员应针对其不同需要和使用目的，选择合适的轮椅。

初坐轮椅时，应学习如何控制和推动轮椅，如何离开轮椅到床上或地板上，然后又坐回到轮椅上。当病人能熟练操纵轮椅后，可在治疗师指导和协助下参加简单的运动，如投掷球、打乒乓球或蓝球、射箭等。

患者在进行站立或步行训练时，常常需要使用脊柱或下肢矫形器。适时、正确地使用这类体外装置，对于增加局部关节的稳固性、代偿因肌肉麻痹无力而丧失的功能、减轻下肢的承重负荷、改善患者的步行状态等都具有重要的意义。在站立和步行训练过程中，要适时选用拐杖，以提高站立和步行训练的质量

过去人们常以能够穿着矫形器或扶拐步行为截瘫患者的康复目标。现已证明，一般截瘫患者穿着矫形器或扶拐步行的生理强度和能量消耗为普通步行的8倍，易致疲劳，不能久行。特别对脊髓高位损伤和肥胖或老年患者，矫形器、扶拐步行更不实用。目前一般认为，在康复机构训练期间，要学习穿着矫形器或扶拐步行，轮椅移行与扶拐步行交替使用；出院后则主要使用轮椅移行。拐杖步行只用于日常运动锻炼，以此预防废用综合征及其他并发症。

（九）职业康复

截瘫患者大都是青壮年人，其中有些经过职业技术训练后，能够恢复或参加一些技能工作和社会服务工作，如办公室文秘工作、资料或图书管理、打字、会计、文字翻译等；可坐位操作的加工手艺，诸如修理钟表、修理家用电器、煎裁缝纫、修鞋、手工纺织以至某些商品的销售等。

（十）护理

截瘫早期，病人应卧于平整而柔软有衬垫的硬板床上，至少每隔2小时翻身一次，以避免褥疮发生。不能自动翻身者，由护士协助。翻身时要注意检查受压部位的皮肤，如发现有变红或擦损，应避免使该部位受压直至以上征象消失。此外，还应检查下肢周径围度有无变化，以便及时发现存在的血栓性脉管炎和异位骨质形成。两侧踝关节要使用沙袋或软枕垫靠，或用踏足板、石骨托等，以保持90°屈曲位；避免被褥直接压迫足趾，以防止足下垂畸形。

截瘫康复期，为防止泌尿系统感染，要动员患者多喝开水，一般每日喝1200～1800ml；要指导患者用手压迫膀胱区，促使尿液及时从膀胱排出，以减少膀胱残余尿量；尿失禁者，应留置导尿管定时排尿，或训练定时自行插置导尿管。为防止发生褥疮，卧床者应定时翻身、转体，坐轮椅者应经常撑起身体，定时用温肥皂水清洁局部皮肤，清洗后抹干，用消毒滑石粉撒抹。

要加强下肢护理，注意局部保暖；局部烫洗时要注意防止烫伤。

第三节　脑　　瘫

一、概述

脑瘫，是脑性瘫痪的简称，指小儿因多种原因造成脑实质性损害，出现的非进行性、中枢性运动功能障碍性疾病，以瘫痪为主证。多在出生后或婴幼时期发病，临床可表现为偏瘫、截瘫、单瘫或四肢瘫，肌张力增高，肌力减退，腱反射亢进；或肌肉痉挛，手足徐动；

或共济失调；有的可伴有生长发育迟缓、智能低下、癫痫发作，或视、听、语言功能障碍等。

二、病因

脑瘫最常见的原因有三类：一是出生前原因，如染色体异常、病毒感染、放射线照射、一氧化碳中毒、孕妇重度贫血、妊娠中毒症、胎盘异常等；二是出生时原因，如颅内出血、早产儿、低体重儿、过期分娩、脐带绕颈、小儿呼吸障碍、小儿高胆红素血症等；三是出生后原因，如中枢神经系统感染、头颅外伤、新生儿呼吸障碍、持续痉挛等。脑瘫多在出生后或婴幼儿时期发病，无遗传因素，病情稳定，非进行性。但如不进行适当的治疗，会产生许多并发症，如关节僵凝、肢体变形、肌肉萎缩等。

三、康复预测

脑瘫的康复效果受多种因素的影响，如患儿原发病的轻重及治疗情况、大脑损伤的程度、康复治疗开始的时间、康复治疗持续的时间，以及周围人群对待患儿的态度等。由于脑和神经系统的发育在3岁以前最快，6岁前基本完成。所以越早康复，可塑性也就越大。最好在脑发育最旺盛的时期内（0～3岁）抓紧康复治疗。否则，会形成不良姿势，进一步肢体变形，无法行动而致终生残疾。

在出生后6个月以前开始的康复训练，称乳儿初期的训练，也称超早期训练。由于脑瘫的症状尚未完全出现，故可期待完全康复；在出生后6个月至3岁以前开始的康复训练，称为乳儿后期至幼儿期的训练，也称早期训练，此时脑瘫症状已有表现，但挛缩畸形等并发症尚未形成，因此康复训练可使运动功能有大幅度的改善；学龄前期的训练，也称功能性训练，此时脑瘫的症状已经固定，挛缩畸形已基本形成，功能障碍已确定，因此只能借助于矫形器、拐杖、轮椅等提高运动能力和生活能力，机体自身的功能已难以提高；年长儿的康复训练，也称为社会适应期训练，其目的只是为了提高社会适应能力而接受教育与职业训练，对于运动能力的恢复已无明显意义。

四、康复辨证

（一）中医对本病的认识

本病属中医“痿证”、“五软”、“五迟”、“痴呆”等病证的范畴。多因母体虚弱多病，感受邪毒，以致小儿先天禀赋不足，或因难产、外伤等引起后天损伤而致。病机要点为筋脉失养，肢体不用，脑髓空虚，神气不充。涉及肝、心、脾、肾等多脏的功能失调。本病以虚证为主，日久不愈可兼夹瘀血实邪。

（二）辨证分型

1. 先天亏损，肾精不足型　肢体痿弱，颈软无力，站立、步行困难，囟门迟闭，毛发枯槁，智能低下，精神萎靡，面色无华。舌淡，脉沉细弱。

2．肝肾阴虚，风气内动型 肢体瘫痪不用，筋脉拘急，肌肉萎缩，或手足不自主动作，时有抽搐，语言不清，耳目不聪，手足心热，潮热盗汗。舌红少苔，脉弦细数。

3．后天失养，脾胃虚弱型 肢体痿废不用，身体消瘦，面色萎黄，食少纳呆，腹胀便溏，神疲倦怠，咀嚼无力，涎出不禁，或智力低下。舌淡，脉虚弱。

4．气虚血瘀，筋脉失养型 肢体瘫痪不用，筋脉拘急，或有四肢刺痛、麻木，肌肤甲错，毛发枯槁，智力低下，神疲自汗，舌晦滞或有瘀斑瘀点，脉细涩。

五、康复适应证

患儿在出生前后或出生过程中，母体或患儿有与本病相关的病史；患儿在出生后或在婴幼儿期出现中枢性神经瘫痪症状，或运动发育迟缓，在婴儿期出现抬头、坐立、移步困难；或在扶持站立时，两下肢痉挛性内收，用双侧足尖着地；或不自主异常动作，如手足徐动、舞蹈样动作、肌痉挛；或伴有不同程度的语言和智力障碍、癫痫发作、视听功能障碍，或吞咽困难、语言不清，或面肌、眼肌麻痹等。

脑瘫的康复治疗越早越好，一旦确定诊断，就应及时介入。特别是后天性脑瘫，多因脑部感染、脑血管疾病或脑部外伤等引起。因此，发病早期，只要生命体征基本稳定，就要在治疗其主病的同时积极介入康复治疗措施。

六、康复方案

（一）饮食

保证充足的营养。婴儿尽量以母乳为主，适当加用牛奶、蛋羹、肉泥、菜泥等流质或糊状食品。幼儿应以喂养为主，食物宜细软、易消化、营养价值高。部分脑瘫患儿饥饱感较差，故喂食要定时定量，从少量开始，逐渐增加，以不超过患儿的消化能力为度，切忌过饥过饱。对于吞咽功能差的患儿，可施行鼻饲喂养。

（二）运动

脑瘫运动障碍的表现形式不一，故运动训练的操作方法也较为复杂。

头部控制功能训练的重点，在于纠正头颈部的异常姿势，诸如后仰、偏斜等，使其恢复并保持正常的位置；上肢功能训练的重点，在于纠正上肢的原始姿势，诸如肩关节内旋、肘关节屈曲、前臂内旋、腕关节屈曲、手掌朝向外下方、拇指内收其余四指紧握等；下肢功能训练的重点，在于纠正下肢的剪刀样姿势，诸如髋关节伸展内收、两膝伸展、踝趾关节底屈等，为站立、行走奠定基础。

训练时要根据不同的障碍，按照小儿运动发育顺序，从头部的控制到翻身、坐位、爬行、跪立位、站立位、步行等顺序先后训练。同时，还要遵循小儿神经发育的顺序，由头到足、由近到远、由粗到细、由简到繁。

（三）理疗

水疗是古老的物理疗法，水的温热刺激和机械刺激有利于缓解脑瘫患者全身的痉挛状态，改善肌张力。另外，水的浮力减轻了体重负荷，故在水中容易完成各种姿势的训练。水疗的温度应因人而异，冬季一般在38℃～40℃，夏季在36℃～38℃。水疗时间不宜过长，10～20分钟即可。

（四）中药

1. 先天亏损，肾精不足型　宜益肾填精，健脑壮骨。河车大造丸加减。

药用：紫河车粉、茯苓、龟板、杜仲、牛膝、党参、天冬、熟地、砂仁等。

2. 肝肾阴虚，风气内动型　宜滋补肝肾，熄风解痉。大定风珠汤加减。

药用：白芍、阿胶、龟板、生地、麻子仁、生牡蛎、天冬、五味子、地龙、鸡子黄等。

3. 后天失养，脾胃虚弱型　宜健脾益气，培补后天。补中益气汤加减。

药用：黄芪、党参、白术、升麻、柴胡、当归、陈皮、鸡血藤、甘草等。

4. 气虚血瘀，筋脉失养型　宜补气养血，活血通络。补阳还五汤加减。

药用：黄芪、当归、桃仁、红花、川芎、地龙、白芍、赤芍，水煎服。

由于本病康复时间较长，上述诸方亦可制成散剂或丸剂，以便坚持长期服用。

（五）针灸推拿

1. 体针　上肢瘫痪者，取肩髃、曲池、外关、合谷；下肢瘫痪者，取环跳、髀关、伏兔、足三里；腰部软瘫者，取肾俞、腰阳关；颈项软瘫者，取天柱、大椎；足内翻者，取绝骨、昆仑；足外翻者，取三阴交、太溪、照海；智力低下者，取百会、风池、四神聪；语言功能障碍者，取通里、廉泉、金津、玉液。针用补法，不留针。微波针、激光针、皮肤针、灸法也可选用，可参照上述穴位进行。

2. 头针　主选运动区，酌情配取语言二区、语言三区、视区、平衡区、舞蹈震颤区等。

3. 推拿　患儿取俯卧位，沿脊柱点、按督脉诸穴；按揉膀胱经诸俞穴。再取仰卧位，按、揉、捏、拿四肢。痉挛型多用揉法、摩法；迟缓型用拿、提以及按、叩打法；僵直、震颤、共济失调等用揉摩法。伴癫痫者，重按耳后、枕部、肝俞；失语重按哑门、天柱；斜视重按太阳、睛明。

（六）作业

就大多数脑瘫患儿而言，吃饭、穿脱衣服、大小便、洗漱等日常生活问题，都是迫切需要解决的问题，必须尽早经过作业训练，改善患儿生活自理能力。内容包括进食训练、大小便训练、更衣训练、洗漱训练等。另外，在训练过程中，要注意适当应用矫形器及辅助装置，以补偿或替代患儿残障丧失的部分功能，提高生活自理水平。

（七）矫形器、辅助器

矫形器康复是脑瘫患者最有效的康复治疗手段之一。常用的有短下肢矫形器、长下肢矫形器、骨盆矫形器等。适时、正确地使用这类矫形器，可以使肢体保持功能的最优肢位，支撑体重，减轻肢体负荷，并能预防关节变形。

辅助器是指各种功能补偿或替代的器具，包括步行器、手杖、能保持坐位的特制椅子、特制轮椅等。正确应用这类辅助器具，对于改善运动能力，提高参与社会生活水平等，都具有重要的意义。

（八）护理

脑瘫患者多体弱无力，正气不足，不耐寒热。因此，平素要注意保持适宜的温度、湿度，避免受寒。要注意环境卫生，保持室内清洁，空气新鲜。患儿大多长期卧床，易生褥疮，因此要勤翻身，并要注意保持皮肤干燥、清洁，床铺要平整、柔软，必要时可加垫绵圈。

（九）其他

脑瘫患者多伴有智力低下、语言障碍，故要进行语言或心理康复治疗；对关节挛缩、肢体变形等症状较严重的患者，可以配合手术疗法，以缓解痉挛、解除挛缩、矫正变形、整复脱臼；对具有一定能力的大龄脑瘫患者要进行职业能力训练，使之具有就业能力，促进其更好地参与社会生活。

第四节　肌 肉 萎 缩

一、概述

肌肉萎缩是指横纹肌营养不良发生的肌肉体积缩小、肌纤维减少或消失，是与神经、肌肉病变密切相关的一种常见症状。临床表现为肢体软弱无力，筋脉弛纵不收，肌肉瘦削枯萎。临床以下肢痿软较为多见。

二、病因

肌肉萎缩与支配肌肉的神经损伤、肌肉本身的损伤或炎症、运动量不足、营养匮乏等原因密切相关。可继发于多种疾病过程中，凡脑部的上运动神经元病变、脊髓前角病变、周围神经病变、神经肌肉接头的病变、肌肉本身疾病，以及各种原因引起的肌肉血液供应障碍、运动减少等，均可引起肌肉萎缩。

三、临床表现、分类和康复预测

（一）废用性萎缩

指肌肉缺乏运动而发生的萎缩，主要表现为肌肉体积减小，同时伴有肌力和耐力的下降。这类萎缩是以肌纤维直径的减小为主，而细胞核、神经肌肉结合部以及肌梭形态等几乎没有改变。在去除病因之后，如能针对性地进行康复功能训练，并积极参加各类运动，常可在短期内康复。

（二）脱神经性萎缩

指肌肉脱离神经支配和营养而发生的萎缩。正常情况下，神经冲动引起相应的肌肉收缩；同时，神经末梢分泌微量激素类物质营养肌肉。当支配肌肉的神经受到损伤，或神经与肌肉的结合点发生障碍，均可引起肌肉萎缩。这类萎缩的肌纤维改变比废用性萎缩更加严重，萎缩可持续发展，肌肉组织最终有可能被分解、吸收，甚至消失。因此，恢复持续时间较长，康复效果较差。

四、康复辨证

（一）中医对本病的认识

本病属中医痿证的范畴。多因热邪伤津，精气亏损以及情志不遂，外邪侵袭所致。病变涉及肺、脾、胃、肝、肾等多个脏腑的功能失调。

肌肉萎缩大多病程较长，经久不已，故以虚证为主，其中以气血阴精的虚损最为常见。又因久病多瘀，故肌肉萎缩有时可兼夹瘀血阻络之象，出现虚实夹杂证。其病机常涉及到肺、脾胃、肝、肾等多个脏腑的功能失调。

（二）辨证分型

1. 脾胃不足型　肌肉瘦削枯萎，肢体软弱无力，或伴有关节僵直、挛缩、变形，兼见神疲倦怠，食少，面目虚浮无华。舌淡，脉细弱无力。

2. 肝肾不足型　肌肉瘦削枯萎，肢体软弱无力，或伴有关节僵直、挛缩、变形，兼见腰脊酸软，头晕耳鸣，遗精滑泄，或月经不调。舌红少苔，脉细数。

3. 瘀血阻滞型　肌肉瘦削枯萎，肢体软弱无力，或伴有关节僵直、挛缩、变形，兼见肢体麻木，筋脉抽掣，甚者关节挛缩、强直、变形，或四肢脉络青紫，唇青舌紫。舌有瘀斑，脉涩。

五、康复适应证

在可能继发肌肉萎缩的病症发生早期，只要患者生命体征稳定，又不影响对原发病的临床治疗，就应当尽早介入康复措施，以预防肌肉萎缩的发生，或将肌肉萎缩降低到最低限度。

在肌肉萎缩发生之后，患者表现为筋脉弛纵不收，上肢不能持物，下肢不能独立站稳，无力行走，甚至肢体不能活动，或伴有关节僵直、挛缩、变形等，均应尽早采取康复治疗措施。

六、康复方案

在发病早期，应以治疗原发病、消除病因为主。进入恢复期后，康复治疗的重点在于补虚祛瘀，增强肌力和耐力，改善肌肉萎缩状况。主要康复方法为药物、针灸推拿、运动等。轮椅、矫形器可补充、强化或替代患者部分功能。

（一）饮食

肌肉萎缩患者需要高蛋白饮食，为神经细胞和骨骼肌细胞的重建提供所必需的物质；多食水果、蔬菜类，以维护营养平衡；亦可配合食疗，如食用含山药、薏苡仁、莲子心、陈皮、太子参、百合等药物的食品；禁食辛辣食物，戒除烟、酒。吞咽困难的患者，要给以高蛋白、高营养、富含能量的流质或半流质饮食，并采用少食多餐的方式，以保证充足的营养。

可取烤干牛骨髓粉300g，黑芝麻300g，略炒香，研末，加白糖适量合拌，每服9g，每日2次。或取新鲜猪骨髓200g，黄豆30g，粳米100g，煮食。也可取猪或牛脊髓，烤干研粉，拌入炒米粉中，加白糖调服。并可用紫河车粉，每服3g，每日2次。

食疗方：气血虚弱证，可选用当归炖母鸡、黄芪大枣粥等食用。肝肾亏损证，可选用鹿角片300g，酒浸一夜，熟地120g，附片45g，蒸熟，焙干为末，大麦粥和为丸，每日3次，每次7g，米汤送服。瘀血阻滞证，可选用桃仁粥、山楂粥等食用。

（二）运动

分为主动运动和被动运动。若肢体瘦削枯萎，运动无力，不能步履，卧床阶段可采用卧位被动运动，随时变换姿势，以防止关节变形。若肢体能够主动运动，则尽量采取主动运动训练，如坐位训练、跪立位训练、爬行训练、站立位训练和步行训练等。随着病情好转，亦可选用相应的导引、按摩、气功以及五禽戏、八段锦等传统体育锻炼方法。

拍打法对本病较为适宜：拍打上肢，可由患者或医者，用右掌或握拳拍打左上肢的四面，从上而下，前后左右，每面拍打25下（分5次，1次5下）。然后用左手掌或握拳拍打右上肢，方法同前。拍打下肢，亦可由患者或医者进行。用左手掌或握拳拍打左侧大腿和小腿，从上往下拍打，一次5下，拍打上、下、内、外四面，每面打5～10次，100～200下；然后右手拍打右侧大腿、小腿与前同。

本病切忌过度的运动锻炼，因为运动过度会使骨骼肌疲劳，不利于骨骼肌功能的恢复以及肌细胞的再生和修复。

（三）理疗

泉水对本病康复有益，可采取泉饮与泉浴并用的方法。泉饮以甘泉水为宜；泉浴则以低温度泉水浸浴为宜，并结合浴中按摩，以流通气血，促进痿废肌肉之复原。一般而言，温泉浴疗，食盐泉或碳酸泉，水温宜39℃～42℃，浸浴20～30分钟；硫化氢泉或氡泉，水温宜38℃～40℃，浸浴15～20分钟，每日可烫浴3～4次。浴摩法多由医者在浴中施行按摩。病情好转后则可在水中练功，结合利用水的浮力，活动病肢。无泉水的地方，可用热水代替。

亦可运用药浴的方法，如：生草乌、干姜、桂枝、伸筋草、川芎、丹参、络石藤、鸡血藤各适量，煎水浸浴，或蒸汽浴，或温洗患部。

（四）心理与娱乐

由于肢体痿软不用，患者易产生悲观、忧郁、急躁等不良情绪。可选择适当的心理疗法。如说理开导、情志相胜、暗示疗法、生物反馈、色彩疗法等。而各种适宜的娱乐活动，更有助于消除患者的不良情绪和促进肢体功能的恢复。如：练书法、绘画、弹琴等，有利于上肢功能的恢复和心理康复，尤其是病情影响到手、腕、肘、臂等功能活动时，均可选用。利用各种玩具恢复手足功能的娱乐活动，主要适用于少儿，如采用拍娃娃（发出叫声）的方法，锻炼小儿臂力，康复上肢功能；用脚踏玩具乐器，对下肢功能进行康复。下肢功能得到一定恢复后，可酌情做骑木马、捉小鸡等游戏。

（五）中药

1．脾胃不足型　宜调补脾胃，益气升阳。补中益气汤加减。

药用：黄芪、党参、当归、白术、陈皮、升麻、柴胡、炙甘草、鸡血藤、砂仁、枳壳等。

2．肝肾亏损型　宜补益肝肾。虎潜丸加减。

药用：熟地、龟板、白芍、山萸肉、枸杞子、鹿角胶、当归、鸡血藤、伸筋草、黄柏、知母、杜仲、牛膝等。

3．瘀血阻滞型　宜益气活血化瘀。补阳还五汤加减。

药用：黄芪、桂枝、桃仁、红花、川芎、地龙、当归、赤芍、丹参、陈皮、琥珀等。病程稍久者，加全蝎、乌梢蛇。

（六）针灸推拿

1．体针　因肌肉萎缩发生的部位不同，取穴各有所宜。上肢取肩髃、曲池、阳池、手三里、内关、合谷；吞咽困难者，加伏兔、天突；腹肌麻痹，加天枢、归来；语言低怯，加廉泉、照海。下肢取髀关、梁丘、环跳、阳陵泉、足三里、悬钟、三阴交、解溪、太冲。每次取4～5穴，交替选用。足内翻者，加丘墟；足外翻者，加中封、商丘；久病损及肝肾者，加脾俞、肾俞、肝俞。一般留针15～20分钟，7日为1疗程。休息3日再进行第2疗程。肌肉萎缩而无内热者，可用灸法或温针法。亦可根据病情的需要酌选电针、激光针、微波针等。

2. 水针 参照上述穴位，每次选 1～3 个穴位，用 3%～5% 当归注射液，每穴注射 0.2～1.0ml。每天 1 次，10 天为 1 疗程。

3. 梅花针 以手足阳明经为主，少阳经、太阳经辅之。要注重顺经络循行方向，由内到外，由上到下叩刺。

4. 头针 取双侧头皮运动区。

5. 推拿 颈肩及上肢肌肉萎缩者，宜拿、捏、拍打上肢及颈肩部肌肉，点、按、揉天柱、大椎、肩井、曲池、手三里、外关、合谷等腧穴，摇肩、肘、腕以及指间关节；腰部及下肢肌肉萎缩者，宜拿、捏或按揉、拍打下肢及腰部肌肉，点、按、揉箕门、足三里、解溪及膀胱经腧穴如委中、承山、昆仑等，摇髋、膝以及踝关节。手劲刚柔并举，以深透为主。每日 1 次，7 日为 1 疗程。

（七）护理

肌肉萎缩患者大多需要长时间卧床，易并发肺炎、褥疮等。患者又大多伴有自身免疫机能低下，或者存在着某种免疫缺陷，因此容易发生感冒、胃肠炎等，常使肌肉萎缩病情反复或加重。因此应特别注意保暖；要注意饮食卫生，避免胃肠道疾病的发生；被褥要柔软、干燥，勤翻身，经常改变体位，防止并发褥疮及肺炎。保持乐观愉快的情绪，避免长期或反复精神紧张、焦虑、烦躁、悲观等情绪变化。

第五节 脑震荡

一、概述

脑震荡是最轻型的颅脑损伤，仅有短暂脑功能障碍而无确定的器质性改变。其主要临床表现为短暂的意识障碍、逆行性健忘、头痛头晕、恶心呕吐等，而大多又可在数日或数周内消失。本节所讨论的是脑震荡后遗症，即颅脑损伤数周后，病人仍有头痛、头晕、耳鸣、失眠、注意力不集中、记忆力减退、容易疲劳、易激动或精神萎靡等症状，且缠绵难愈者。

二、病因

本病的病因很简单，就是头部受外界暴力冲撞、打击所致。由于这类病人在作神经系统检查时无阳性体征发现，故现代医学一般认为本病无器质性的病理改变。但近年来，随着对大脑研究的不断深入，不少学者提出，其后遗症很可能合并一定程度的大脑损伤，因此，又称之为“颅脑损伤后综合征”。

三、康复预测

本病一般预后良好，康复所需要的时间主要与创伤程度以及病人的精神状态有关，其中病人因创伤时的惊吓，以及创伤后担心留下终生后遗症而产生的恐惧心理，是影响康复的重要因素。

四、康复辨证

（一）中医对本病的认识

中医无脑震荡之病名，其证散见于“头痛”、“眩晕”、“健忘”、“心悸”等病症中。

中医学认为本病病机为头部受外伤后，髓海脉络受损而瘀血内生，以致闭塞清窍，瘀阻脉络。同时在创伤发生时突然受到的惊吓和疼痛，创伤发生后产生的恐惧或愤怒等精神刺激，加之创伤时曾有意识丧失，故常常产生严重的心理异常。如日久不愈，不仅瘀血阻络，并可影响脾胃气机升降，导致痰浊内生。痰瘀互结而病邪更痼。久之又影响气血的生成，以致心肝失却血液营养而呈现正虚之象。因此，本病病位虽在髓海，但从五脏关系上看，与心、肝、脾胃等脏腑的关系甚为密切。

（二）辨证分型

早期大多以瘀血内阻为主，表现为实证。日久则痰瘀互结，阻于髓海脉络，同时出现心脾两虚、心血不足等，表现为虚实夹杂等证。临证应首先注意辨别虚实，并区别瘀血是否兼夹痰浊，或伴有气血亏虚，或兼有脏腑虚损等。

1．瘀血阻络型 头痛、头晕，疼痛部位局限，固定不移，呈针刺样，痛势持续而较剧烈，入夜加重。舌质紫或有瘀斑，脉涩。

2．痰瘀互结型 满头昏胀，眩晕，头重痛，伴有胸脘痞满，恶心呕吐。舌苔白腻，脉滑。

3．气血两虚型 头隐隐作痛，时发时止，其势绵绵，或头晕有空虚感，劳累后加重，常伴有面色无华，心悸失眠，神倦食少。舌淡，脉细弱。

五、康复适应证

头部外伤后，局部伤口已经愈合，或头皮下血肿已经吸收，但头痛、头晕、失眠、记忆力减退等症状依然存在。病人情绪低落，顾虑重重，易惊易恐。神经系统检查无阳性体征，血压、脉搏、呼吸正常。

六、康复方案

脑震荡后遗症多为患者的自觉症状，神经系统无阳性体征，运动功能大多无明显障碍，一般不需要住院治疗。常用的康复方法有：情志康复、药物康复、针灸康复和推拿康复等。

（一）饮食

本病一般不需要特殊的饮食治疗，一般饮食即可，但可采用疏通脉络、补益肝肾和心脾的食疗方，如杞子蒸羊脑、黑芝麻桑椹糊、芝麻核桃粥等，同时予以心理暗示，暗示患者这些食疗方有“补脑”作用。将食疗与心理疗法结合运用，效果甚佳。

（二）运动

本病不宜进行大运动量或动作幅度大的运动。但可进行散步、游泳等活动。传统气功疗法最适宜采用。可选用放松功、太极拳、八段锦等，对缓解症状具有一定效果，可适当选择应用。

（三）心理与娱乐

脑震荡的创伤常常是突然发生的，由于创伤时突然受到惊吓，创伤发生后又常常产生恐惧或愤怒，加之创伤时曾有意识丧失，精神恍惚，并有逆行性健忘等症状，故病人常常担心会留下终生后遗症，而产生焦虑、恐惧、情绪低落或不稳定、易激动或精神萎靡等。这种心理状态又很可能使原有的症状加重，甚至出现其他症状。因此，有必要对病人作耐心细致的思想工作，对病人及其家属讲清脑震荡后遗症通过适当的休息和积极地康复治疗，是可以痊愈的，以解除各种错误认识和思想负担。要让病人积极参加一些集体活动和娱乐活动，学会一些自我调节的方法，以转移对疾病的注意力。聊天、散步、观赏花草、欣赏音乐、观看或参加文艺活动，乃至钓鱼、书画、旅游等活动，均具有一定的康复治疗作用，可适当选择应用。

（四）中药

1．瘀血阻络型 宜活血化瘀通络。通窍活血汤加减。

药用：赤芍、川芎、桃仁、红花、全蝎、地龙、菊花、炒枣仁、合欢皮、生葱、生姜等。

2．痰瘀互结型 宜祛瘀化痰通络。半夏白术天麻汤加减。

药用：半夏、白术、天麻、陈皮、茯苓、蔓荆子、远志、石菖蒲、郁金、三七粉、甘草、生姜等。

3．气血两虚型 宜补气养血。十全大补汤加减。

药用：人参、白术、茯苓、甘草、当归、白芍、熟地、川芎、黄芪、炒枣仁、枸杞子等。

本病也可采用中药外治法进行康复治疗。中医的香味疗法多采用芳香走窜药物，能清脑醒神，或活血醒脑，升清降浊，因此对脑震荡后遗诸症有一定的治疗作用。

1．药枕 取菊花、艾叶、辛夷、细辛、合欢花、红花、茶叶等装入布袋，作枕头用。

2．香囊 将桂花、薄荷、白芷等药研细，装入棉布或绸缎缝制的小袋内，随身携带。

3．香瓶 将辛夷、细辛、薄荷、白芷、川芎、苍耳子研细，加麝香拌匀，装入小瓶内，随身携带，经常取出嗅闻。

（五）针灸推拿

1．体针　根据主症取穴。常用穴位有：太阳、头维、百会、合谷、风池、足三里、三阴交。兼见恶心呕吐或心悸胸闷者，加内关；失眠，情绪不稳定者，加用神门。留针15～20分钟，隔日1次。2周为1疗程。

2．耳针　常用穴位有：神门、交感、脑、皮质下、心、肝、脾胃等。结合头痛部位配取太阳、枕、额等。每次选用3～5穴，中等刺激，不留针，隔日1次，2周为1疗程。

3．头针　可取晕听区、平衡区、面晕区等，用常规手法，不留针。

4．推拿　主要在头部作前额分推法，枕后分推法，配合揉按百会、风池、印堂、太阳等穴。可以指导病人作头部自我按摩，以助疏通头部经脉。

（六）护理

脑震荡后遗症患者不需要特殊护理。但应注意室内安静、舒适；要注意劳逸结合，防止过度疲劳；忌烟节酒，不饮浓茶，少食油腻和辛辣刺激性强的食物；避免精神刺激，不看内容紧张或刺激性强的影片、戏剧等。

第六节　烧　烫　伤

一、概述

烧烫伤是战争、工业生产和日常生活中常见的外来损伤。多由火焰、热水、蒸汽、电流、放射线，或强酸、强碱等作用于人体所造成的损伤。

二、临床表现和康复预测

烧烫伤后往往造成肢体的功能障碍，这是由于烧烫伤后形成瘢痕，关节周围的瘢痕挛缩或肌肉、肌腱损伤而致，严重者可影响生活自理能力和工作能力。烧烫伤的康复预后与烧烫伤的深度、面积、部位以及病人的体质、精神状态等密切相关。

烧烫伤的深度一般分为3度。其中1度仅伤及表皮，浅2度也仅伤及真皮浅层，只要不并发感染，一般愈后不留瘢痕，亦不会导致肢体功能障碍。深2度以上的烧烫伤则可伤及真皮深层，甚至达到皮下、肌肉、骨骼组织等，愈后常常因瘢痕挛缩或肌肉、肌腱损伤而导致关节或肢体的功能障碍，特别是肥厚性瘢痕，既不美观，又影响关节活动度和发汗散热的功能，有的还会引起严重的心理障碍。总之，烧烫伤深度越深，损伤越严重，肢体功能障碍也越严重，功能恢复的难度也就越大，康复效果越差。

烧烫伤面积和部位对康复具有重要影响。烧伤面积较大，又以头面、手足或会阴部为主者，康复的难度较大，康复效果也较差。

病人体质状况对预后也有较大影响。体质较差，老人或素有慢性病者，或烧烫伤后继发感染，阴液耗伤较重，恢复期阴虚之象较为显著者，康复需要的时间较长，康复效果较差。

烧烫伤发生时突然受到的惊吓、创伤、剧烈疼痛，以及后遗的功能障碍或体貌的损伤，患者常常产生严重的精神负担，甚至丧失生活的信心。这种心理上的障碍会严重影响康复的治疗过程和康复效果。

三、康复辨证

（一）中医对本病的认识

烧烫伤的病因为火热之毒。火毒损伤皮肤，累及筋脉、肌肉或骨骼，经络不通，气滞血瘀，故病初常见局部红斑、水泡，甚至皮肉腐烂或焦黑。若火毒炽盛，伤及阴液，内攻脏腑，则可出现发热口渴，烦躁不安，甚至神昏谵语。从急性期转入恢复期，其创面虽然大部结痂愈合，但由于大量阴液被火热耗伤，阴液亏损，气血不足，故常表现为局部疮口久不愈合，或关节肢体功能障碍，同时可有气血虚弱、痰瘀阻络等病理变化。

（二）辨证分型

烧烫伤康复阶段以正气虚损为主，有时伴有热毒未尽，或瘀血阻络。在康复阶段早期，大多表现为阴液亏损而热毒未尽；此后热毒渐去，则表现为阴液亏损，或气血两虚，或同时伴有痰瘀阻络。临床常见的证型有：

1．阴液亏损，热毒未尽型 多见于康复早期。创面大部分已结痂或愈合，但仍遗留少数创面有腐肉，或渗脓液，新肉未长，同时伴有口渴思饮，皮肤及口唇干燥。舌红绛而干，脉细数。

2．气血两虚型 创面大部愈合或形成瘢痕，但局部创面久不收口，新肉生长缓慢或不生长，伴全身倦怠乏力，精神萎靡，少气懒言。舌淡，脉细弱无力。

3．痰瘀阻络型 创面已愈合，瘢痕形成，局部关节拘挛、僵直，不能屈伸运动，甚至功能完全丧失。

四、康复适应证

烧烫伤病人经临床救治，生命体征稳定，无休克和肾功能衰竭，感染已基本控制，创面有腐肉，或渗脓液，新肉不长，久不收口者；或伤口已经愈合，但因瘢痕挛缩或肌肉、肌腱损伤，导致关节或肢体功能障碍者；或因体貌受损造成精神创伤，甚至出现心理变态者。

五、康复方案

当患者已经安全度过休克和肾功能衰竭，感染已基本得到控制，即应尽早转入康复治疗。

烧烫伤的康复，应注重整体康复与局部康复的统一。整体康复要注意扶助正气，增强体质，以改善总体上的虚损状态；局部康复则是促进局部创面愈合，预防和改善肢体的功能障碍。还必须重视病人的心理康复，以改善其精神状态。必要时应配合手术康复方法，如切痂植皮、整形或矫形等。

（一）饮食

早期饮食应以清淡为主，多食容易消化、富有营养、食性偏凉的食品，如新鲜的水果蔬菜、牛奶和豆制品等。随着病情的恢复，可逐步增加蛋白质含量较高的瘦肉、鸡肉、鱼类、蛋类等食品。忌食坚硬难消化的食品，以及辛辣香燥、腥臭类食物。

中医食疗法能恢复正气，补养阴液，祛除热毒之邪。对阴液耗伤、热毒未尽型可饮用绿豆汤、赤小豆汤，或用花蜜饮。也可食用生黄瓜汁或生黄瓜。还可用五汁饮、牛奶蜂蜜。气血两虚型，可用党参30g、桑椹20g、粳米适量，煮粥食。

（二）运动

运动疗法是烧烫伤后重建或恢复功能极为重要的措施。在急性期，可配合体位疗法，由治疗师帮助患者作各关节的被动运动。能自主活动的病人要鼓励其主动运动。创面尚未愈合时，由于损伤部位的活动会引起疼痛，所以损伤处肢体关节的活动范围应由小到大，动作要和缓，要严格掌握运动量，但切不可因怕痛而不敢运动。在创面基本愈合而有瘢痕挛缩现象时，要适当增加运动量，除损伤局部的运动外，可辅助进行全身运动。疤痕较厚者，宜早期进行对疤痕组织部位关节的牵引治疗，甚至作持续牵引。至后期，由于疤痕组织已成熟并极其牢固，挛缩引起的肢体畸形已导致了肢体功能的严重障碍，运动疗法、牵引等已经无效，往往需要整形或功能重建术，术后则着重进行被整形或重建功能关节的运动，并促进瘢痕软化，防止再度挛缩。

传统体育康复法中的八段锦、太极拳、五禽戏等，可在创面愈合而有瘢痕挛缩时开始，循序渐进，长期坚持。

（三）体位

烧烫伤早期，采取正确的姿势体位，可对抗烧烫伤部位因疤痕收缩而引起的皮肤、肌肉和关节挛缩倾向，最大限度地防止或减轻烧烫伤后发生的畸形。例如。颈部要处于伸展位或过伸位；肩关节处于外展90°和外旋位；肘关节伸展位；腕关节背伸35°，掌指关节屈曲70°，指间关节均处于伸展位；髋关节、膝关节均应取伸展位，踝关节取中间位，以防止足内、外翻畸形。必要时，可使用吊带、支架或夹板等保持正确的肢位和活动范围。

（四）理疗

创面开始愈合时，及早进行沐浴康复法，有助于恢复皮肤的生理功能，促进关节运动功能的恢复。当创面尚未完全愈合而仅形成肉芽时，可采用温水浴，将受伤肢体浸泡于38℃～39℃的温水中，先浸泡5～10分钟，待肢体已适应温水后还可进行主动或被动的肢体活动，特别是关节的活动。开始时每次不超过半小时，以后可长达1小时。当创面已形成瘢痕后，温水浴仍然十分必要，每日进行一次。在进行水中关节主动和被动运动时，还可结合自我按摩。

有条件者可作温泉浴。或用银花、红花、苏木、当归、络石藤、伸筋草等，加水煎成药液浸洗患处。

（五）心理与娱乐

烧烫伤后体貌伤残，功能障碍，病人常表现出自卑、羞愧、沮丧，甚至失去生活的信心而拒绝治疗，以致康复治疗计划难以顺利实施。因此，应尽早实施情志疗法。要耐心地劝导病人正确对待病残，解除思想负担，树立生活信心，积极配合康复治疗。欣赏音乐、听收音机、看电视、聊天、讲故事等均具有一定的治疗作用，可根据病人的具体情况选择应用。

对上肢烧烫伤者，在康复阶段可采用书画疗法以帮助恢复上肢的活动功能；胸背部烧烫伤者，可用歌咏疗法进行扩胸锻炼；下肢烧烫伤，则选用舞蹈疗法恢复功能。

（六）中药

1．阴液耗伤，热毒未尽型 宜养阴生津，清热解毒。冬地三黄汤加减。

药用：麦冬、生地黄、玄参、黄连、黄柏、黄芩、金银花、甘草等。

2．气血两虚型 宜补益气血。人参养荣汤加减。

药用：人参、当归、黄芪、白芍、熟地、陈皮、白术、茯苓、远志、五味子、炙甘草等。

3．痰瘀阻络型 宜活血化痰。桃红四物汤加减。

药用：桃仁、红花、川芎、白芍、当归、伸筋草、陈皮、丹参、牛膝等。

烧烫伤也可采用中药外治法进行康复。若创面久不愈合，或创面脓液已尽而新肉不生者，可贴敷生肌玉红膏；若创面已经愈合，疤痕形成且痛痒者，可用黑布膏外敷，每2～3天换药一次；也可以用银花、红花、苏木、当归、络石藤、伸筋草等，水煎浸洗患处。

（七）推拿

推拿可以疏通经脉，促进血液循环，增加局部的血液供给，有助于瘢痕软化和功能的恢复。常用的手法有推、揉、摩、提、捏等。在损伤部位尚未完全愈合时，手法宜轻柔，动作要缓慢。随着疤痕组织的不断老化，按摩手法可以逐渐加重，但切忌在同一个部位进行长时间的按摩，以免引起水泡和损伤新生的皮肤。推拿每次15～25分钟，每日1～3次。也可让病人自我按摩。推拿时可以细腻的滑石粉为介质，既能保护新生的皮肤，又有助于减轻疤痕。

（八）护理

注意室内安静，整洁，保证充足的睡眠时间。保持创面的清洁，及时清洗眼、耳、鼻、口唇周围的分泌物。肉芽生长时，创面常奇痒难忍，必须耐心护理，避免因抓挠继发感染。

（九）其他

为了提高患者日常生活能力，可适时应用作业疗法；对于部分功能损伤较严重的患者，则应采取功能补偿措施，适时采用各种矫形或辅助装置，如假肢、轮椅等。

第七节　骨　折

一、概述

骨折是指骨的连续性、完整性受到破坏，发生断离。骨折有创伤性和病理性的区别，本篇讨论的是创伤性骨折。

骨折发生早期，一般是由骨伤科医师通过手术或各种手法，完成断骨的整复与固定。康复医学的任务则是促进骨折的愈合，预防可能继发的关节强直、拘挛和肌肉萎缩，纠正已经发生的肢体功能障碍等。

二、病因

骨折大多系由外来暴力直接或间接作用于肢体的某一部位，亦可由肌肉牵拉，或过度疲劳等外因所致。

三、临床表现和康复预测

骨折经过复位、固定或手术后，要达到临床愈合一般需要一至数月，其间最容易发生各种并发症。如患肢制动引起的废用性肌萎缩、肌张力减退、骨质脱钙、关节僵硬，甚至挛缩，严重者可遗留残疾。另外，长期卧床还可以并发血栓形成，肺炎，尿路感染等。所有这些都会直接影响康复治疗效果，或延长康复治疗所需要的时间。

骨折后肢体功能康复的优劣，除了与损伤的部位、程度，早期复位、固定或手术治疗情况，以及患者的年龄、体质等密切相关外，关键还在于对常见并发症的预防和处理。

四、康复辨证

（一）中医对本病的认识

中医学认为，外来暴力导致骨折的同时，常常伴有筋脉、肌肉的损伤以及脏腑气血的异常变化。或血离经脉，气随血脱；或瘀血内阻，气行不畅；或气机失常，闭滞不通；或内损脏腑，伤及神明。即所谓“肢体损于外，则气血伤于内；营卫有所不贯，脏腑由之不和。”因此，早期常常出现局部肿胀、疼痛、畸形和功能障碍，严重者可出现晕厥、昏迷、发热、血压下降等全身症状。

筋骨为肝肾所主，气血所养。若素有肝肾不足，气血亏虚，或瘀血内阻，加之骨折损伤气血，以及早期治疗的错误或固定失当，就会出现迟缓愈合，或骨不连接，或关节粘连、拘挛；或废用性肌萎缩、骨质疏松和循环机能障碍等。

（二）辨证分型

骨折辨证应注意创伤的新久、病症的缓急、损伤的部位以及病症的虚实情况。骨折初期，主要表现为气血瘀滞不通；若发生骨折迟缓愈合，或骨不连接，或关节僵直、粘连等，则往往表现为肝肾不足、气血亏损，或兼夹瘀血、痰浊等。临床常见的证型有：

1. 气血瘀滞型 主要发生在骨折早期。局部肿胀、疼痛，呈尖锐性刺痛、压痛，稍后肿胀范围可因瘀血蔓延而逐渐扩大、变硬，并引起伤处远侧肢体肿胀，皮肤可起水泡、瘀斑。

2. 肝肾不足型 骨折愈合迟缓，或骨不连接，骨折处附近关节僵硬、挛缩、屈伸不利，兼见头晕耳鸣，腰膝酸软，五心烦热。舌红少苔，脉细数。

3. 气血亏损型 骨折愈合迟缓，或骨不连接，骨折处附近关节僵硬、挛缩、屈伸不利，或伴有肌肉萎缩，可兼见倦怠乏力，头晕目眩，面色少华，少气懒言，心悸怔忡。舌淡苔白，脉细弱无力。

4. 痰瘀阻络型 骨折处附近关节僵硬、挛缩、屈伸活动障碍，可伴有局部肌肉萎缩，皮肤色暗，无光泽，或有局部肌肤甲错。舌质暗红或有紫斑，脉细涩。

五、康复适应证

1. 骨折经过整复、固定或手术治疗后，生命体征稳定，损伤反应开始消退，肿胀与疼痛逐渐减轻；

2. 骨折后经过整复、固定或手术治疗后，已经超过平均愈合时间，骨折仍无连接现象，骨折处圆滑活动无疼痛，呈假关节状；或伤肢不能正常负重，断端可查到轻微的活动和压痛；

3. 骨折虽经治疗已愈合，但出现患肢废用性肌萎缩，或关节僵硬，甚至挛缩等。

六、康复方案

骨折的急症期由于疼痛刺激、出血、内脏损伤等原因，可出现气闭或气脱，因此应以中西医临床抢救为主。一旦经妥善处理，全身症状基本改善，骨折局部经过整复、固定或手术治疗后，就应尽早介入康复治疗。

（一）饮食

按照中医“以脏补脏”的食疗原理，骨折患者宜多食动物骨骼类食品以及滋补肝肾的药食。如骨折初期可食用骨碎补煲猪腰。中后期正虚明显，可用白羊脊骨1具捣碎，粟米500g，水适量，煮熟，入羊肾2个，再煮候熟。取出滤过，将肾切片，入葱白、盐、酱、花椒、糖适量，再煨作羹食。也可用脊髓、骨头煮粥食用。

（二）运动

骨折的康复，关键是功能的重建和恢复。为了预防骨折部的肌肉萎缩和强化肌力，防止关节僵硬、挛缩，尽早恢复功能活动，就必须在骨折愈合之前进行适当的运动。

维持一定的肌肉收缩是促进肌肉生理作用、预防废用性肌肉萎缩、强化肌力的最佳方法。即便在关节完全制动期间，如在石膏固定等关节不能运动时期，也应进行局部肌肉的等长运动。虽然这种运动是效率最低的训练方法，但可以促进肢体的血液循环，减少伤后或术后的粘连，减慢肌力消退和肌肉萎缩。与骨折没有直接关系的肌肉应积极进行抵抗运动，以维持和强化肌力，这对于将来需要拐杖步行的老年人尤为必要。另外，随着病情的恢复，要鼓励病人早期下床，进行持拐站立和步行训练。

维持伤区邻近关节的适当运动，对于改善关节的血液循环、促进关节滑液的分泌、预防关节僵硬和挛缩，都具有重要的意义。关节运动的程度（力和范围）和体重负荷的程度，因骨折的程度、年龄、固定力、病程阶段不同而有所差异。因此，在训练过程中，要从小量开始，逐渐增加负荷。若在骨折部位出现持续一日以上的轻度肿胀、皮肤发红、疼痛等症状时，说明负荷过大，应适当减轻负荷。

在骨折逐步愈合后，应根据患者肢体的功能障碍情况，鼓励进行正常的体操活动或传统体育运动，如简化太极拳、八段锦等，以促进关节功能的全面恢复。

（三）理疗

物理疗法具有促进局部血液循环，松解粘连，软化瘢痕，解痉止痛等作用。在骨折恢复的整个过程中，均可选择应用。常用的有：蜡疗、泥疗、温水浴、红外线、音频、直流电离子导入等。

（四）作业

当关节活动度和肌力恢复到一定程度时，应适时进行作业疗法，开始实用技能的训练，如书写、进餐、取物、穿脱衣着、洗漱等，以促进运动技能的恢复。

（五）心理与娱乐

重证骨折患者通常会担心影响今后的生活和工作能力，骨折后由于疼痛和功能障碍，患者情绪也常表现得焦躁不安，所以应注意对患者进行心理疏导，对患者和家属讲清该种骨折的特点，可能产生的后果及预期的康复医疗效果，使其对骨折有正确的认识，既不掉以轻心，又不忧心忡忡。同时应把各种康复方法的具体要求和注意事项向患者讲清，帮助他们坚定康复医疗的信心。性情过分焦躁者，应指导其学会自我调节，放松紧张的情绪。

康复期可指导患者参加多种娱乐活动，一方面可以调摄情志，另一方面又有助于肢体功能的恢复。其中以书画、舞蹈、风筝、钓鱼等疗法效果较好。

（六）中药

1．气血瘀滞型 宜活血化瘀止痛。复元活血汤加减。

药用：当归、桃仁、红花、炮山甲、酒大黄、柴胡、天花粉、香附、枳壳、甘草等。

2．肝肾不足型 宜补益肝肾。虎潜丸加减。

药用：熟地、龟板、白芍、山萸肉、枸杞子、鹿角胶、当归、鸡血藤、伸筋草、黄柏、知母、杜仲、牛膝等。

3．气血亏损型 宜补益气血。八珍汤加减。

药用：当归、熟地、赤芍、川芎、人参、白术、茯苓、黄芪、怀牛膝、骨碎补等。

4．痰瘀阻络型 宜活血通络。跌打丸加减。

药用：当归、川芎、桃仁、刘寄奴、土鳖虫、川芎、血竭、乳香、没药等。

本病也可采用中药外治法进行康复治疗。中药外敷或用中药煎水外洗，可舒筋活络，促进气血运行，软化僵硬、拘挛的肌肉关节。如用血竭、儿茶、乳香、没药、延胡索、冰片、麝香、川椒、赤小豆，共研细末，用蜜或饴糖调敷患处；用独活、秦艽、防风、艾叶、透骨草、刘寄奴、苏木、赤芍、红花、威灵仙、乌梅、木瓜，水煎乘热熏洗患处；也可外贴伤湿止痛膏、跌打损伤膏等。

（七）针灸推拿

1．体针 骨折早期，针灸对创伤引起的疼痛、肿胀有消肿止痛作用。取穴以局部为主，选择骨折附近的穴位。同时结合循经取穴，适当配合四肢远端的穴位。如上肢骨折取合谷、鱼际、内关、外关；下肢骨折取内庭、太冲、太溪、三阴交、足三里、阳陵泉等；胸腰椎骨折取殷门、委中、承山等。以泻法为主。

骨折恢复期，针灸可促进气血流通，纠正虚损状态。除了局部取穴和循经取穴外，适当配以扶正补虚的穴位。如肝肾亏虚者，加用肾俞、命门、关元、三阴交、太溪等；气血不足者，加脾俞、心俞、神门、足三里等。

对于骨折后期及愈合后产生的一系列后遗症，如患处附近的肌肉萎缩或关节僵直等，多从局部取穴，并配用灸法。

2．耳针 骨折发生后，在耳廓上会出现相应部位的压痛点，可进行按压、针刺，以减轻疼痛。亦可配合神门、交感、皮质下等穴，以加强止痛、消肿和促进骨骼愈合的作用。每日1次，每次选2~4穴。

3．推拿 骨折早期，推拿对缓解肿胀疼痛具有一定的作用。手法应以按揉为主，要轻柔、沉稳，不能造成骨折移位和局部的再度损伤，也不应加重病人的疼痛。对恢复期肌肉萎缩及关节功能障碍者，推拿具有良好的治疗作用。手法以揉、推、按为主，结合分筋法。开始时手法要缓慢，活动范围应逐渐增大，避免造成局部的损伤。

（八）护理

骨折康复阶段，日常起居生活基本可以转入正常。但对长时间卧床及年老体弱患者，要注意预防褥疮、肺炎等并发症。

第八节 软组织损伤

一、概述

软组织损伤是指肌腱、肌肉等骨骼以外的组织损伤，其种类很多，包括撞击伤、扭伤、挫伤、牵拉伤等，是一种常见的外伤性疾病。在康复医学中常见的是四肢与躯干部的软组织损伤，多发于青壮年。

二、病因

多因外来撞击、扭转、牵拉压迫所致。由于是外力作用于肢体，故在早期会出现肿胀、疼痛、功能障碍等，但一般多能在较短时间内康复。

三、康复预测

本病预后较好，大多会在短期内痊愈，一般不会留下明显的功能障碍。但如发生筋膜撕裂、断伤，或在恢复过程中又感受外邪，则常常在损伤局部留下后遗症状，如局部肿痛，活动功能障碍，或肌肉僵硬等，且容易反复发作。

四、康复辨证

（一）中医对本病的认识

软组织损伤由跌仆闪挫等引起，中医称作“伤筋”、“筋断”、“筋走”、“筋转”、“筋翻”、“筋歪”等。是外力导致筋脉、肌肉损伤，气血瘀滞所致，一般可在短时间内恢复。但若在创伤时或在恢复过程中又感受风寒湿邪，闭阻于经络；或因瘀血内阻日久，而致气血津液运行失常，津液停聚生痰，造成痰瘀互结，经脉阻滞，则会出现局部疼痛反复发作，肌肉僵硬，功能障碍。

（二）辨证分型

软组织损伤种类很多，常见的有：颈项、肩、肘、腕、腰、膝、踝部损伤。这些损伤常常伴有风寒湿之邪闭阻经络；或瘀血内阻日久，而致气血津液运行失常，津液停聚生痰，造成痰瘀互结，经脉阻滞；或素体肝肾不足，筋脉失养，而出现疼痛反复发作，肌肉僵硬，功能障碍。常见证型有：

1. 气血瘀滞型 见于软组织损伤初期，局部肿胀、疼痛，并伴有功能障碍。舌红，脉弦紧。

2. 寒湿阻络型 局部肿痛基本消散，但仍有酸胀感，阴雨天或受风寒加重，并伴有运动功能障碍。舌苔白，脉浮缓。

3．痰瘀阻络型 局部软组织损伤，日久不愈，局部肢体僵硬、隐痛、麻木，运动功能障碍。舌苔白腻，脉弦滑。

4．肝肾不足型 局部软组织损伤，日久不愈，反复发作，发则局部肿痛，运动功能障碍，伴有腰膝酸软、头晕目眩。脉沉细。

五、康复适应证

软组织损伤后，局部肿胀、疼痛，并伴有一定程度的功能障碍；或局部肿胀疼痛基本消散，但局部肌肉僵硬、酸楚，关节活动不利；或原有宿伤，反复发作，每发则局部肿痛，关节活动不利。

六、康复方案

康复治疗的主要作用在于消肿、止痛、预防及控制感染、促进组织愈合、减少组织粘连与疤痕、促进功能恢复等。常用的康复方法有：物理疗法、针灸疗法、推拿疗法、运动疗法、药物疗法等。

（一）运动

恢复阶段适时采用运动疗法可以疏通气血，舒展筋骨，增加关节活动范围，减少后遗症发生。可选用简化太极拳、八段锦和运动体操，此外应按照损伤的不同部位采取不同的运动方法。如颈项部损伤者，要进行颈项的前屈、后仰，左、右侧屈，左、右旋转等运动，动作要缓慢，幅度要大。肩部损伤时，要进行下垂摆动运动、棒体操、侧身攀爬肩梯，或利用肩关节旋转运动器、滑车等进行运动训练。慢性劳损腰痛可进行仰卧起坐、仰卧屈膝、仰卧屈髋屈膝、双手摸趾、蹲位弯腰伸腿、蹲位起立等动作训练。膝部损伤可进行伸屈膝、伸屈髋以及外展、内收练习，也可练习蹬车动作等。

（二）理疗

1．温热疗法 对于减轻疼痛、解除肌肉痉挛有重要作用，特别是在运动疗法开始之前，先用温热疗法，有助于提高训练效果。

2．寒冷疗法 当疼痛不缓解时，可用寒冷疗法。直接作用于压痛部位，有较好的止痛效果。恢复期应用此法时，要注意进行被动或主动运动。另外，在损伤初期运用寒冷疗法，可缓解疼痛，减少因创伤引起的渗出、出血等。

3．蜡疗法 蜡疗的温热作用，可改善局部的血运和营养，具有止痛和加强再生的效果；蜡疗的机械压迫作用，能防止皮肤松弛，对瘢痕及肌腱挛缩有软化松解作用。因此，最常用于软组织损伤的恢复期。

4．电疗法 直流电导入各种中西药物（如威灵仙、碘化钾等）、低频脉冲电疗法、高频电疗法等，对软组织损伤均有一定的治疗作用，可分别选择应用。此外，还可采用泥疗、水疗、温泉浴等方法，以活血化瘀，通络止痛。

（三）中药

1. 气血瘀滞型　宜活血化瘀止痛。复元活血汤加减。

药用：当归、桃仁、红花、酒大黄、炮山甲、柴胡、天花粉、香附、枳壳、甘草等。

2. 风寒湿阻络型　宜祛风散寒化湿。大蠲痹汤加减。

药用：羌活、独活、桂心、秦艽、当归、川芎、海风藤、桑枝、乳香、木香、甘草等。

3. 肝肾不足型　宜补益肝肾。金匮肾气丸加减。

药用：熟地、山萸肉、泽泻、茯苓、山药、杜仲、枸杞子、当归、伸筋草、牛膝等。

4. 痰瘀阻络型　宜活血舒筋。跌打丸加减。

药用：当归、土鳖虫、川芎、血竭、乳香、没药、木瓜等。

软组织损失也可采用中药外治法进行康复治疗。用中药煎水外洗或外敷，可温通经络，行气活血。药用：独活、秦艽、防风、艾叶、刘寄奴、赤芍、红花、威灵仙、乌梅、木瓜。水煎，乘热熏洗患处；也可外贴伤湿止痛膏、狗皮膏、万应膏等。

（四）针灸推拿

1. 体针　损伤早期，针灸对创伤引起的疼痛、肿胀有一定的消肿止痛作用。局部取穴为主，选择损伤部位附近的穴位；同时结合循经取穴，即配合四肢远端的穴位。如颈项部损伤可取外关、曲池、大椎、天柱、绝骨、后溪等；肩部损伤取肩三针、外关；肘部损伤取曲池、小海、天井、合谷；腕部损伤取阳池、合谷、外关；膝部损伤取膝眼、梁丘、阳陵泉等；踝部损伤取昆仑、太溪、三阴交等；腰部损伤取肾俞、腰阳关、委中、太溪等。以泻法为主。

恢复期，针灸可祛风除湿，促进局部气血流通，纠正患者全身的虚损状态。除了局部取穴和循经取穴外，适当配以扶正补虚的穴位。如肝肾亏虚者，加用肾俞、命门、关元、三阴交、太溪等；气血不足者，加脾俞、心俞、神门、足三里等。

软组织损伤产生的后遗症状，如患处附近的肌肉僵硬或肌肉软弱无力等，多以局部取穴为主，并可配用灸法。

2. 耳针　按损伤的部位不同，分别取相应的耳穴。同时可配合神门、交感、皮质下等穴，以加强止痛、消肿和促进愈合的作用。每日 1 次，每次选 2～4 穴。

3. 推拿　损伤早期，推拿对缓解肢体局部的肿胀疼痛具有较好的作用。手法应以按、揉为主，要轻柔、沉稳，不应加重病人的疼痛；对于陈旧伤，推拿手法宜重，可以推、拿、按、揉、捏等手法为主，结合分筋法；对四肢关节伤筋者，可配合采用屈伸旋转手法，开始时手法要缓慢，活动范围应逐渐增大，避免造成局部的损伤。

（五）护理

软组织损伤的康复阶段，日常饮食起居等生活基本属于正常。但要注意对创伤局部的保护，避免寒湿之邪侵袭以及新的创伤。同时要根据病变的部位，注意卧、坐、站立、行走、运动时的体态、姿势，并要避免时间过于持久。例如，颈项部损伤患者，在日常生活或学习中，要合理调整头与工作面的关系，不宜长时间伏案看书或工作，也不宜长时间仰头工作；枕头不宜过高，软硬度适中且有一定的弹性和保暖性。

第十一章 其他

第一节 亚健康状态

一、概述

亚健康状态也称第三状态、灰色状态、病前状态等，是指介于健康和疾病之间的一种状态，包括无临床症状或症状感觉轻微，但是已经有潜在的病理信息，是人们在身心情感方面处于健康与疾病之间的健康低质量状态及其体验。是激烈竞争、生存压力、环境恶化等使人的身心长期处于应激状态，身心出现难以消除的疲劳状态。其表现形式错综复杂，反复感冒、失眠、便秘、消化不良、阳痿遗精、临界高血压、糖耐量异常、超重等等是其比较常见的证候。衰老、疲劳综合征、神经衰弱、更年期综合征，以及重病、慢性病的恢复期，均属于亚健康状态范畴。

亚健康状态中，女性多于男性，中老年发生率较高，敏感、内向、多疑性格者是亚健康状态的易患人群，脑力劳动者高于体力劳动者。据调查，我国中年知识分子有75%处于亚健康状态，企业管理者高达85%。此外，城市高于农村，经济发达地区高于落后地区。

亚健康状态在经济发达、社会竞争激烈的国家和地区普遍存在。据WHO的一项全球性调查，70%左右的人处于疾病与健康之间的状态。医学界对亚健康状态日益关注，它正成为一个新世纪的全球性医学研究课题。

二、起因

(一) 社会因素

现代社会竞争激烈，生存压力增加，自然环境污染恶化，人的精神压力过大，体力透支，生活方式急剧变化。宗教信仰、传统文化、社会习俗与经济迅速发展之间的尖锐矛盾，常常使人们陷入困惑、烦恼之中，长期以往，生理、心理疲累，超出自我调节范围，形成亚健康状态。

(二) 心理因素

不同性格的人，对于生活事件的易感程度不同，争胜好强的A型性格和压抑内向的C型性格最易出现亚健康状态。

（三）生活因素

烟酒过度、膳食不平衡（营养过盛、营养缺乏、饮食结构不合理、暴饮暴食、进餐不规律等）、缺乏运动、生活不规律、睡眠不足等，均是亚健康状态的发生原因。

（四）环境污染

主要是水源污染、空气污染、噪声污染、电磁波辐射污染。在污染环境中，人体调节系统过度工作，加上污染物对人体的直接作用，导致不同形式的亚健康状态。比如噪声引起失眠、神经衰弱、血压升高等；空气污染引起慢性咽喉炎、咽喉干燥、反复感冒等。

（五）生物因素

卫生习惯不良或抵抗力下降，致使病毒、细菌等微生物感染，也是引起亚健康状态的常见原因。人体处于内分泌功能的波动期，如青春期、月经期、妊娠期、更年期等，亦可因生理性的内分泌功能紊乱而表现出亚健康状态

三、亚健康状态的表现

以植物神经功能紊乱、内分泌功能紊乱和器官功能性改变为主，常见精神、胃肠道、心血管、肌肉、社会适应能力不足等几方面的症状。精神方面的表现尤为突出，如：精神不振，情绪低落，郁郁寡欢或急躁易怒，烦躁焦虑，反应迟钝，不能较好地工作或学习，人际关系紧张，家庭关系不和谐，难以进行良好的社交活动；失眠多梦或嗜睡，记忆力减退，注意力不集中，头昏头重，心律不齐。身体方面则以功能紊乱为主，如：消瘦或超重，体重波动较大；难以消除的乏力疲劳，汗出短气，食欲不振，大便不调，腰腿酸软，性欲减退，小便清长，手足心热或手足发凉、麻木，容易感冒等等。症状虽然繁杂，但是各有偏重，有的人以消化功能紊乱为主，有的人以心脑血管及代谢失调为主，而有的人以免疫功能低下为主，等等。

除了以上不适症状外，理化检查往往没有异常发现或仅有轻度波动。

富裕阶层的亚健康状态者，大多有体重、血压、血脂、血黏度、血糖偏高现象，普遍存在代谢综合征、慢性疲劳综合征、更年期综合征、神经衰弱、消化功能紊乱等。而在广大的农村和城市相对贫困阶层中，亚健康状态则以慢性疲劳、肌肉关节病变和疼痛、营养不良和慢性感染为主。

简言之，亚健康状态主要表现为“五高三易”，即体重、血压、血糖、血黏度、血脂偏高（在正常高限上下波动），易疲劳，易感冒，易有这样那样的不适。

四、康复预测

亚健康状态的转归大体有以下两种情况：

（一）向愈

在身体素质较好，关注自身健康，有良好的自我约束能力的人群中，每当发现身体有不适症状，能够及时地通过心理、饮食、运动、药物等进行养生保健，往往经过一段时间的调养就可以向健康方向发展。

（二）向恶

身体素质差（虚弱、多痰多瘀等）、生活不规律、缺乏自制力或长期处于紧张焦虑的工作生活状态中，又不关注自身健康的人群，其亚健康状态向疾病转化的趋势为：

1．特异性疾病的临界状态 亚健康者自觉有某些疾病的症状，实验室检查及物理检查可能有部分指标的波动和变化，但是又达不到某种疾病的诊断标准。比如高血压处于临界状态或有波动；血糖高于正常值但是未达到糖尿病的诊断标准；体重长期超重而未达到肥胖标准；血脂谱出现临界变化或波动等等。这时候是预防疾病的关键时期，机体容易向相应的疾病转化，此为特异性疾病的临界状态。

2．非特异性疾病的临界状态 表现为非特异性的疾病前状态，如抵抗力低下，容易疲劳，出现多系统症状等，可以向多种疾病转化，比如消化系统疾病、呼吸系统疾病、心脑血管系统疾病、肿瘤等。

3．慢性疲劳综合征 若不及时治疗，进一步恶化，就可能转化为过劳死。过劳死是一种未老先衰、猝然死亡的现象。过劳死的有三种情况：一是高收入，高消费，恣情纵欲，不知保养身体者；二是事业心极强，超负荷工作者；三是家族有早亡的遗传倾向又自以为健康者。

五、康复辨证

（一）中医对亚健康状态的认识

七情不调，饮食不节，起居无常，劳逸无度是亚健康状态的主要原因，这些原因导致脏腑、气血、阴阳失调，肝、脾、肾三脏功能紊乱。

饮食无规律，节食过度，暴饮暴食，饮食结构不合理者，多从脾胃而来；性格敏感多疑，压力大，精神紧张者，多从心肝而来；禀赋不足，素体虚弱者，多与肾脏有关；缺乏锻炼者，多与肺、脾、心三脏相关。

（二）康复辨证

亚健康状态并非实质性疾病，临床表现复杂多端，因人而异，无基本规律。

亚健康状态常见的病机是肝郁气滞，气滞血瘀；脾失健运，内生痰湿；思虑过度，劳伤心脾；肝肾阴虚，阴虚火旺；脾肾阳虚，下焦虚寒。具体症状详见下文。

六、康复方案

就亚健康状态的本质而言，应归属于中医养生学的领域来加以调节；即便有临床症状，亦是轻证，不需深治。因目前医学界已经将其视作临床医学的一个门类，故本教材亦将其作为康复对象，但采用的方法，仍多属养生之法，相当于八分的养生保健，两分的医学干预。这也符合中医治养结合、防治结合的基本原则。

中医对亚健康状态的调节，应遵循四大原则：心理调适、饮食调养、运动锻炼、药物干预。这也符合 2000 年 WHO 的健康新准则："合理膳食，戒烟，心理健康，克服紧张压力，体育锻炼。"

（一）基础养生

基础养生是预防亚健康状态和促进亚健康状态向愈的基本要求，适合所有人群。

1．起居 确保人体的生物节律性。按时起居、工作、进餐。

2．营养 保持营养平衡，多吃粗粮、杂粮和新鲜水果蔬菜以及含不饱和脂肪酸的食物，减少动物脂肪和甜食的摄入。每天摄入盐 6g 以下。

3．锻炼 根据自己的健康状况和条件，选择一两种适合的方式进行锻炼并持之以恒。

4．喝水 每天要喝足够量的清洁水，最好养成清晨喝一杯凉开水的习惯。

5．阳光 经常到户外活动，接受自然光线的照射。

6．节欲 节制物欲和色欲，抵制金钱、美色的诱惑，不抽烟，少喝酒，不赌博。

7．空气 到大自然中去尽情地呼吸新鲜空气。

8．休息 要有充足的睡眠，脑力劳动者要有一定的体力劳动和体育锻炼。

9．信念 要树立正确的人生观，乐观勇敢地面对困难，面对生活。

10．卫生习惯 勤洗手，勤剪指甲，勤洗澡，勤换衣服，不随地吐痰，不乱丢垃圾。

（二）健康教育

医生应懂得饮食营养学、心理学和养生学知识，以便对亚健康状态人群建立科学健康生活方式提供指导，真正实现医学模式从单纯的生物医学模式向生物－心理－社会医学模式的转变。同时，每个人都应具备相当的医学知识，认同科学生活方式。健康知识的普及教育关系到全民身体素质，是一个系统工程，需要政府、卫生宣教部门、医生、个人的共同努力，这是防止亚健康的根本措施。

（三）不同类型亚健康状态的养生康复

不同原因作用于不同的体质，会有不同的亚健康状态表现形式。以下是常见的亚健康状态。

1．慢性疲劳综合征 由长期紧张压抑，工作不胜负荷，压力过大，生活起居饮食不规律等原因所致。是亚健康状态中最具代表性的表现形式，也是中医"生病起于过用"的典型代表。

以持续疲劳，肢体软弱无力，病程较长，反复发作为证候特点。有低热，咽喉疼痛，淋巴结反复肿大，体力下降，肌肉关节疼痛，头痛，虚汗，失眠健忘，记忆力下降，神思恍惚，注意力不集中等症状，但是经有关医学检查不能发现器质性病变。

(1) 饮食：以清淡而富于营养的饮食为主，采用炖、焖、煲、蒸等烹调方式。气血不足者，多食山药、龙眼肉、莲藕、红枣、葡萄干、糯米、牛奶、羊肉、鸡肉等食品；阴虚内热者，多食百合、菊花、龟肉、鳖肉、梨、香蕉等食品；有湿热者，宜用赤小豆、土茯苓、灯心草等制作药膳食用。食疗药膳方举例：

山药粥　新鲜山药（去皮切片）30g，粳米 50g，牛奶 200ml，红枣 5 枚。将粳米、红枣、山药共煮成粥，放入牛奶，煮滚，放入少许白糖。坚持每天早餐服用。能补益气血。

百合粥　百合 50g，麦冬 20g，生地 20g，粳米 50g，冰糖适量。先煎煮麦冬、生地取汁去渣，以药汁煮米做粥如常法，将要熟前放入百合煮熟软，放入冰糖。能滋阴除烦。

土茯苓汤　土茯苓 20g，赤小豆 20g，陈皮 10g，党参 10g，瘦猪肉 50g。文火煲汤 2 小时。喝汤去渣。有健脾去湿清热之效。

在工作中不可经常以烟、浓茶、咖啡等提神醒脑。感觉疲劳时，最好的舒缓方法就是充分睡眠，心理调适。

(2) 运动：脑力劳动者要长期坚持适合自己身体素质的运动锻炼，每天保证至少半小时的运动时间，以全身微微汗出为宜。垂钓、旅游、太极拳是最合适的锻炼项目。不宜以长时间上网来舒缓疲劳。

(3) 心理：慢性疲劳综合征患者最重要的就是客观评价自己的能力，不胜负荷时应该马上进行心理调适、目标调整。切忌自我要求过高，目标过高。感觉疲劳时，充足的睡眠、心理调适、饮食调整是消除疲劳的最好方法。多听《小夜曲》、《摇篮曲》、《水莲》之类舒缓悠扬的乐曲。

(4) 中药：慢性疲劳综合征可以适当用中药补益，黄芪、山药、黄精、人参、灵芝、西洋参、冬虫夏草、何首乌、龙眼肉、玉竹等药物能补益正气，消除疲劳，可以选用。

辨证用药：体质虚弱，经常感冒者，当用“解托”和“补托”的治法，用黄芪、党参、当归等补正气，再视所感邪气的不同，分别投以秦艽、佩兰、木瓜、荆芥、防风等祛邪，不可偏散偏补；气虚兼郁者在补气的基础上，宜顺宜开，用陈皮、青皮、麦芽、厚朴、当归等理气和血药；湿热阻滞者要清热健脾除湿，药用陈皮、半夏、茯苓、土茯苓、胆南星、石菖蒲、瓜蒌等；脾虚湿阻者宜健脾升阳除湿，药用党参、白术、苍术、茯苓、黄芪、防风、羌活、白芍、神曲、葛根、柴胡等；中气不足者用补中益气汤；阴虚内热，肝失疏泄者，用白芍、熟地、生地、当归、川楝子、百合、柴胡等。此外，八珍汤、人参养荣汤、补中益气汤、玉屏风散、生脉散、六味地黄丸、知柏地黄丸等方剂均可辨证选用。

(5) 针灸推拿：针刺百会、印堂、内关、足三里，用平补平泻手法，同时配合鼻管吸氧半小时。保健推拿对于消除身心疲劳有很好效果，尤其头颈部、背部膀胱经及督脉、脚部按摩等。

2. 便秘　便秘是亚健康状态的典型症状之一，在部分人中则是长期无法解决的主要困扰。多因缺乏运动，腹壁松弛无力；或精神长期处于紧张状态；或进餐速度过快，食量过大或过小，进餐时间不规律，过食辛辣煎炸燥热食物，或食物过于精细，或长期饮浓茶。主要表现为：大便经常干硬难解，或大便黏滞，后重不爽，大便困难。

（1）饮食：进食宜细嚼慢咽，按时就餐，食量不过大或过小。增加蔬菜水果粗粮食物纤维的摄入，比如芹菜、韭菜、麦麸等。避免食用辛辣煎炸燥热饮食以及柿子、李子、栗子、莲子、山药、芡实、白果、番石榴等容易引起便秘的食物，避免冰冻饮食。可选用具有通便作用的食疗药膳方：

番泻叶鸡蛋汤　番泻叶5～10g，鸡蛋1个，菠菜少许，食盐、味精适量。鸡蛋打散备用。番泻叶水煎，去渣留汁，倒入鸡蛋，加菠菜、食盐、味精，煮沸即可。能泻下导滞，清导实热。

黄芪苏麻粥　黄芪10g，苏子30g，火麻仁30g，粳米150g。将黄芪、苏子、火麻仁洗干净，烘干，打成细末，倒入300ml温水，用力搅匀，待粗粒下沉时，取上层药汁，以药汁、粳米共煮粥。能补气通便，用于大便难，无力。

凤髓汤　松子仁20g，核桃仁20g，蜂蜜150g。将松子仁、核桃仁以水泡过，去皮，烘干，研为细末，与蜂蜜和匀即可。能补中滋润，用于肠燥便结。

（2）运动：不可久坐少动，应加强运动，增强腹肌锻炼。

（3）心理与娱乐：避免长期注意力高度集中，思虑过度，或情志长期压抑。音乐、书法、唱歌、跳舞、交流、旅游、垂钓、养花种草、饲养宠物等均是很好的心理调节方法。

（4）中药：内热所致大便燥结者，可以用麻子仁、番泻叶、芦荟、玄参、决明子、生地等组方；阴血不足者，用当归、柏子仁、黑芝麻、麦冬、松子仁、何首乌等药物；阳虚气虚者，用核桃仁、肉苁蓉、当归、牛膝、白术、黄芪之类。

（5）推拿按摩：取中脘、天枢、大横，每穴按摩2分钟。然后顺时针方向腹部按摩10分钟。用滚法沿脊柱两侧的膀胱经（从肝俞、脾俞到八髎）往返按摩，约5分钟，然后按揉肾俞、大肠俞、八髎。每日1～2次。

（6）起居：养成定时大便的习惯：晨醒后，先按摩腹部，起床后空腹饮1杯凉开水或淡盐水，然后慢跑、散步，长期坚持。

3．功能性消化不良　多由进食不规律，暴饮暴食，过食寒凉，过度思虑，七情郁结，缺乏运动等原因导致。主要表现为腹部胀满，嗳气，口臭，大便不调，后重不爽，矢气恶臭。舌苔经常厚腻。

（1）饮食：饮食宜温、热、熟、软，按时进食。阳虚寒湿者，可适当进食辛辣刺激食物；食积蕴热者，可以适当进食消导清热食物。山楂、陈皮、麦芽、谷芽、鸡内金、醋、姜、山药、白粥等药食适用于功能性消化不良。切忌寒凉、收涩、油腻食物。食疗方如：

姜醋猪蹄　猪蹄1只，鸡蛋2个，糯米甜醋600ml，生姜1块。猪蹄拔毛清洗干净，入开水中去血水，然后斩块。生姜切成薄片。鸡蛋煮熟，剥皮。将醋、猪蹄、姜片、鸡蛋倒入砂锅中，再加少许清水，文火煮至猪蹄熟软烂。喝汤吃肉、蛋。本方能温散寒湿，促进消化，用于功能性消化不良偏于寒湿，经常舌苔白厚腻者。

山楂橘子水　山楂肉15g，橘子皮10g，生姜10g，大枣4个。水煮取汁，热服。能宽中消食，用于食积消化不良。

萝卜玫瑰红糖水　白萝卜200g，玫瑰花20g，红糖适量。将白萝卜和玫瑰花捣烂取汁，加红糖，开水冲服。能疏肝理气，益胃消食，用于七情郁结引起的消化不良，

(2) 运动：慢跑、爬山、游泳、散步、太极拳等有利于促进脾胃运化功能。

(3) 心理：功能性消化不良往往与长期不良情绪有关。因此，应避免思虑过度和情绪郁结。舒展情绪的方法可根据个人具体情况而定。

(4) 中药：谷芽、山楂、山药、白术、陈皮等药物有利于促进脾胃运化。香砂养胃丸、陈夏六君丸、平胃散、保和丸、逍遥丸等成药可以在辨证的基础上选用。

(5) 推拿按摩：揉按中脘、气海、天枢、足三里穴；沿脊柱两侧膀胱经自上而下推、按、揉至三焦俞，重点在肝俞、脾俞、胃俞、三焦俞；或取肩井、手三里、内关、合谷及两胁部，用拿、搓、按、抹的手法；或腹部按摩。舌苔白厚腻者可以配合艾灸足三里、气海、关元、脾俞、胃俞。

(6) 起居：作息规律，不熬夜，饮食定时定量。养生重点在春季和夏季，因为春季容易肝木克脾土，夏季易受暑湿与生冷之害。

4. 失眠　常见于中老年人，尤其更年期妇女。多因性格敏感多疑，焦虑紧张，消沉悲观，思想压力大，饮食不规律，晚餐过饱，暴饮暴食或饮食燥热，经常用兴奋性饮料提神，夜生活频繁，手淫，缺乏运动等原因所致。主要表现为：入睡困难，或多梦易醒，醒后疲乏不解，头昏头痛，甚至彻夜不眠。

(1) 饮食：饮食不可大辛大热或大寒大凉，避免辣椒、烟酒、咖啡、可可等兴奋以及不易消化的食物，食性平和为佳。证情偏虚者，多为气、血、阴不足，以养心安神补益为主，宜食牛奶、大枣、莲子、鸡心、猪心等食物，可以适当进补；证情偏实者，多为内热痰湿食滞，以清热消导健脾为主，可用淡竹叶、小米、陈皮、山楂、神曲等药食；须饮食清淡，不宜进补。食疗方如：

龙眼莲子羹　龙眼肉20g，莲子20g，百合20g，冰糖10g。先用开水浸泡莲子，脱去薄皮；百合洗净，开水浸泡；将龙眼肉（去核）、莲子、百合、冰糖放入大碗中，加足水，隔水蒸炖。对思虑过度，劳伤心脾，血不养心者最为合适。

枣竹灯心粥　枣仁20g，玉竹20g，灯心草6g，糯米150g。先将枣仁、玉竹、灯心草洗干净，用纱布包扎，放入砂锅中与糯米同煮成粥，稍加冰糖，即可食用。能养阴清心，安神除烦。

陈皮粥　陈皮10g，山楂10g，谷芽10g，山药20g，鸡内金10g，粳米150g。先将陈皮、山楂、谷芽、鸡内金清洗干净，用纱布包扎紧。与粳米、山药共入砂锅煮成粥食用，每周3次。对于痰湿积滞，舌苔厚腻的失眠有较好的调节作用。

(2) 运动：体质偏虚者宜进行非竞技类、不剧烈的运动项目，比如垂钓、散步、登山、慢跑、太极拳等；偏实者宜加大运动量，比如长跑、游泳、打球等。

(3) 心理：从紧张的工作中、高度专注的思虑中、压抑焦虑的心态中解脱出来，是防治失眠的重要措施。

(4) 中药：偏虚者常用酸枣仁、远志、五味子、浮小麦、龙眼肉、莲子等；偏实者常用

石菖蒲、胆南星、淡竹叶、茯苓、莲子心等。天王补心丹、酸枣仁汤、黄连阿胶汤、温胆汤等方剂均可辨证选用。

（5）推拿按摩：揉按印堂、睛明、攒竹、太阳、风池、肩井等穴；按摩揉腹部的中脘、气海、关元穴，然后顺时针方向摩腹。最后进行脚部按摩。

（6）起居：作息规律，不熬夜。中午以后即不宜喝浓茶、咖啡、可乐等兴奋性饮料。晚上不做剧烈运动，睡前温水洗脚。不看引起情绪波动的电视节目、书报等。

5．空调使用不适 因长期在空调环境中生活、工作，空调温度不当，环境密闭，通风不良，缺乏正常汗出等。常表现为反复感冒，咽喉不适，食欲不振，头晕头痛，关节疼痛，身体发胀，舌苔白厚。

（1）饮食：适当食用陈皮、杏仁、莲藕、薏苡仁、赤小豆、扁豆、生姜、山药、鲫鱼等。夏天长期在空调环境下生活工作，不宜再强调清热解暑的饮品如西瓜、绿豆水、酸梅汤、五花茶等，应温水解渴。亦可合理运用食疗药膳方：

生姜粥 生姜5片，切细丝，扁豆花10g，赤小豆20g，粳米50g。先用粳米、赤小豆、生姜煮粥。待粥成后加入扁豆花再煮5分钟。适用于长期在空调环境中生活工作，反复感冒，食欲不振，湿气偏重者。

木瓜苡仁粥 木瓜10g，薏苡仁20g，羊肉30g（切细末），生姜丝少许，粳米100g。木瓜、薏苡仁清洗干净，以纱布包扎好，与粳米、羊肉一起放入砂锅煮粥。粥好后放入姜丝即可。适用于长期在空调环境中生活工作，肢体肿胀，关节疼痛者。

（2）运动：早晚应保证充分的运动，每次运动要做到汗出，以促进血脉通畅，脾胃健运。夏季运动锻炼后大汗淋漓，不可马上进入空调环境。

（3）中药：可选用扁豆、扁豆花、藿香、砂仁、高良姜、厚朴、赤小豆、木瓜、苍术、萆薢等。以消化道症状为主者可以选用平胃散、藿香正气散、不换金正气散等；以呼吸道症状为主者可以选用香薷散、加味香薷散、紫苏散等；以肢体关节症状为主者可以选用大活络丹、羌活胜湿汤等；以头痛为主者可以选用川芎茶调散、九味羌活汤等。

（4）推拿按摩：重点按摩颈肩、腰部、下肢。以滚、揉、摩、擦、推等可以产生透热作用的手法为主，如果肌肉关节疼痛明显，按摩后可以加热敷。

（5）起居：夏季夜晚入睡温度应控制在26℃～28℃之间。工作环境的温度宜控制在25℃以上，保证空气流通。每天应有一定时间的户外活动。勤洗澡。

6．阳痿遗精 多因精神心理因素（性格、压力、紧张），躯体疲劳，手淫，长期失眠，缺乏运动，酗酒等原因导致。亚健康状态者大多夜间熟睡时勃起正常，清醒状态下有选择性地出现阳痿；遗精则属于性功能心理障碍。

（1）饮食：偏于阳虚宜食韭菜、核桃、鹌鹑肉、雀肉、羊肉、狗肉、莲子、虾、海马等食物，不宜冰冻、寒凉、清热的食品；偏于阴虚者宜食黑芝麻、鲍鱼、甲鱼肉、瘦肉、桑椹、鸭肉等食物，不宜温肾壮阳之品；湿热下注者宜食土茯苓、灯心草、鸡内金、薏苡仁、水芹菜、赤小豆等药食，不宜进补。阳痿遗精者不可酗酒。常用食疗药膳方有：

白果莲子 白果（去壳、炒熟）10枚，莲子（带心）30g，粳米50g。粳米、莲子、白果共煮粥，加入少量白糖调味食用。用于阴虚失眠、遗精。

山药羊肉羹　羊肉250g，山药200g，虾米、大葱、生姜适量。羊肉切成薄片，山药切成丁，共煮烧羹，加入大葱、生姜、虾米，待肉熟后即可食用。用于肾阳不足阳痿。

冬虫夏草炖鸭子　雄鸭子1只，冬虫夏草10支，佐料适量。鸭子去毛及内脏，清洗干净，放入砂锅内，加冬虫夏草、食盐、葱、姜，文火煨炖，熟烂即可。用于肾阴不足之阳痿遗精。

(2) 运动：旅游、登山、游泳、垂钓等都有利于转移注意力，分散不安的情绪和对于躯体不适的过分关注，从而减轻和消除性功能障碍的心理因素，强壮体力。

(3) 心理与娱乐：忌脑力、精神过度疲劳，避免在不愉快或紧张状态下过性生活。不要过于关注性生活的失败。可以通过听音乐、下棋、练书法、旅游等转移注意力，调节心情。必要时心理咨询。

(4) 中药：肾阳不足者以右归丸加减；肾阴不足者以左归丸加减；湿热下注者以萆薢分清饮加减。

(5) 推拿按摩：揉按腰眼，以酸胀透热为度；两手掌根紧按腰部，用力上下推擦，动作要快速有力，以透热为度；摩、擦、揉、滚大腿内侧，至微微发热发红为宜。抹额，抹颞，按揉脑后风池、脑空等穴位，振耳，搓手浴面。

(6) 起居：青年男性不要穿紧身的底裤、裤子；性生活不宜过于频繁；在无条件进行性生活时，不宜看与性有关的刺激性图片、书籍和影视作品。控制手淫。不熬夜，保证睡眠，睡觉前温水泡浴。作息规律。

7. 口臭　是指口中出气有异味。分自觉口臭、他觉口臭及兼而有之三种。多因失眠熬夜，便秘，紧张焦虑，消化不良，月经期，慢性扁桃腺炎，慢性鼻炎，龋齿，食大蒜、葱、榴莲、咸鱼等原因，致使消化道中食物的消化腐败过程异常，产生的腐朽气体，以及化学物质经消化道黏膜吸收后由肺呼出所致。名曰口臭，实为肺臭，源为肠臭。

祛除口臭，除治疗口、鼻及其他比较明确的原发病之外，还可通过改善阴虚体质、燥热体质、阳热体质、痰湿体质，调整消化道功能，保证大便畅通等措施治疗口臭。

(1) 饮食：饮食需清淡，不宜煎炸。因于热者宜食苦瓜、黄瓜、冬瓜、西瓜、梨子、枇杷、藕、芹菜、荸荠、菊花、山楂、菠菜、茄子、麻油等食物。多饮水。不宜进补。因于寒湿者宜食生姜、茴香、花椒、桂皮、辣椒、羊肉、韭菜、萝卜、鲫鱼等，不宜甜食、肥腻、生冷寒凉之品。亦可用食疗药膳方：

鲜笋拌芹菜　鲜嫩竹笋100g，芹菜100g，荸荠（去皮切片）100g，麻油、食盐、味精适量。将竹笋、马蹄用开水煮熟。芹菜洗干净切段，开水焯过。三者控净水，混合装盘，加入上述调料，拌匀即可食用。用于口臭偏于内热者。

姜汁小米粥　生姜汁5滴，小米50g，山药20g。小米、山药共煮粥后，加入生姜汁，可放少量红糖。用于口臭因于寒湿者。

(2) 运动：口臭期间不论寒热均要加强运动，促进消化、代谢、循环，但运动后须及时补充水分。热证者不宜在烈日、酷热环境下运动，寒证者运动之后不要饮冰冻饮料。

(3) 心理：避免压抑、焦虑、紧张的情绪，及时释放压抑的心情。保证睡眠，不可熬夜。

(4) 中药：热证者，可用生石膏、麦冬、黄连、生地、淡竹叶、薄荷、升麻等组方；寒湿者，可用陈皮、半夏、草果、砂仁、槟榔、生姜等组方；胃热用升麻黄连丸；心肝火旺用丹栀逍遥丸合导赤散；寒湿内蕴用理中丸。

(5) 推拿按摩：寒湿内蕴者，腹部按摩至透热，灸中脘、气海、足三里、阴陵泉；胃肠湿热者，宜头部、脚部按摩。

(6) 起居：作息规律，按时进餐；注意口腔卫生，饭后刷牙，睡前不吃甜食及刺激性食物。每天用浓茶叶水漱口多次；或用藿香适量煎汤漱口；或以干净茶叶一小撮，放入口中反复咀嚼。以上方法对口臭均有一定的缓解作用。

8. 咽喉干痛 饮水过少，过食辛辣燥热，紧张焦虑，气候燥热，失眠熬夜，过度疲劳，过用空调，空气污染等，均是导致咽喉干痛的原因。主要表现为：咽喉干燥，疼痛，长期轻度充血或无充血，无表证。有偏热偏寒的不同，多属于少阴咽痛。

(1) 饮食：不论寒热，饮食均不宜大寒大热，禁忌烟酒。偏热者宜清润，多食甘蔗、雪梨、百合、葡萄、银耳、芥菜、苦瓜、荸荠、海带、绿豆、冬笋等食物；偏寒者宜温润，多食山药、胡萝卜、龙眼肉、核桃、生姜、桂皮、辣椒、羊肉等食物。常用食疗方有：

沙参生地糖：生地 20g，北沙参 20g，鲜萝卜汁适量，麦芽糖 40g。取鲜萝卜适量，洗净榨汁；生地、沙参文火煎取汁。将萝卜汁、药汁与麦芽糖一同隔水炖熟，热饮。用于咽喉干痛、充血之偏于热证者。

姜桔甘糖：生姜 15g（切片），桔梗 6g，甘草 3g，红糖 30g。先将甘草、桔梗煮沸 6～7 分钟后，加入生姜、红糖，再煮沸 2 分钟，趁热饮用。用于咽喉疼痛偏于寒证者。

(2) 运动：适量运动，无特殊要求。

(3) 心理：咽喉长期疼痛往往和情绪有关。要避免压抑、抑郁等收而不展及紧张、焦虑等易五志化火的不良情绪。

(4) 中药：热证者用生地、桔梗、玄参、沙参、麦冬、罗汉果、胖大海、枇杷叶等组方，方如麦冬汤；寒证者用半夏、肉桂、党参、山药、甘草等组方，方如半夏散。

(5) 推拿按摩：取风池、风府、天突、曲池、合谷、肩井。每穴按摩至有酸胀感，约 2 分钟。

(6) 起居：忌熬夜，保证充分睡眠。晨起用淡盐水漱咽。热证者冬不可温补，秋季多进清润，春夏注重清热；寒证者秋冬适当温补，夏季少用空调。

9. 临界高血压 血压经常波动在 130～139/85～89mmHg。多因饮食肥甘厚腻、过咸（每天摄盐超过 10g 以上），肥胖，缺乏运动，遗传，长期紧张焦虑，生活起居不规律，失眠等原因导致。

(1) 饮食：四个基本要求：一是低盐（每天 6g 以下）饮食，二是少吃肥甘厚腻，三是戒烟限酒，四是不饮浓茶、咖啡等。此外，经常食用低脂牛奶、虾皮、紫菜、南瓜、芹菜、燕麦、黑豆、黑米、山楂、淡菜等食物。食疗方举例：

烟笼寒水　冬瓜 500g，冬菇 50g，竹笋 50g，豆腐 100g，决明子 30g，淀粉 1 大勺，麻油少许。冬瓜去皮切块，煮至半熟，冷水浸凉，备用；冬菇事先温水浸软发好，去蒂洗干净，切成细末；竹笋洗净，剁成细末；豆腐压成泥。然后将冬菇、竹笋、豆腐同放一碗加盐、味精、香油，搅拌成馅。将冬瓜块切成厚约0.5cm的片，在两个冬瓜片之间夹馅，排放在大碗中，加上鲜汤、盐、味精，上笼蒸10分钟取出，滤出汤汁留用，将冬瓜反扣在大盘中。水200ml，将决明子煎煮30分钟，滤汁60ml。将决明子汁与汤汁放入砂锅烧开后用淀粉勾芡，淋上麻油，浇在冬瓜上即可。用于心烦易怒，肝阳上亢者。

和合二仙 水发海参300g，当归8g，仙茅18g，淫羊藿12g，巴戟天10g，炒知母5g，炒黄柏5g，糖4小勺。海参洗干净，切大块后，再片切成0.4cm的片，入锅加200ml水及糖煨煮至熟烂。当归、仙茅、淫羊藿、巴戟天、知母、黄柏加水500ml，煎煮30分钟，滤汁，加入海参中再煨煮20分钟即可。平补阴阳，益肾降压。用于更年期阴阳两虚血压波动者。

（2）运动：最好进行形神兼调的传统健身运动，如太极拳（剑）、八段锦、五禽戏、气功、钓鱼等。静以养神，动以调形。不宜进行剧烈、竞争性强的运动项目。

（3）心理与娱乐：心理调适非常重要，尤其是A型性格的人，要尽量避免争胜好强、自我要求过高、不满足现状、嫉妒猜忌的心态。佛教文化、音乐、书画、气功、旅游、收藏玩赏均利于临界高血压患者的心理调节。

（4）中药：可用泽泻、何首乌、天麻、决明子、山楂、菊花、银杏叶等药物组方。肝火旺盛者，龙胆泻肝汤加减；肝阳上亢者，天麻钩藤饮加减；痰湿壅盛者，半夏白术天麻汤加减。

（5）推拿按摩：取桥弓（耳后翳风－缺盆成一线）、印堂、太阳、百会、风池、头维、三阴交、涌泉等穴。自上而下推桥弓，先左后右；用一指禅推法自印堂分别到神庭、头维、太阳推摩，反复多次；揉按百会、风池；揉按三阴交、太溪、涌泉。

（6）起居：起居作息要规律，切忌熬夜。春季血压波动明显，应在情绪、饮食、睡眠等方面注意调摄，防止肝阳上亢或风痰上扰。夏季贪凉，汗出过少，不利于血压的控制。秋冬季不可多食大补，防止体重增加。

10．糖耐量异常 空腹血糖在6.1～7.0mmol/L之间称为葡萄糖耐量减退（IGT）；餐后2小时血糖应低于11.1mmol/L。糖耐量异常应视为亚健康状态，其发生糖尿病的几率是正常值人群的100倍。糖耐量异常一般没有症状，只是在体检时才发现。多因遗传、饮食肥甘厚腻、缺乏运动、长期工作紧张、压力过大等原因导致。

（1）饮食：适宜食品为豆类、玉米、燕麦、苦瓜、香菇、木耳、鸡肉、菠菜、山药、荸荠、豆腐、海蛰、黄瓜、冬瓜、南瓜、丝瓜等。少吃高糖、高脂肪类食物、饮料、糕点、果酱等。但不宜过分强调饮食避忌，关键是饮食均衡，什么都可以吃，什么都不要过量。食疗方举例：

沙参玉竹煲老鸭 沙参50g，玉竹50g，老雄鸭1只，葱、姜、盐、味精少许。鸭宰杀后洗干净，放入砂锅内，再放入沙参、玉竹、葱、姜及适当清水，用武火烧沸，再改用文火，将鸭肉焖至熟烂，放盐、味精，搅拌均匀即成。酌量分次食用。

山药面条 面粉250g，山药粉100g，豆粉10g，鸡蛋1个，姜、盐、葱、油、味精少许。将面粉、山药粉、豆粉、鸡蛋和盐用水和好，揉成面团，按常法切成面条，煮食之。

（2）运动：增强运动，尤其应加强肌肉训练，如游泳、跑步、爬山、健美操等有氧运动，能增加肌肉组织对于血糖的利用率。严格控制体重，不使超重。

（3）心理：避免紧张焦虑。情绪稳定，心情平和，充足睡眠。对于生活方式的改变必须有足够的耐心和恒心坚持。

（4）中药：一旦发现糖耐量降低，首先从饮食、运动、心理三方面进行调整，如3个月未取得明显疗效，可以考虑服用中药。药用：葛根、山药、玉米须、玄参、黄芪、黄精、何首乌、白术、绞股蓝、玉竹、山楂等。

（5）起居：起居规律，避免夜生活，忌性生活过度。注意个人卫生，预防各种感染。

第二节　单纯性肥胖症

一、概述

肥胖是由于人体脂质代谢紊乱，或热量摄取多于消耗，体内脂质储存过多所致。目前判断人体肥胖度的指标是：①标准体重（kg）=〔身高（cm）-100〕×0.9；②体重指数=体重（kg）/身高^2（m^2）。

超过标准体重的10%为超重，超过20%～30%为肥胖，超过30%～40%为中度肥胖，超过50%为重度肥胖。体重指数男性超过24，女性超过26即为肥胖。

目前，肥胖已成为一种现代病，越来越引起科学界的重视。我国的肥胖人口已经超过7000万，且逐年呈上升趋势。

肥胖可发生于各个年龄段，它给人类健康带来极大危害。高血压、高血糖、高血脂、高血黏度，是与肥胖直接相关的生理改变，在此基础上可引发糖尿病、冠心病、脂肪肝、胆石症以及一些感染性疾病。据统计，肥胖者的心脏病发病率是正常人的2.5倍，高血压是正常人的3倍，糖尿病是正常人的3倍以上，动脉硬化是正常人的2～3倍，癌症是正常人的1倍以上。这些疾病都是导致死亡的主要疾病。此外，肥胖者还存在着机体上、心理上、社会活动等多方面的痛苦，肥胖已经成为整个社会关注的健康课题。

肥胖病包括单纯性肥胖和症状性肥胖两大类。后者包括：皮质醇增多症肥胖、甲状腺功能减退性肥胖、水钠潴留性肥胖、下丘脑综合征伴垂体前叶功能低下性肥胖。本节讨论的是单纯性肥胖，即无明显的内分泌疾病、代谢性疾病，以形体肥胖、体重超标为主要表现的肥胖病。

二、病因

（一）遗传

本病患者大部分有明显家族史，其发病率明显高于无家族肥胖史者。资料表明，父母均肥胖者，其子女60%～70%为肥胖；父母单方面肥胖者，其子女40%～50%为肥胖。

（二）饮食

饮食结构不合理，如长期高脂肪饮食，或喜甜食者均易发生本病。

（三）生活方式

单纯性肥胖为典型的生活方式疾病，除饮食结构外，运动过少、作息无常、劳逸不当等，均是导致脂肪代谢失调的原因。

（四）药物

部分化学合成药、生物制品药，如糖皮质激素、避孕药物等，会造成脂质代谢紊乱而发生本病。

三、类型和临床表现

单纯性肥胖是由于摄入的热量过多，消耗的热量较少，过多的热量转变为脂肪在体内贮存而引起的疾病，最明显的病理改变是皮下、大网膜、肠系膜等处脂肪蓄积过多。据临床表现，本病又分成体质性肥胖与获得性肥胖两类。

（一）体质性肥胖

往往出生后半年左右开始表现出食欲良好，营养过剩现象，体内的合成代谢超过分解代谢，脂肪细胞增生肥大，脂肪分布全身，故称之为脂肪细胞增生肥大型肥胖病。因童年起就比较肥胖，亦称为幼年起病型肥胖病。体质性肥胖者具有家族遗传倾向，采用饮食控制等措施不易见效，对胰岛素亦不甚敏感。

（二）获得性肥胖

与饮食因素密切相关，患者有意无意地饮食过多。如特别喜吃甜食，或油腻煎炸食品等。获得性肥胖往往发生在成年（20岁）以后，亦称为成年型肥胖病或过食性肥胖。脂肪主要分布于躯干，脂肪细胞仅呈肥大而无数量的增多，因而又称为脂肪细胞单纯肥大型肥胖病。此种肥胖与遗传因素也有一定关系，饮食控制效果较好，对胰岛素较敏感。

当单纯性肥胖继发心、脑、血管疾病时，则可出现相关的病理改变。

四、康复预测

目前减肥的方法繁杂众多，但缺乏疗效肯定而持久的单项技术。而化学药物减肥导致的新的代谢失调、内分泌紊乱，以及药物毒副作用的严重后果，使单纯性肥胖的康复变得得不偿失。临床资料显示，综合疗法是本病康复的基础，自然疗法是本病康复的首选。综合各种符合脂肪代谢规律而又没有毒副作用的疗法，并长期坚持，对单纯性肥胖的康复效果较好，对获得性肥胖更可以收到满意的减肥疗效。

五、康复辨证

（一）中医对本病的认识

中医认为本病是由饮食不节及脏腑功能失调所致，脾运失常是发病的关键，所涉及的脏腑是肺、肾。脾虚为肥胖的主要病理基础，是因其职司消化吸收、血液生成、内分泌功能、免疫功能及植物神经调节等，是全身代谢的中心环节。

1．饮食不节 平素嗜食肥甘厚味，或贪饮酒浆，使脾胃功能受损，水液输布失常，水不化津，津不化气，阻滞体内，为湿为痰，痰湿积累，导致肥胖。

2．脾肺气虚 脾虚则运化失司，不生气血，则肺气虚弱，通调受阻，水湿停滞，可致肥胖。年老之人，动作迟缓，活动量减少，或年轻人平时缺乏锻炼，也可使脾运不健，肺虚气阻，导致肥胖。

3．肾阳不足 肾阳虚衰，不能温化寒水，温暖脾胃，以致脾肾阳虚，精微不布，痰湿滋生，发为肥胖。亦有素体阴虚，或早婚、多育，耗伤阴血，或思虑忧郁过度，损伤肝脾等，本属阴虚之人，病程日久，阴损及阳，形成脾肾阳虚，水精不化，发为肥胖者。

4．胃肠实热 素体阳盛，脾胃积热，食欲亢进；七情失调（比如焦虑、紧张、压抑），肝气郁结，郁而化火，肝胃热盛，食欲亢进，摄入过多，导致肥胖。

本病与体质遗传有较为密切的关系，阳虚、痰湿、实热体质的人较易发胖。肥胖是在正虚（脾虚、肾虚）的基础上，因生活安逸、心情舒畅、焦虑忧郁、暴饮暴食、恣食肥甘、好静好坐等因素，体内化生痰、浊、瘀，诱发或加重肥胖，是本虚标实之证。青少年的肥胖偏于实，中老年肥胖多虚中挟实。

（二）辨证分型

1．脾胃积热型 常见于青少年。形体肥胖健壮，面色红润，精神饱满，食欲亢进，大便秘结，小便黄赤，易于上火，口疮口臭，体味较大。舌红苔黄，脉象有力。

2．痰湿内盛型 多见于中年女性。有暴饮暴食史，形体肥胖，面目浮胀，腹部松软肥厚，肌肉无力下坠，四肢沉重，身困懒动，多睡，喝水较少，口不渴，咽喉痰多，白带量较多，大便不调。舌体胖大色淡，舌苔白厚腻，脉濡缓。

3．气滞血瘀型 多见于女性。身体肥胖，经常有头痛、胸痛、胁痛等，月经不调，性情急躁易怒，食欲亢进，大便秘结。舌质瘀暗或有瘀斑瘀点，脉涩。

4．脾肾阳虚型 形体肥胖，肌肉松软无力，肤色皖白，精神萎靡不振，形寒怕冷，腰膝冷痛，小便清长，大便溏烂，白带清稀，缺乏性欲。舌质胖嫩，舌苔润白，脉沉迟。

六、康复适应证

获得性肥胖症，无论有无自觉症状，均可作为康复对象。

体质性肥胖症，见有头痛头晕，气短乏力，腰膝酸软，性功能减退等脾肾不足证候者，则以解除症状为目的。无自觉症状者，难以取得较好康复效果。

七、康复方案

单纯性肥胖症的康复是一个系统的行为心理调理过程，患者的主动积极参与，是取得疗效的关键。因此，七分养生，三分康复；养生靠自己，康复凭医生，是肥胖康复的特点。

（一）饮食

任何减肥必须有饮食配合（或节食，或改变饮食结构），否则很难收到效果。科学的饮食结构（摄入平衡膳食或增加低热量减肥食品）是单纯性肥胖康复的基础，也是最重要的方法。

低热量食物如：黄瓜、冬瓜、大白菜、芹菜、莴苣、豆芽、海带、赤小豆、草莓、葫芦、豆芽、莴笋、魔芋、白萝卜、芹菜、海带、海蜇、荸荠、雪梨、玉米、山楂、西红柿、薏苡仁、黄鱼、豆腐、茶、兔肉、全麸谷类、糙米、粗面等。

不宜食品：酒、糖、巧克力、脂肪、油炸食品、白薯、粉条、土豆、奶油、糕点、甜品、糖果、含糖饮料、含糖量高的水果等。

合理的烹调能使食物有充足的饱胀感，营养素损失少，热量增加不多；不恰当的烹调则可使食物热量增加。蔬菜应以生食凉拌为主，减少烧、炒、炸、拔丝、挂霜等制法；动物性食品应多采用清蒸、水煮、炖、酱、闷、氽、涮等，少用煎、炒、油炸；主食应以蒸、煮为主，不宜油炸或加入糖、油、奶油、动物脂肪等。

常用食疗药膳方如下：

1．脾胃积热型

盐渍三皮　西瓜皮200g，冬瓜300g，黄瓜400g。将西瓜皮刮去蜡质外衣，冬瓜削去绒毛外皮，黄瓜去瓤，均洗干净，以不同火候略微煮熟，待凉切成条块，置于容器中，用盐、味精适量腌渍12小时后食用。

炒魔芋　魔芋100g，调料适量。用不粘锅，放少许植物油，油热后放入魔芋翻炒即可。

雪梨兔肉羹　兔肉500g，雪梨400g，车前草15g。雪梨榨汁，车前草煎取汁100ml，兔肉煮熟后，加梨汁、车前汁同煮，成羹后即可。

2．痰湿内盛型

茯苓茶　茯苓5g，陈皮2g，花茶2g。茯苓、陈皮先煎20分钟，再用来冲泡茶叶，代茶频饮。

薏米赤豆粥　薏苡仁50g，赤小豆50g，泽泻10g。将泽泻先煎取汁，用汁与赤小豆、薏苡仁同煮为粥。

鸡丝冬瓜汤　鸡脯肉100g，切丝，冬瓜片200g，党参3g。同放在砂锅内，加水500g，以小火炖八成熟，氽入冬瓜片，加盐、黄酒、味精适量，冬瓜熟透即可。

3．气滞血瘀型

山楂银菊茶　山楂、金银花、菊花各10g，三味共煎取汁代茶饮。

降脂饮　枸杞子10g，何首乌15g，草决明15g，山楂15g，丹参20g。文火水煎，取汁约500ml，代茶频饮。

玫瑰茶　玫瑰花3枚，菊花3枚，茉莉花5枚，益母草10g。先将益母草洗干净，以水煎煮10分钟后取汁，以之冲泡三花，代茶饮。

4. 脾肾阳虚型

附片鲤鱼汤　制附片6g，鲤鱼1条（约500g）。将鲤鱼开膛，洗干净待用。用清水煎煮附片1～2小时，去渣取汁，再用药汁煮鲤鱼，待鱼熟时，加入姜末、葱花、盐、味精。

二仙烧羊肉　仙茅9g，淫羊藿9g，生姜6g，羊肉100g，盐、食盐、味精各少许。羊肉切片，放砂锅内加清水适量，再将仙茅、淫羊藿、生姜用纱布裹好，放入锅中。用文火煮羊肉至熟烂，入佐料即可。食肉饮汤。

韭菜粥　韭菜20g，粳米100g，杜仲10g，薏苡仁20g，调料适量。将杜仲水煎三次去渣取汁，将粳米、薏苡仁放入汁中煮粥，粥成后放入韭菜，调味食之。

（二）运动

缺少运动是肥胖的主要原因之一。肥胖病的康复治疗，运动锻炼的重要性仅次于饮食控制。对于轻度肥胖而又不愿意接受严格饮食控制的病人来说，可作为主要康复方法；对于生长发育中的儿童、青少年肥胖者，单纯饮食控制，如掌握不好，会影响正常生长发育，故运动减肥是其首选疗法。

儿童、青少年可选择速度快、较为激烈的活动项目，如长跑、球类、健美操、跳绳、游泳等；中老年可选择节奏慢、强度较小的全身性运动项目，如慢跑、步行、中老年迪斯科、保健操等；有心脑血管疾病的中老年肥胖病患者，不宜参加竞争性强、活动剧烈的运动。

进行运动之前，应做全面的身体检查。主要项目有脉搏、血压、心电图、血糖、血脂、肝功能、肺功能等。通过体检明确有无肥胖合并症，如高血压、糖尿病、高脂血症、心脑血管疾病，以及不适合运动的其他疾病。依照体检的结果制定减肥运动计划。

运动减肥提倡“有氧代谢运动”，这是一种稳定持续的、使肌肉需氧量不超过心脏和血液可供给量的运动。肌肉内能量物质的代谢供能均在有氧条件下进行，氧化彻底，供能充分，是增强肌肉及去除皮下脂肪的有效方法。有氧代谢运动要求运动时心率保持在一定的水平上，即维持在人体最高心率的80%左右。超过或不及均达不到预期效果。但由于运动中计算心率非常不便，可用中医常用的理想运动量——“微似汗出”、“稍觉温热”、“小乏即止”，这样的运动量与理想心率非常相似。

运动的方式和强度因人而异，根据患者的肥胖程度、体力和心血管系统情况，可分为A、B两类：轻、中度肥胖，体力较好，无心血管器质性病变者，为A类；重度肥胖，体力较差，或合并冠心病、高血压者，为B类。

1. 耐力性运动　有步行、爬坡步行、慢跑、骑自行车、游泳、划船等。A类肥胖者可采用快速步行和慢跑，每小时5km逐渐延长至7km左右；B类肥胖者则采用一般步行，距离逐渐延长，一日可达数公里，可分几次完成。

2. 力量性运动　适宜A类肥胖者的有仰卧位腹肌运动，如双直腿上抬运动、直腿上下打水式运动、仰卧起坐等；有俯卧位的腰背肌和臀肌运动，如双直腿后上抬运动、上身和腿同时向后抬起的“船形”运动等；有不同重量的哑铃操等。B类肥胖症则采用缓和的医疗体操和广播操等，并配合呼吸运动。

3. 球类运动 球类运动结合了耐力和力量的特点，运动量比较大。常用的有乒乓球、羽毛球、排球、篮球、网球等。A类肥胖者可参加不太剧烈的球类友谊比赛；B类肥胖者只能采取非比赛形式的球类运动。

4. 气功 气功是适合所有肥胖患者锻炼的运动方式。但运动量也要根据个体特点随时变化。

（1）*腹部减肥气功*：两脚与肩等宽，两膝微屈，全身放松，舌抵上腭，两眼微闭，排除杂念，用鼻吸气要缓、匀、细、长，意念随吸气贯入丹田，腹部同时尽量向外凸起，不能再凸时，用口把气呼出，同时腹部尽量向内凹陷。以上称为加强自然腹式呼吸法，重复36次。然后再用逆腹式呼吸法，即吸气时尽量使腹部向内凹回，不能再凹时，呼气时尽量向外凸起，重复36次。收功之后，双拳击打腹部100次。早晚各1次，每次30分钟。

（2）*瑜珈减肥功*：保持正坐姿势，两眼微闭，舌抵上腭，排除杂念，用右手拇指堵住右鼻孔，一点一点地从左鼻孔吸气，然后用右手第四指将左鼻孔堵住闭气，再启开右手拇指静静地将气放出，这个过程要用半分钟。下次从右鼻孔吸气，左鼻孔放出。开始早晚做12次，习惯以后可做25次。

此外，太极拳、八段锦、易筋经、五禽戏等亦可选用。但不管何种功法，都应保持一定的运动强度和运动时间，否则不易起到作用。

运动锻炼注意事项：①运动前做好准备活动。强度较小的项目安排在前，强度较大的安排在后。每次锻炼时间以25～30分钟为宜；②各类运动必须循序渐进，长期坚持；③要及时观察身体对运动负荷的反应，遇有气喘、心悸或过度疲劳等现象时，应立即减少运动量，必要时暂停锻炼，待恢复后再继续进行。

（三）理疗

在物理疗法中，沐浴疗法能作用于全身各部，是肥胖症康复较为理想的方法。

1. 矿泉浴 有条件者，可选择氡泉、氯化钠泉。

氡泉浴 水温以34℃～37℃为宜，每日1次，每次10～20分钟，15～25次为一疗程。为了使氡与皮肤更多地接触，可用手轻微划动池水，但动作不宜剧烈，以免氡气逸散。同时可适量饮用氡泉，通过对内分泌特别是垂体产生作用而减肥。

氯化钠泉 可增进全身的新陈代谢，增加尿量及尿素和碳酸的排泄量。强氯化钠泉尚有调整植物神经及内分泌的作用，故对肥胖症有较好效果。

2. 热水浴 水温高于42℃时有较好的减肥作用，但应严格遵守注意事项和把握禁忌证。每日1次，每次15分钟，15～20次为一疗程。

3. 海水浴 能调节代谢，消耗机体热量，达到减肥目的，适宜于体质较好者。开始时间宜短，以后逐渐增加，但一般不宜超过1小时。每日1～2次，20～30次为一疗程。

（四）心理与娱乐

心理因素与肥胖症有极为密切的关系，近年来的研究发现，2/3以上的肥胖症患者有不同程度的心理障碍。现代医学在获得性肥胖中发现两类与精神心理因素最为密切的肥胖类型：

1. 夜间进食综合征 患者多为女性。白天感到烦躁，进食少，甚至厌食，但夜间失眠，并大量进食。

2. 饕餮综合征（bingeating syndrome） 患者多食，但并无饥饿感，而是进食冲动所致，食后又往往后悔。此症正在西方一些国家中蔓延，引起人们惊恐。

严重的心理障碍，需要专科心理医师的治疗。一般的心理问题，可以通过运动、娱乐等方式，转移其进食的欲望。多种运动、娱乐方式均可选用，但必须注意不断变换，不断给以新的刺激形式。以音乐疗法为例，简述其原理：

餐前播放情绪热烈，节奏稍快，激动人心的音乐。例如二胡齐奏曲《赛马》，曲调热烈奔放，坚定有力的强音和急促音型宽紧相间，刻画赛马场上群马飞奔的沸腾情景，感情极为奔放，能调动听者的情绪使之兴奋，特别是富有内蒙"长调"和马头琴特点的表演风格，能把人们引入辽阔的草原，充满激情又妙趣横生。这种音乐能起到抑制食欲与促进代谢两方面的作用。一般来说，在饭前听10～20分钟，可使胃酸和酶类分泌减慢，使亢进的食欲受到抑制，可以消除一些饥饿感。而在两顿正餐之间，尤其是下午茶时间，感到想吃东西的时候，可以欣赏一些舒缓轻快的音乐，以传统或古典音乐为主，如我国民间乐曲《彩云追月》，可转移对美味食品的注意力，排除想吃甜食时的那种紧张和烦躁的情绪。国外有人做过实验，进行这种音乐疗法的人体重每星期下降两磅。

（五）中药

1. 脾胃积热型：宜清热泻火。可用中成药防风通圣丸。亦可汤药煎服。

药用：防风、当归、赤芍、大黄、薄荷、麻黄、连翘、芒硝、石膏、黄芩、滑石、甘草、栀子等。

2. 痰湿内盛型：宜化痰利湿。防己黄芪汤合二陈汤加减。

药用：陈皮、半夏、黄芪、防己、茯苓、白术、南星、枳壳、厚朴、甘草等。

3. 气滞血瘀型：宜活血化瘀。逍遥散加味。

药用：柴胡、当归、白芍、茯苓、白术、甘草、薄荷、生姜、桃仁、桂枝、大黄、枳实等。

4. 脾肾阳虚型：宜温肾健脾。肾气丸加味。

药用：山药、熟地、山茱萸、枸杞子、菟丝子、杜仲、当归、肉桂、制附子、茯苓、防己、黄芪等。

用药物贴敷穴位，配合其他减肥措施，对本病能收到内外兼顾的效果。贴敷法如下：

1. 脾胃积热型 取胃俞、神阙、天枢、足三里穴。用大黄100g，泽泻100g，丹皮100g，广木香20g，苦参20g，共研细末，麻油调和，敷在穴位上，3天换药，连治10次。如有皮肤过敏即停使用。

2. 痰湿内盛型 取脾俞、中脘、带脉、神阙穴。用茯苓60g，苍术60g，半夏30g，藿香20g，苦参20g。配制和敷贴方法同上。

3．**气滞血瘀型** 取穴同痰湿内盛型。用大黄 60g，丹参 60g，益母草 60g，广木香 30g，丹皮 60g，苦参 30g。余法同上。

4．**脾肾阳虚型** 取脾俞、肾俞、神阙穴。

用附子 15g，小茴香 15g，炮姜 15g，泽泻 15g，研细末，加少许盐，用蜂蜜调和。余法同上。

（六）针灸推拿

1．**体针** 主穴：脾俞、胃俞。配穴：脾胃积热型加曲池、合谷、内庭、三阴交、天枢；痰湿内盛型加足三里、中脘、阴陵泉、丰隆；气滞血瘀型加血海、阴陵泉、胆囊、太冲；脾肾阳虚型加肾俞、命门、三阴交、太溪、关元、阳陵泉。

方法：脾胃积热型、气滞血瘀型施强刺激泻法，留针 20～30 分钟，留针期间反复加强刺激；痰湿内盛型、脾肾阳虚型均用中刺激补法，并可加灸，每日或隔日 1 次。

2．**梅花针** 脊柱两侧、上下腹部及小腿前部和内侧。配足三里、三阴交、中脘、内关、大椎、阳性物处。随症加减：性腺机能不足为主者加胸部、腰部、小腿内侧；肝脏疾患引起者加后颈、骶部、肝区、上腹部；妇科病引起者加腰、骶部、腹股沟、带脉区。

方法：较重或重度刺激。叩打腹部时，让患者站立，作深吸气动作。

3．**耳针** 是针灸减肥疗法中最常用的方法。

脾胃积热型 取胃、大肠、三焦、外鼻（饥点）、口、食道、内分泌。

痰湿内盛型 取肺、脾、肾、三焦、膀胱、内分泌、皮质下。

气滞血瘀型 耳尖放血；取肝、脾、内分泌、饥点、皮质下、交感、内生殖器。

脾肾阳虚型 取脾、肾、三焦、肾上腺、皮质下、内分泌。

以上各组穴位，每次取 3～5 穴。针法：①消毒局麻后植入不锈钢“U”形针或小银环，连用 3 天抗生素，待局部无疼痛或其他反应时，于每次进食前用手指轻压或用振动器刺激 10～30 秒。每周换一次，连续 1～3 个月。②埋皮内针，每周换一次，进食前按压刺激 2～3 分钟。③贴王不留行子，每周换一次，每天按压 2～3 次。

4．**推拿按摩**

脾胃积热型 以按摩膏作为按摩介质，顺时针方向以脐部为中心按摩腹部 10～15 分钟；背部足太阳膀胱经从肺俞至膀胱俞，用按、推、提捏的方法循经按摩，其中重点揉按肺俞、胆俞、胃俞、三焦俞、大肠俞、膀胱俞；循经按摩胃经、大肠经、三焦经。

痰湿内盛型 足太阳膀胱经背俞穴（脾俞→膀胱俞），下肢脾经，任脉（中脘→中极）；腹部按摩同上。

气滞血瘀型 脚部，下肢肝经、胆经。同时配合腹部按摩以及擦胁。

脾肾阳虚型 推擦督脉（大椎→命门）；推擦任脉（膻中→中极）；循经按摩下肢脾经、肾经。

此外，腰腹部特肥厚者，可于就寝时平卧床上进行自我按摩，对局部进行推、揉、按、拍等手法。

5．**刮痧** 刮痧疗法对肥胖症有较好疗效，可随证选用。

(1) 脾胃积热型：中脘至中极，双侧天枢至水道。用刮痧加拔罐法。先刮中线，再刮侧线，均刮至出现痧痕为止。刮后在中脘、中极、天枢、水道、腹结拔罐 10~15 分钟，3~5 日 1 次，10 次为 1 个疗程。一般宜连续治疗 3 个疗程。

(2) 痰湿内盛型：穴位分为三组：一为肺俞、脾俞、肾俞；二为中脘、关元、腹结；三为足三里、三阴交、丰隆。先刮一组，再刮三组，均刮至出现痧痕。然后点揉二组，每穴 3~5 分钟，以酸重胀得气为度。3~5 日 1 次，10 为 1 疗程，连续 3 个疗程。

(3) 气滞血瘀型：第一组：期门、京门、章门、带脉；第二组：肝俞、胆俞、膈俞；第三组：血海、三阴交、太冲。隔天取一组穴位，刮至出现痧痕。15 天为 1 个疗程。

（七）注意事项

1. 不宜快速减肥 快速减肥的效果不可靠，容易反弹。因为快速减肥采用的方法大多为过度节食、剧烈运动、脱水过度等，体内的消化、循环、神经、内分泌等系统的平衡遭到损害，属于损伤性减肥，对人体不利。减肥应循序渐进，以每月减少 1~2 公斤为宜，减肥时间以 6 个月或 1 年为目标，轻度肥胖可短些，较重的肥胖应在 1 年左右。

2. 坚持减肥食谱 减肥之后，不能骤然终止减肥食谱，要小心地、多阶段地、逐步地放宽食谱。一般需要 1 年左右的适应期才能过渡到正常食谱。

第三节 药物与毒品上瘾

一、概述

药物与毒品上瘾即药物依赖，俗称为毒瘾或毒品上瘾。是指长期或重复地使用某种药物而引起的综合征，时间持续最少一个月，并对药物构成依赖性。包括对某些治疗用药（如鸦片、吗啡、海洛因、美沙酮、哌啶、苯巴比妥、安定、古柯叶、可卡因、苯丙胺、利他林等）以及毒品（海洛因、大麻、冰毒、鸦片等）、烟草和酒精的依赖。药物依赖对个人、家庭和社会都有极大的危害，已成为全球性的社会公害，不仅严重威胁着人类的身心健康，对人类社会也造成巨大的经济损失。其中以毒品依赖的危害性最大。本节主要讨论毒品依赖。

二、临床表现和分类

药物依赖的康复对象的主要问题有两个方面，一是在脱毒治疗中会出现戒断症状和脱毒后的迁延性戒断症状；二是经过急性脱毒治疗后，又出现重新开始吸毒的复吸情况。后者是世界医学上的一个难题。脱瘾之后，由于对毒品仍存在强烈的渴求感，迁延性戒断症状尚未完全消失，情绪常不稳定，在不利因素的影响下，经不住毒品诱惑，出现复吸现象。因此，脱瘾后的康复十分重要，可使复吸率有所降低。国外资料显示，未加入康复治疗者，复吸率在 90% 以上。脱毒治疗中、脱瘾之后的戒断症状表现有以下两类：

（一）躯体依赖

由于毒品对机体的长期损害，致使以神经系统为主的多系统、多脏器受累，出现精力不集中、纳差、疲乏、肌肉关节酸痛、咳嗽、腹痛、腹泻、失眠等延迟性戒断症状。

（二）心理依赖

毒品产生的欣快感根深蒂固留存在脑中，产生强烈的依赖，并导致严重的精神症状。

躯体和心理的双重依赖，加上环境因素，就是导致复吸率居高不下的原因。

三、康复辨证

（一）中医对毒瘾的认识

毒品成瘾，中医称为“毒癖”。根据药品性味理论，毒品属纯阳之品，辛香走窜，苦温燥烈，最能伤阴耗气。久用、多用则耗散元气，损伤气血，损阴伤阳，变生百病。吸毒者引邪入内，毒邪随气机升降出入，故有气、痰、火相应为病，使脏腑阴阳失调，功能紊乱，久则成瘾。脏腑受瘾之后，全赖毒物升阳提气，一旦停服，阳气无以提升，周身脏腑经络虚寒内生，出现各种脱毒戒断症状。寒阻经络，则全身骨肉疼痛、周身酸痛难忍；皮毛失温，则寒战“鸡皮”；营卫失和，则自汗盗汗；目失温养，则流泪流涕，瞳孔扩大；脾胃虚寒，则腹痛腹泻，嗜睡困倦；肝筋失温则拘急挛痛；肺失温养则咳嗽胸闷，喷嚏哈欠；肾关失温，则滑精阳痿；心失温养则焦虑烦躁，心悸失眠。总之，毒品上瘾的病因不外乎风、痰、火、毒、瘀、虚，病机特点是脏腑功能紊乱，气血津液耗损，痰瘀热毒蓄积，呈现虚实兼见，寒热错杂的病证。

（二）辨证分型

戒断症状中出现率最高的是焦躁不安、失眠、渴求药物及自汗，从中医辨证分析，多属阴阳两虚，或气阴两虚，或气血两虚，而以阳虚或气虚最为常见。

1. 气血虚弱型　精神萎靡，周身疲惫，倦怠乏力，嗜卧懒言，咳嗽气喘，语音低怯，心悸怔忡，失眠多梦，甚则少寐多汗，神志恍惚，若有所失，目涩羞明，四肢震颤，骨中奇痒，手足麻木，筋脉拘挛，女子经期延后，经血量少色淡，经闭不行，甚则毛发枯黄，皮肤干燥粗糙，面色萎黄，唇甲色淡。舌质淡白，苔薄白，脉虚弱乏力。

2. 气阴两虚型　形体消瘦，干咳，痰中带血，脘腹隐痛喜按，食少纳呆，疲倦乏力，嗜睡懒言，呕恶欲吐，心烦口渴，难眠，自汗盗汗，或伴有低热，目干，爪枯，大便溏或便秘，唇干，舌干，舌淡苔少或苔薄黄，脉细数。

3. 肾气虚衰型　面色晦暗，腰膝酸软冷痛，行走无力，小便失约，短气喘息，胸中冷痛，下元虚寒，畏寒喜暖，精滑早泄，阳痿，精少不育，女子不孕，大便泄泻，小便清长，失眠健忘，耳鸣，头目眩晕，寒栗遗溺，小便多。口唇、舌质青紫，脉细弱。甚则大汗淋漓，泄泻不止，四肢厥逆，脉细欲绝。

四、康复指征

药物依赖的康复是在脱毒治疗后进行的，是戒毒的重要环节。康复的目标包括治疗延迟性戒断症状，调理身心，回归社会，终身断绝毒品。

延迟性戒断症状　症状比较复杂，常见有不同程度的吸毒欲（渴求）、烦躁焦虑、流泪流涕、出汗、瞳孔扩大、喷嚏哈欠、嗜睡困倦、全身骨肉疼痛、咳嗽、胸闷气促、心悸失眠、厌食、腹痛、便秘、小便困难、鸡皮疙瘩、震颤寒战、血压升高等。

心理障碍　心理变态、人格障碍是吸毒者的突出表现，尤其是反复吸毒者对家庭、对亲人情感冷漠，易激惹情绪，自私说谎，对个人、家庭、社会不负责任，感情脆弱，逃避现实，有强烈的自卑感、孤独感，自暴自弃，情绪焦虑、抑郁，有逆反心理。

五、康复方案

康复治疗要点，是彻底消除生理依赖和精神依赖。对药物依赖的治疗分为脱瘾、康复和回归社会三个部分，其中康复和回归社会是整个过程中的难点。但只要经过正规的康复治疗，可以使急性脱瘾的成功率上升到50%以上，而未经康复治疗的急性脱瘾者，成功率不到10%。近年来，非药物康复疗法因不具成瘾性、副作用小而得到广泛推广。

（一）饮食

目的在于纠正虚弱的身体状态，要求营养丰富，品种多样，美味可口。中医的食疗药膳有药食两宜的特点，应合理使用，可提高康复效果。一般以调补阳气阴血为基本原则。方如：

当归炖羊肉　羊肉500g，当归15g，生地15g，黄酒5g，酱油10g，精盐5g。将羊肉洗净切块。再将当归、生地放入砂锅加适量水煎，取药汁，加水再煎，取汁，两次汁合并。将羊肉放入锅内并加药汁、黄酒、酱油、精盐同炖，至肉烂熟，即可食用。具有温中暖下，滋阴补血的功效。

附片蒸羊肉　鲜羊腿肉1000g，肉清汤250g，葱段25g，姜块25g，熟附片15g，绍酒25g，香菜50g，熬猪油50g，味精、胡椒面少许，精盐2.5g。将羊肉洗净，入锅内加适量清水煮开，沥去血泡沫，放入洗净的姜块、葱段各15g煮熟捞起。再将羊肉切片，附片洗净，大片的掰成两半，香菜洗净备用。将羊肉放入碗内，加入附片、绍酒、葱段、姜片、精盐、熟猪油、肉汤后入屉，以武火开水蒸二三小时即成。食时加味精，撒上葱花、胡椒面。可单食或佐餐，以冬季食用为佳。具有温里、扶阳、补虚的功效。

（二）运动

鼓励患者参加体育锻炼，不仅可提高虚弱的体力，还可放松身心，有利于康复。如散步，慢跑，练气功、太极拳、五禽戏、体操等。有条件的可结合日光浴、温泉浴、森林浴，并可根据体力进行旅游登山等运动。

(三)心理与娱乐

脱毒后的心理治疗是整个戒毒过程的重要一环,直接影响到是否复吸的问题。因此必须做好心理康复治疗。吸毒行为,有深刻的心理、社会因素,药物往往毫无作用,应有效地帮助他们认识毒品的危害,认识自己的行为过失,从内心深处挖掘出吸食毒品的真正动因,促进其人格成熟,促使其改变旧的价值观,逐渐培养其抗拒毒品的能力、适应社会的能力,解除其心理障碍,面对生活现实,才能最终脱瘾而康复。要对吸毒者进行耐心教育,做到敢于面对自己,敢于面对现实,解除心理的负担,求得大家的帮助。并争取家庭和社会的配合,增强战胜疾病的信心,这对心理治疗十分重要。

应根据吸毒者的不同情况,合理采用说理开导、情志相胜、暗示疗法等心理治疗手段,尤其是催眠疗法和行为疗法中的厌恶法、移情法、生物反馈等,对吸毒者有肯定的效果。

娱乐疗法在树立吸毒者康复信心,营造良好和宽松的康复环境等方面,有很好的辅助作用。可以通过听健康愉快的音乐,舞蹈,下棋,书法,绘画,种花,养鸟等来陶冶情操,缓解精神压力,促进身心健康。

(四)中药

运用中药的重点应放在解除脱毒后的延迟性戒断症状,平衡处于紊乱状态的脏腑功能,增强体质和免疫功能上,同时排除体内残留的毒素,为综合戒毒奠定体力基础,从而彻底摆脱毒品。

1. 气血虚弱型 宜补益气血,安神定志。归脾丸加减。

药用:白术、茯神、黄芪、龙眼肉、酸枣仁、人参、木香、甘草、当归、远志、薏苡仁等。

2. 气阴两虚型 宜补气养阴,宁心排毒。生脉散合莲子百合定心汤加减。

药用:人参、麦冬、五味子、莲心、百合、牡蛎、浮小麦、菖蒲、龙眼肉、远志、柏子仁、茯苓、炙甘草等。

3. 肾气虚衰型 宜填精固髓,回阳固脱。附子理中丸合补中益气丸加减。

药用:人参、干姜、炙甘草、白术、黑附子、黄芪、当归、陈皮、升麻、柴胡、首乌、丹皮、茯苓等。

4. 其他处方 以下处方是晚清戒除鸦片所用。现代毒品如海洛因之类,毒性超出鸦片千百倍,用此药力似嫌不逮,仅供参考,或与心理疗法等结合使用。

断瘾丸(清代医家何书田《救世迷方》):附子、黄芪、升麻、柴胡、当归、沉香、陈皮、炙甘草、黄连、黄芩、天麻、烟灰。

大小腹疼痛内有阴寒方(《商办戒烟会良方》):焦白术、肉桂、砂仁、茯苓、炒吴萸、炙甘草、炒干姜、苍术、白芍、广木香、煨姜。具有温中散寒,健脾化湿,行气止痛之效,用于戒断后脾胃虚寒,寒湿阻滞,脘腹冷痛,喜按喜温,痞闷食少,呕吐,泄泻,畏寒肢冷者。

治戒后尚思吸烟方(《商办戒烟会良方》):龙胆草、硼砂、五谷虫。共研细末,用高粱酒泡，饮用。有清解烟毒，消积除垢，制瘾戒烟的功效。用于治疗戒毒后尚思吸毒者。

（五）针灸推拿

针灸当属中医戒毒的首选疗法。实验表明，针刺相应穴位后，脑内的内源性阿片样物质（内啡肽，强啡肽，脑啡肽等）含量明显增多，从而弥补毒品供应中止所造成的阿片类物质缺乏状态，故可用于戒毒。

1. 体针 针刺经穴能激发经气，促使气血流动，清热化痰，开窍醒神，滋阴温阳，使失调的阴阳趋于平衡。

基础方：足三里、三阴交、内关。厌食加章门、中脘；自汗加阳陵泉、关元；失眠加神门、心俞；嗜睡加劳宫、涌泉穴；头痛加风池、百会；焦虑、烦躁不安加大陵、神门；注意力不集中加四神聪；肌肉痉挛疼痛加合谷、阳陵泉、华佗夹脊穴；腰膝酸软加肾俞、志室；胃肠功能紊乱加中脘、天枢、足三里。

2. 火针 取穴同体针，用细火针快速点刺穴位。

3. 耳针 心、肾、内分泌、皮质下、交感、神门及耳廓相应部。

4. 推拿按摩 采用刺激量较大的捏脊手法，于督脉、膀胱经上施术；随后选择刺激量较小的点按法，刺激神门、合谷、内关、三阴交穴，配合轻柔和缓的颜面部、鱼际揉法和综合手法，最后用小振幅、低频率、轻刺激的掌颤神阙法。并可点按上述体针穴位。

（六）护理

主要是心理护理，需要做好耐心细致的思想工作。建立良好的护患关系，消除戒毒者的自卑心理及焦虑、抑郁情绪。吸毒者的自卑感很强，常对医务人员存有戒心，隐瞒真实身份，伪造虚假病史，医务人员必须采取正确的态度，要像对待普通病人一样，对他们宽厚、真诚，鼓励和强化他们的戒毒愿望和要求，使其摆脱自卑感。

附　录

附录一　养生康复古籍选——养生部分

夫上古圣人之教下也，皆谓之虚邪贼风，避之有时，恬淡虚无，真气从之，精神内守，病安从来。是以志闲而少欲，心安而不惧，形劳而不倦，气从以顺，各从其欲，皆得所愿。故美其食，任其服，乐其俗，高下不相慕，其民故曰朴。是以嗜欲不能劳其目，淫邪不能惑其心，愚智贤不肖，不惧于物，故合于道。所以能年皆度百岁而动作不衰者，以其德全不危也。(《素问·上古天真论》)

所以保其真者，当须少思、少念、少笑、少言、少喜、少怒、少乐、少愁、少好、少恶、少事、少机。夫多思即神伤，多念即心劳，多笑即藏府上翻，多言即气海虚脱，多喜即膀胱纳客风，多怒即腠理奔浮，多乐即心神邪荡，多愁即发须焦枯，多好即志气倾覆，多恶即精爽奔腾，多事即筋脉干急，多机即智慧沉迷，期乃伐人之生，甚于斤斧，蚀人之性，猛于豺狼。……心内澄则真神守其位，气内定则邪物去其身。身行欺诈即神悲，身行争竞则神沮。轻侮于人，当减算数；杀害于物，必当中夭。行一善即魂神悦，行一恶则魄神欢。常以宽泰自居，恬寞自守，即形神安静，生箓必书其名，死籍必削其咎。养生之理，尽在于斯矣。(《太上老君养生诀·养生真诀第三》)

善养生者则不然也，清虚静泰，少私寡欲。知名位之伤德，故忽而不营，非欲而强禁也；识厚味之害性，故弃而弗顾，非贪而后抑也。外物以累心不存，神气以醇泊独著。旷然无忧患，寂然无思虑。又守之以一，养之以和，和理日济，同乎大顺。然后蒸以灵芝，润以醴泉，晞以朝阳，绥以五弦，无为自得，体妙心玄。忘欢而后乐足，遗生而后身存。(《嵇康集·养生论》)

夫人禀二仪之气，成四大之形，愚智贵贱则别，好养贪生不异。贫迫者力微而不达，富贵者侮傲而难恃，性愚者未悟于全生，识智者或先于名利，自非至真之士，何能保养生之理哉！其有轻薄之伦，亦有矫情冒俗，口诵其事，行已违之，设能行者，不逾晦朔，即希长寿，此亦难矣。是以达人知富贵之骄傲，故屈迹而下人；知名利之败身，故割情而去欲；知酒色之伤命，故量事而撙节；知喜怒之损性，故豁情以宽心；知思虑之销神，故损情而内守；知语烦之侵气，故闭口而忘言；知哀乐之损寿，故抑之而不有；知情欲之窃命，故忍之而不为。若加之寒温适时，起居有节，滋味无爽，调息有方，精气补于泥丸，魂魄守藏，和神保气，吐故纳新，嗜欲无以干其心，邪淫不能惑其性，此则持身之上品，安有不延年者哉！(《养生类纂·养生部》)

名与身孰亲，身与货孰多？以隋侯之珠，弹千仞之雀，世必笑之，何取之轻而弃之重耶！残躯六十有五，耳目半失于视听，百脉沸腾而烦心，身如众派漂流，瞑目则魂如浪去，神气衰于前日，饮食减于曩时，但应人事，病皆弥甚，以己之所有，岂止隋侯之珠哉。安于淡薄，少思寡欲，省语以养气，不妄作劳以养形，虚心以维神，寿夭得失，安之于数，得丧既轻，血气自然谐和，邪无所容，病安增剧？苟能持此，亦庶几于道，可谓得其真趣矣。(《脾胃论·远欲》)

一州之气，生化寿夭不同，其故何也？岐伯曰：高下之理，地势使然也。崇高则阴气治之，污下则阳气治之，阳胜者先天，阴胜者后天，此地理之常，生化之道也。帝曰：其有寿夭乎？岐伯曰：高者其气寿，下者其气夭，地之小大异也，小者小异，大者大异。故治病者，必明天道地理，阴阳更胜，气之先后，人之寿夭，生化之期，乃可以知人之形气矣。(《素问·五常政大论》)

山林深远，固是佳境，独往则多阻，数人则喧杂。必在人野相近，心远地偏，背山临水，气候高爽，土地良沃，泉水清美，如此得十亩平坦处，便可构居。若有人功，可至二十亩。……若得左右映带、岗阜形胜，最为上地。地势好，亦居者安，非他望也。(《千金翼方》)

《传》曰：土厚水深，居之不疾。故人居处随其方所，皆欲土厚水深。土欲坚润而黄，水欲甘美而澄。常居之室，极令周密，勿有细隙，致风气得入，入居善中人。风者，天地之气也。能生成万物，亦能损人。初入腠理之间，渐至肌肤之内，内传经脉，达于藏府，传变既广，为患则深。故古人云：避风如避矢。盛暑久坐两头通屋，大招风，夹道尤甚。盛暑不可露卧。(《保生要录·论居处门》)

田子艺曰：山下出泉，为蒙稚也。物稚则天全，水稚则味全。故鸿渐曰：山水上。其曰乳泉石池慢流者，蒙之谓也；其曰瀑涌湍激者，则非蒙矣，宜戒人勿食。混混不舍，皆有神以主之，故天神引出万物，而《汉书》三神，山岳其一也。源泉必重，而泉之佳者尤重。余杭徐隐翁尝为余言，以凤凰山泉较阿姥墩、百花泉，便不及五泉，可见仙源之胜矣。山厚者泉厚，山奇者泉奇，山清者泉清，山幽者泉幽，皆佳品也。不厚则薄，不奇则蠢，不清则浊，不幽则喧，必无佳泉。山不停处，水必不停，若停，即无源者矣，旱必易涸。

石流——石，山骨也；流，水行也。山宣气以产万物，气宣则脉长，故曰山水上。《博物志》曰：石者，金之根甲，石流精以生水。又曰：山泉者，引地气也。泉非石出者，必不佳。故《楚辞》云：饮石泉兮荫松柏，……泉往往有伏流沙土中者，挹之不竭，即可食。不然，则渗潴之潦耳，虽清勿食。流远则味淡，须深潭停蓄以复其味，乃可食。泉不流者，食之是害。《博物志》曰：山居之民多瘿肿疾，由于饮泉之不流者。泉涌出曰溃。在在所称珍珠泉者，皆气盛而脉涌耳，切不可食。取以酿酒，或有力。泉悬出曰沃，暴溜曰瀑，皆不可食。而庐山水簾、洪州天台瀑布，皆入水品，与《陆经》背矣。

清寒——清，朗也，静也，澄水之貌；寒，冽也，冻也，覆水之貌。泉不难于清，而难于寒。其濑峻流驶而清、崖奥阴积而寒者亦非佳品。石少土多，沙腻泥凝者，必不清寒。蒙之象曰果行，井之象曰寒泉。不果则气滞则光不澄，寒则性燥而味必啬。冰，坚水也。穷谷阴气所聚，不泄则结而为伏阴也。在地英明者惟水，而冰则精而且冷，是固清寒之极也。谢康乐诗：凿冰煮早飧。《拾遗记》：蓬莱山冰水，饮者千岁。下有石硫黄者，发为温泉，在在有之，又有共出一壑，半温半冷者，亦在在有之，皆非食品。特新安黄山朱砂汤泉可食，《图经》云：黄山旧名黟山，东峰下有朱砂汤泉，可点茗，春色微红。此则自然之丹液也。《拾遗记》：蓬莱山沸水，饮者千岁。此又仙饮。有黄金处水必清，有明珠处水必媚，有子鲋处水必腥腐，有蛟龙处水必洞黑，媺恶不可不辨也。

甘香——甘，美也；香，芳也。《尚书》：稼穑作甘，黍甘为香，黍惟甘香，故能养人；泉惟甘香，故亦能养人。然甘易而香难，未有香而不甘者也。味美者曰甘泉，气芳者曰香泉，所在间有之。泉上有恶木，则叶滋根润，皆能损其甘香，甚者能酿毒液，尤宜去之。甜水，以甘称也。《拾遗记》：员峤山北，甜水绕之，味甜如蜜。《十洲记》：元洲玄涧，水如蜜浆，饮之与天地相毕。又曰：生洲之水，味如饴酪。水中有丹者，不惟其味异常，而能延年却疾，须名山大川，诸仙翁修炼之所有之。葛玄少时为临沅令，此县廖氏家世寿，疑其井水殊赤，乃试掘井左右，得古人埋丹砂数十斛。西湖葛井，乃稚川炼丹所在。马家园后淘井，出石瓮，中有丹数枚，如芡实，啖之无味，弃之。有施渔翁者，拾一粒食之，寿一百六岁。此丹水，尤不易得。凡不净之器，切不可汲。煮茶得宜，而饮非其人，犹汲乳泉以灌蒿莱，罪莫大焉。饮之者一吸而尽，不暇辨味，俗莫甚焉。

灵水——……潮汐近地，必无佳泉，盖斥卤诱之也。天下潮汐，惟武林最盛，故无佳泉。西湖山中则有之。扬子，固江也，其南泠则夹石停渊，特入首品。余尝试之，诚与山东无异。若吴淞江，则水之最下者也，亦复入品，甚不可解。

井水——井，清也，泉之清洁者也；通也，物所通用者也；法也，节也，法制居人，令节饮食，无穷竭也。其清出于阴，其通入于淆，其法节由于得己，脉暗而味滞，故鸿渐曰井水下。其曰井取汲多者，盖汲多则气通而流活耳，终非佳品。养水取白石子入瓮中，虽养其味，亦可澄水不淆。高子曰：井水美者，天下知钟泠泉矣，然而焦山一泉，余曾味过数四，不减钟泠。惠山之水，味淡而清，允为上品。吾杭之水，山泉以虎跑为最，老龙井、真珠寺二泉亦甘。北山葛仙翁井水，食之味厚。城中之水，以吴山第一泉首称，予品不若施公井、郭婆井二水清冽可茶。若湖南近二桥中水，晨取之烹茶妙甚，无伺他求。（《遵生八笺·饮馔服食笺》）

《天隐子》曰：吾谓安处者，非华堂寰宇，重裀广榻之谓也。在乎南面而坐，东首而寝，阴阳适中，明暗相半。屋无高，高则阳盛而明多；屋无卑，卑则阴盛而暗多。故明多则伤魄，暗多则伤魂。人之魂阳而魄阴，苟伤明暗，则疾病生焉。此所谓居处之室，尚使之然，况天地之气，有亢阳之攻肌，淫阴之侵体，岂可不防慎哉！修身之士，倘不法此，非安处之道。又曰：五所居室，四边皆窗户，遇风即阖，风息即开。吾所居室，前帘后屏，太明即下帘，以和其内映，太暗则卷帘，以通其外耀。内以安心，外以安目，心目俱安，则身安矣。明暗且然，况太多思虑，太多情欲，岂能安其内外哉？（《寿世青编·居室安处论》）

《保生要录》曰：人之家室，土厚水深，居之不疾。凡人居处，随其方所，皆欲土厚水深。土欲坚润而黄，水欲甘美而清。常坐之处，令其四面周密，勿令小有细隙，致风得入。人不易知，其伤人最重，初时不觉，久能中人。夫风者，天地之气也，能生成万物，亦能损人，有正有邪故耳。初入腠理，渐至肌肤，内传经脉，达藏府，传变既深，为患不小。故《素问》曰：夫上古圣人之教下民也，皆谓之虚邪贼风，避之有时。又养生书云：避风如避箭。若盛暑所居，两头通屋，弄堂夹道，风回凉爽，其为害尤甚，养生者当慎之。（《寿世青编·居处宜忌说》）

久言笑则脏腑伤，久坐立则筋骨伤，寝寐失时则肝伤，动息疲劳则脾伤，挽弓引弩则筋伤，沿高涉下则肾伤，沉醉呕吐则肺伤，饱食偃卧则气伤，骤马步走则胃伤，喧呼诟骂则胆伤。阴阳不交则疮痱生，房室不节则劳瘠发。且人生一世，久远之期，寿不过于三万日，不能一日无损伤，不能一日无修补，徒责神之不守，体之不康，岂不难乎？足可悲矣！是以养生之法，不远唾，不骤行，耳不极听，目不久视，坐不至疲，卧不及极，先寒而后衣，先热而后解。不欲甚饥，饥则败气，食诫过多。勿极渴而饮，饮诫过深。食过则癥块成疾，饮过则痰癖结聚。不欲甚劳，不欲甚逸。勿出汗，勿醉中奔骤，勿饱食走马，勿多语，勿生餐，勿强食肥鲜，勿沐发后露头。冬不欲极温，夏不欲极凉。冬极温而春有狂疫，夏极凉而秋有疟痢。勿露卧星月之下，勿饥临尸骸之前，勿睡中摇扇，勿食次露头，勿冲大热而饮冷水，勿凌盛寒而逼炎炉，勿沐浴后而迎猛风，勿汗出甚而便解衣，勿冲热而便入冷水淋身，勿对日月及南北斗大小便，勿于星辰下露体，勿冲霜雾及岚气，此皆损伤脏腑，败其神魂。五味不得偏耽，酸多伤脾，苦多伤肺，辛多伤肝，甘多伤肾，咸多伤心。……志士君子，深可慎焉。犯之必不便损，久乃积成衰败。是故心为五脏之主，气为百体之使，动用以太和为马，通宣以玄寂为车，关节烦劳，即偃仰导引。若不营摄养之术，不顺和平之道，须臾气衰于不竟之际，形枯于声色之前。劳其渺渺之身，憔其戚戚之思。闻斯道养，深可修慎。是以真人常日淡泊，不亲狂荡，而愚者纵意，未至损身，已先败其神魂伤其魄矣。悲夫！（《彭祖摄生养性论》）

佗语普曰："人体欲得劳动，但不当使极耳。动摇则谷气得消，血脉流通，病不得生，譬犹户枢不朽是也。是以古之仙者为导引之事，熊经鸱顾，引挽腰体，动诸关节，以求难老。吾有一术，名五禽之戏：一曰虎，二曰鹿，三曰熊，四曰猿，五曰鸟。亦以除疾，兼利蹄足，以当导引。体中不快，起作一禽之戏，沾濡汗出，因上著粉，身体轻便，腹中欲食。"普施行之，年九十余，耳目聪明，齿牙完坚。（《三国志·华佗传》）

养生之方，唾不及远，行不疾步，耳不极听，目不久视，坐不至久，卧不及疲。先寒而衣，先热而解。不欲极饥而食，食不过饱。不欲极渴而饮，饮不过多。凡食过则结积聚，饮过则成痰癖。不欲甚劳甚逸，不欲起晚，不欲汗流，不欲多睡，不欲奔车走马，不欲极目远望，不欲多啖生冷，不欲饮酒当风，不欲数数沐浴，不欲广志远愿，不欲规造异巧，冬不欲极温，夏不欲穷凉，不露卧星下，不眠中见肩。大寒、大热、大风、大雾，皆不欲冒之。五味入口，不欲偏多，故酸多伤脾，苦多伤肺，辛多伤肝，咸多则伤心，甘多则伤肾，此五行自然之理也。凡言伤者，亦不便觉也，谓久则寿损耳。是以善摄生者，卧起有四时之早晚，兴居有至和之常制，调利筋骨，有偃仰之方；杜疾闲邪，有吞吐之术；流行荣卫，有补泻之法；节宣劳逸，有与夺之要。忍怒以全阴气，抑喜以养阳气。然后先将服草木以救亏缺，后服金丹以定无穷，长生之理，尽于此矣。（《抱朴子内篇·极言》）

无久坐，无久行，无久视，无久听。不饥勿强食，不渴勿强饮。不饥强食则脾劳，不渴强饮则胃胀。体欲常劳，食欲常少。劳勿过极，少勿至饥。冬朝勿空心，夏夜勿饱食。早起不在鸡鸣前，晚起不在日出后。心内澄则真神守其位，气内定则邪物去其气。（《道藏·洞神部·抱朴子养生论》）

人若劳于形，百病不能成。饮酒忌大醉，诸疾自不生。食了行百步，数将手摩肚。睡不苦高枕，唾涕不远顾。寅丑日剪甲，理发须百度。饱则立小便，饥乃坐旋溺。行坐莫当风，居处无小隙。向北大小便，一生昏幂幂。日月固然忌，水火仍畏避。每夜洗脚卧，饱食终无益。忍辱为上乘，谗言断亲戚。思虑最伤神，喜怒伤和息。每去鼻中毛，常习不唾地。平明欲起时，下床先左脚，一日免灾咎，去邪兼辟恶。……独卧足守真，慎静最为贵。财帛生有分，知足将为利。强知是大患，少欲终无累。神气自然存，学道须终始。（《孙思邈保健著作五种》）

臣闻衣服厚薄，欲得随时合度，是以暑月不可全薄，寒时不可极厚。盛热能著单熟衣，卧熟帐，或腰腹膝胫已来覆被，极宜人。冬有绵衣莫令甚厚，寒则频添重数。如此则令人不骤寒骤热也。故寒时而热则减，减则不伤于温，热时而寒则加，加则不伤于寒。寒热不时，妄自脱著，则伤于寒热矣。寒欲渐著，热欲渐脱。腰腹下至足胫，欲得常温；胸上至头，欲得稍凉。凉不至冻；温不至燥。衣为汗湿，即时易之。熏衣火气未歇，不可便著。夫寒热平和，形神恬静，疾疹不生，寿年自永。（《保生要录·论衣服门》）

夫未闻道者，放逸其心，逆于生乐，以精神徇智巧，以忧畏徇得失，以劳苦徇礼节，以身世徇财利。

四徇不置，心为之病矣。极力劳形，躁暴气逆，当风纵酒，食嗜辛咸，肝为之病矣。饮食生冷，温凉失度，久坐久卧，大饱大饥，脾为之病矣。呼叫过常，辩争陪答，冒犯寒暄，恣食咸苦，肺为之病矣。久坐湿地，强力入水，纵欲劳形，……肾为之病矣。五病既作，故未老而羸，未羸而病，病至则重，重则必毙。呜呼！是皆弗思而自取之也。卫生之士，须谨此五者，可致终身无苦。经曰：不治已病治未病。正为此矣。（《养生类纂·养生部》）

有所谓食饮者，有所谓起居者，有所谓和于术数者，有所谓恬淡虚无者。无过而贻五宫之伤，无多而致血气之走，食饮有节类如此也。出处以时，而寒暑有度，收拒适宜，而筋骨无扰，起居有常类如此也。吹嘘呼吸，除旧置新，察水上火下，而两者交通，知七损八益，而二者以调，和于术数类如此也。志闲而少欲，心安而不惧，无嗔恚思想，而专气致柔，恬淡虚无类如此也。合数者而养之，其于全生庶几焉。（《圣济经·卫生篇》）

平明睡觉，先醒心，后醒眼，两手搓热，熨眼数十遍，以睛左旋右转各九遍，闭住少顷，忽大睁开，却除风火。披衣起坐，叩齿集神，次鸣天鼓，依呵、呼、呬、吹、嘘、嘻六字诀，吐浊吸清，按五行相生循序而行一周，散夜来蕴积邪气。随便导引，或进功夫，徐徐栉沐，饮食调和。面宜多擦，发宜多梳，目宜常运，耳宜常凝，齿宜常叩，口宜常闭，津宜常咽，气宜常提，心宜常静，神宜常存，背宜常暖，腹宜常摩，胸宜常护，囊宜常裹，言语宜常简默，皮肤宜常干沐。食饱徐行，摩脐擦背，使食下舒，方可就坐。饱食发痔，食后曲身而坐，必病中满。怒后勿食，食后勿怒。身体常欲小劳，流水不腐，户枢不朽，运动故也。勿得久劳，久行伤筋，久立伤骨，久坐伤肉，久卧伤气，久视伤神，久听伤精。忍小便膝冷成淋，忍大便乃成气痔。著湿衣、汗衣，令人生疮。夜膳勿饱，饮酒勿醉，醉后勿饮冷，饱余勿便卧。头勿向北卧，头边勿安火炉。……临睡时，调息咽津，叩齿，鸣天鼓。先睡眼，后睡心，侧曲而卧，觉直而伸，昼夜起居，乐在其中矣。（《修龄要旨·起居调摄》）

曰：保养可勿药乎？曰：避风寒以保其皮肤、六腑，则麻黄、桂枝、理中、四逆之剂，不必服矣；节劳逸以保其筋骨、五脏，则补中益气、劫劳、健步之剂，不必服矣；戒色欲以养精，正思虑以养神，则滋阴降火、养荣、凝神等汤，又何用哉？薄滋味以养血，寡言语以养气，则四物、四君、十全、三和等汤，又何用哉？要之血由气生，气由神全，神乎心乎。养心莫善于寡欲，吾闻是语矣，窃有志而未能，敢述之以告我疲癃残疾，而不知学者，相与共守乎禁戒，以重此身，为万物之本。（《医学入门·保养说》）

大小二便勿强闭忍，忍小便成淋，忍大便成痔。或涩或滑，又勿过度，皆伤气害生，为祸甚速。……春冰未泮，当下厚上薄，养阳收阴。大暑宜脱汗衣，勿冒风触。冬日之衣，急脱急着，棉衣不可顿加，稍暖又宜暂脱。北方语曰，若要安乐，不脱不着；南方语曰，若要安乐，频脱频着。（《遵生八笺·延年却病笺》）

忌早起科头：早多风露之气，科头则寒邪入脑，故忌之。

忌阴室贪凉：无阳照之室，阴气重伤人，故忌之。

忌湿地久坐：潮湿气主生疮毒，故忌之。

忌冷着汗衣：汗衣湿后必冷，着之则侵背伤肺，故忌之。

忌热着晒衣：久晒之衣有热毒，未经退热即着在身，必受毒，故忌之。

忌出汗扇风：汗出时毛窍俱开，扇则风邪侵人，故忌之。

忌灯烛照睡：神不安，故忌之。

忌子时房事：阳初生而顿灭，一度胜十度，故忌之。

忌夏月凉水抹簟，冬月热火烘衣：冷水受湿，热火受毒，取快一时，久必生病，故忌之。

忌久观场演剧：久视久听，则神与精俱伤，故忌之。（《寿世传真·修养宜知要知忌知伤第四》）

世间物，龟静而寿，蟾蜍亦静而寿；鹿动而寿，猿亦动而寿。盖龟蟾蜍能服气；鹿与猿得良草美果，更逍遥于山林，故皆获永年也。如牛马亦一静一动，不能长年者，为系役于人者也。前人多称，人能静默必长寿。其理果然。有好动者，亦长寿。要知动静于人，不可勉强：喜静则静，喜动则动。动中思静，静中思动，皆人之常情也。更如静中亦动观书，动中亦静垂钓，无论动静，总归于自然。心情开旷，则谓之养生也可。若心情不开旷，静亦不是，动亦不是。最静之人，食后亦宜散步，以舒调气血。好动之人，宜默坐片时，以凝形神。如此虽不服气，不居山林，亦往往能至大年。（《一览延龄》）

丈夫头勿北卧，勿当屋梁脊下卧。卧讫仍勿留灯烛，令人魂魄及六神不安，多愁怨。……凡欲眠勿歌咏，不祥起。眠不大语，损气力。凡人头边勿安火炉，日承火气则头重、目睛赤及鼻干。冬日温足冻脑，春秋脑足俱冻，此圣人常法。夜卧勿覆其头，得长寿。凡人魇勿然灯唤之，定魇死不疑，暗唤之，亦不得近而急唤。人眠勿以脚悬踏高处，久成肾病及损房足冷。若人卧讫勿张口，久成消渴及失血色。夜饮勿过醉，饱勿精思，勿为劳苦事，有损。（《太清道林摄生论·黄帝杂忌法第三》）

夫人夜卧，欲自以手摩四肢胸腹十数过，名曰干浴。卧欲侧而曲膝，益气力。常时浊唾则吐，清津则咽。常以舌拄上腭，聚清津而咽之，润五藏，悦肌肤，令人长寿不老。《黄庭经》曰：口为玉池大和宫，漱咽灵液灾不干。又曰：闭口屈舌食胎津，使我遂炼获飞仙。频叩齿，令齿牢，又辟恶。夫人春时暑月，欲得晚眠早起，秋欲早眠早起，冬欲早眠晏起。早不宜在鸡鸣前，晚不宜在日出后。热时欲舒畅，寒月欲收密。此合四气之宜，保身益寿之道也。（《保生要录·论起居门》）

人生类以眠卧为宴息，饮食为颐养，不知睡卧最不可嗜，禅家以为六欲之首，嗜卧则损神气。饮食亦不可过多，饮食最能抑塞阳气，不能上升，将以养生，实以残生也。君子夙兴夜寐，常使清明在躬，淡餐少食，常使肠胃清虚，则神气周流，阴阳得位，此最养生之大要。若肆志纲缪，恣啖浓鲜，殊非调护之宜矣。（《推篷寤语·原养生之教》）

午后坐久微倦，不可便榻即眠，必就卧室安枕移时，或醒或寐，任其自然，欲起即起，不须留恋。《左传》医和之言曰：晦淫惑疾。注：寝过节则惑乱。既起，以热水洗面，则眼光倍爽。加薄绵衣暖其背，则肢体俱觉轻健。乐天诗所谓“一觉闲眠百病消”也。三伏时或眠便榻，另设帐，窗户俱必密闭。

冬月昼卧，当以薄被覆其下体，此时微阳潜长，必温暖以养之。血气本喜温而恶寒，何况冬月！如不以被覆，及起，定觉神色偃蹇，遍体加冷，阳微弗胜阴凝也。

长夏昼卧，醒后即进热饮，以助阳气，如得微汗亦妙。夏为阳极之候，昼宜动而卧则反静，宜达之所以顺时。

欧阳公曰：介甫尝云，夏月昼卧，方枕为佳，睡久气蒸枕热，则转一方冷处。老年虽不宜受冷，首为阳，不可令热，况长夏昼卧！枕虽末节，亦取所宜。

老年胃气既弱，运动尚虑停滞，必待食久既化，胸膈宽然。未倦犹弗卧，少倦亟就枕，过此恐又不成寐矣。

坐而假寐，醒时弥觉神清气爽，较之就枕而卧，更为受益。然有坐不能寐者，但使缄其口，闭其目，收摄其心神，休息片时，足当昼眠，亦堪遣日。乐天诗云：“不作午时眠，日长安可度。”此真老年闲寂之况。

当昼即寝，既寝而起，人夜复寝，一昼夜间，寝兴分而二之。盖老年气弱，运动久则气道涩，故寝以节之。每日时至午，阳气渐消，少息所以养阳；时至子，阳气渐长，熟睡所以养阴。东坡诗云："此身正似蚕将老，更尽春光一再眠。"若少壮阳气方盛，昼寝反令目昏头重，阳亢也。(《老老恒言·昼卧》)

阴之所生，本在五味，阴之五宫，伤在五味。是故味过于酸，肝气以津，脾气乃绝。味过于咸，大骨气劳，短肌，心气抑。味过于甘，心气喘满，色黑，肾气不衡。味过于苦，脾气不濡，胃气乃厚。味过于辛，筋脉沮弛，精神乃央。是故谨和五味，骨正筋柔，气血以流，腠理以密，如是则骨气以精。谨道如法，长有天命。(《素问·生气通天论》)

毒药攻邪，五谷为养，五果为助，五畜为益，五菜为充。气味合而服之，以补精益气。(《素问·藏气法时论》)

凡饮食滋味，以养于生。食之有妨，反能为害，自非服药炼液，焉能不饮食乎？切见时人不闲调摄，疾疢竞起，若不因食而生？苟全其生，须知切忌者矣。所食之味，有与病相宜，有与身为害，若得宜则益体，害则成疾，以此致危，例皆难疗。凡煮药饮汁以解毒者，虽云救急，不可热饮，诸毒病得热更甚，宜冷饮之。(《金匮要略·禽兽鱼虫禁忌并治第二十四》)

真人曰：虽常服饵而不知养性之术，亦难以长生也。养性之道，不欲饱食便卧，及终日久坐，皆损寿也。人欲小劳，但莫大疲，乃强所不能堪耳。人食毕，当行步踌躇，有所修为为快也。故流水不腐，户枢不蠹，以其动故也。人不得夜食，食毕但当行步，计使中数里往来，饱食即卧生百病，不销成积聚也。食欲少而数，不欲顿多，难使人以手摩腹上数百过，食易消，大益人，令人能饮食，无百病。(《太清道林摄生论·养性之道第一》)

一日之忌，暮无饱食；一月之忌，暮无大醉；一岁之忌，暮无远行；终身之忌，然灯行房。久视伤血，久卧伤气，久立伤骨，久行伤筋，久坐伤肉。咸伤筋，醋伤骨，饱伤肺，饥伤气。茅屋漏水堕诸脯肉上，食之成瘕结病。凡作脯不肯干者，害人也。祭神肉无故自动，食之害人。饮食上有蜂行住，食中必有毒害也。触寒来者寒未解，食热食成刺风。饮食竟仰卧，成气痞，作头风。食上不得语，语而食者，常患胸背疼痛。热食讫，以冷水、酢浆漱口者，令人口气恒臭，并作䘌齿。食生肉伤胃，一切肉唯须烂煮，停冷食之。一切湿食及酒水浆临上看不见人物之影者，勿食之，成卒疰。若已食腹胀者，急以药下之。……勿饮酒令至醉，即终身百病不除。久饮酒者，腐肠烂胃，溃髓蒸筋，伤神损寿。勿食一切脑，大佳。(《太清道林摄生论·黄帝杂忌法第三》)

不欲极饥而便食，食诫过饱；不欲极渴而便饮，饮诫过多。食若过饱则癥块成，饮酒过多则痰癖聚。不欲甚逸，不欲甚劳，不欲出汗淋漓，不欲冒风嘘吸。醉中不欲奔车，饱时不欲走马。不欲多啖生冷，不欲饱食肥鲜。不欲饮酒了当风，不欲沐发后露脑。……且五味入口，不可令偏。多酸伤脾，多甘伤肾，多辛伤肝，多咸伤心，多苦伤肺。此皆浊其神魂，乱其五藏。亦未必当时便损于人，但于久后积衰败尔。伐人之命，甚于斤斧；蚀人之性，猛于狼虎。……宜深慎之，以全其真也。不饥而强食，不渴而强饮，并招其损矣。不饥强食则脾劳，不渴强饮则胃胀。体欲常劳，食欲常少；劳勿至极，少勿至虚。冬则朝莫令空心，夏则夜莫令饱食。(《太上保真养生论》)

安身之本必资于食，救疾之速，必凭于药，不知食宜者，不足以存生也，不明药忌者，不能以除病也。……是故食能排邪而安脏腑，悦神爽志以资血气，若能用食平疴，释情遣疾者，可谓良工。(《备急千金要方·食治序论第一》)

夫为医者，当须先洞晓病源，知其所犯，以食治之，食疗不愈，然后命药。……食不欲杂，杂则或有所犯，有所犯者，或有所伤。(《备急千金要方·食治序论第一》)

人知饮食所以养生，不知饮食失调亦以害生。故能消息使适其宜，是故贤哲防于未病，凡以饮食，无论四时，常令温暖。夏月伏阴在内，暖食尤宜……

善养生者养内，不善养生者养外。养内者，以恬脏腑，调顺血脉，使一身之气流行冲和，百病不作。养外者，恣口腹之欲，极滋味之美，穷饮食之乐，虽肌体充腴，容色悦泽，而酷烈之气，内蚀脏腑，精神虚矣，安能保合太和，以臻遐龄。(《寿世保元·饮食》)

饮食男女，人之大欲存焉，即人之死生系焉。举世之人，皆知男女之事，纵欲必致伤生，即饮食之中，亦惟知纵酒过度必至戕命，至于嗜味纵口，疾病丛蓄，甘陷溺于其中而不知警。盖病之生也，其机甚微，由积渐而毒始发，及病之成也。第归咎于外感六气，内伤七情，鲜有悔悟于平日口腹之贪饕者。考之《内经》曰：饮食入胃，游溢精气，上输于脾；脾气散精，上归于肺；通调水道，下输膀胱；水精四布，诸经并行。是为无病之人。此言水谷之益人也。今也饮食不节，恣食厚味，惟恐不及，血沸气腾，济以燥毒，清化为浊，脉道阻涩，不能自行，疾已潜滋矣，犹恬不知畏。虽晓之以物性，陈说利害，无如美食在前，馨气当鼻，馋涎莫遏，其可禁乎？或反托词肠胃坚厚，福气深壮，何妨奉养。纵口固快一时，积久必为灾害。前哲格言，爽口作疾，厚味腊毒，谓之何也。或者疑《内经》曰精不足者补之以味，又曰地食人以五味，则嗜味何伤。不知味有本于天者，有成于人者。谷粟菽麦，自然冲和之味，有益人补阴之功，此《内经》所为本天之味也。若人之所为者，皆烹饪偏厚之味，有致疾伤命之虞。安于冲和之味者，心之敛，火之降也；以偏厚之味为安者，欲之纵，火之胜也。且谷食与肥鲜同进，厚味得谷为助，其积之也久，宁不长阴火而致虐乎？彼安于厚味者，未之思耳！昔人《饮食垂戒箴》曰：山野贫贱，淡薄为常，动作不衰，体健而康；均此同体，我独苦病，悔悟一萌，尘开镜净。可知茹淡者安，啖厚者危。试观古往今来寿登百岁以上者，多出于民间，而身都通显，家享丰厚者，罕有其人，岂天命定数，独彼寿而此否乎？又或者曰：视养我者均为我贼，食物固可废欤？曰：厚不如薄，多不如少，虑患而谨节，畏危而坚忍之，举匕箸如儆戈矛，不与肉食者同其陷溺，宁负我生之腹，不负生我之天，是亦卫生之一道也。(《寿世传真·修养宜饮食调理第六》)

黄帝问素女曰：男子受气，阴阳俱等。男子行阳常先病，耳目本其所好，阴痿不起，气力衰弱，不能强健，敢问疗之道。素女曰：帝之所问，众人同有，阴阳为身，各皆由妇人，夭年损寿。男性节操，故不能专，心贪女色，犯之竭力，七伤之情，不可不思，常能审慎，长生之道也。其为疾病，宜以药疗之。今所说犯者七：第一之忌，日月晦朔，上下弦望，六丁之日，以合阴阳，伤子之精，令人临敌不战，时时独起，小便赤黄，精空自出，夭寿丧身；第二之忌，雷电风雨，阴阳晦暝，振动天地，日月无精光，以合阴阳，生子令狂癫，或有聋盲喑哑失神，或多忘误，心意不安，忽常喜惊恐悲忧不乐；第三之忌，新饱食饮，谷力未行，太仓内实，五藏防响，以合阴阳，六腑损伤，小便当赤，或白或黄，腰脊疼痛，头项寄强，或身体浮肿，心腹胀满，毁形夭寿，天道之常；第四之忌，新小便，精气微弱，荣气不固，卫气未散，以合阴阳，令人虚乏，阴阳气闭，绝食无味，腹胀满结，怫郁不安，忘误或喜怒无常，状如癫发；第五之忌，作事步行身体劳，荣气不定，卫气未散，以合阴阳，藏气相干，令人气乏，喘息为难，唇口干燥，身体流汗，谷不消化，心腹胀满，百处酸疼，起卧不安；第六之忌，新息沐浴，头身发湿，举重作事，流汗如雨，以合阴阳，风冷必伤，少腹急痛，腰脊疼强，四肢酸疼，五藏防响，上攻头面，或生漏沥；第七之忌，共女语话，玉茎盛强，以合阴阳，不将礼防，气腠理开，茎中痛伤，外动肌体，内损府藏，结发塞耳，目视茫茫，心中怵惕，恍惚喜忘，如杵舂膈，咳逆上气，内绝伤中，女绝痿弱，身可不防。犯此七篇，形证已彰，天生神药，疗之有方。(《素女经·四季补益方》)

道以精为宝，施之则生人，留之则生身。生身则求度在仙位，生人则功遂而身退。功遂而身退，则陷欲以为剧，何况妄施而废弃，损不觉多，故疲劳而命堕。天地有阴阳，阴阳人所贵，贵之合于道，但当慎无费。

彭祖曰：上士别床，中士异被。服药千裹，不如独卧。色使目盲，声使耳聋，味使口爽。苟能节宣其道适，抑扬其通塞者，可以增寿。

采女问彭祖曰：人年六十，当闭精守一，为可尔否？彭祖曰：不然。男不欲无女，无女则意动，意动则神劳，神劳则损寿。若念真正无可思而大佳，然而万无一焉。有强郁闭之，难持易失，使人漏精尿浊，以致鬼交之病。……凡精少则病，精尽则死，不可不忍，不可不慎。

彭祖曰：奸淫所以使人不寿者，非是鬼神所为也，直由用意俗猥，精动欲泄，务副彼心，竭力无厌，不以相生，反以相害，或惊狂消渴，或癫痴恶疮，为失精之故。但施泻辄导引以补其外，不尔血脉髓脑日损，风湿犯之，则生疾病，由俗人不知补泻之宜故也。

彭祖曰：凡男不可无女，女不可无男，若孤独而思交接者，损人寿，生百病。鬼魅因之共交，失精而一当百。(《养性延命录·御女损益篇》)

人年四十已下，多有放恣，四十已上，即顿觉气力一时衰退。衰退既至，众病蜂起，久而不治，遂至不救。所以彭祖曰：以人疗人，真得其真。故年至四十，须识房中之术。……年未满四十者，不足与论房中之事。贪心未止，兼饵补药，倍力行房，不过半年，精髓枯竭，惟向死近，少年极须慎之。人年四十已上，常服炼乳散不绝，可以不老，又饵云母，足以愈疾延年。人年四十已上，勿服泻药，常饵补药大佳。

御女之法，能一月再泄，一岁二十四泄，皆得二百岁，有颜色，无疾病，若加以药，则可长生也。人年二十者，四日一泄；三十者，八日一泄；四十者，十六日一泄；五十者，二十日一泄；六十者，闭精勿泄，若体力犹壮者，一月一泄。凡人气力，自有强盛过人者，亦不可抑忍，久而不泄，致生痈疽。若年过六十，而有数旬不得交合，意中平平者，自可闭固也。昔贞观初，有一野老，年七十余，诣余云：数日来阳气益盛，思与家妪昼寝，春事皆成，未知垂老有此，为善恶耶？余答之曰：是大不祥。子独不闻膏火乎？夫膏火之将竭也，必先暗而后明，明止则灭，今足下年迈桑榆，久当闭精息欲，兹忽春情猛发，岂非反常耶？窃为足下忧之，子其勉欤！后四旬发病而死，此其不慎之效也。如斯之辈非一，且疏一人，以勖将来耳。所以善摄生者，凡觉阳事辄盛，必谨而抑之，不可纵心竭意以自贼也。若一度制得，则一度火灭，一度增油。若不能制，纵情施泻，即是膏火将灭，更去其油，可不深自防！所患人少年时不知道，知道亦不能信行之，至老乃知道，便以晚矣，病难养也。晚而自保，犹得延年益寿。若年少壮而能行道者，得仙速矣。(《千金要方·房中补益》)

夫人之所受于天而得生者，本有全局，是即所谓天年也。……然则后天之养，其为在人，何以养生家而不以此为首务乎？……则凡孽由自作而致不可活者，犹有六焉。何以见之？则如酒色财气及功名之累，庸医之害皆是也。故有困于酒者，……有困于色者，但图娇艳可受，而不知倾国之说为何？伐命之说为何？故有因色而病者，则或成劳损，或染秽恶，或相思之失心，或郁结之尽命。(《景岳全书·传忠录》)

虽常服饵而不知养性之术，亦难以长生也。养性之道，常欲小劳，但莫大疲及强所不能堪耳。且流水不腐，户枢不蠹，以其运动故也。（《备急千金要方·道林养生第二》）

自古有道无仙，而居世之人，知有道而不得其道，不知无仙而妄学仙，此我之所哀也。道者，自然之道也。生而必死，亦自然之理也。以自然之道，养自然之生，不自戕夭阙，而尽其天年。此自古圣智之所同也。

禹走天下，乘四载，治百川，可谓劳其形矣，而寿百年。颜子萧然卧于陋巷，箪食瓢饮，外不诱于物，内不动于心，可谓至乐矣，而年不及三十。斯二人者，皆古之人仁也，劳其形者，长年，安其乐者，短命。……此所谓以自然之道，养自然之生。（《删正黄庭经·序》）

养生者，形要小劳，无至大疲。故水流则清，滞则污。养生之人，欲血脉常行，如水之流。坐不欲至倦，行不欲至劳，频行不已，然宜稍缓，即是小劳之术也。故手足欲时其屈伸，两臂欲左挽右挽如挽弓法，或两手双拓如拓石法，或双拳筑空，或手臂左右前后轻摆，或头项左右顾，或腰胯左右转，时俯时仰，或两手相捉，细细捩如洗手法，或两手掌相摩令热，掩目摩面。事间随意为之，各十数过而已。每日频行，必身轻目明，筋节血脉调畅，饮食易消，无所拥滞。体中小不佳快，为之即解。旧导引方太烦，崇贵之人不易为也。今此术不择时节，亦无度数，乘闲便作，而见效且速。（《保生要录·调肢体门》）

七情之病也，看花解闷，听曲消愁，有胜于服药者矣。人无日不在外治调摄中，特习焉不察耳。（《理瀹骈文》）

《杂志》曰：流水之声，可以养耳；青禾绿草，可以养目；观书绎理，可以养心；弹琴学字，可以养指；逍遥杖履，可以养足；静坐调息，可以养筋骸。（［清］林春溥：《闲居杂录》）

凡居家不欲数沐浴，若沐浴必须密室，不得大热，亦不得大冷，皆生百病。冬浴不必汗出霡霂，沐浴后不得触风冷。新沐发讫，勿当风，勿湿萦髻，勿湿头卧，使人头风眩闷，发秃面黑，齿痛耳聋，头生白屑。饥忌浴，饱忌沐。沐讫，须进少许食饮乃出。夜沐发，不食即卧，令人心虚，饶汗多梦。……小有不好，即按摩挼捺，令百节通利，泄其邪气。凡人无问有事无事，常须日蹋脊背四肢一度，头项苦令熟蹋，即风气时行不能著人，此大要妙，不可具论。（《千金要方·居处法》）

道家以消尽阴翳，炼就纯阳，方得转凡成圣，霞举飞升。故云："阳精若壮千年寿，阴气如强必毙伤。"又云："阴气未消终是死，阳精若在必长生。"故为医者，要知保扶阳气为本。人至晚年阳气衰，故手足不暖，下元虚惫，动作艰难。盖人有一息气在则不死，气者阳所生也，故阳气尽必死。人于无病时，常灸关元、气海、命关、中脘，更服保元丹、保命延寿丹，虽未得长生，亦可保百年寿矣。（《扁鹊心书·须识阳气》）

黄帝问岐伯曰：中风半身不遂如何灸？答曰：凡人未中风，一两月前或三五月前，非时足胫上忽酸重顽痹，良久方解，此将中风之候，急灸三里、绝骨四处三壮，后用葱、薄荷、桃柳叶煎汤淋洗，驱逐风气于疮口出灸疮，春较秋灸，秋较春灸，常令两脚有疮为妙。凡人不信此法，饮食不节，酒色过度，忽中此风，言语謇涩，半身不遂，宜七处齐下火各三壮，风在左灸右，右灸左。百会、耳前发际、肩井、风市、三里、绝骨、曲池七穴神效，不能具录。依法灸无不愈。灸风中府，手足不随，其状觉手足或麻或痛，良久乃已，此将中府之候，病左灸右，病右灸左，因循失灸废者，灸疮，春较秋灸，秋较春灸，取尽风气。百会、曲鬓、肩髃、曲池、风市、足三里、绝骨，共十三穴。（《针灸资生经》）

故神农曰："上药养命，中药养性"者，诚知性命之理，因辅养以通也。而世人不察，惟五谷是见，声色是耽，目惑玄黄，耳务淫哇，滋味煎其府藏，醴醪煮其肠胃，香芳腐其骨髓，喜怒悖其正气，思虑销其精神，哀乐殃其平粹。夫以蕞尔之躯，攻之者非一涂，易竭之身，而外内受敌，身非木石，其能久乎？（《嵇康集·养生论》）

南阳文氏说：其先祖汉末大乱，逃去山中，饥困欲死。有一人教之食术，遂不能饥。数十年乃来还乡里，颜色更少，气力胜故。自说在山中时，身轻欲跳，登高履险，历日不极；行冰雪中，了不知寒。……术一名山蓟，一名山精。故《神药经》曰："必欲长生，长服山精。"（《抱朴子内篇·仙药》）

神仙服枸杞法，出《淮南枕中记》。有一人往西河为使，路逢一女子年可十五六，打一老人，年可九八十。其使者深怪之，问其女子曰："此老人是何人？"女子曰："我曾孙。""打之何故？""比有良药不肯服食，致使年老不能行步，所以决罚。"使人遂问女子："今年几许？"女曰："年三百七十二岁。"使者又问："药复有几种？可得闻乎？"女云："药唯一种，然有五名。"使者曰："五名何也？"女子曰："春名天精，夏名枸杞，秋名地骨，冬名仙人杖，亦名西王母杖。以四时采服之，令人与天地齐寿。"（《太平圣惠方·神仙服枸杞法》）

养生之道，只要不思声色，不思胜负，不思得失，不思荣辱，心无烦恼，形无劳倦，而兼之以导引，助之以服饵，未有不长生者也。服饵之物，欲肉菜果为上，草木次之，金石为下。盖金石功速而易生疾，不可轻饵，恐毒发难制也。近观服杏仁者，至二三年，或泄，或脐中出物，皆不可治。服楮实者，辄成骨痿。服钟乳、阳起石、硫黄、丹砂、雄黄、附子、乌头之属，多为虚阳发热作疾。服女子初经作红铅者亦然。悉宜屏之，勿轻信也。

方士惑人，自古有之，如秦始皇遣人入海，求不死之药；汉武帝刻意求仙，至以爱女妻之，此可谓颠倒之极，末年乃悔悟曰：天下岂有仙人，惟节食服药，差可少病而已。此论甚确。刘潜夫诗云：但闻方士腾空去，不见童男入海回。无药能令炎帝在，有人曾笑老聃来。（《养生四要·养生总论》）

论曰：人子养老之道，虽有水陆百品珍羞，每食必忌于杂，杂则五味相挠，食之不已，为人作患。是以食啖鲜肴，务令简少，饮食当令节俭，若贪味伤多，老人肠胃皮薄，多则不消，彭亨短气，必致霍乱。夏至已后，秋分已前，勿进肥浓、羹、臛、酥油、酪等，则无他矣。夫老人所以多疾者，皆由少时春夏取凉过多，饮食太冷，故其鱼鲙、生菜、生肉、腥冷物多损于人，宜常断之。惟乳酪酥蜜，常宜温而食之，此大利益老年。虽然，卒多食之，亦令人腹胀泄痢，渐渐食之。

论曰：非但老人须知服食将息节度，极须知调身按摩，摇动肢节，导引行气。行气之道，礼拜一日勿住，不得安于其处，以致壅滞，故流水不腐，户枢不蠹，义在斯矣。能知此者，可得一二百年。故曰安者非安，能安在于虑亡；乐者非乐，能乐在于虑殃。所以老人不得杀生取肉以自养也。（《千金翼方·养老食疗》）

主身者神，养气者精，益精者气，资气者食，食者，生民之天，活人之本也。故饮食进则谷气充，谷气充则气血胜，气血胜则筋力强。故脾胃者，五脏之宗也。四脏之气，皆禀于脾，故四时皆以胃气为本。《生气通天论》云："气味，辛甘发散为阳，酸苦涌泄为阴。"是以一身之中，阴阳运用，五行相生，莫不由于饮食也。（《养老奉亲书·饮食调治第一》）

若少年之人，真元气壮，或失于饥饱，食于生冷，以根本强盛，未易为患。其高年之人，真气耗竭，五脏衰弱，全仰饮食以资气血。若生冷无节，饥饱失宜，调停无度，动成疾患。

凡人疾病，未有不因八邪而感。所谓八邪者，风、寒、暑、湿、饥、饱、劳、逸也。为人子者，得不慎之。(《养老奉亲书·饮食调治第一》)

若有疾患，且先详食医之法，审其疾状，或食疗之。食疗未愈，然后命药，贵不伤其脏腑也。(《养老奉亲书·饮食调治第一》)

凡百饮食，必在人子躬亲调治，无纵婢使慢其所食。

老人之食，大抵宜其温热熟软，忌其黏硬生冷。每日晨朝，宜以醇酒，先进平补下元药一服，女人则平补血海药一服，无燥热者良。寻以猪羊肾粟米粥一杯压之，五味葱薤鹑膂等粥皆可。至辰时，服人参平胃散一服，然后次第以顺四时软熟饮食进之。食后，引行一二百步，令运动消散。临卧时，进化痰利膈人参半夏丸一服。(《养老奉亲书·饮食调治第一》)

尊年之人，不可顿饱，但频频与食，使脾胃易化，谷气长存。若顿令饱食，则多伤满，缘衰老人肠胃虚薄，不能消纳，故成疾患。为人子者，深宜体悉，此养老人之大要也。

日止可进前药三服，不可多饵。如无疾患，亦不须服药，但只调停饮食，自然无恙矣。(《养老奉亲书·饮食调治第一》)

常令人随侍左右，不可令孤坐独寝。缘老人孤僻，易于伤感，才觉孤寂，便生郁闷。养老之法，凡人平生为性，各有好嗜之事，见即喜之。有好书画者，有好琴棋者，有好赌朴者，有好珍奇者，有好禽鸟者，有好古物者，有好佛事者，有好丹灶者。人之僻好，不能备举，但以其平生偏嗜之物，时为寻求，择其精纯者，布于左右，使其喜爱，玩悦不已，老人衰倦，无所用心。若只令守家孤坐，自成滞闷。今见所好之物，自然用心于物上，日日看承戏玩，自以为乐，虽有劳倦，咨煎性气，自然减可。(《养老奉亲书·性气好嗜第四》)

髭发黑美，须养气血。气血盛，则髭发美，气血衰，则髭发白，此必然之理也。人年三十之后，常服补肾滋阴之药，保和气血，至老头须不白，信有验矣。用药于既衰之后，岂能及之乎？如凡事止于未动之先，则易为矣；若于既去之后，而欲挽回以复之者，鲜有及焉。(《古今医统》)

真人曰：常习不唾地，有则含以咽之，使人精气常留，面目光彩，故曰远唾不如近唾，近唾不如不唾。又曰：津液者，吾身之宝，宝聚则为富翁，宝散则为贫客。

《闲览》曰：目疾切忌洗浴，令人目盲。饱食沐发，冷水并热泔洗头，冷水濯足，皆令人头病。炊汤隔宿，洗体成癣，洗面无光。(《遵生八笺·延年却病笺》)

凡一日饮食之毒，积于齿缝，当于每晚刷洗，则垢污尽去，齿自不坏。(《景岳全书》引《金丹全书》)

面要常擦：如前擦面之功，能使容颜光泽，故要常擦。道家谓之修神庭。

目要常揩：每静时能常闭目，用两大指背两相摩擦，揩眼使去火，永无目疾，故要常揩。

耳要常弹：即鸣天鼓，可免耳患，故要常弹。

齿要常叩：齿喜动，故要常叩。

背要常暖：肺系近背，暖则不受风寒，故要常暖。

胸要常护：胸即心窝，故要常护。

腹要常摩：歌云，食后徐行百步多，手摩脐腹食消磨。故要常摩。

足要常搓：如前足功，搓脚底涌泉穴，能去风湿，健步履，故要常搓。

津要常咽：如前舌功，常取津液满口，汩声咽之，能宣通百脉，故要常咽。

睡要常曲：仰面伸足睡，恐失精，故宜侧曲。又曰：睡则气滞于百节，养生家睡宜缩，觉宜伸。（《寿世传真·修养宜知要知忌知伤第四》）

春三月，此谓发陈，天地俱生，万物以荣，夜卧早起，广步于庭，被发缓形，以使志生，生而勿杀，予而勿夺，赏而勿罚，此春气之应，养生之道也。逆之则伤肝，夏为寒变，奉长者少。

夏三月，此谓蕃秀，天地气交，万物华实；夜卧早起，无厌于日；使志无怒，使华英成秀，使气得泄，若所爱在外，此夏气之应，养长之道也。逆之则伤心，秋为痎疟，奉收者少，冬至重病。

秋三月，此谓容平。天气以急，地气以明，早卧早起，与鸡俱兴；使志安宁，以缓秋刑；收敛神气，使秋气平；无外其志，使肺气清，此秋气之应，养收之道也。逆之则伤肺，冬为飧泄，奉藏者少。

冬三月，此谓闭藏，水冰地坼，无扰乎阳，早卧晚起，必待日光；使志若伏若匿，若有私意，若已有得；去寒就温，无泄皮肤，使气亟夺，此冬气之应，养藏之道也。逆之则伤肾，春为痿厥，奉生者少。（《素问·四气调神大论》）

夫四时阴阳者，万物之根本也。所以圣人春夏养阳，秋冬养阴，以从其根，故与万物沉浮于生长之门。逆其根，则伐其本，坏其真矣。故阴阳四时者，万物之终始也，死生之本也。逆之则灾害生，从之则苛疾不起，是谓得道。道者，圣人行之，愚者佩之。从阴阳则生，逆之则死；从之则治，逆之则乱。反顺为逆，是谓内格。（《素问·四气调神大论》）

附录二 养生康复古籍选——康复部分

中风一证，分中血脉、中府、中藏，始自李东垣。中血脉者，大秦艽汤；中府者，小续命汤；中藏者，三化汤。然从未见有三化汤中藏之证。惟《金匮》书中分为四证：曰络、曰经、曰府、曰藏，其说最为的当，可为后世法。盖口眼㖞斜，肌肤不仁，邪在络也；左右不遂，筋骨不用，邪在经也；昏不识人，便溺阻隔，邪在府也；神昏不语，唇缓涎出，邪在藏也。学者细阅诸家之论，自知不谬云尔。(《医宗金鉴》)

而其为病则有藏府经络浅深之异。口眼歪斜，络病也，其邪浅而易治。手足不遂，身体重痛，经病也，邪差深矣，故多从倒仆后见之。卒中昏厥，语言错乱，府病也。其邪为尤深矣。大抵倒仆之候，经府皆能有之，其倒后神清识人者在经，神昏不识人者在府耳。至于唇缓失音、耳聋目瞀、遗尿声鼾等症，则为中藏，病之最深者也。然其间经病兼府者有之，藏病连经者有之，府藏经络齐病者有之，要在临病详察也。(《金匮翼》)

心脾俱中风，则舌强不能言也。肝肾俱中风，则手足不遂也。(《中藏经》)

五脏虽皆有风，而犯肝经为多。盖肝主筋属木，风易人之，各从其类。肝受风则伤筋缓不荣，或缓或急，所以有㖞斜、瘫缓、不遂、舌强、语涩等证。(《证治要诀》)

刘河间、李东垣、朱彦修三子者出，所论始与昔人异矣。……三子之论，河间主乎火，东垣主乎气，彦修主乎湿，反以风为虚象。……殊不知因于风者，真中风也；因于火、因于气、因于湿者，类中风而非中风也。三子所论者，自是因火、因气、因湿，而为暴病暴死之证，与风何相干哉？(《医经溯洄集》)

人之一身，经络贯串谓之脉。脉者，血之隧道也。血随气行，周流不停；筋者，周布四肢百节，联络而束缚之，此属肝木，得血以养之，则柔和而不拘急。脉皆起于手足指端，故十二经皆以手足而名，筋则无处无之。皮毛者，属肺主外，而易于感冒。人身之血，内行于脉络，而外充于皮毛，渗透肌肉，滋养筋骨，故百体平和，运动无碍。若气滞则血滞，气逆则血逆，得热则瘀浊，得寒则凝泣，衰耗则顺行不周，渗透不遍，而外邪易侵矣。津液者，血之余，行乎脉外，流通一身，如天之清露。若血浊气滞，则凝聚而为痰，痰乃津液之变，遍身上下，无处不到，津液生于脾胃，水谷所成，浊则为痰，故痰生于脾土也。是以古人论中风、偏枯、麻木等证，以血虚、瘀血、痰饮为言，是论其致病之源。至其得病，则必有所感触，或因风，或因寒，或因湿，或因酒，或因七情，或劳役、房劳、汗出，因感风寒湿气，遂成此病。此血病、痰病为本，而外邪为标。其邪中于皮毛肌肉，则不知痛痒、麻木不仁，如有物一重贴于其上，或如虫游行，或洒洒寒栗，遇热则或痒，遇阴雨则沉重酸疼，其邪入于血脉经络，则手足指掌肩背腰膝重硬不遂，难于屈伸举动，或走注疼痛。此上诸症，皆外自皮毛，以至筋骨之病。凡脉所经所络，筋所会所结，血气津液所行之处，皆邪气郁滞，正气不得流通而致。然治者当以养血除风，顺气化痰为主，不必强度某病属某经某脏而杂治之也。(《赤水玄珠》)

若以脏腑言之，则又各有形症焉。中脏者多滞九窍，故有唇缓失音，鼻塞耳聋，目瞀便秘之症。中府者多着四肢，故有半身不遂，手足不随，左瘫右痪之形。又有中血脉者，则外无六经之形症，内无便溺之阻涩，惟口眼歪斜，或左或右而已，而手足动静，起居食息，故无恙也。其或股不能举，口不能言，更无别症，乃中经也。比中脏腑则为轻，比之中血脉犹为重耳。然因其病而药之，则中脏者宜下，中府者宜汗，中经者宜补血以养筋，中血脉者宜养血以通气，此皆可治之证也。而又有难易于其间，中脏为难，而中府次之，中经又次之。其或初中于血脉，药之而愈，苟不守禁忌必复中，而中必在于脏，中一次则虚一次，虚一次则重一次。故中府虽可治也，由先中血脉与经，而后及于府，则难治矣。中脏本难治也，由先中府而后及于脏，则不治矣。若中府而兼中脏，与伤寒两感者何异，其又可生耶？（《丹台玉案》）

治疗之法，当推其所自。若内因七情而得之者，法当调气，不当治风。外因六淫而得之者，亦先当调气，然后依所感六气随证治之，此良法也。（《济生方》）

治之之法，调气为先。经云：善治风者，以气理风。气顺则痰消，徐理其风，庶可收效。先用麻油调苏合香丸，或用姜汁，或用白汤调。如口噤，抉开灌之，稍苏则进八味顺气散。（《证治要诀》）

治风之法，初得之，即当顺气，及其久也，即当活血，此万古不易之理。久患风疾，四物汤吞活络丹愈者，正是此义。若先不顺气，遽用乌附，又不活血，徒用防风、天麻、羌活辈，吾未见其能治也。（《证治要诀》）

此症予历治历效者，良由先为疏通经络，活血调气，然后以补剂收功。惟经络疏通，宿痰磨去，新痰不生，何疾不瘳。（《赤水玄珠》）

帝曰：如夫子言可矣，论言治痿者独取阳明，何也？岐伯曰：阳明者，五脏六府之海，主润宗筋，宗筋主束骨而利机关也。冲脉者，经脉之海也，主渗灌溪谷，与阳明合于宗筋，阴阳揔宗筋之会，会于气街，而阳明为之长，皆属于带脉，而络于督脉。故阳明虚，则宗筋纵，带脉不引，故足痿不用也。帝曰：治之奈何？岐伯曰：各补其荥而通其俞，调其虚实，和其逆顺，筋脉骨肉，各以其时受月，则病已矣。帝曰：善。（《素问·痿论》）

凡痿由湿热，脉洪滑而证多烦热者，必当先去其火，宜二妙散随证加减用之。若阴虚兼热者，宜《正传》加味四物汤、虎胫骨丸，或丹溪补阴丸、滋阴八味丸之类主之。若绝无火证，而止因水亏于肾，血亏于肝者，则不宜兼用凉药，以伐生气，惟鹿角胶丸为最善，或加味四斤丸、八味地黄丸、金刚丸之类，俱可择用。若阴虚无湿，或多汗者，俱不宜轻用苍术。盖痿证最忌散表，亦恐伤阴也。

东垣取黄柏为君，黄芪等补药辅佐，以治诸痿，无一定之方，有兼痰积者，有湿多热多者，有湿热相半者，有挟气者，临病制方，其亦治痿之良法也。（《景岳全书》）

风寒湿三气所以杂至，合而为痹，浅则客于肌肤，深则留于骨髓，阳多者，行流散徙而靡常；阴多者，凝涩滞碍而有著。虽异状殊态，然即三气以求之，则所谓痹者可得而察矣。且痹害于身，其为疾也，初若无足治，致其蔓而难图，则偏废弗举，四体不随，皆自诒伊戚者也，可不慎哉。（《圣济总录》）

如两腿自膝下，或时内热，或骨中觉热，或有一点酸痛热者何？此血热也。但是风病，其血必热，惟其血热，故风寒之气一袭，则外寒束内而作痛。（《普渡慈航》）

风痹者，游行上下，随其虚邪与血气相搏，聚于关节，筋脉弛纵而不收也。寒痹者，四肢挛痛，关节浮肿也。湿痹者，留而不移，汗多，四肢缓弱，皮肤不仁，精神昏塞。热痹者，藏府移热，复遇外邪客搏经络，留而不行，阳遭其阴，故痛痹熻然而闷，肌肉热极，体上如鼠走之状，唇口反裂，皮肤色变也。三气合而为痹，则皮肤顽厚，或肌肉酸痛，此为邪中周身，搏于血脉，积年不已，则成瘾疹风疮，搔之不痛，头发脱落也。(《医学统旨》)。

凡病痹之人，其脉沉涩。今人论方者，见诸痹证，遽作脚气治之，岂知《内经》中本无脚气之说云云。奈何治此者，不问经络，不分藏府，不辨表里，便作寒湿脚气，乌之附之，乳之没之，种种燥热攻之，中脘灸之，脐下烧之，三里火之，蒸之熨之，汤之炕之，以至便旋涩滞，前后俱闷，虚燥转甚，肌肤日削，食饮不入，邪气内侵，虽遇扁华，亦难措手。若此者何哉？胸膈间有寒痰之故也。痹病本不死，死者医之误也。虽亦用蒸之法，必先涌去其寒痰，然后诸法皆效。(《儒门事亲》)

凡坐卧及倚靠之久而致经络气血不通，即麻而木，可见其郁滞也。凡麻木多属四肢及手足指者，此则四末气血充荣不到，故多麻木也。丹溪谓此当用附子行经，则此意也。(《古今医统》)

乌附辛热，最能耗液者也。夫既津不足而为麻，俗方反用乌附而愈者，得非生津养液之药为主，而用此为佐，以导其气之滞欤。若曰独以乌附治之，决无可愈之理。(《医学统旨》)

凡治痹证，不明其理，以风门诸通套药施之者，医之罪也。痹证非不有风，然风入在阴分，与寒湿互结，扰乱其血脉，致身中之阳不通于阴，故致痹也。古方多有用麻黄、白芷者，以麻黄能通阳气，白芷能行荣卫，然已人在四物、四君子等药之内，非专发表明矣。至于攻里之法，则从无有用之者，以攻里之药皆属苦寒，用之则阳愈不通，其痹转人诸府，而成死症者多矣，可无明辨而深戒欤。(《医门法律》)

又有鹤膝风，乃足三阴亏损之症。初起寒热交作时，亦宜五积散加牛膝、红花，或万灵丹发汗俱可。如汗后肿痛仍不消减，此阴寒深伏，以大防风汤温暖经络，重者兼灸膝眼二穴，敷以琥珀膏，亦可渐渐取效。又加以上之法俱不效，终成痼疾，不必强药消之，只宜先天大造丸、史国公酒药，每常服之，终年亦可转重就轻，移步行履，尚可图也。(《外科正宗》)

眩晕者多属诸风，又不独一风也。有因于火者，有因于痰者，有因于死血者，有因于虚者。夫火性上炎，冲于巅顶，动摇旋转，不言可知。胸中痰浊，随气上升，头目位高而空明，清阳所注，淆浊之气，扰乱其间，欲其不眩不晕，不可得矣。诸阳上行于头，诸脉上注于目，血死则脉凝泣，脉凝泣则上注之力薄矣，薄则上虚而眩晕生焉。其脉左手必涩，涩为滞涩，征死血之不流利也。又为枯涩，征血液之不充足也，谓之血虚眩晕亦可。……头以法天，诸阳之首，又云清阳出上窍，而目在其中。清阳者气也，气不足则不能上达，以致头目空虚，而眩晕时时作矣。其脉右手必大而无力，散漫空松之象也，谓之气虚眩晕亦可。(《医灯续焰》)

眩晕一证，人皆称为上盛下虚所致，而不明言其所以然之故。盖所谓虚者，血与气也。所谓实者，痰涎风火也。原病之由，有气虚者，乃清气不能上升，或汗多亡阳而致，当升阳补气。有血虚者，乃因亡血过多，阳无所附而然，当益阴补血。此皆不足之证也。有因痰涎郁遏者，宜开痰导郁，重则吐下。有因风火所动者，宜清上降火。若因外感而得者，严氏虽分四气之异，皆当散邪为主。此皆有余之证也。(《玉机

微义》)

有头风晕眩，不可谓其无痛，而不以为风，切宜详审，未可遽作虚治。若投补剂愈甚，别又无疾所失血等患，又非诸般病后，卒然得此，是风晕分晓，宜小续命汤加全蝎三四个。(《证治要诀并类方》)

帝曰：有病口甘者，病名为何？何以得之？岐伯曰：此五气之溢也，名曰脾瘅。夫五味入口，藏于胃，脾为之行其精气，津液在脾，故令人口甘也。此肥美之所发也，此人必数食甘美而多肥也，肥者令人内热，甘者令人中满，故其气上溢，转为消渴。治之以兰，除陈气也。(《素问·奇病论》)

消渴之疾，三焦受病也，有上消中消肾消。上消者，上焦受病，又谓之鬲消，肺也，多饮水而少食，大便如常，或小便清利，知其燥在上焦也。治宜流气润燥。中消者，胃也，渴而饮食多，小便黄。经曰：热能消谷。知热在中，法云宜下之，至不欲饮食则愈。肾消者，病在下焦，初发为膏淋，下如膏油之状，至病成而面色黧黑，形瘦而耳焦，小便浊而有脂。治法宜养血以肃清，分其清浊而自愈也。法曰：燥上而渴，辛甘而祛，用润肺，故可用蜜煎生姜汤，大器顿之，时时呷之。法云：心肺之病，莫厌频而少饮。《内经》云：补上治上宜以缓。又曰：辛以润之，开腠理，致津液，津液通，则肺气下流，故气下火降而燥衰矣，其渴乃止。又，经曰：二阳结为消。王注曰：二阳结于胃及大肠，俱热也。肠胃藏热，则善消水谷，可用甘辛降火之剂，黄连末一斤，生地黄自然汁、白莲花藕自然汁、牛乳汁各一斤，熬成膏子，黄连末为丸，如桐子大，每服三十丸，少呷温水送下，日进十服，渴病立止。(《素问病机气宜保命集·消渴论》)

凡人口鼻之气，通乎天气，本气充满，邪不易人，本气适逢亏欠，吸呼之间，外邪因而乘之。昔有三人，冒雾早行，空腹者死，饮酒者病，饮食者不病。疫邪所着，又何异耶？若其年气来之厉，不论强弱，正气稍衰者，触之即病，则又不拘于此矣。(《温疫论》)

夫疫乃热病也，邪气内郁，阳气不得宣布，积阳为火，阴血每为热抟。暴解之后，余焰尚在，阴血未复，大忌参、芪、白术。得之反助其壅郁，余邪留伏，不惟目下淹缠，日后必变生异证。或周身痛痹，或四肢挛急，或流火结痰，或遍身疮疡，或两腿钻痛，或劳嗽涌痰，或气毒流注，或痰核穿漏，皆骤补之为害也。凡有阴枯血燥者，宜清燥养荣汤，若素多痰，及少年平时肥盛者，投之恐有腻膈之弊，亦宜斟酌。大抵时疫愈后，调理之剂，投之不当，莫如静养节饮食为第一。(同上)

凡男子阳痿不起，多由命门火衰，精气虚冷，或以七情劳倦，损伤生阳之气，多致此证。亦有湿热炽盛，以致宗筋弛缓而为痿弱者。譬以暑热之极，则诸物绵萎。经云：壮火食气，亦此谓也。然有火无火，脉证可别，但火衰者十居七八，而火盛者仅有之耳。(《景岳全书》)

肾开窍于阴，若劳伤于肾，肾虚不能荣于阴器，故萎弱也。诊其脉，瞥瞥如羹上肥，阳气微；连连如蜘蛛丝，阴气衰。阴阳衰微而风邪入于肾经，故阴不起，或引小腹痛也。(《诸病源候论》)

阴痿责之精衰，斵丧太过所致，仲景八味丸特妙，甚者加人参、鹿胶、鹿茸，或加苁蓉、锁阳、枸杞子。(《医学六要》)

阴痿属命门火衰，下焦虚寒，忌下泄、破气、发散、辛寒、苦寒、淡渗、燥、补肾水苦寒药，宜益真阳之气，甘温、咸温、甘热、酸敛。(《本草经疏》)

凡思虑焦劳，忧郁太过者，多致阳痿。盖阴阳总宗筋之会，会于气街，而阳明为之长，此宗筋为精血之孔道，而精血实宗筋之化源。若以忧思太过，抑损心脾，则病及阳明冲脉，而水谷气血之海必有所亏，气血亏而阳道斯不振矣。经曰：二阳之病发心脾，有不得隐曲，及女子不月者，即此之谓。(《景岳全书》)

凡惊恐不释者，亦致阳痿，经曰恐伤肾，即此谓也。故凡遇大惊卒恐，能令人遗失小便，即伤肾之验；又或于阳旺之时，忽有惊恐，则阳道立痿，亦其验也。

凡因思虑惊恐，以致脾肾亏损而阳道痿者，必须培养心脾，使胃气渐充，则冲任始振而元可复也。宜七福饮、归脾汤之类主之。然必大释怀抱，以舒神气，庶能奏效，否则徒资药力无益也。其有忧思恐惧太过者，每多损抑阳气，若不益火，终无生意，宜七福饮加桂、附、枸杞之类主之。(《景岳全书》)

附录三 中国历史名人养生延寿经验

中国是世界上人均寿命较长的国家，研究长寿理论和方法有两千多年的历史。每一个不同的历史时期都有著名的长寿典型，他们不仅自己能够得以长生，而且创造了很多健体延寿的经验。

（一）老子："清静无为"

春秋战国时期，道家鼻祖老子提出了"清静无为"、"返璞归真"、"顺应自然"、"贵柔"、"动形达郁"的养生观。所谓"清静"，指心神宁静；"无为"，不是说无所作为，而是指不要追求行为的结果，顺其自然。所以，清静无为的主要精神就是：心神宁静，少私寡欲。这样，人的精神才能得到润养，精气能够内藏，由此而健康长寿。清静无为以养神长寿的思想，一直为历代养生家所重视，是中医养生理论的源头之一，而气功导引等养生方法中更是直接运用了"宁静"作为基本原则。传说老子寿命为160岁以上。

（二）孔子："仁爱多寿"

孔子是儒家学术的奠基人。在养生长寿方面，孔子提倡道德养生，强调精神调摄，尽量减少物质欲望，以社会准则来规范人的行为，其"仁爱"、"中庸"的哲学观念，也体现在养生实践之中。如《论语·颜渊》中所说"非礼勿视，非礼勿听，非礼勿言，非礼勿动"及"君子三戒"（"少之时，血气未定，戒之在色；及其壮也，血气方刚，戒之在斗；及其老也，血气既衰，戒之在得"）（《论语·季氏》）。此外，注意生活规律，不过劳过逸；在饮食上，要求"食不厌精，脍不厌细"，力求精致典雅，营养丰富，新鲜洁净，烹调精细，味道鲜美——"食饐而餲，鱼馁而肉败则不食；色恶不食；失饪不食；不时不食"。孔子生活在战乱时代，其寿命亦达72岁。另一位善养"浩然正气"的儒家代表人物孟子则享年83岁。

（三）华佗："动则不衰"

汉代名医华佗，从理论上阐述了动形养生的道理，认为"动"能够消化食物，流通血脉，"流水不腐，户枢不蠹"，所以健康长寿。在此基础上，他编创了著名的"五禽戏"，是模仿虎、鹿、熊、猿、鸟五种动物动作的健身体操，方法简便，行之有效。

（四）陶弘景："调神养形"

南朝的著名养生家陶弘景，精于医学，通晓佛、道，所著《养性延命录》一书，为现存最早的养生学专著，其中收集了先秦及两汉时期的养生文献，也反映了陶弘景的养生学思想。书中论述的养生法则和方术甚多，大致有：顺四时、调情志、动诸节、调气息、节饮食、宜小劳、慎房事等，其中"调神养形"是其主导思想。陶弘景亦为80高寿之长者。

（五）孙思邈："养性摄生"

唐代大医学家、养生家孙思邈，有巨著《千金要方》、《千金翼方》存世，另著有《摄养枕中方》等养生专著。其养生术采用综合调理的方法，诸如食疗食养、房中补益（性生活对健康的促进作用）、调神动形、推拿按摩等，内容极其丰富。而其中食疗食养的论述，是我国药膳、食疗学的奠基之作。他说："安身之本，必资于食”，“不知食宜者，不足以存生也”。《千金要方》中记载食养、食疗食物154种，分谷米、蔬菜、果实、鸟兽四类，多为日常食品。这些养生方法的使用，建立在“养性”（调摄情志，未病先防）学说的基础上。孙思邈高龄至101岁。

（六）李东垣：“调理脾胃”

金元四大家中“补土派”的李东垣，特别强调维护脾胃功能，认为脾胃运化功能正常是延年益寿的基础，他认为：“元气之充足，皆由脾胃之气无所伤，而后能滋养元气”（《脾胃论·脾胃虚实传变论》）。认为调养脾胃之气，维护后天之本，是防病抗衰、延年益寿的一条重要原则。他调养脾胃的方法有三类：一是调节饮食滋养脾胃；二是调摄情志疏通脾胃；三是防病治病保护脾胃。该理论为养生学，尤其是老年养生奠定了基础。李东垣的年寿为71岁。

（七）朱丹溪：“养护阴气”

朱丹溪对人体健康状态有一个著名的理论——“阳常有余，阴常不足”，在养生上特别强调保护阴精，认为阴气“难成而易亏”，尤其对性生活损伤阴气的现象一再告诫，并著《色欲箴》以戒众人。具体措施为：强调顺四时以调养神气，饮食清淡以免升火助湿，节欲保精以息相火欲念。朱丹溪寿至77岁。

（八）李时珍：“耐劳增年”

明代李时珍不仅以《本草纲目》而闻名，而且对养生术的综合运用甚有心得，论述药饵和食养的内容极为丰富，收集了很多食疗方法。李时珍主张老年人应培补元气，调理脾胃，用温补之剂延年益寿。他自己身体力行的健身术则是“耐劳增年”，不辞劳苦，跋山涉水，一方面寻求医药资料，一方面也强健了体格。寿至75岁。

（九）张景岳：“阴阳互根”

明代医学家张景岳认为，阳气、阴精的根本在肾，养生必须强肾，阴阳兼顾，创立了一批阴阳互动的补益方剂，流传至今。此外，他还提出了“中年修理”（重视中年人的养生保健）的理论，对于防止早衰，预防老年病，具有积极的意义。张氏年寿77岁。

附录四　音乐疗法的乐曲选择

一、供音乐疗法选用的中外名曲

下面这些乐曲在我国广为流行，深受人们喜爱，可以作为音乐治疗的乐曲。

（一）松弛型乐曲

1．中国乐曲

春江花月夜（古曲）
渔舟唱晚（传统乐曲）
阳关三叠（古曲）
良宵（刘天华曲）
教我如何不想他（赵元任曲）
幽思（贺绿汀曲）
思乡曲（马思聪曲）
黄河（钢琴协奏曲第二段，冼星海原曲，刘庄等改编）
二泉映月（华彦钧曲）
三六（江南丝竹）
牧歌（内蒙古民歌）
小河淌水（云南民歌）
潜海姑娘（影片《潜海姑娘》主题曲，王立平曲》）
长江之歌（王世光曲）

2．外国乐曲

(1) 曼陀凡尼乐队演奏的乐曲

沉思（马斯奈曲）
天鹅（圣桑斯曲）
月光（德彪西曲）
金发的珍妮（福斯特曲）
美丽的梦神（福斯特曲）
印度客商之歌（里姆斯基－科多科夫曲）
绿袖（本基改编）
秋叶（科斯马曲）
秋（查米德曲）
雪绒花（选自影片《音乐之声》），罗杰斯曲）
夜晚的陌生人（辛格尔通曲）
当你向往星星的时候（哈兰曲）

忘记的梦（安德森曲）
迷人的夜晚（罗杰斯曲）
拉拉主题（选自影片《日瓦格医生》，杰里曲）
真诚的爱（波特曲）
玫瑰花中的生活（路盖曲）
黛安娜（拉彼曲）
《红磨坊》主题曲（奥立克曲）
(2) 苏克演奏的小提琴乐曲
前奏曲（巴赫－古诺曲）
广板（选自歌剧《西尔斯》，亨德尔曲）
G弦上的咏叹调（巴赫曲）
梦幻曲（舒曼曲）
诗曲（菲比赫曲）
圣母颂（舒伯特曲）
E大调练习曲（肖邦曲）
母亲教我的歌（德沃夏克曲）
广板（选自《新大陆》交响曲，德沃夏克曲）
爱的喜悦（马蒂尼曲）
小夜曲（舒伯特曲）
F大调旋律（鲁宾斯坦曲）
马利亚（选自影片《西区的故事》，伯恩斯坦曲）
爱的欢乐（克莱斯勒曲）
比利蒂斯（莱依曲）
昨天（约翰·列农曲）
分离的房间（豪柏格曲）
印第安情歌（弗利姆曲）
月亮河（曼西尼曲）
(3) 其他乐队演奏的乐曲
小夜曲（选自《F大调弦乐四重奏》，海顿曲）
夜曲（古诺曲）
摇篮曲（哥达德曲）
犹太人的合唱（选自歌剧《那布科》，威尔弟曲）
忧郁圆舞曲（西贝柳斯曲）
卡伐蒂那（拉夫曲）
如歌的行板（选自《D大调弦乐四重奏》，柴科夫斯基曲）
回忆（德尔德拉曲）
致春天（格里格曲）
当我们年轻时（约翰·施特劳斯曲）
《爱情的故事》主题曲（莱依曲）
《罗密欧与朱丽叶》主题曲（罗塔曲）
寂静的声音（西蒙曲）

忧愁河上的桥（西蒙曲）

（二）刺激型乐曲

1. 中国乐曲

“山林”钢琴协奏曲（刘敦南曲）
金蛇狂舞（聂耳曲）
光明行（刘天华曲）
春节序曲（李焕之曲）
新疆之春（马耀先、李中汉曲）
花好月圆（黄贻钧曲）
杨柳青青（江苏民歌）
龙船（华彦钧曲）
在希望的田野上（施光南曲）

2. 外国乐曲

马刀舞（哈恰图良曲）
波莱罗舞曲（拉威尔曲）
法兰多舞曲（比才曲）
土耳其进行曲（莫扎特曲）
拉德茨基进行曲（约翰·施特劳斯曲）
跳跃的霍拉舞曲（丹尼库－海菲茨曲）
多瑙河之波圆舞曲（伊凡诺维奇曲）
西班牙圆舞曲（瓦尔德退费尔曲）
女学生圆舞曲（瓦尔德退费尔曲）
溜冰圆舞曲（瓦尔德退费尔曲）
乘风破浪圆舞曲（罗萨斯曲）
蓝色的多瑙河圆舞曲（约翰·施特劳斯曲）
维也纳森林的故事圆舞曲（约翰·施特劳斯曲）
南国玫瑰圆舞曲（约翰·施特劳斯曲）
春之声圆舞曲（约翰·施特劳斯曲）
艺术家的生活圆舞曲（约翰·施特劳斯曲）
快乐的寡妇圆舞曲（莱哈尔曲）
金与银圆舞曲（莱哈尔曲）
恰尔达什舞曲（蒙蒂曲）
蓝色的探戈（安德森曲）

（三）儿童听的乐曲

1. 中国乐曲

空山鸟语（刘天华曲）
牧童短笛（贺绿汀曲）
快乐的节日（丁善德曲）
卖报歌（聂耳曲）

茉莉花（江苏民歌）
拔根芦柴花（江苏民歌）
紫竹调（沪剧曲牌）
百鸟朝凤（任同祥改编）
2. 外国乐曲
摇篮曲（莫扎特曲）
摇篮曲（舒伯特曲）
摇篮曲（勃拉姆斯曲）
橱窗里的小狗（梅里尔曲）
缆车（丹査曲）
草原上的家（美国歌曲）
挪威舞曲（格里格曲）
致爱丽丝（贝多芬曲）
春之歌（门德尔松曲）
杜鹃圆舞曲（约纳森曲）
降A大调圆舞曲（勃拉姆斯曲）
大峡谷组曲第二段“羊肠小道”（格罗菲曲）
彼得与狼（普罗科菲耶夫曲）
动物狂欢节（圣桑曲）
胡桃夹子组曲（柴科夫斯基曲）
星星祝福歌（哈林曲）

二、常用音乐疗法处方

处方一：
镇静：春江花月夜、塞上曲、平沙落雁。
催眠：二泉映月、烛影摇红、绿岛小夜曲、梦幻曲。
舒心：江南好、姑苏行、化蝶。
抗抑郁：喜洋洋、春天来了、心花怒放。
振奋精神：步步高、娱乐升平、金水河、花六板。
消除疲劳：假日的海滩、矫健的步伐、锦上添花。
降血压：良宵、汉宫秋月、渔舟唱晚。
促进食欲：花好月圆、欢乐舞曲。
处方二：
镇静安神（失眠多梦，健忘心悸等）：大海一样的深情、醉夜、梦幻、春江花月夜。
舒肝解郁（心烦易怒，胸胁胀满等）：春风杨柳、同舟共济、星期六的晚上。
振奋阳气（神疲乏力，肢冷畏寒等）：祝您幸福、祝您快乐、卡门。
健脾强胃（食少体瘦，便溏等）：花谣、花好月圆、北国之春。
降血压（头晕目弦，血压偏高等）：梁祝、良宵。

三、纠正不同身心状态的外国音乐处方

疲乏：维瓦尔第，大提琴协奏曲《四季》中的“春”；

德彪西，管弦乐组曲《大海》；
韩德尔，组曲《水上音乐》。

不安：巴赫，《幻想曲和赋曲》，《G小调》；
圣桑，交响诗《死亡舞蹈》；
柴特拉夫斯基，舞剧组曲《火鸟》第一乐章。

催眠：莫扎特，《摇篮曲》；
门德尔松，《仲夏夜之梦》；
德彪西，钢琴奏鸣曲《梦》。

增进食欲：泰勒曼，《餐桌音乐》；
莫索尔斯基：《图画展览会》（拉威尔编）；
莫扎特：《嬉游曲》。

厌世：韩德尔，清唱剧《弥赛亚》；
贝多芬，《命运交响曲》（C小调）；
柴科夫斯基《悲怆交响曲》（D小调）第一乐章；

忧郁：莫扎特，《第四交响曲》（B小调）；
西贝柳斯，《忧郁圆舞曲》；
格什文，《蓝色狂想曲》第三部分。

急躁和渴望：韩德尔，组曲《焰火音乐》；
罗西尼，歌剧《威廉逊》序曲中的《风暴》；
鲍罗廷，《鞑靼人的舞蹈》。

希望和明朗：巴赫，《意大利协奏曲》（F大调）；
小约翰·施特劳斯，圆舞曲《蓝色的多瑙河》；
比才，歌剧《卡门》。

增强自信：贝多芬，《第五钢琴协奏曲》（皇帝）降E大调；
瓦格纳，歌剧《汤豪金》序曲；
奥涅格，管弦乐《太平洋231》。

希望与畅快：巴赫，《勃兰堡协奏曲》第三首（G大调）；
格里格，组曲《彼得·金特》中的《潮》；
门德尔松，第三交响曲《苏格兰》（C小调）。

四、提高工效的音乐处方

早晨上班前（5～10分钟）：送你一束玫瑰花、我们的生活充满阳光、兰花草。
早班开始工作（10～15分钟）：祝您幸福、祝您快乐、欢乐颂。
上午10点左右（20～30分钟）：花谣、爱情的故事、大海一样的深情。
午休吃饭时：（10～20分钟）：潜海姑娘、餐桌音乐、念故乡。
下午工作开始（10～20分钟）：卡门组曲选段、踏浪。
午后3点左右（20～30分钟）：天鹅舞曲、让世界充满爱主题音乐。
全体工作结束前（10～20分钟）：太湖美、莫愁啊，莫愁、溜冰圆舞曲。

附录五 古代保健歌诀

《孙真人保生铭略》

人若劳于形，百病不能成。
饮酒忌大醉，诸疾自不生。
食了行百步，数将手摩肚。
睡不苦高枕，唾涕不远顾。
寅丑日剪甲，理发须百度。
饱则立小便，饥乃坐漩溺。
行坐莫当风，居处无小隙。
向北大小便，一生昏幕幕。
日月固然忌，水火仍畏避。
每夜洗脚卧，饱食终无益。
思虑最伤神，喜怒伤和息。
每去鼻中毛，常习不唾地。
平明欲起时，下床先左脚。
但能七星步，令人长寿乐。
酸味伤于筋，辛味损正气。
苦则损于心，甘则伤其志。
咸多促人寿，不得偏耽嗜。
春夏任宣通，秋冬固阳事。
独卧是守贞，慎静最为贵。
强知事大患，少俗终无累。

《孙真人枕上记》

侵晨一碗粥，晚饭莫教足。
撞动景阳钟，叩齿三十六。
大寒与大热，且莫贪色欲。
醉饱莫行房，五脏皆翻覆。
火艾慢烧身，争如独自宿。
坐卧莫当风，频于暖处浴。
食饱行百步，常以手摩腹。
莫食无鳞鱼，诸般禽兽肉。
自死禽与兽，食之多命促。
土木为形象，求之有恩福。
父精母生肉，那忍分南北。
惜命惜身人，六白光如玉。

《孙真人养生铭》

怒盛偏伤气，思多太损神。
神疲心易役，气弱病相萦。
勿使悲欢极，当令饮食均。
再三防夜醉，第一戒晨嗔。
夜静鸣天鼓，晨兴漱玉津。
妖邪难犯己，精气自全身。
若要无诸病，常须节五辛。
安神当悦乐，惜气保和纯。
寿夭休论命，修行本在人。
若能遵此理，平地可朝真。

《戒怒歌》

君不见大怒冲天贯斗牛，擎拳嚼齿怒双睁，
兵戈水火亦不畏，暗伤性命君知否。
又不见楚伯玉、周公瑾，匹马乌江空自刎。
只因一气殒天年，空使英雄千载忿。
劝时人，须戒性，纵使闹中还取静。
假若一怒不忘躯，亦至血衰生百病。
耳欲聋，又伤眼，谁知怒气伤肝胆。
血气方刚宜慎之，莫待临危悔时晚。

《抱一子逍遥歌》

人言晚饭少吃口，享年直到九十九。
我今一百又三岁，晚饭越多越寿久。
日间乳饼粥三顿，一顿两碗无余剩。
缓足徐行百步多，双手摸肚往下运。
临卧两碗山药粥，煮熟红枣二十六。
油盐炒栗十三双，雄吞大嚼才压足。
未到五更心上饿，糖煮秋梨吃一回。
翻来覆去睡不着，老来还要少年货。
大便坚润小便长，精神矍铄骨筋强。
有时矜持学检束，有时叫跳任猖狂。

子前午后正好修，心君常静肾常兜。
牙齿常叩耳常按，手常辘轳脚常勾。
面皮呵手勤勤摸，脐腹换手勤勤擦。
眼珠常转口常闭，唾津常咽胜服药。
脚底涌泉时常摩，腰眼肾俞时常搓。
头颈常转肩常耸，鼻吸常调不嫌多。
夜间守定泥丸宫，日间守定脐腹中。
行住坐卧无间断，丹田里面暖融融。
锁住心猿不敢劣，拴住意马不敢蹶。
守住庚申不敢犯，固住元阳不敢泄。
年来又长坚固子，两胯两肘皮肤里，
不疼不痒如铁石，佛家舍利子可比。
一阴一阳之谓道，此语在人元切要。
阴阳乖戾疾病生，阴阳翕合真玄妙。
齿落更生世罕有，一二十里不惮走。
嘉肴佳蔬十数样，杂东杂西不离口。
背不负重腰不痛，眼不昏花耳不聋。
三花已聚顶门上，五气复朝元海中。
半夜元神常放光，皮肤滋润不生疮。
贪嗔痴绝性天定，精气神全骨肉香。
寿筋蚼背身有之，半夜肾囊如荔枝。
外肾有时不见了，想归内窍筑丹基。
子子孙孙三十七，习诗习春兼学易。
杼朱拽紫有定命，偎红倚翠无虚日。
我先每寻安乐法，逢人常结喜欢缘。
吟风咏月偿吾债，随时保重学延年。
人人呼我陆地仙，曾炼先天与后天。
铅汞相投丹易就，住世延年五福全。
修真事件虽然多，其间作用赖黄婆。
人衰人补真妙诀，听我长生逍遥歌。

《养心要语》

笑一笑，少一少；
恼一恼，老一老。
斗一斗，瘦一瘦；
让一让，胖一胖。

附录六 养生康复常用科研技术

养生的目的就是保健防病，延缓衰老，其科学研究方法可参照衰老的科学研究方法实行。康复的科研方法应按照康复评定的标准实行。科研技术的更新很快，方法也很多。这里主要简要介绍常用方法的意义和测定方法的名称，具体操作技术请参看有关专著和相关文章。

一、科研设计的基本原则

（一）对照组原则

由于研究效应要受多种因素的影响，因此要设立对照组。如果没有对照组，研究的结果就不能说明任何问题。对照组的设立方法常用以下几种。

1．空白对照组 不使用任何处理因素。

2．安慰剂对照组 使用剂型、外观与治疗药物相同，但不具有任何治疗作用的“假药”对照。

3．实验对照组 施加与处理因素有关的其他因素，以观察处理因素的效果。

4．标准对照组 以现有的标准处理方法设立对照组。

5．相互对照 用几种处理方法进行对照。

6．自身对照 实验和对照在同一受试者身上进行，对照处理前后的情况；或左右侧对照。

7．历史对照 用过去的研究结果作对照，使用时要注意材料的可比性。一般不采用此法。

（二）随机原则

是为了提高实验结果的均衡性和可比性。常用随机分组方法有抽签、查随机表法（随机数字表、随机排列表）、计算机伪随机数发生函数等。

（三）重复原则

即是研究要有足够的样本数。样本数多少为宜，可通过查相关的统计学专著来确定。

二、科研数据的统计学处理

研究所得的数据必须经过统计学处理。不同的研究设计有与之相应的统计学处理方法。具体方法可参考相关的统计学专著。

（一）完全随机设计

用完全随机设计数据方差分析法。如果只有两组对比，也可用成组比较的 t 检验法。

（二）配对设计

计量配对设计用配对 t 检验；计数配对设计用配对 X 检验。

（三）随机区组设计

用方差分析法。

（四）拉丁方设计

可用方差分析法。

（五）正交设计

可用直观分析法和方差分析法。

（六）序贯设计法

数据统计方法见统计学专著。

三、动物模型

（一）肾虚动物模型

可用大鼠、小鼠、来亨鸡造模。有房劳型肾虚模型、慢性悬吊应激型肾虚模型和阉割型肾虚模型。肾虚动物模型的观测指标有：①外观体征：一般可见精神萎靡，少动，骑跨、交配时间缩短或减少，瘦弱，毛色干枯乏泽，食量减少等症状。②生殖腺重量指数测定：实验结束后处死动物，取睾丸、精囊腺、前列腺、包皮腺、提肛肌及肾上腺称重，计算脏器重量指数。③全血淋巴细胞转化实验：以$^{3}H-TdR$掺入法测定淋巴细胞转化率，反映肾虚动物免疫状态。④血浆睾酮及皮质醇含量测定：借以反映肾虚动物内分泌功能状态。⑤其他指标：根据实验目的要求加以选择。

（二）脾虚动物模型

可用小鼠、大鼠、家兔、豚鼠等造模。有大黄型脾虚模型、偏食型脾虚模型、过劳和饮食失节脾虚模型、改良过劳和饥饱型脾虚模型、利血平型脾虚模型。脾虚模型的观测指标有：①外观特征：动物于造模当日或第二天开始软便，继而出现便溏、泄泻、食欲减退、行动迟缓、脱肛、畏寒乏力、竖毛拱背、毛色失泽、体重减轻等症状。②体重体温观测。③耐寒能力观测。④免疫功能试验：如淋巴细胞转化试验、溶血试验、特异性玫瑰花环试验等。⑤以消化系统为主的组织病理学观察。也可根据需要测定其他指标。

（三）阳虚动物模型

可用大鼠、小鼠造模。有羟基脲型阳虚模型、腺嘌呤型阳虚模型、氢可型阳虚模型、甲减型阳虚模型、他巴唑型阳虚模型和地塞米松型阳虚模型。阳虚模型观测指标：①外观特征：活动迟缓、精神萎靡、蜷缩、体毛枯疏、皮肉松懈、尾巴发凉，个别动物呈片状脱毛，甚至死亡。②体重、体温，肾上腺、胸腺、脾脏重量测定。③耐冻试验。④DNA合成试验。⑤其他：根据研究需要的指标测定，如内分泌、免疫等。

（四）阴虚动物模型

可用大鼠、小鼠造模。有甲状腺素型动物模型、三碘甲腺原氨酸型阴虚模型、氢化可的松阴虚模型等。阴虚模型观测指标：①外观特征：体重持续性下降、躁动不安、体温偏高、痛阈下降等。②用放射免疫法测定血浆环核苷酸含量。③神经系统功能检测：如痛阈、条件反射等。④能量代谢测定：如血糖、整体耗氧量等。⑤其他：根据研究需要的指标测定。

（五）血虚动物模型

可用小鼠、大鼠造模。有溶血型血虚模型、失血型血虚模型。血虚模型观测指标：①外观特征：造模次日开始，动物即表现萎靡，行动迟缓，团缩，毛蓬竖少泽，闭目嗜睡，饮水多；继而逐渐消瘦，体重下降，呼吸急促，行动不稳，易惊。②血液学观察：观测血液成分，如血红蛋白、红细胞等。

（六）血瘀动物模型

可用大鼠、小鼠、家兔等造模。有自然衰老血瘀模型、去甲肾上腺素型血瘀模型。观测指标：①血液流变性指标测定：可选择低切变率和高切变率全血黏度、血浆比黏度、全血还原黏度、血细胞压积、红细胞电泳时间等项目。②红细胞免疫功能测定：如红细胞 C_3b 受体花环率试验、红细胞 IC 花环率试验。③血小板聚集率测定：可测定 1 分钟聚集率和最大聚集率。④微循环观察：可选择血液流速、红细胞聚集、白细胞附壁等指标。

（七）衰老模型

可用大鼠、小鼠、家兔、豚鼠造模。有去胸腺衰老模型、自然衰老模型、O_2 损伤衰老模型（根据衰老的自由基学说设计）等。衰老观测指标，比较常用的有抗氧化、神经、免疫、内分泌、物质代谢等方面的指标，研究者可根据自己的研究目的和实验室条件选择采用。

四、神经功能研究方法

（一）学习与记忆研究方法

此方法注意通过对学习和记忆力的测试来观察脑的功能。观测方法有跳台实验、穿梭箱实验、避暗实验、电迷路实验、Morris 水迷宫实验、多臂迷宫趋食实验、复杂迷宫趋食实验、雏鸡一次性味觉厌恶回避反应实验等，可根据研究需要选择。

（二）胆碱能神经递质测定方法

乙酰胆碱（Ach）是中枢胆碱能神经系统重要的神经递质，是研究神经系统衰老的重要指标。常见方法有放射免疫法（RIA）、生物测定法测定乙酰胆碱，放射免疫法测定胆碱乙酰转移酶活性，放射化学法测定胆碱酯酶活性等。

（三）单胺类神经递质测定方法

单胺类神经递质是中枢神经系统最为重要的一类神经递质。包括多巴胺（DA）、去甲肾上腺素（NE）和 5-羟色胺（5-HT），具有广泛的生物学效应，与躯体运动、行为、觉醒、睡眠、情感、精神活动、感觉体温调节、高级认知功能等的调节有关。常用检测方法有荧光法-色胺、多巴胺含量测定，酶促放射测定法儿茶酚胺含量测定，高效液相色谱-电化学法去甲肾上腺素、肾上腺素、多巴胺测定等多种测定方法。

五、内分泌功能研究方法

（一）性激素含量测定方法

常用放射免疫法对血浆、血清睾酮、雌二醇进行含量测定。

（二）性功能研究方法

可采用去势大鼠阴茎勃起实验、泼尼松造型小鼠阴茎勃起实验、小鼠悬吊应激交配试验、小鼠交配试验、大鼠交配试验、大鼠肾阳虚证交配试验。

（三）性器官和附性器官称重法

即称取实验动物的睾丸、卵巢、子宫、包皮腺、前列腺、精囊、附睾、提肛肌等重量。

（四）垂体激素测定方法

用放射免疫法对促滤泡成熟激素（FSH）、促甲状腺素（TSH）、促肾上腺皮质激素（ACTH）、促黄体生成激素（LH）、生长激素（HGH）的测定等。

六、免疫功能研究方法

机体的退化程度与免疫功能降低程度呈正相关。实验表明，机体衰老时免疫功能的降低主要表现在免疫活性细胞功能的减退，包括免疫活性细胞数目的减少、细胞功能的降低或各类细胞亚群比例变化等。

（一）体液免疫功能测定方法

体液免疫主要是指浆细胞分泌的免疫球蛋白（IgG、IgA、IgM、IgD、IgE），统称抗体。现代研究表明，老年人血清 Ig 总浓度无明显变化，但 IgG、IgA 浓度偏于增高，IgM 偏于减少；对外来抗原刺激的应答反应能力明显减退；B 细胞数随增龄而逐渐下降，功能明显减退。

1．免疫球蛋白含量测定 方法有单向免疫扩散法（血清 IgG、IgA、IgM）。

2．B 淋巴细胞功能测定 方法有 EAC 花环试验法、自身花环试验法、RFC 花环试验法、FBC 花环试验法、B 淋巴细胞增殖试验。

3．循环免疫复合物的测定 在正常情况下，机体有完整的免疫复合物（IC）清除系统，不至于引起机体损伤，但在病理和衰老情况下机体清除 IC 的功能下降，循环免疫复合物（CIC）蓄积，加重对机体的损伤。测定方法有 Raji 细胞法、SPA 法、PEG－AC 法、RIA 法等。

4．溶血空斑试验 该试验为特异性体液免疫指标试验。

（二）细胞免疫功能测定方法

细胞免疫功能在机体防御、自身稳定及免疫调节中发挥着重要作用。

1．T 淋巴细胞检测 方法有 T 淋巴细胞增殖试验、淋巴细胞转化试验（小鼠胸腺、脾细胞^{3}H－TdR 掺入法、微量全血^{3}H－TdR 掺入法、MTT 比色法）、形态学观察法。

2．DNCB 所致迟发型皮肤过敏反应 该反应的严重程度与机体的免疫状态呈正相关。该试验为特异性细胞免疫指标试验。测定方法有 DNCB 比色法、耳肿胀试验法、足跖肿胀试验法。

3．T 细胞亚群的测定 T 细胞亚群（Ts、TH）对机体免疫反应的调节、控制和稳定起着重要作用。据研究，在人体衰老和疾病时，TH 细胞显著下降，Ts 细胞显著增高，TH /Ts 比值下降。测定方法有花环试验法、荧光花环双标记法、茶碱法、SPA－Ig 直接花环法、双色荧光法。

4．白细胞介素 2（IL－2）的测定 衰老机体的淋巴细胞生成 IL－2 减少，并伴随 IL－2 受体数目的下降。测定方法有概率单位分析法、活化的脾细胞^{3}H－TdR 掺入法、RIA 法。

5．NK 细胞活性检测 常用的方法有^{3}H－TdR 标记法检测 NK 细胞：用^{3}H－TdR 标记靶细胞，靶细胞 cpm 的减少反映 NK 细胞的杀伤活性。中性红比色法检测 NK 细胞：测定中性红的量则可反映 NK 细胞的活性。L_{929}细胞摄取中性红的量越少，OD值越低，NK细胞活性则越强。

（三）红细胞免疫功能测定方法

红细胞具有识别浓缩抗原、增强淋巴细胞免疫功能的作用，还能利用红细胞膜上的C3b受体转运、销毁循环免疫复合物，促进吞噬细胞的吞噬作用。老年时红细胞免疫功能下降。测定方法有红细胞C3b受体花环试验法、红细胞免疫复合物花环试验法。

七、自由基研究方法

氧分子在与许多有机物作用时形成氧自由基。氧自由基主要包括超氧阴离子（O_2^-）、羟自由基和脂自由基。在生理情况下，机体内少量的的氧自由基能被抗氧化酶和抗氧化剂迅速清除，所以一般不会对细胞产生损伤作用。抗氧化酶包括超氧化物歧化酶（SOD）、过氧化氢酶（CAT）等。随着年龄的增长，抗氧化酶活性不断下降，体内产生的过量自由基无法得到及时清除，生成氧化物或过氧化物，使细胞膜通透性改变，线粒体微粒体膜膨胀破裂，造成细胞代谢和功能形态的改变，从而引起细胞的衰老和死亡。脂质过氧化作用能使结缔组织中的胶原蛋白发生变性，使皮肤发皱、酶活力降低、蛋白质变性。过氧化脂质还可与蛋白质发生交联形成脂褐素，沉积于一些细胞内，最终破坏细胞的正常代谢，加速细胞乃至整个机体的衰老过程。

（一）自由基浓度测定方法

自由基浓度的测定方法主要有化学发光法、高效液相电化学法、电子自旋共振法和分光光度法。其中以化学发光法最为常用。

（二）氧化代谢产物测定方法

1．过氧化脂质（LPO）含量测定方法 常用方法有荧光法或改良硫代巴比妥酸荧光法。丙二醛（MDA）含量测定方法：测定丙二醛（MDA）的实际含量，反映LPO在组织中的浓度。测定方法有TBA比色法、组织匀浆MDA比色法、反向离子对色谱法。

2．脂褐素含量测定方法 主要有荧光测定法和组织化学法两种。

（三）抗氧化酶活性测定方法

1．超氧化物歧化酶活性的测定方法 超氧化物歧化酶广泛存在于生物体活细胞中，是机体清除自由基的重要抗氧化酶之一。常用的方法有化学发光法、肾上腺素自动氧化法、四氮唑蓝法、邻苯三酚法、光化增强法、极谱氧电极法等。

2．超氧化物歧化酶同工酶测定 本法用于SOD活力测定，有亚硝盐法、化学发光法。

3．过氧化氢酶（CAT）测定 过氧化氢酶广泛存在于生物体某些组织细胞微粒内和红细胞中，它的主要生理作用是催化H_2O_2分解为H_2O和O_2，降低机体内有害作用的过氧化氢水平，以减少自由基和过氧化脂质的形成，从而对机体起重要的保护作用。目前测定过氧化氢酶的方法主要钼酸铵显色法、化学发光法、极谱氧电极法和紫外分光光度法等。

八、微量元素测定方法

锌、铜、铁、锰、硒、铬、钴、碘、锂、钒等元素是人体必需的微量元素。如这些微量元素缺乏，可出现组织结构的异常及生理功能障碍，引起病变和衰老。

（一）锌含量测定法

锌是人体内80多种生化酶的组成成分，与免疫、内分泌、糖代谢、核酸蛋白质合成、能量代谢、消化、维生素代谢，以及皮肤的正常功能密切相关。测定方法有电位溶出法、火焰原子吸收光谱法。

（二）硒含量测定法

硒具有抗氧化、抗肿瘤、增强免疫功能、激活酶活性及解毒等作用。测定方法有荧光法、石墨炉原子吸收光谱法、气相色谱法、新极谱法。

（三）铜含量测定方法

铜对机体内的电子传递、氧化还原、组织呼吸、新陈代谢、内分泌机能、激素及神经递质的形成、免疫呼吸细胞的激活均有重要作用。测定方法有TMOYO比色法、荧光法、石墨炉原子吸收光谱法。

（四）铁含量测定方法

铁参与血红蛋白、肌红蛋白、细胞色素氧化酶、过氧化物酶的合成，并与乙酰辅酶A、琥珀酸脱氢酶、黄嘌呤氧化酶、细胞色素还原酶等酶的活性密切相关。常用测定方法有石墨炉原子吸收光谱法、氨基安替比林比色法、亚铁嗪法。

（五）铬含量测定方法

铬是一些酶活化中的必需微量元素。铬可抑制脂肪酸和胆固醇的合成，是葡萄糖耐量因子的重要成分，可降低血糖，改善糖耐量，还可促进人体生长发育。常用测定方法有石墨炉原子吸收光谱法、阳极溶出伏安法等。

（六）锰含量测定方法

锰是机体内多种活性酶的重要组成成分，还能激活多种酶的活性，增强内分泌，促进生长发育和生殖功能，提高性激素的含量，维持脑垂体和中枢神经系统保持良好的生理状态，促进甲状腺的合成，增加硫酸软骨素的含量。常用测定方法有石墨炉原子吸收光谱法、甲醛肟比色法、火焰原子吸收光谱法。

（七）钙含量测定方法

钙在神经冲动、心律、高血压、肌肉收缩、动脉硬化形成、血液凝固等方面有重要作用。常用测定方法有火焰原子吸收光谱法、邻甲酚酞络合酮比色法、甲基麝香草酚蓝比色法。

（八）镁含量测定方法

镁参与蛋白质的合成和肌肉的收缩作用，能激活很多重要酶，也是线粒体的必需成分，可促进心肌代谢，有很强的抗血管栓塞作用。测定方法有甲基麝香草酚蓝比色法、钛黄比色法、荧光法。

九、血液流变学实验方法

血液流变学研究血液的流动性、凝固性、有形成分（主要指红细胞）的黏滞性及形变性与血管的弹性等，在研究中有十分重要的地位。常用方法有：

（一）全血、血浆、血清比黏度测定

常用方法有毛细管测定法、Wintrobe压积管测定法等。

（二）红细胞电泳测定

测定方法有微量方形玻璃毛细管法等。

（三）红细胞变形测定

测定方法有核孔滤膜法等。

十、微循环实验方法

微循环是血液循环系统最基本的结构和功能单位之一，健全的微循环功能是保证体内主要脏器执行正常功能的必要前提。常用实验方法有人体手指、足趾甲皱微循环观察法、人体眼球结膜微循环观察法、人体舌尖微循环观察法、大鼠肠系膜微循环观察法、家兔肾脏微循环观察法等。

十一、分子生物学研究方法

DNA 修复能力的测定

DNA 是生物细胞遗传、增殖、分裂的主要物质基础，它决定着机体生命活动的盛衰。因此，DNA 损伤和修复是生物学中的重大命题。DNA 是辐射损伤的靶分子，各种物理的、化学的以及细胞自发产生的基因毒素均可造成 DAN 分子结构的损伤。DNA 损伤如果不被修复将会使细胞产生严重的后果。因为一个细胞一般只有 1～2 套基因 DNA，而不像蛋白质和 RNA 分子的损伤，能利用 DNA 中的遗传信息迅速再产生一套新的来代替。

1. 蔗糖密度梯度离心法 此法是检测 DNA 链断裂的经典方法，分为碱性蔗糖密度梯度离心法和中性蔗糖密度梯度离心法，前者适用于单链断裂的检测。

2. 非程序脱氧核糖核酸合成法 细胞的非程序脱氧核糖核酸合成（UDS），是反映脱氧核糖核酸修复能力的重要指标，它与衰老的关系十分密切。脱氧核糖核酸修复能力随着年龄的增长而逐渐减低，从而影响脱氧核糖核酸的复制与转录。机体内大量脱氧核糖核酸损伤的累积，将会影响细胞正常生理代谢，使机体衰老加速。

3. 荧光测定法 双链脱氧核糖核酸接触到适中的碱性溶液后，会发生解螺旋。大分子的脱氧核糖核酸解螺旋需要几小时，但在接触离子照射及某些损伤剂后，则解螺旋速度大大加快。由于 DNA 解螺旋与 DNA 损伤成正比关系，因而 DNA 解螺旋率的增加可作为 DNA 损伤测定的灵敏指标。

4. 细胞凋亡的检测方法 细胞凋亡（apoptosis，Apop）是在生理和病理情况下细胞的一种主动死亡方式，是受细胞内基因和细胞外一些因子调控的生物过程。Apop 在胚胎发育、造血、免疫系统的成熟，以及维持正常组织和器官的细胞数目恒定与生长平衡、人体衰老和疾病发生等方面都起着重要作用。观察细胞凋亡的情况也是研究养生的热门方法。常用检测方法有：

（1）*形态特征检测方法*：形态学观察法、流式细胞仪（FCM）分析法、DNA 降解分析法、核酸内切酶活性分析法、半胱天冬酶家族 Caspase 、T 细胞受体（TCR）检测法等。

（2）*细胞凋亡调控因子检测方法*：影响细胞凋亡的因素很多，有许多方法可从不同的角度进行研究。如对白介素－1β 转换酶（ICE）、bcl－2 癌基因表达、P_{53}基因、Fas（又称 Apo－1，现命名为 CD_{95}分子）等等。

十二、基因及其他

成纤维细胞和基因表达

成纤维细胞的分裂能力可反映细胞的衰老情况。其测试方法有：成纤维细胞的体外增殖能力测定（成纤维细胞体外增殖能力是可靠的估算供者衰老程度的指标）及原癌基因（HER-2）、抑癌基因（Rb）、细胞周期基因、热休克蛋白基因、延长因子基因测定等方法，此外还可检测纤维蛋白连接素 mRNA、组蛋白酶β等。

1．长寿与衰老基因 人的寿命与遗传基因有着密切的关系。常检测长寿基因，其包括延长因子基因（EF-1a)、bcl-2 基因、抗氧化酶类基因等；衰老相关基因，包括 WRN 基因、老年病相关基因、白细胞介素-2 基因及基因受体（IL-2、IL-2R）等。

2．DNA 损伤修复能力测定 DNA 损伤修复能力可作为判断衰老的生物学指标。作为估算 DNA 修复能力的指标包括非程序 DNA 合成、DNA 聚合酶β及内切脱氧核糖核酸酶 UV-DNAse 和 AP-DNAse。另外，检测各种 DNA 损伤的方法亦可用于检测该种 DNA 损伤的修复能力。

3．线粒体 DNA 片段缺损测定 线粒体的损伤是细胞衰老和死亡的分子基础。可导致细胞一切生理、生化活动所需能量供应不足，导致组织、器官功能的衰退。目前采用 PCR 方法，对线粒体模板进行定量分析，方法有：连续稀释 PCR（serial dilution PCR)、动态 PCR（kinetic PCR)、竞争 PCR（competitive PCR）等三种。

4．DNA 甲基化水平测定 DNA 甲基化水平也可以作为细胞分裂的“计时器”。体内实验同样发现基因组整体甲基化水平有随年龄降低的趋势。在基因组整体甲基化水平降低的同时，衰老过程中也伴有个别基因甲基化水平增高的现象。检测基因组甲基化水平主要采用薄层层析或高效液相色谱层析（HPLC）测定 5 甲基胞嘧啶的含量。特定基因甲基化程度的检测主要是利用亚硫酸钠将单链 DNA 中胞嘧啶转化为尿嘧啶，以单链特异的引物进行 PCR 扩增，然后依靠限制酶切图谱、甲基化敏感的单核苷酸引物延伸、测序等手段鉴定 PCR 产物，从而确定甲基化的位置和数量。该方法所需样品量少，灵敏度高，以测序方法鉴定 PCR 产物，结果更可靠。

5．端粒长度的测定 端粒长度与细胞的寿限相关，端粒长度不单是细胞分裂次数的“计数器”，也是一项细胞衰老的标志。经典的端粒长度检测方法是以 Southern 方法测限制性内切酶酶切产生末端片段（terminalre striction fragment，TRF)。该法定量结果较为准确可靠，但操作复杂，所需样品量大。定量荧光原位杂交（QFISH）技术，用样量小，可以检测染色体间端粒长度的变化，但衰老细胞处于分裂相细胞少，易造成检测结果的偏差。在此基础上发展起来的流式仪荧光原位杂交，操作快速简单，所需样品量少，在检测细胞端粒长度的同时还可以检测细胞表型，甚至细胞内其他因子。流式仪荧光原位杂交适用于衰老生物学标志的检测，但其所用肽核酸（peptidenu cleicacid，PNA）探针尚不普及。

端粒酶（Telomem M)：端粒酶是一种蛋白组分和 RNA 组分构成的核蛋白复合物，细胞分裂时，它以自身 RNA 组分人端粒酶 RNA（humante lomera 既 RNA，hTR）为模板，催化合成染色体端粒顺序，弥补端粒丢失，从而使细胞获得不死性。端粒酶活性的测定采用端粒重复扩增微孔板杂交法。

6．β-半乳糖苷酶测定方法 β-半乳糖苷酶是一个很好的可用于体内外衰老研究的生物学指标。衰老相关β-半乳糖苷酶染色的阳性率有随年龄增加的趋势，其活性反映的是个体的生物学年龄，而非通常意义的年龄。检测大多采用组化染色方法，简单易行，是目前应用较为广泛的方法。

7．晚期糖基化终产物水平测定 Sell 等检测 8 种哺乳动物皮肤戊糖素水平发现，其生成率与物种的最大寿限负相关。目前，检测 AGE 的方法包括 370nm/440nm 荧光分析和酶联免疫吸附分析（ELISA）法。370nm/440nm 荧光分析法简便，但特异性较差；ELISA 法检测 AGE 时，AGE 抗体对不同的 Maillard 反应产物亲和力不同，会造成测定结果的偏差。戊糖素的定量一般用高效液相层析（HPLC）结合荧光检测的方法，结果较准确。

8．基因表达谱 以包含人类所有基因的DNA芯片检测细胞的基因表达情况无疑是该细胞最好的衰老生物学指标。但目前还不能获得包含人类全基因组的DNA芯片，另一个制约DNA芯片技术广泛应用的原因是其高额的耗费。但基因表达谱的研究无疑是发展的方向。

9．血小板源生长因子（PDGF）基因表达 PDGF是一强有力的致分裂剂和趋化因子。因最初发现PDGF对细胞的主要作用是致丝裂作用，刺激细胞DNA合成及增殖。细胞丧失生长能力是细胞衰老的特征，故了解控制细胞生长的基因有助于了解衰老的机理。

10．晚期糖基化终产物的测定 晚期糖基化终产物是体内蛋白质中赖氨酸的氨基部分与还原糖的羰基在无酶的条件下发生反应，形成Schiff碱，经Amadori反应重排后形成相对稳定的糖基化产物，并进一步与其他蛋白质、核酸大分子物质以及脂类形成巨交联物，成为脂褐素的基本成分。脂褐素被溶酶体吞噬后，在细胞内堆积，干扰细胞正常代谢，影响细胞功能并产生细胞毒性作用，加速老化进程。

11．基因差异性表达 基因的选择性表达决定了细胞的生长、发育、衰老乃至死亡。衰老蛋白质双向电泳是显示基因差异性表达的主要方法之一。

附录七 现代康复评定技术和方法

一、运动功能评价

（一）关节活动度检查技术

关节活动度是指关节活动时可达到的最大弧度。关节活动度检查是肢体运动功能检查中最常用的项目之一。其具体检查方法及评定标准有多种，各有不同，常用的方法有通用量角器法和方盘量角器法。

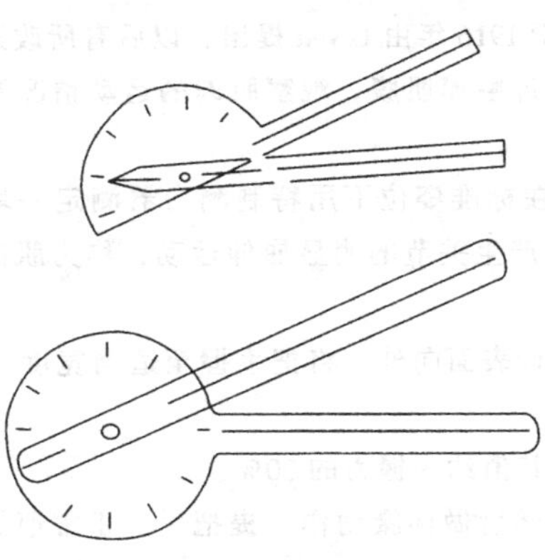

通用量角器

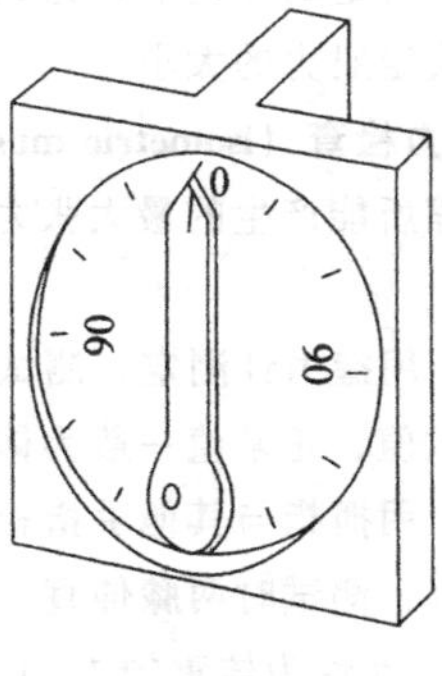

方盘量角器

1. 通用量角器检查法 通用量角器由一半圆规或全圆规加一条固定臂及一条移动臂构成（见上图），使用时首先使身体处于检查要求的适宜姿位，使待测关节按待测方向运动到最大幅度，把量角器圆规的中心点准确地放置到代表关节旋转中心的骨性标志点上并加固定，把固定臂按要求对向一端肢体上的骨性标志或沿一端肢体的纵轴放置，或处于垂直或水平的标准位置，再把移动臂对向另一端肢体上的骨性标志或与此端肢体纵轴平行放置，然后读出关节所处角度。

Moore 提出的改良方法是不用关节旋转中心标志，只要求放准固定臂和移动臂的方向，一般是分别与关节两端肢体纵轴平行，固定臂有时也与垂直线或水平线相吻合，量角器的中心可自然与关节的功能轴心相符合。

2. 方盘量角器检查法 我国的范振华教授在 20 世纪 70 年代研制出一种方盘量角器（见上图），其中心有一可旋转的指针，受重力影响，其指针永远指向正上方，使用时使待测关节的任一端肢体处于水平位或垂直位，另一端肢体在垂直于地面的平面上做待测方向的运动至最大幅度，以方盘量角器的一边紧贴运动端肢体，同时使“0”对向规定方向，在肢体运动到最大幅度时，即可在刻度盘上读出关节所处角度。

拇指外展与对指程度测量 拇指外展通常指在功能位或掌侧外展位测拇指外展程度。一般用测量拇指指间关节掌侧横纹的尺侧端与掌心横纹的桡侧端之间的距离来代表拇外展幅度或虎口宽度，其正常值男性约为 5cm（男），女性约为 4.5cm（女）。拇指的对指功能评价可用记分法：拇指可与食、中、无名、小各指对指时分别记 1、2、3、4 分，拇指可与小指基部接触时记 5 分。注意测试时使拇指在掌侧外展位以指腹与诸指指腹接触，防止以拇指内收屈曲代替对指。

肌腱活动度测定　测定手指肌腱活动度是为测定手指、手掌远端各关节的总体屈伸活动度。通常测定深握拳时指尖至掌心横纹的距离，及伸指时指尖至手背平面的距离，前者代表屈指肌腱向近端、伸指肌腱向远端活动度，后者代表屈指肌腱向远端、伸指肌腱向近端的活动度，正常值俱为0。

关节活动度检查的注意事项　严格按照关节活动度测量的操作规范进行，提高检查的准确性与可重复性。避免在运动或按摩后进行检查。如查出主动运动关节活动度与被动运动不一致时，提示有关节外的肌肉瘫痪、肌腱挛缩或粘连等问题存在，应分别测关节主动活动度和被动活动度，关节活动度通常以被动运动幅度为准。关节活动度存在一定个体差异，因此应做健侧与患侧的对比检查。

（二）肌力测定技术

肌力是指肌肉收缩产生最大的力量。肌力测定也是肢体运动功能检查的最基本内容之一。用以评价肌肉功能损害的范围及程度，同时也用以间接判断神经功能损害的情况。肌力测定的方法很多，有传统的手法测试、等长测试、等张测试及等速测试。

1．手法肌力测定（manual muscle testing，MMT）　此法于1916年由Lovett提出，以后有所改进。检查时要求受试者在特定的体位下，完成标准动作。测试者同时通过触摸肌腹，观察肌肉的运动情况及克服阻力的能力，来决定肌力的大小。

2．等长肌力检查（isometric muscle testing，IMMT）　即在标准姿位下用特制测力器测定一块或一组肌肉的等长收缩所能产生的最大张力。肌肉收缩产生张力但不产生关节的明显屈伸运动，称为肌肉的等长收缩。

（1）握力：用握力计测定，测试时上肢在体侧下垂，握力计表面向外，将把手握至适当宽度，测2～3次，取最大的数值，正常值一般为体重的50%。

（2）捏力：用拇指与其他手指相对，捏压捏力机的指板，其值约为握力的30%。

（3）背拉力：测试时两膝伸直，将把手调节到膝盖高度，然后做伸腰动作上提把手。正常值男性为体重的1.5～2倍，女性为体重的1～1.5倍。

（4）腹、背肌等长耐力检查：俯卧位，两手抱头后，脐以上上身在桌缘外，固定两下肢，伸直脊柱使上体凌空或水平位，如能维持此姿势的时间超过60秒，腰背肌肌力为正常。仰卧位两下肢伸直并拢，抬高45°，如能维持此姿势的时间超过60秒，腹肌肌力为正常。

3．等张肌力检查（isotonic muscle testing，ITMT）　肌肉等张收缩是指肌肉克服阻力做功收缩，牵动相应关节作全幅度运动时，所克服的阻力值不变。测出完成1次关节全幅运动所能对抗的最大阻力值，称为该被测者此关节屈或伸的1RM（Repeatic Maximum）量；测出完成10次规范的关节全幅运动所能对抗的最大阻力值称为10RM量。

4．等速肌力检查（isokinetic muscle testing，IKMT）　肌肉收缩做功除对抗某种可变阻力外，所牵动的关节作等角速度圆弧运动，这就是肌肉等速收缩。等速肌力对抗的阻力是可变的，关节有圆弧运动，所以它不同于等张和等长肌力。用特殊的等速测试系统测出有关的数据的方法称为等速肌力检查。由于此方法引用了微机，可记录与描图，并打印，加上自动控制，有效避免了测试与计算中的偏移，具有较好的可重复性。等速肌力检查可分别在向心与离心收缩状态下得到一些重要技术数据，如峰力矩、峰力矩体重比、指定角度时的力矩、拮抗肌力矩比、关节活动度、爆发力、总做功、平均功率和耐力比等。更新颖、使用更方便的电子试力机已问世，预计会很快得到广泛应用。

肌力测试时应注意事项：

（1）不论测最大肌力还是测耐力，在肌力检查前，检查者都必须做好适当的动员，避免受试者主观上努力程度有变化，影响测出值的可靠性。

(2) 严格对照测试的规范操作要求，以提高测出值的可比性。

(3) 不宜在疲劳、饱餐或受测者易被干扰的环境内进行肌力测试。

(4) 肌力测试中肌肉最大用力可引起心血管系统特异反应，年老体弱与心血管系统疾病患者慎用。

(三) 平衡能力测试技术

1. 平衡功能 平衡功能是人体保持身体稳定的一种能力。正常的平衡功能需要有健全的骨骼系统、协调的肌力以及正常的姿势反射系统，包括小脑、前庭系统、脑干网状结构、本体感受能力、肌张力、视觉和大脑皮质综合能力的共同参与。在一侧小脑半球或前庭病变中，病人可能发生强迫头位，头的枕部转向患侧。由小脑或前庭障碍引致的平衡失常在坐位中可能发现：病人摇晃不定，发生倾斜，或伴有不自主的点头动作。

在站立位，不很严重的平衡障碍也可表现出来。轻度锥体性偏瘫的上肢屈曲趋于明显。震颤麻痹病人显示颈部和患肢的屈曲状态。患小脑病变的人不易站稳，常采取两腿分开的姿势。一个常用的检查方法是请病人直立，双足并齐，先睁眼然后闭眼。患小脑蚓部病变者在睁眼时即呈现向前、后或两侧摇晃；患小脑半球或一侧前庭病变者向病侧摇晃倾斜。以上在闭眼时仅有轻度加重，称为闭目难立征（Romberg 征）。患深感觉障碍者则只在闭目时发生摇晃。对于障碍较轻的病人有时需要请他屈起一腿用单腿站立试验，方可发现症状。

影响平衡能力的深感觉障碍主要指关节本体感觉能力的下降。关节本体感觉能力主要包括以下三方面的内容：位置觉，即关节位置的静态感知能力；运动觉，即关节运动的动态感知能力；肌肉收缩反射和肌张力的调节能力。尤其是前二者反映本体感觉的传入活动能力，它主要通过韧带、关节囊、肌腱、肌肉、皮肤内的力学感受器提供关节位置和运动的信息，传入中枢神经系统，形成关节的本体感觉。后者间接反映本体感觉传入后的反射响应。其中任何一种调节能力出现问题，均可能导致本体感觉能力的下降，最终导致平衡功能的障碍。

2. 评定方法 平衡功能分静态平衡功能和动态平衡功能。静态平衡功能评定包括能否完成有靠斜坐、有靠直坐、低靠直坐、无靠直坐、扶墙站立、双腿站立和单腿站立。动态平衡功能测试方法有：

(1) 测出单腿站立位时另一足尖可触及的范围，范围越大，动态平衡能力越大；

(2) 测出坐位或站位时双手触及的范围，范围越大，动态平衡能力越大；

(3) 测出坐位或站位时抵抗来自外界各个方向的推力，如果同一被测者能抵抗的推力增大，说明他的动态平衡能力进步；

(4) 嘱被测试者沿一直线行走，视其踩线或远离直线的情况确定其动态平衡能力；

(5) 沿一直线每隔 1m 插上一面小旗，嘱被测者顺次绕过小旗 6～8 面，数共计碰倒小旗的次数；

(6) 平衡功能测定仪的临床应用，为平衡功能测定提供了更多科学的量化资料。它的原理是利用压敏电阻的灵敏反应，通过计算机计算，用数字显示，观察指针：摆动范围、摆动的频率、从不稳到稳定的时间等。

(四) 协调能力测试技术

1. 协调功能 协调功能是人体自我调节，完成平滑、准确且有控制的随意动作的一种能力。协调功能的障碍称为共济失调。共济失调有三种，即前庭性、感觉性及小脑性共济失调。共济失调常见于小脑半球或其与对侧额叶皮质间的联系的损害（病变偶然在额叶内），但在其他部位的病变中也可能产生。急性的迷路功能障碍使机体对环境空间的调节暂时紊乱，产生前庭性共济失调，同时伴发眩晕。深感觉障碍则破坏运动的反馈机制，使病人不能意识到动作中的肢体的空间位置，也丧失重要的反射冲动，产生感觉性的共济失调。这种情况可见于周围神经、脊髓后索，以及顶叶皮质的病变。某些枕叶病变可使病人对目的物距离的判断产生错误。感觉性共济失调的患者常在睁眼时减轻而闭目时加剧。小脑性共济失调的特点是有共济失调的体征，但与视觉无关，不受睁眼与闭眼的影响，不伴有感觉障碍、位置与震动觉障碍。此外，不自主动作、肌张力增高和轻度瘫痪都影响动作的正常进行，检查前需先排除。

2．评定方法 共济运动可以通过病人的日常活动来观察，例如穿衣、系扣、取物、进食等。共济失调病人在空间和时间上对肌收缩的控制障碍主要表现为辨距不良，即动作的幅度不是太大（辨距过度），便是太小（辨距不足）；动作分解，即各肌群在时间上不能很好地配合，圆滑流利的动作变成许多孤立的收缩阶段。肌收缩和松弛的不及时在做来回重复性动作时最为明显，临床上称之为轮替动作失常。这些障碍也可在语言和书写中发现。小脑性共济失调病人的言语迟缓，含糊，但又会突然爆出几个字音，称为爆音性呐吃。书写常有字体过大、笔画不匀的现象。对于共济运动，临床上有些特殊检查方法，供选择应用。

（1）指鼻试验：病人伸出食指，并反复伸直、屈曲肘关节以指自己鼻尖。正常者能正确指向鼻尖。而共济失调时，手臂摇晃，指尖碰不准鼻尖。先睁眼作，后闭眼作，并注意观察其活动，有否动作迟缓或手指震颤。

（2）对指试验：病人伸出两手食指，由远及近使指尖相碰。先睁眼作，后闭眼作。正常者对指准确，而共济失调时，对指不准并左右摇摆。

（3）鼻-指-鼻试验：病人睁眼，先将食指尖触及自己的鼻尖，然后再触及检查者伸出的指尖，如此反复进行。检查者不断改变其手指的位置，要求病人跟踪指准。

（4）跟-膝-胫试验：病人仰卧，将一侧的下肢抬起，将足跟摆在另一侧的膝盖上，最后沿着胫骨直线下移。小脑性共济失调病人在举腿和触膝时呈现辨距不良，下移时更常摇晃不稳；感觉性共济失调病人很难寻到膝盖，下移时也不能和膝盖保持接触。

（5）快速反复动作试验：可请病人快速、反复地完成：①前臂的内旋和外旋，例如用手的掌侧和背侧交替接触床面或桌面；②手在床面或桌面上拍击；③伸指和握拳；④足趾叩击地板，或其他来回重复动作。小脑性共济失调病人表现速度缓慢和节律不匀，在持续片刻后尤为明显。

（五）步态及测试技术

步态（gait）是行走时人体结构与功能、行为与心理活动的外在表现，也是人体运动功能的综合表现之一。

1．正常步态及步行周期 正常步态是指人体在没有躯体疾病和异常心理因素影响情况下的步行状态，它包括恒定步行、自由步行、规定步行、负荷步行、裸足步行等。通常的步态分析是以恒定步行状态作为对象的，步行的动作包含从静止状态迈步，到一定速度的步行，再停止下来。恒定步行是指一定速度的连续步行，在步行中有障碍物或心理的压力等可影响其恒定性。

步行周期是从一侧足跟着地起，向前迈步到该侧足跟再次着地为止所用的时间。在一个步行周期（即一步）中，每一侧下肢都要经历一个与地面接触并负重的支撑期和离地向前迈步的摆动期。正常人的支撑期约占整个步行周期的60%～65%，摆动期约占35%～40%，其中双足都处于支撑期约占15%。双侧支撑期是步行的特征。

2．步行的基本参数

步长 指行走时两侧足跟或足尖先后着地两点之间的距离，正常人为50～80cm，步长受身高的影响。

跨步长 指同侧足跟或足尖前后两次着地两点之间的距离，正常人为100～160cm。

步频 指单位时间内行走的步数，正常人为95～125步/分钟。

步行速度 指单位时间内行走的距离，正常人为1.2m/s左右，步行速度受步长和步频的影响。

3．步行周期 步行周期包括两个基本时期，即支撑期和摆动期。

4．病理步态 由于器质性病变使得行走时重心移动、骨盆运动、下肢各关节和肌肉运动不协调，造成的异常步行状态称为病理步态。导致病理步态的常见原因有下肢疾患、躯干疾患和神经系统损害，现分述如下。

(1) *短腿步态*：见于一侧下肢短缩3cm以上者。其特点为在患腿支撑期可见同侧骨盆及肩部下降，为了弥补患腿的短缩，患者多采用短腿踮着足尖行走，健侧膝关节屈曲步行来代偿。

(2) *减痛步态*：一侧下肢出现疼痛时，患者为减轻疼痛，缩短患肢支撑期，步长变短。腰部有疼痛时，患者常缩短步长，减慢步行速度，以减轻疼痛。

(3) *帕金森步态*：又称前冲或慌张步态，表现为步行启动困难、行走时双上肢交替动作消失、躯干前倾、髋膝关节轻度屈曲、摆动期踝关节没有跖屈、拖步、步长缩短、有阵发性加速、不能随意骤停或转向。

(4) *共济失调步态*：患者行走时不能走直线，而呈曲线或“Z”形前进，双上肢外展，躯干左右摇摆，状如醉汉，又称醉汉步态。

(5) *剪刀步态*：患者髋关节内收明显，行走时摆动腿向前内侧迈出，双膝内侧常相互摩擦碰撞，足尖着地，呈剪刀状或交叉步，交叉严重时步行困难。

(6) *偏瘫步态*：患者患侧下肢伸肌张力增高，行走时患侧膝关节僵硬伸直，患足下垂、内翻，摆动期患侧骨盆上提，髋关节外展、外旋使患腿经外侧划一个半圆弧而向前迈步，又称划圈步态。

(7) *鸭步*：患者因一侧或双侧臀中肌、臀小肌萎缩而致行走时上身向两侧摆动。

(8) *臀大肌步态*：患者因臀大肌无力而致行走时伸髋、上身后仰。

5. 步态检查方法

(1) *步行基本参数的测量*

步行速度的测量 测量受试者在10m范围内以恒定自由步行状态行走所需的时间。

步幅长的测量 又称周期步长，是指从足跟着地位置到1个步行周期后同侧足跟着地位置之间的距离。足跟着地位置的基准点为足印的足跟部中间。

步行周期和步频的测量 常用的方法有开关测量法和图像测量法。

(2) *专用步态测量仪*

步行功能检查台 从侧方、前方和上方对步行者躯干和上下肢的标志点进行连续摄像，测试台地板下几百只压敏电阻记录下每一步足底下各部压力的大小，将图像与压力数据分别输入计算机进行处理，可以得到更详细的步行定量资料。

跛行计 跛行计是一种简单的记录仪，可以描绘出步行时躯干向前方和向侧方倾斜的曲线。记录仪固定在步行者的前胸部，可记录躯干向侧方位移摆动的范围；固定在腋下，可记录躯干前倾运动的程度。

二、感觉与认知功能评估

（一）感觉

是指客观事物的个别属性在人脑中的直接反应。生理学上指作用于各个感受器的各种形式的刺激在人脑中的直接反应，分为一般感觉和特殊感觉。一般感觉包括浅感觉、深感觉、内脏觉和复合感觉。浅感觉来自皮肤、黏膜，包括痛觉、温觉、触觉。深感觉，也称本体感觉，来自肌腱、肌肉、骨膜和关节的运动觉、位置觉和振动觉。内脏觉起自内脏、浆膜及血管的痛、胀、压、空等感觉。复合感觉又称皮质觉，是大脑顶叶皮质对深浅各种感觉进行分析、比较和综合而形成。包括实体图形觉、两点辨别觉、定位觉、重量觉等。特殊感觉包括视觉、听觉、前庭觉、嗅觉和味觉。

1. 感觉障碍的临床表现 根据病变性质，感觉障碍分为抑制性症状和刺激性症状两大类。

(1) *抑制性症状*：感觉径路被破坏或机能受抑时，出现感觉缺失或感觉减退，感觉缺失有痛觉缺失、温度觉缺失、触觉缺失和深感觉缺失等。在同一部位各种感觉均缺失，称为完全性感觉缺失。如果在同一部位内只有某种感觉障碍例如皮肤痛觉缺失，而其他感觉仍然存在，称为分离性感觉障碍。

(2) 刺激性症状：感觉径路受到刺激或兴奋性增高时，出现：

感觉过敏　指轻微刺激引起强烈感觉，如一个轻的疼痛刺激引起较强的疼痛感受，为检查时的刺激与传导径路上的兴奋性病灶所产生的刺激综合引起。

感觉倒错　指刺激诱发出感觉与该刺激不相称，甚至相反。如轻划皮肤而有痛感，冷觉刺激当作热刺激。

感觉过度　为各种刺激引起的过于强烈难受的感觉，见于灼性神经痛、带状疱疹后的疼痛、丘脑的血管性病变（脑出血等）、周围神经外伤的恢复期等。

感觉异常　感觉异常有麻感、木感、痒感、发重感、针刺感、冷或热感、蚁走感、肿胀感、电击感、束带感等，总称为感觉异常。

疼痛　探索疼痛的来源时，必须注意疼痛的分布、性质、程度、是发作性还是持续性，以及加重和减轻疼痛的因素。临床上疼痛可分为局部疼痛、放射性疼痛、灼性神经痛、扩散性疼痛、牵涉性疼痛等。

2. 感觉障碍的检查方法　应告诉病人检查的目的、方法，以便取得病人的合作。检查时患者宜闭目，忌用暗示性提问，注意左右侧、远近端的对比。一般从感觉缺失部位查至正常区。

(1) 浅感觉

痛觉用不同粗细针的针尖轻刺皮肤；温度觉用装有冷水（5℃～10℃）及热水（40℃～45℃）的试管交替接触皮肤；触觉用棉花束轻触皮肤。如有感觉缺失、减退、消失、过敏，应绘图标出感觉障碍的范围部位。

(2) 深感觉

运动觉　病人闭目，检查者轻轻夹住病人手指和足趾两侧，上下移动5°左右。询问患者手指或足趾的位置。

位置觉　病人闭目，检查者将其肢体放在一定位置，嘱病人说出所在位置，或用另一肢体模仿。

振动觉　用振动着的音叉置于骨突起处，如足趾、内外踝、胫骨、膝盖、髂棘、手指、桡尺骨茎突、锁骨等处，询问有无振动感觉，并注意感受时间。

(3) 复合感觉（皮质觉）

形体觉　嘱病人闭目，将物件如钢笔、钥匙、硬币等置患者手中，让其用单手触摸后说出物件名称。

定位觉　病人闭目，检查者用手指或棉签等轻触病人皮肤后，嘱病人指出刺激部位。

两点辨别觉　病人闭目，用特制的钝角两角规，将其两角分开到一定距离，接触病人皮肤，如病人感到两点时，再缩小距离，至两接触点被感觉到一点为止。两点须同时刺激，用力相等。正常时全身各处数值不同：指尖为2～4mm，指背4～6mm，手掌8～12mm，手背2～3cm，前臂和上臂7～8cm，背部、股部最大。

（二）认知

认知是认识和知晓事物过程的总称，包括感知、识别、记忆、概念形成、思维、推理及表象过程。心理学上的认知是指通过任何精神过程（如概念形成、感知觉、判断、想象、记忆）来获取知识。它主要包括感知功能、注意力、集中力、视空功能、语言功能、记忆力、逻辑思维能力等。

1. 感知功能评定　包括精细运动、感觉区分、运动速度与耐力，双侧同时接受刺激时双侧触觉、听觉、视觉等方面的功能。感知障碍在康复医学临床中常常表现为失认症和失用症。

(1) 失认症：指大脑半球中某些部位的损害，使病人对来自感觉通路中的一些讯息丧失正确的分析和鉴别的一种症状。常见的失认症有半侧空间失认，又称单侧忽略，是患者对大脑损害部位对侧的一半的空间内的物体不能辨别。病灶常位于右侧顶叶、丘脑。检查方法有：

平分直线法 在一张白纸上画一垂直线将横线平分成左右两段。偏向一侧为阳性。

画人试验 模仿画一个人，有偏歪或缺少时为阳性。

删字试验 随机一组阿拉伯数字，删去指定的数字，一侧未删去时为阳性。

画钟试验 画钟时如数字集中在一侧时为阳性。

(2) 失用症：在运动、感觉、反射均无异常的情况下，病人由于脑部损伤而不能按指令完成以前所能完成的有目的的动作。较常见的有：

1) 结构性失用：表现为不能描绘或拼接简单的图形。检查方法有：

A. 画空心十字 让患者画一个空心的十字图形，不能完成时为阳性。

B. 火柴棒拼图试验 患者用火柴棒看图拼接各种几何图形，不能完成时为阳性。

C. 积木拼图试验 看图将四块或六块积木拼成指定的图案。不能完成时为阳性。

2) 运动性失用：是最简单的失用，常见于上肢或舌。表现为不能洗脸、刷牙、梳头、划火柴等。检查方法是：让患者做刷牙洗脸系鞋带等动作，不能完成者为阳性。

3) 意念运动性失用：由意念中枢与运动中枢之间联系受损所引起。由于两者之间的联系受损，运动的意念不能传到运动中枢。因此病人不能执行运动的口头指令，也不能模仿他人的动作。但由于运动中枢对过去学过的运动仍有记忆，有时能下意识地、自动地进行常规的运动。如给他牙刷时他能自动地去刷牙，但告诉他去刷牙时他却又不能刷牙，因此常表现为有意识的运动不能，但无意识运动却能进行。检查方法有：

A. 模仿动作 检查者做出举手、伸食指和中指、刷牙等动作让患者模仿，不能完成者为阳性。

B. 按口头命令动作 检查者发出口头命令，让患者执行，不能完成者为阳性。

4) 意念性失用：特点是病人能完成一套动作中的一些分解动作，但不能将各个组成部分合乎逻辑地连贯结合为一套完整的动作。如让病人用火柴点烟，再把香烟放在嘴上，但病人可能用烟去擦火柴盒，把火柴放到嘴里当作香烟。检查方法是：把茶杯、热水瓶放在桌上，让患者打开瓶塞、提起水瓶、倒水、喝水。如果患者的动作顺序错乱为阳性。

2. 认知功能评定

(1) 记忆：记忆是过去的经验和事物在人脑中重现，是一个复杂的心理过程，包括识记、保持、回忆和再认四个基本环节。记忆分为形象记忆、逻辑记忆、情绪记忆和运动记忆。

按储存时间的长短分为瞬时记忆、短时记忆、长时记忆。

瞬时记忆：通过数字长度检查进行。正常人顺着能重复六位数字，倒着能背五位数字。瞬时记忆的时间30秒～1分钟。瞬时记忆障碍则不能保持记忆刚刚发生的事情，瞬时记忆丧失导致对时间失定时、空间失定向。

短时记忆：检查方法是让病人将熟悉的物体放起来，15分钟后再找出来。

长时记忆：与几个月至几年前的远期事件有关。特点是容量大，遗忘慢。长时记忆是过去学习的基础。

康复医学上有关记忆功能的测量方法有修订韦氏成人智力测验中一般知识分测验、韦氏记忆测验、Rivermead行为记忆测验等。由经过培训的专业人员进行测验。

(2) 注意力：注意是心理活动对一定事物的指向与集中，反应心理活动具有明确的指向性，由于这种指向与集中，人们才能够清晰地对周围现实中某一特定的对象作出正确的反应。

注意本身不是一个独立的心理过程，它是伴随着感知、记忆、思维想象等心理过程的一种心理状态。在各种心理过程中进行着注意。注意分为无意注意和有意注意。

注意力测验一般采用专用量表，常用：

韦氏记忆测验中的数字长度分测验。

韦氏智力测验中的算术测验；数字广度测验；数字符号测验。

（3）抽象思维和逻辑推理思维：思维与感觉、知觉都是人脑对客观现实的反应。但是感觉和知觉是对客观现实的直接反应，而思维是对客观事物间接的、概括的反应。它所反映的是客观事物共同的、本质的特征和内在联系。所谓间接性，即思维是借助已掌握的知识经验来理解、分析感知到的事物的内涵与暂时还没有感知过的事物的属性。所谓概括性，即思维是对一类事物共同的本质特征的反映。

人类思维过程表现为分析与综合、比较、抽象和概括，以及具体化。其中分析与综合是思维的基本过程。比较是在分析综合的基础上把事物进行对比，通过逻辑推理找出其间的异同点。抽象和概括是把抽取的事物的特殊性和一般性加以处理的思维过程。具体化是将通过抽象和概括而获得的概念、原理、理论返回到具体实际，以加深、加宽对某种事物的认识。

思维过程障碍测试通常包含在其他测试量表内容里，如：

1）Loewenstein 作业治疗认知评定（LOTCA）。

2）神经行为认知状态测验（NCSE）。

3）Rivermead 知觉评定成套测验（RPAB）。

（4）简易认知功能测量方法

1）认知功能测量表：在医疗康复工作中常常遇到一些实际问题，所以应根据残疾患者的认知缺陷设计一些实用的认知测量表运用于临床，既能对患者的认知功能作等级量化的分析，又能直接为治疗提供依据和指导。

2）简易智力状态检查表（mini－mental state examination，MMSE）：适合于流行病学调查筛选和社区中确定残疾及其分级。

简易精神状态检查表（MMSE）

题号	内　容	记分	项目号
1	现在是哪年？	□	1
2	现在是什么季节？	□	2
3	现在是几月份？	□	3
4	今天是几号？	□	4
5	今天是星期几？	□	5
6	咱们现在是在哪个国家？	□	6
7	咱们现在是在哪个城市？	□	7
8	咱们现在是在哪个城区？	□	8
9	这里是哪个医院（胡同）？	□	9
10	这里是第几层楼（门牌号是多少）？	□	10
11	我告诉你三种东西，在我说完之后请你重复一遍三种东西是什么，“树”、“钟”、“汽车”。请你记住，过一会我还要你回忆出他们的名字来。	树□ 钟□ 汽车□	11 12 13
12	请你算一算： 100－7＝？ 93－7＝？ 86－7＝？ 79－7＝？ 72－7＝？	 □ □ □ □ □	 14 15 16 17 18

续表

题号	内　　容	记分	项目号
13	现在请你说出刚才我让你记住的那三种东西？	树□ 钟□ 汽车□	19 20 21
14	（出示手表）这个东西叫什么？	□	22
15	（出示铅笔）这个东西叫什么？	□	23
16	请你跟着我说“如果并且但是”	□	24
17	我给你一张纸，请按我说的去做，现在开始：“用右手拿这张纸”；“用两只手将它对折起来”；“放在你的左腿上”	□ □ □	25 26 27
18	请你念一念这句话，并按上面的意思去做。闭上你的眼睛	□	28
19	请你给我写下一完整的句子	□	29
20	（出示图案）请你照着这个样子把它画下来。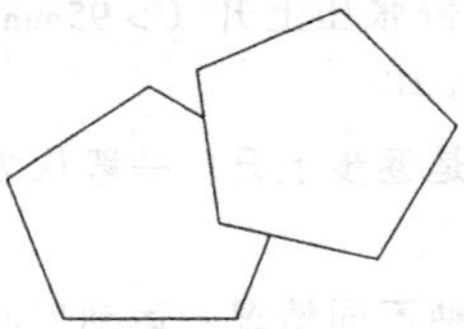	□	30

测量方法：MMSE由20个问题，共30项组成。每项回答正确评1分，错误或不知道评0分，不适合评9分，拒绝回答或不理解评8分。在积累总分时，8分和9分均按0分计算。最高分30分。

鉴于目前国内使用情况和研究结果，在康复医学领域应用时，选定17分作为界限值。近年研究显示该测验与受教育程度关系密切，在评估时应加以考虑。

三、心肺功能评估

（一）心功能的评定

心功能指心脏做功能力，取决于心脏心肌的收缩和舒张功能，也受心脏前、后负荷和心率的影响。心功能评估是指评估心脏做功能力的限度。

1．YHA心功能分级 纽约心脏病学会心功能分级方法是目前最常用的分级方法，此心功能程度分级主要根据症状，参考呼吸困难和乏力等症状。最大的缺点是受患者主观感觉影响较大，同时受患者表达能力的影响。但由于已经应用多年，评估方法已广泛接受，所以目前仍然有较大的价值，具体分级如下：

Ⅰ级：体力活动不受限，一般的体力活动不引起过度的乏力、心悸、气促和心绞痛。

Ⅱ级：轻度体力活动稍受限，一般的体力活动即可引起心悸、气促等症状。

Ⅲ级：体力活动明显受限，休息时尚正常，但低于日常活动量即可引起心悸、气促。

Ⅳ级：体力活动完全丧失，休息时仍有心悸、气促。

2．运动耐力的测定和分级 多采用活动平板或踏车分级运动试验，以症状限制性极量或心率限制性次极量强度为运动终点。应用心电图、核素心血管造影、超声心动图或连续测定呼吸终末气体的O_2和CO_2浓度，记录对负荷的反应，观察指标包括运动总时间，运动做功量［以代谢当量（MET）衡量］，运动时左室射血分数的改变，运动时最大氧的摄入量（VO_{2max}）和无氧代谢阈（AT）。运动总时间必须结合采用的运动方案换算成MET才能反映运动耐力，评定标准以运动做功量6~10 METs，运动时LVEF>50%，运动时最大氧摄入>20ml（min·kg）$^{-1}$和无氧代谢阈（AT）>14ml（min·kg）$^{-1}$为正常进行评价。

3．心血管运动试验 即用定量的运动负荷提高心血管功能检查的敏感性的方法。其种类繁多：按运动器具及用力部位分，有功率车试验、跑台试验、台阶试验等，均为下肢试验；手摇功率计试验为上肢试验；划船功率计试验为全身试验。按观察时机分，在运动结束后观察的为恢复试验，如二级梯试验、联合机能试验等；在运动当时进行观察的称劳力试验，如功率车试验、跑台试验。按终止试验的运动强度分，有极量试验，包括症状限止试验、亚极量试验和低负荷试验。按运动程序分，有单级负荷试验及多级负荷试验等。现介绍简易功能试验中的联合机能试验如下，其法简便易行，可在实验室或运动现场进行，多用于运动员及一般运动者。

联合机能试验由前苏联列杜诺夫提出，运动负荷由三部分组成，即：30秒内做20次全蹲起，原地快跑15秒，原地慢跑3分钟（男）或2分钟（女），速度为每分钟180步。上述每一负荷后检查脉搏与血压，每分钟1次，3次负荷后各测3、4、5分钟。评定方法如下：

（1）正常反应：运动后脉搏和收缩压适当增加，舒张压轻度下降或不变。脉搏和血压在5分钟内基本恢复。

（2）紧张性增高反应：负荷后收缩压升高很多（>180mmHg），舒张压上升（>95mmHg），脉搏明显加快，恢复时间延长。多见于有高血压倾向者，也见于正常发育期青少年。

（3）梯形反应：负荷后收缩压不是在第一分钟达最高水平，而是逐步上升。一般认为是心血管机能不良出现的惰性现象。见于运动水平下降或早期过度训练的运动。

（4）紧张性减低反应：负荷后舒张压很低，可以到0。见于两种不同情况：运动后心跳极快，多为心肌收缩力强的训练状态良好的运动员；疲劳等原因使血管调节机能改变，使血管张力明显下降。

（5）无力性反应：负荷后脉搏明显加快，收缩压升高不显著，舒张压升高或不变，脉压缩小。表明心脏无力，每搏量减少。多见于明显疲劳的运动员。

以上异常反应常需多次重复检查才能可靠审定。

4．实验室检查

（1）多级负荷试验：用功率车、跑台或多级台阶（台阶高度可分级上升）等工具作多级负荷运动，运动强度由自行车阻力、跑台速度和坡度，以及台阶的高度来调节，逐级上升。每级运动持续3分钟以使心血管反应达到稳定状态。运动中作连续的心电图及心率监护。有条件时同步测定摄氧量及CO_2排出量。于运动前及每级运动结束时观察心率、心电图、血压变化及症状与体征改变。

运动的强度可用物理单位如瓦（W）或千克·米/分（kg·m/min），1W约等于6kg·m/min。运动的生理强度常以梅脱（代谢当量MET）为单位。梅脱值即运动时代谢率为静息时代谢率的倍数，1梅脱一般定为3.5ml/kg·min。

按此类方案，掌握不同的终止试验指征，可进行不同强度的运动试验，以适应不同对象。

（2）极量试验：运动强度逐级递增直至受试者感到精疲力竭，或心率、摄氧量不再上升为止。此法适用于运动员及健康的青年人，测定个体最大作功能力、最大心率和最大摄氧量。

（3）症状限止试验：运动进行至出现必须停止运动的指征为止。停止运动的指征有：①出现胸闷、胸痛、腿痛、晕眩等症状或其他明显不适；②出现明显的气急、苍白、冷汗、步态不稳、神识模糊等症状，或血压过于升高或下降；③心电图出现频发、多形性或成对的室早、阵发或持续性室性或室上性心动过速、束枝传导阻滞、Ⅱ~Ⅲ度房室传导阻滞或ST-T下降超过2~4mm。

此试验适用于各种慢性病患者，确定症状限止性心率（HRSL），作为制订运动处方的依据。要求有密切的监护及必要的应急设施。

（4）亚极量试验：运动心率达到亚极量心率时，即按年龄预计最大心率（220-年龄）的85%，或达

150~170次/分，收缩压升至210~240mmHg时结束试验，比较安全方便。可诊断隐性冠心病及检验对中等强度运动和体力活动的耐受能力，应用很广。

（5）低负荷试验：在运动强度达3~4梅脱，出现上述停止试验的指征，心率达到115次/分时停止运动试验。目的在于检测从事轻度活动及日常生活活动的耐受能力。适用于心肌梗死后或心脏手术后早期康复病例，作为决定出院、考虑进一步治疗及用药的参考。

（二）肺功能的测定

正常呼吸功能取决于完整而扩张良好的胸廓、健全的呼吸肌和肺组织及肺循环、气道、呼吸中枢与神经系统。呼吸功能通过测定通气功能、换气功能和动脉血气而获得。

1．呼吸功能障碍程度评定 自觉气短、气急分级法：

Ⅰ级无气短、气急。

Ⅱ级稍感气短、气急。

Ⅲ级轻度气短、气急。

Ⅳ级明显气短、气急。

Ⅴ级气短、气急严重，不能耐受。

2．常用呼吸功能测定

通气功能的测定

（1）肺活量（VC）：尽力吸气后缓慢而完全呼出的最大气量，为深吸气量与补吸气量之和，评价肺活量以实测值占预计值百分比数来表示，预计值与人体体表面积成正相关，如低于预计值的80%，则为异常。VC是最常用及可作参考的指标之一，常随限制性及阻塞性呼吸系统疾病严重性的增加逐渐下降。

（2）用力（最大）呼气量（FVC）：又称时间呼气量，是利用最大强力快速呼气的一种试验，其结果主要反映气道的状况。FEV1为一秒肺，是用力呼气后第一秒钟内的用力呼气量。FEV1是临床上反映气道阻塞的敏感指标。

（3）功能残气及残气测定：功能残气常用气体稀释法测定。测出的值减去补呼气量即为残气量，为判定肺气肿的重要指标。一般认为残气量占肺总量百分比高于35%就表示存在阻塞性肺气肿；若介于45%~55%为重度肺气肿；65%以上为严重肺气肿。

换气功能的测定

（1）通气与血流比例（VA/Q）：一般要求保持VA/Q为0.8。

（2）肺弥散（DL）：弥散是O_2和CO_2气体分子通过肺泡毛细血管的过程。

（3）肺内分流（Os/QT）。

四、言语能力测试

语言是人类最重要的交际工具，也是人类独有的复杂认知心理活动。“言语”和“语言”这两个名词是有区别的，“言语”（speech）是应用语言代码（语言）进行口语交际的媒介；而“语言”（language）是指用来进行人与人之间交际的任何可接近的、有结构的符号系统，由语音、语法、句法、语义成分构成。言语能力测试是按照一定的标准对病人的言语语言能力进行检查和评价的过程，其目的是了解有无言语语言障碍，鉴别障碍的类型和性质，评价其严重程度，推测其预后，以制订语言矫治方案。言语语言形成包括三个环节，即：①语言感受阶段：听觉和触觉等刺激的输入；②脑内语言阶段：中枢神经系统的信息综合；③语言表达阶段：构音、书写、手势等的输出。上述任何环节受损都可导致言语语言功能障碍，其中失语症和构音障碍临床较为多见。

（一）失语症

失语症是由于脑损害引起的言语能力丧失或受损，造成应用语言符号系统进行理解和表达能力发生障碍，除表现为组成语言行为的听、说、读、写等四个方面的障碍外，还包括其他高级信号活动的障碍，如计算困难（失算）、乐谱阅读困难（失歌）等。失语症是在正常获得语言能力后因语言区域和/或相关区域受损而产生的一种后天性语言障碍，应排除意识障碍、感觉缺失、精神异常等情况。

失语症的主要分类与各型失语症的特点见下表。

主要失语症类型及其特点

失语症类型	病灶部位	口语表达	听理解	复述	命名	阅读		书写
						朗读	理解	
Broca 失语	优势侧额下回后部	非流畅、费力、电报式	+ ~ + +	+ + +	+ + +	+ + +	+ ~ + +	+ + +
Wernicke 失语	优势侧颞上回后部	流畅、有错语、内容空洞	+ + +	+ + +	+ + +	+ + +	+ + +	+ + +
传导性失语	优势侧弓状束及缘上回	流畅、有错语	+	+ + ~ + + +	+ +	+ +	+	+ +
经皮质运动性失语	优势侧 Broca 区前上部	非流畅或介于流畅与非流畅之间	+	− ~ +	+	+	− ~ +	+ + +
经皮质感觉性失语	优势侧颞顶分水岭区	流畅、错语、模仿语	+ +	+	+ +	+ ~ + +	+ ~ + +	+ + ~ + + +
经皮质混合性失语	优势侧分水岭区大病灶	非流畅	+ + +	+	+ + +	+ + +	+ + +	+ + +
完全性失语	优势侧额顶颞叶大病灶	非流畅、刻板	+ + +	+ + +	+ + +	+ + +	+ + +	+ + +
命名性失语	优势侧颞顶枕结合部	流畅	+	+	+ + ~ + + +	− ~ +	− ~ +	+
皮质下失语	丘脑或基底节区	介于流畅与非流畅之间	+ ~ + +	+	+ +	+	+	+ +

注：−——正常；+——轻度障碍；+ +——中度障碍；+ + +——重度障碍

除上述主要失语症类型外，还有失读症、失写症、纯词聋、纯词哑等少见特殊的失语症类型。失读症和失写症均为书写交流受损，其他语言功能完整。失读症是仅对文字的理解能力丧失或受损，可伴或不伴朗读障碍；失写症是指仅书写功能受损或丧失。纯词聋主要表现为听理解障碍，其他语言功能基本完整；纯词哑主要表现为口语表达障碍，其他语言功能基本完整。上述4种均因后天性大脑损伤所致，要排除先天因素和视、听觉等障碍情况。

目前常用的失语症评价方法有以下几种：

1. 波士顿失语诊断测验（boston diagnostic aphasia examination，BDAE） 此方法是目前英语国家普遍采用的标准失语症检查，包括5个大项26个分测验，每个大项针对言语行为的一个主要功能侧面，具体为会话性交谈和阐述性言语、听理解、口语表达、阅读理解、书写五大项目，从而确定失语程度，进行失语症分类。此检查法设计全面，使用广泛。

2. 西方失语成套测验（western aphasia battery，WAB） 此方法原为英语语种失语症评定方法，一些非英语语种国家翻译后也已应用，它是目前广泛应用的失语症检查方法之一，包括BDAE的大部分项目，对患者进行自发言语、理解、复述、命名四个项目检查，并可计算出失语商（aphasia quotient，AQ）、操作商（porformance quotient，PQ）和皮质商（cortical quotient，CQ）。

3. 汉语失语检查法（aphasia battery of Chinese，ABC） 此方法为北京医科大学神经心理研究室高素荣等参考WAB并结合汉语的特点编制，已规范化、标准化。检查内容包括5大项，即口语表达、听理解、阅读、书写、其他神经心理学检查（意识、注意力、定向力、记忆力、视空间功能、运用、计算、额叶运动功能）及利手测定（测定右利手或非右利手）等。将患者听、说、读、写各分测验的得分除以各分测验最高分，得出患者各种功能相当于正常人的百分数，对该患者失语症类型可作出初步诊断，还可根据功能损失百分数估计失语症的严重程度。

4. 中国康复研究中心失语症检查（Chinese rehabilitation research centre aphasic examination，CRRCAE） 此检查是参考日本失语症研究会设计完成的日本标准失语症检查和国内成年人测试而制成，具体分为听理解、复述、说、出声读、阅读、理解、抄写、描写、听写和计算等9个大项目，在患者反应时间和提示方法上均有严格的要求，还设计了终止标准，通过患者各项目正答数连线即可得到患者的语言功能测试曲线。此检查将在临床实践中改进并完善。

5. 实用交流能力检查 与传统标准失语症检查方法不同，实用交流能力检查主要采用实际的生活用品进行刺激，在语言治疗师与患者相互自然交流中观察实用性传递功能的有无及水平，同时还能捕捉到交流中各种对应策略（代偿反应、自我纠正等）的线索，便于治疗师从治疗角度出发，指导和训练患者，使之能建立最有效的交流方式。如中国暨南大学陈卓铭等编制的实用性语言能力测试与训练系统等。

（二）构音障碍

构音是把语言符号通过声音表达出来的过程，正常的构音须由呼吸运动、发声运动和调音运动三部分共同协调来完成，由呼吸器官提供的呼气运动作为构音的动力源，喉部声门控制与声带受呼气的振动发出声音，而咽、腭、唇、舌等器官的协调运动可使各种声音按要求准确清晰地发出。上述过程出现障碍而表现出的发声困难、发音不准、咬字不清及声响、音调和速度、节律等异常言语特征改变即为构音障碍。构音障碍患者具有正常的语言接收和形成能力，仅在语言输出的最后阶段，即运动性言语形成阶段，不能讲出清晰的语言。

一般按照构音障碍的病因将构音障碍分为三大类，即器质性构音障碍、功能性构音障碍和运动障碍性构音障碍。器质性构音障碍是由于发音构音器官结构异常所致，常见病因如腭裂等；功能性构音障碍找不到构音障碍的病因，仅表现为固定状态的错误构音；运动障碍性构音障碍是由于中枢或周围神经系统损害所引起的发音器官的肌肉无力瘫痪、肌张力异常和运动不协调等因素所致，具体又可分为弛缓型、痉挛型、共济失调型、运动减少型、运动过多型、混合型6类。

常用的检测方法包括：

1. Frenchay构音障碍评定方法 此方法是由河北张清丽等在Enderby提出的Frenchay构音障碍评价法基础上，根据汉语特点进行修改而制订，该法通过量表，能为临床动态观察病情变化、诊断分型和疗效判定提供客观依据，并对治疗预后有较肯定的指导作用。该测验共包括8个项目26个分测验，每个项目均分5个等级说明功能异常的性质和程度，具体内容包括：①反射：咳嗽、吞咽、流涎；②呼吸：静止状态和言语时观察呼吸运动模式；③唇：静止状态唇位置，进行唇角外展、闭唇鼓腮、交替运动，观察言语时唇的运动；④颌：静止状态和言语状态时颌的位置；⑤软腭：返流及抬高软腭情况，言语状态时的鼻音和鼻漏音；⑥喉：发音的时间、音调、音量；⑦舌：静止状态时的舌状态，伸舌运动、舌抬高及向两侧运动和交替运动，观察言语状态时的舌运动；⑧言语：读字、读句、会话情况及言语速度。

2. 中国康复研究中心汉语构音检查法 此方法为李胜利等参考了日本言语治疗协会构音障碍检查法并结合汉语特点编制，共分9个大项（呼吸、喉功能、面部、口部肌肉、硬腭、咽机制、舌、下颌和反射）28个分测验，此方法尚有待于在临床实践中进一步完善。

五、精神心理活动的评估

心理社会因素常作为直接或间接的原因影响一些残疾的发生和发展。在发生某些伤残的过程中，心理行为因素起着直接作用，例如许多自杀、自伤未遂所致残疾，究其原因大多数都有心理社会问题，包括生活事件、人际关系紧张、婚恋挫折、躯体或精神疾病引发的抑郁心理状态等。在一些疾病致残中，心理因素可成为直接诱因，如精神刺激、情绪的激烈波动可诱发高血压患者发生脑出血，冠心病患者发生心肌梗死等。

心理因素对残疾康复有不可忽视的影响。凡存在负性情绪者，疾病康复的速度缓慢。某些心理行为问题在残疾发生后仍可持续存在或者因残疾的发生变得更加严重，会进一步影响残疾康复过程。

行为强化因素对残疾的康复会有一定的影响。例如病损可引起病人一系列疾病的行为反应，包括呻吟、痛苦表情、忧郁和活动减少等。若这类行为在疾病康复过程中不断受到强化，如获得过分的关照和同情，或长期不让病人参加活动，从事力所能及的工作等，势必导致这类依赖行为固定化，成为残疾的一部分表现。这类强化因素常阻碍病人的彻底康复。

康复对象中的残疾者、老年病患者、慢性病患者均有不同程度的心理障碍。在对其躯体功能障碍进行医学康复的同时，必须进行心理障碍的康复，否则不会达到全面康复的效果。

（一）残后心理反应的特征

在创伤致残后，病人的心理变化大致经历以下几个阶段。

1. 震惊阶段 震惊是人对创伤的即刻反应，是对于突如其来的严重打击还来不及整合的阶段。意外事故突然发生时，病人往往处于休克或精神麻木状态，常表现出情感麻木、惊呆状，对巨大的打击表现沉默或无明显反应。这种情况可持续数分钟或几天。

2. 否定阶段 创伤致残的打击往往超出病人的心理承受能力，病人必然要动员自身的心理防御机制。由于对病情和可能残疾的后果缺乏认识，认为自己能完全恢复并可像以前一样生活。这是一种否定性心理防御，是把令人悲痛的现实和预后完全否定，以缓解心理压力。此阶段可持续数周甚至数月。

3. 愤怒或抑郁反应阶段 随着治疗和康复的进行，患者逐渐领悟到自己的创伤或疾病将造成长期或终生残疾，如偏瘫、截瘫、截肢等，可能在轮椅上度过一生；有的人大、小便失禁，生育能力丧失，或语言、听力障碍。此外，社会地位、家庭角色会发生变化，经济状况恶化等，从而感到自己是一个废人，成为家庭和社会的包袱，心理波动加大。有的可表现为责怪怨恨他人，易冲动，攻击性增强；有人则表现为心情压抑，极度痛苦，悲观失望，或感到孤独无助，抑郁沉默，有自杀念头和行为。

4. 过分依赖阶段 病人认识到自身残疾后，有时会出现心理和行为倒退，表现出对别人的过多依赖，生活上本可自理的事，如吃东西、上下床等，也依赖陪护或护士。参加康复训练不积极，不愿意出院，即使出院也过多地依赖家庭和社会，缺乏积极独立谋生的心理和行为。

5. 适应阶段 经过上述几个阶段，逐渐认识到残疾这一现实，并从心理到行为逐渐开始适应，表现为抑郁悲观的情绪开始好转，积极参加康复训练，努力争取生活自理，想办法回归社会，参加部分工作。

上述各期多数无法截然划分，往往存在交叉。在康复过程中如何使病人尽快进入适应期是一大关键，因为它决定了残疾者一生的前途和命运，康复治疗越早，功能和能力的恢复就越好。

(二)心理评估

心理评估是对残疾人的心理障碍进行科学测查，从而评定其心理特点和心理障碍的性质及程度，为制订心理康复计划提供科学依据；通过心理评估，还可以观察与评价心理治疗的效果，判断心理康复的程度。

1. 盲人的心理测查 盲人的心理测查较为常用的包括如下三个方面：

(1) 成就测验：国外常用“斯坦福成就测验盲文测验本”，借以了解盲人的学习和认知能力。

(2) 智力测验：国外专为盲人编制的较为常用的智力量表有“黑伊斯－比纳盲童智力测验”和“哈比太克智力量表”。目前国内也有人将韦氏智力量表中的语言分测验作为盲人智力测验的工具。

(3) 适应行为测验：国外应用较广的是“马－布文兰学龄前盲童社会适应量表”。

2. 聋人的心理测查 聋人的智力测验，国外有专为聋人编制的“希－内学习能力测验”，包含穿珠、记颜色、认图、图画联想、折纸、短期视觉注意力、摆方木、完成图画、记数字、迷方、图画类同、空间推理等12个项目，适用于3～18.5岁青少年和儿童。目前国内也有应用韦氏智力量表中的操作性测验部分来对聋人进行智力测验。

3. 弱智患者的心理测验 弱智患者的心理评估主要借助智力测验和适应行为测验来完成。目前国内常用的智力量表有：

(1) 检查性测验量表：如：①画人试验，适于4～12岁儿童；②50项测验，用于学前儿童的入学测查。

(2) 判断性测验量表：如：①格塞尔量表，适用于3.5岁以前的儿童；②韦氏幼儿智力量表（中国修订），适用于3～6岁的幼儿；③韦氏儿童智力量表（中国修订），适用于6～16岁的儿童；④韦氏成人智力量表（中国修订），适用于16岁以上的人。

(3) 适应行为量表：目前国际上多采用美国智力低下协会的“适应行为量表”(AAMD)，评定21到24个方面，如独立功能、身体发展、经济活动、语言发展等。分为三个版本：①标准本，用于3岁至成人；②公立学校本，适用于2～6年级学生；③学校增订本，用于3～17年级学生。量表分两部分，第一部分属于各种功能发展评定，第二部分为异常行为调查。

4. 肢体残疾人的心理测查 肢体残疾人的心理测查中，个性测验是最重要的，它是收集有关肢残者的人格特征、社会适应、肢残者对于自己缺陷的态度等方面资料的一种较为可靠的办法。目前国内较常用的有“卡特尔16项人格因素量表”(16PF)；国外还有专为肢残者编制的个性测验量表，如上肢截除者人格自述量表，“装置假肢反应量表”等。

六、电生理学检查

电生理学检查是应用不同神经生理学技术以诊断各种累及神经肌肉系统疾病的检查方法。电生理学检查又称为电诊断。常用的检查方法有以下几类：

(一)肌电图（electromyogram，EMG）检查

指对肌肉电活动进行研究的一种电生理学检查方法。

在行EMG检查前，应先简短询问病史和进行必要的体格检查，以便确定病人可能存在的问题及所需要进行的检查及检查的部位。接下来应向患者解释检查过程，取得患者的充分合作，然后让其舒适地躺下，开始正式检查。通常应首先检查无力的肌肉，以便确定具体的问题之所在。插入针电极后，可令患者收缩受检肌肉，以确认电极在受检肌肉内。对每一块受检肌肉，应在其近端、中间和远端三个部位分别插针探查。

1．正常肌电图 常规肌电图主要观察以下几个时段的肌电活动：

（1）*插入时*：针插入或移动可诱发短于0.3秒的电活动。

（2）*放松时*：正常情况下应当无任何电活动，称为电静息。正常自发活动有两种，一种为始相为负的两相短时限电位，是正常的终板电位（end－plated potential）；一种为束颤电位（fasciculation potential），波形同运动单位电位，可能为异常，也可能为正常。

（3）*轻用力时*：用力程度为最大用力的4%～30%时出现一个个孤立的运动单位活动电位（motor unit action potential，MUAP），是一个运动神经元所支配的一群肌纤维同步兴奋的结果，正常为单相波、双相波或三相波，5～15ms，数十至数千微伏，时限和电压均因年龄、肌肉等不同而异。正常肌肉中有3%～12%的多相电位（polyphase potential）。

（4）*最大用力时*：正常情况下各MUAP重叠，各峰间没有静间期，称为干扰型肌电图。出现有电静息为干扰不充分，可能为异常，也可能为用力不充分。

2．异常的肌电活动 进行针极EMG检查时，常在三种情况下进行：①针极插入及肌肉完全放松时的肌电活动；②肌肉轻度收缩时的肌电活动；③肌肉强力收缩时的肌电活动。

（1）*插入电位*：延长或引不出。

（2）*纤颤电位*：为肌纤维自发收缩引起，波形为双相或三相，时限小于2ms，波幅小于100μV，频率3～30Hz，可见于肌膜兴奋性改变和肌肉失神经改变。

（3）*束颤电位*：是运动单位自发的非自主放电而产生的肌电表现，其特征为发放频率慢（＜5Hz）且无规律，波形和大小变异范围大。可为双相、三相，亦可为多相。系由于组成单个运动单位的肌纤维兴奋所致，但与运动单位电位不是相同的。

（4）*正锋波*：为针尖移动且处于肌纤维去极化区内时记录到的单根肌纤维的除极化电活动。若与纤颤电位相伴出现，且二者发放节律与频率一致时，为异常。若仅在终极区可见，且频率和节律与终极电位相似，则为正常所见。

（5）*肌纤维抽搐放电*：是束颤电位的一个特殊表现形式，是运动单位电位的同时或成群出现所致，见于肌强直时。

（6）*肌肉轻度收缩时的异常肌电活动*：异常的MUAP有二大类：①波幅低、时限短的MUAP，见于肌源性疾病，同时有多相波增多。②波幅增高，时限增宽，见于神经源性疾病，也可有多相波增多。在周围神经损伤后发生再生的早期，MUAP则为低波幅，长时限的多相波。

（7）*肌肉强力收缩时的异常肌电活动*：表现为病理性募集型。肌病时表现为过度干扰型，即用力未达最大时，MUAP即已呈完全干扰型，且波幅低于正常。神经源性疾病时，MUAP数量减少，呈混合型或单纯型，波幅可大于正常。

（二）周围神经传导检查（nerve conduction studies，NCS）

是指通过刺激周围神经并对其所产生的动作电位进行记录和分析，从而客观地评定周围神经肌肉系统功能状况的一种电生理学方法。

1．仪器及其工作条件 一般的肌电图仪均可用于神经传导检查。在进行感觉神经传导检查时，仪器需配有平均器。检查中使用的仪器的工作条件可从以下几方面考虑：

（1）*滤波条件*：进行运动神经传导检查时，滤波范围定为10～10000Hz，作感觉神经传导检查时，滤波范围定为20～2000Hz。

（2）*扫描速度*：在扫描速度分别为2～5msec/cm和1～2msec/cm时，可保证运动和感觉神经传导检查中电位的良好显示和记录。

（3）*灵敏度*：在作运动神经传导速度和感觉神经传导速度检查时，分别为1～5mV/cm和5～10mV/cm，但应根据检查中所获电位波幅的大小而上、下调节。

(4) 电刺激：在进行神经传导检查时，不同的检查项目所需的刺激条件是不同的，应相应予以调整，包括刺激电流的强度、脉冲的波宽、刺激频率等。

2. 病人体位 一般取舒适、放松的体位，坐、卧均可。

3. 电极及其置放 神经传导检查中使用的电极按其作用可分为三种：

(1) 刺激电极：一般使用表面电极，在作深部神经检查时，也可用针电极。检查中置于相应神经节段的适宜的解剖部位。阴、阳极的置放以阴极距记录电极较近，阳极距记录电极较远为原则，但在作 H 反射和 F 波检查时，则以阴极位于阳极的近体端为准。

(2) 记录电极：包括一个主电极和一个参考电极。在运动神经传导检查中，主电极置于肌肉的肌腹（运动点）上，参考电极则置于该肌远端的肌腱上。在感觉神经传导检查中，二者均置于受检神经干的表面。记录电极一般使用表面电极，但从深部肌肉（如股二头肌）进行记录或采用近神经记录法时，则使用针电极。

(3) 接地电极：使用表面电极，置于刺激电极与记录电极之间，距记录电极较近些。

4. 神经传导检查中电位的分析 在神经传导检查中，通过电极记录到的供分析的电位有二类：感觉神经动作电位（sensory nerve action potentials，SNAPs）和复合性肌肉动作电位（compound muscle action potentials，CMAPs）。前者通过直接记录法在感觉神经体表记录到，后者经由间接记录法在运动神经支配的肌肉中记录而得。根据检查技术和来源的不同，CMAPs 包括 M 波、F 波、H 波（或 H 反射）、T 波（或 T 反射）、A 波、R_1 波和 R_2 波（或眨眼反射）。

(1) 电位的形状：当采用标准的检查方法时，SNAPs 和 CMAPs 呈现典型的形状。在感觉传导检查中，当使用顺向法测定时，获取的 SNAPs 为一典型的正－负－正三相波。逆向法测定时，SNAPs 一般为一先负后正的双相波，亦可为与顺向法测定时形状相同的三相波。

在运动传导检查中，典型的 M 波应为一先负后正的双相波。

(2) 神经传导检查的分析参数：可从 4 个方面进行分析。①潜伏期；②波幅；③波宽；④传导速度。

通过对所获取电位的上述参数的测量与计算，结合对电位形状的观察，即可了解所测神经的传导功能状况。

运动神经传导速度＝两刺激点之间的距离（m）/两刺激点潜伏期之差（s）。周围神经损伤及病变时，神经传导速度变慢，神经再生后传导速度仍可长期减慢。

(三) 电刺激检查

重复神经刺激是一种对神经进行重复的超强刺激，同时对该神经支配的肌肉的 CMAPs 进行记录和分析的方法。通过对所获得的一连串 CMAPs 的波幅的变化进行分析，可了解神经－肌肉间传递情况，为神经－肌肉接头疾患提供客观的诊断依据。

该检查中电极的置放方法与作运动神经传导检查时相同，检查可按以下步骤进行：

1. 衰减试验 以 2Hz 或 3Hz 的频率，用波宽为 0.1～0.2msec 的电脉冲超强刺激神经6～9 次，比较第 4 或第 5 次刺激时的肌电电位振幅与第 1 次刺激时的振幅，若振幅衰减 10% 以上，且该结果具有可重复性，则为阳性。衰减是重症肌无力的特征性表现，也可见于肌无力综合征、神经再支配及某些原发性肌病，但衰减试验阴性并不能排除重症肌无力的存在。

2. 激活（activation）试验 让受试者强力等长收缩受检肌 10～20 秒或是以 20～50Hz 的电脉冲使受检肌作强直收缩 10 秒，然后进行测试，观察有无如下现象产生。

激活后易化：在激活后 10 秒内给予 2～3Hz 的超强刺激，若肌电电位波幅增高，则为激活后易化（postativation facilitation），此为肌无力综合征的特征性表现。

激活后衰竭（postactivation exhaustion）：在激活后2分钟和4分钟，分别给予2~3Hz的超强刺激。若呈现明显的波幅下降，即为激活后衰竭，其在重症肌无力和肌无力综合征中均可出现。

重复神经电刺激的注意事项：①刺激和记录电极以及受试肢体均应良好固定，以预防出现人为的变异；②刺激应为超强刺激；③每次测试之间至少休息30秒钟；④受试者局部皮肤温度应保持在33℃~35℃，因温度较低时，神经-肌肉传导会改善，使测试出现假阴性；⑤检查前应停用抗胆碱酯酶药物。

（四）诱发电位检查

是指给予受试者特定的电刺激，诱发相应的神经动作电位，从而判断神经元及其传导束功能的电生理评估方法，其与周围神经传导检查的区别在于它还对可能有关的中枢神经系统的反应进行记录和分析。比如有体感诱发电位、皮层运动诱发电位、视网膜诱发电位、视觉诱发电位和听觉诱发电位等。

七、生活活动能力评定

生活活动能力包括日常生活活动（activities of daily living，ADL）和社会活动能力。

（一）日常生活活动能力

日常生活活动能力是人在独立生活中的基本活动。ADL评定完全从实用的角度来进行，要求全面了解病人在生活和工作方面能做多少活动，是对病人综合能力的测试。其结果受病人过去的生活习惯、文化修养、工作性质、所处的社会和家庭环境、评定时的环境和病人的心理状态的影响。常用的ADL评价内容包括转移能力、个人活动自理能力、行走及乘坐交通工具能力等基本的日常生活活动（basic activities of daily living，BADL）。现在看来，这是一种狭义的ADL，广义的ADL应包括一个人在家庭工作及社会里管理自己的能力，除了具有最基本的生活能力外，还包括与他人交往的能力，以及在经济上、社会上和职业上合理安排自己生活方式的能力，又称工具性日常生活活动能力（instrumental activities of daily living，IADL）。目前常用的ADL能力评定方法有Barthel指数分级法、功能独立性评定（FIM）和FCA量表等。

Barthel氏ADL指数

项目	分类和评分
大便	0=失禁 5=偶尔失禁 10=能控制
小便	0=失禁 5=偶尔失禁 10=控制
修饰	0=需帮助 5=独立洗脸、梳头、刷牙、剃须
用厕	0=依赖别人 5=需部分帮助 10=自理
吃饭	0=依赖 5=需部分帮助（切面包、抹黄油）* 10=全面自理
转移	0=完全依赖别人，不能坐 5=需大量帮助（2人），能坐 10=需少量帮助（1人）或指导 15=自理
活动（步行）	0=不能动 5=在轮椅上独立行动 10=需1人帮助步行（体力或语言指导） 15=独自步行（可用辅助器）
穿衣	0=依赖 5=需一半帮助 10=自理（系开纽扣，关、开拉锁和穿鞋等）
上楼梯	0=不能 5=需帮助（体力或语言指导） 10=自理
洗澡	0=依赖 5=自理

*——相当于夹菜、盛饭。

ADL能力评定对确定病人的自理能力、制订和修订训练计划、评定训练效果、安排返家后的训练或就业都是很重要的。

ADL评价中要充分考虑病人的实际生活环境和条件，如假肢、矫形器、生活用具、家庭、社会情况。对有精神、视力、听力、言语等障碍而不具有运动功能障碍的人，根据各自特点，设计不同的评价方法。实施评价时，采用直接观察法，观察病人实际生活中的动作完成情况，对于大小便控制等难以直接观察的项目，可采用询问病人或家属的方式进行，以取得较准确的结果。

1. BADL评定　即Barthel指数分级法（Barthel index of ADL），1965年美国Bathel和Mahoney发表，是美国康复医疗机构常用的方法。Barthel指数评定方法简单，可信度、灵敏度高，应用广泛、持久。对估计预后有一定的实用价值，有人认为脑血管意外和其他脑脊髓疾病的病人，Barthel指数在40～60之间的病人的康复治疗效果最好。

Barthel指数记分法将ADL能力分3级：大于60分者为良；60～41分为中，有功能障碍，稍有依赖；小于40分者差，依赖明显或完全依赖。评定时的分级标准见右表。

2. IADL评定　是评估患者操作一些小工具的能力，如患者重返社区后的独立活动能力，如做家务、去商店购物、正确使用钱币、社交活动等。具有评定患者在社区和家庭独立能力的量表是功能活动问卷（functional activities questionnaire，FAQ）。

3. 功能独立性评定

1）功能独立性评定（functional independence measure，FIM）量表：是由美国康复医学会和美国物理医学与康复学会于1983年倡导成立的医学康复统一数据系统（uniform data system for medical rehabilitation，UDSMR）特别开发小组作为该数据系统的主体而设计的。其目的是用以评定和记载患者的残疾程度和其医疗康复处理的结局情况。自1984年开始试点研究至今，已对FIM进行了多方面的临床研究与应用，使其得到了普遍认可。目前，除美国外，澳大利亚、加拿大、法国、德国、意大利、日本、葡萄牙和瑞典等国亦已先后引进并在医学康复住院机构使用FIM。使用FIM所评定的患者种类，亦多达十数个大的类别。我国亦有部分康复机构开始试用本量表。

FIM的总分可以从安全问题，对他人的依赖性以及技术设备、花费等方面对伤残进行评价。各方面的评分和项目评分集中反映了伤病对日常生活活动能力的影响，因而可作为ADL评估的内容。FIM评分也反映了被测患者所需护理的负担，亦较好地用于评测残疾的严重程度、治疗效果、估计医疗需求等方面。

FIM量表的评定内容及评分标准：

A　评定内容：FIM的评定内容共有18个项目，分别评定患者六个方面的能力。

B　评定标准：根据患者是否需他人帮助等情况，将病人的功能分为独立和依赖二大类，各包括2个和5个功能级别，共计7个等级。

2）功能综合评定（functional comprehensive assasement，FCA）量表：是我国复旦大学胡永善等结合中国国情修改FIM而制定，每项评分改为6个等级。经我国“十五”攻关二十余家康复医疗单位临床应用，FCA量表得到普遍认可。

（二）社会生活能力评定

社会生活能力是指一个人在社会生活中生存、创造和发展的能力，或者说是获得并支配人类所创造的一切物质财富和精神财富的能力。社会生活能力包括个人角色的表现能力和社会交往活动能力两方面。具体包括生活技巧、交往能力、环境反应能力和对社会的意识。对不同类型、不同性别、不同年龄的病伤残者要采取不同的测定方法，使用不同的表格和评价标准。

社会生活能力测定是采用填表记分法。WHO拟定的《社会功能缺陷筛选表》在我国残疾人抽样调查中经常使用，是可行和有效的。测定者通过询问有关被测定人社会生活能力的10个问题，并进行评分。0分为无异常或轻度异常；1分为确有功能缺陷、逃避责任、缺乏兴趣、水平差、引起别人抱怨；2分为严重功能缺陷，在家中争吵，不参加任何活动也不听劝阻，对一切不闻不问，也不考虑未来。积分越高，其社会生活能力越差。

社会活动能力的测试，充分反映了患者参加社会生活的能力，它应与残疾的程度和类型评定是不同的，它侧重于残疾者参加家庭生活和社会生活的能力，是以身心健康障碍的客观存在为基础的，有其实用性。

八、职业能力评定

职业评定涉及医学、社会、心理学、教育与休闲活动等具有职业意义的项目，通过多种技术的测定可获得专门的职业数据。职业评定技术所含有的活动不仅能衡量工作技能，而且也能了解影响职业成功的态度、情感与行为等因素。

职业评定是收集有关职业的、有意义的资料和数据，综合分析和解释这些资料并做出职业取向的决定和康复计划的过程。职业评定的技术有：咨询、心理学/职业测验，以及工作评估等。职业评定技术和方法的具体应用称为职业测量。

职业测量种类繁多，以纸笔问卷测验方式为主要特征，包括倾向、成就、兴趣、人格测验等。典型的职业测量通常采用心理测验，要求被测个体以多项选择方式回答一些问题，并在答卷纸的空格上标注。有一些是要求写出或口头回应，而另一些则要求进行测量工具的手工操作。

职业能力评定包括主观评定和客观评定。主要方法有面谈法、模拟试工法、职务试行法、工厂内测定、作业标本法（细分为职业特性群作业标本法和单一职业特性作业标本法）和情报收集分析法（对残疾人的有关医学情报、心理情报、职业情报、社会情报等资料进行综合分析得到测定结果）。

（一）职业评定方法的用途

职业能力测定就是要确定残疾人应接受怎样的服务，才能找到最合理、最适应本人情况的职业出路，发现阻碍康复的因素，预测职业方向，并为制定康复计划提供依据。

（二）职业测量的类型

职业测量工具可分成四大类：能力的测验、现有技能的测验、职业问卷和人格测量。

能力测验　能力测验或才能测验描述一种综合的能力，可以有助于回答与个体有关的问题，即在某项职业、训练计划或其他情境中所要求具备的能力，换言之，就是在这些情境中掌握技能的潜力。因此这些测验能够协助预测在训练和工作境遇中的满意度和成功机会。才能测验亦是以同样类型问题来说明工作范例。事实上，工作范例常用在工作才能测验方面，从中得出职业能力的基本标准，这些基本标准可描述个别工作项目的最低要求。

一般能力测验　这些测验是典型的智力测验，在职业评定中用于测量：①一般学习能力；②推理能力；③适应新的和不同的境况的能力。一般能力测验最适合用于预测在校的成绩和表现；也用于确定具有较高学术取向训练计划成就的潜能方面。

个人一般能力测验有助于观察个体如何掌握相关的工作方法，并提出解答。有言语和非言语测验，后者不依靠语言工具来测量一般能力。常用的测验量表有：

中国版韦氏成人智力量表（WAIS-CR）：由湖南医科大学龚耀先等修订，在职业评定中可用于个体测验。

修订贝塔测验：可用于个体或小组测验。

瑞文渐进性模型测验：可用于个体或小组测验。

以上量表要经过心理测量专业培训才能进行临床使用。因此，在实际工作中，可选用一些简化量表，最常用的是简易精神状态检查表（mini - mental state examination，MMSE）。

特殊能力测验 特殊能力测验用于测量各类严重残疾，也称为多项才能成套测验。在康复医学中最常用的是综合才能成套测验（GATB），有九个单项的测量，涉及认知、知觉和运动范畴。GATB能解答关于各种职业所必需的能力方面的潜力。通过个体得分与多项界线的比较完成这些判定，多项界线分由职业群测量的职业才能模型（OAPs）确定。如果个体符合或超过某特殊OAP的所有的多项界成分，就可以认为他们具有所包括职业的潜能。

进一步的必需才能的测验可以通过其他程序更加深入的追踪来达到，即其他个体特性也与满意度一致或满足OAPs限定范围规定的职业。目前总共有66种OAPs。

现有技能测验 现有技能测验，或成就测验是职业评定的另一大类，其不同于才能测验的是其测量过去学习的效果，而不是未来学习的潜力。测量的范围包括：每种工作（训练/膳宿）需要的基本阅读、写作、数学技能和学业训练，其他培训需要的技能。

职业问卷 职业问卷是另一类测验工具，其寻求评定有关职业选择兴趣和价值，不同于能力或技能。从职业问卷获得的资料能解答各种职业的满足感，而不同于满意度。

职业问卷的项目包括如下：

(1) 各种工作名称；

(2) 职业活动；

(3) 闲暇活动；

(4) 学校专科；

(5) 与之交往的人群分类；

(6) 各种可能源于对工作的满足的原始资料。

(三) 职业测量应用的注意事项

目前我国还缺乏常规的职业测量工具，大多数介绍的方法由国外引入，未进行标准化的检验，因此，对结果的判断要谨慎。

(四) 简易职业测量方法

为在基层开展职业康复工作，为残疾人提供咨询意见，必须适当进行就业方面的初步劳动能力评定，可选用修订的美国康复定向和工作评定（testing orientation and evaluation in rehabilitation，TOWER）的简化版，即微塔法（micro tower，MT）。